AME 科研时间系列医学图书1B041

CT引导下肺部肿瘤热消融图谱

主审　支修益

主编　刘宝东　李晓光　柳晨

中南大学出版社
www.csupress.com.cn
·长沙·

AME
Publishing Company

图书在版编目（CIP）数据

CT引导下肺部肿瘤热消融图谱/刘宝东，李晓光，柳晨主编；—长沙：中南大学出版社，2019.7

（AME科研时间系列医学图书）

ISBN 978 - 7 - 5487 - 3638 - 7

Ⅰ.①C… Ⅱ.①刘… ②李…③柳… Ⅲ.①肺肿瘤—胸腔外科手术—图谱 Ⅳ.①R734.2-64

中国版本图书馆CIP数据核字(2019)第102562号

AME 科研时间系列医学图书 1B041

CT 引导下肺部肿瘤热消融图谱
CT YINDAOXIA FEIBUZHONGLIU REXIAORONG TUPU

主审：支修益

主编：刘宝东　李晓光　柳晨

□丛书策划　　郑　杰　　汪道远

□项目编辑　　陈海波　　廖莉莉

□责任编辑　　李　娴　陈海波　董　杰

□责任校对　　石曼婷

□责任印制　　易红卫　　潘飘飘

□版式设计　　王　李　　林子钰

□出版发行　　中南大学出版社

　　　　　　社址：长沙市麓山南路　　　　　　邮编：410083

　　　　　　发行科电话：0731-88876770　　　　传真：0731-88710482

□策 划 方　AME Publishing Company

　　　　　　地址：香港沙田石门京瑞广场一期，16 楼 C

　　　　　　网址：www.amegroups.com

□印　　装　天意有福科技股份有限公司

□开　　本　710×1000　1/16　□印张 27.25　□字数 545 千字　□插页

□版　　次　2019 年 7 月第 1 版　□2019 年 7 月第 1 次印刷

□书　　号　ISBN 978 - 7 - 5487 - 3638 - 7

□定　　价　285.00 元

编者风采

主审：支修益

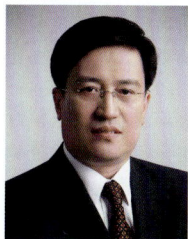

支修益，教授，1983年毕业于首都医科大学，首都医科大学肺癌诊疗中心主任，首都医科大学宣武医院首席专家。中国胸外科肺癌联盟主席，国家老年肺癌联盟主席，中国控制吸烟协会副会长，北京控制吸烟协会副会长，北京医学奖励基金会副理事长，北京健康教育协会常务副会长，北京医学会胸外科分会（创始人之一）主任委员，中国医促会肺癌防控分会主任委员，中国医促会胸外科分会副主任委员，中国医促会加速康复外科分会副主任委员，中国抗癌协会肿瘤科普专业委员会主任委员，中国癌症基金会控烟与肺癌防治工作部部长，中华医学会胸心血管外科学分会常务委员，中国医师协会胸外科医师分会原常务副会长。《中华胸部外科电子杂志》副总编辑，《中华医学前沿杂志》副总编辑，《中国胸心血管外科临床杂志》副总编辑，国家卫健委《原发性肺癌诊疗规范》专家组组长。

主编：刘宝东

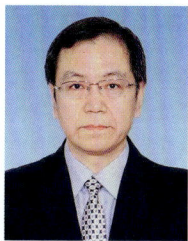

刘宝东，医学博士。首都医科大学宣武医院胸外科病区主任，主任医师，外科学教授，硕士研究生导师。国际肺癌研究协会会员，中国医疗保健国际交流促进会胸外科分会委员，北京胸外科专业委员会肺癌学组委员，中国医疗保健国际交流促进会肺癌预防与控制分会常委，中国医疗保健国际交流促进会肺癌预防与控制分会肺癌微创诊断与治疗学组组长，国家肿瘤微创治疗技术创新战略联盟常委，国家肿瘤微创治疗技术创新战略联盟专家委员会常委，中国抗癌协会肿瘤微创治疗委员会肺癌专业分会常委，中国医师协会肿瘤消融治疗技术专家组成员，吴阶平基金会李厚文肺癌医学教育基金执行理事，国家自然科学基金项目评议人，北京市科委生物医药和医疗卫生领域评审专家。擅长普胸外科疾病的诊断与复杂外科手术；科研方向为微创胸外科和胸部肿瘤外科等，承担国家自然科学基金、首都临床特色应用研究等多项课题，发表论文60余篇，获得实用新型专利8项。

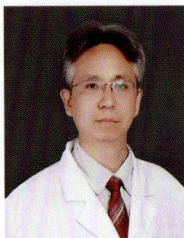

主编：李晓光

李晓光，主任医师、教授、博士生导师。北京医院肿瘤微创治疗中心主任。美国Michigan大学医学中心介入放射学Fellow。世界华人肿瘤医师协会副主任委员，亚太肿瘤微创治疗学会理事，中国研究型医院学会肿瘤介入专业委员会副主任委员，中国抗癌协会肿瘤微创治疗专业委员会常委，中华放射学会介入学组委员，国家肿瘤微创治疗产业技术创新战略联盟专业委员会常委，北京医学会介入医学分会副主任委员。国内多种学术期刊的编委和审稿专家，中华医学会和中国医师协会肿瘤消融技术培训和评审专家。熟练掌握全身各部位实体肿瘤及外周血管疾病的影像诊断与微创介入治疗理论和技术。近年来，致力于肿瘤急症和并发症的微创治疗以及肺癌综合微创治疗的研究和临床工作。参加或主持省部级以上科研项目15项，以第一作者和通讯作者发表SCI论文12篇，国内核心期刊论文50余篇，参编学术专著12部。培养毕业硕士研究生2名、博士研究生2名，在读博士研究生2名。

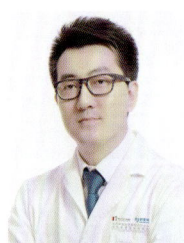

主编：柳晨

柳晨，北京大学肿瘤医院介入治疗科副主任医师，兼任北京新里程肿瘤医院副院长、影像微创诊疗中心主任。主要学术任职：世界华人肿瘤医师协会肿瘤微创介入专业委员会青年委员会副主任委员、中国抗癌协会肿瘤微创治疗专业委员会青年委员会副主任委员、粒子治疗分会青年委员会主任委员，北京健康促进会中青年专家委员会胸部疾病精准活检分会首届主任委员，中国医疗保健国际交流促进会肺癌预防与控制分会肺癌微创诊疗学组副组长，北京医学会放射肿瘤学分会胰腺癌学组副组长，北京医学奖励基金会肺癌青年委员会副主任委员、介入学组组长、肺癌骨转移MDT协作组副组长，国家肿瘤微创治疗产业技术创新战略联盟专家委员会常务委员、肿瘤冷冻消融与靶向治疗专业委员会常务委员，北京医师协会腹膜后肿瘤专科医师分会常务理事，中国老年肿瘤学会微创治疗分会常务委员，中国医药教育协会介入微创专业委员会常务委员，中国抗癌协会肿瘤介入学专业委员会消融专家委员会常务委员、胸部肿瘤诊疗专家委员会常务委员，中华医学会放射学分会介入学组青年委员会委员，CSCO肿瘤消融治疗专家委员会委员。擅长疑难部位肿瘤的穿刺活检及消融、粒子植入等微创介入治疗。多部SCI收录杂志、中华系列杂志通讯编委、审稿人。作为专家组成员执笔或参编我国多部肺部肿瘤介入诊疗技术专家共识及指南规范。发表论文50余篇，其中SCI收录论文15篇。科研成果或国家教育部科技进步奖2次，华夏医学科技奖1次。

主审

支修益
首都医科大学宣武医院胸外科

主编

刘宝东
首都医科大学宣武医院胸外科

李晓光
北京医院肿瘤微创治疗中心

柳晨
北京大学肿瘤医院介入治疗科

编委（按姓氏笔画排序）

王鸿
首都医科大学宣武医院放射科

王婧
北京大学肿瘤医院国际诊疗中心影像介入诊疗中心

王若天
首都医科大学宣武医院胸外科

王晓东
北京大学肿瘤医院介入治疗科

朱旭
北京大学肿瘤医院介入治疗科

朱晓红
首都医科大学宣武医院胸外科

刘迪
北京大学肿瘤医院国际诊疗中心影像介入诊疗中心

刘磊
首都医科大学宣武医院胸外科

刘宝东
首都医科大学宣武医院胸外科

刘晓丽
北京大学肿瘤医院国际诊疗中心影像介入诊疗中心

刘雅宁
首都医科大学宣武医院放射科

孙娜
北京大学肿瘤医院国际诊疗中心影像介入诊疗中心

孙铮
首都医科大学宣武医院放射科

李东
北京大学肿瘤医院国际诊疗中心影像介入诊疗中心

李岩
首都医科大学宣武医院放射科

李元明
北京医院肿瘤微创治疗中心

李元博
首都医科大学宣武医院胸外科

李仙晓
北京大学肿瘤医院国际诊疗中心影像介入诊疗中心

李成利
山东省医学影像学研究所磁共振介入研究室

李京凯
首都医科大学宣武医院放射科

李晓光
北京医院肿瘤微创治疗中心

别志欣
北京医院肿瘤微创治疗中心

吴海亮
北京大学肿瘤医院国际诊疗中心影像介入诊疗中心

沈翀
首都医科大学宣武医院放射科

张伟
首都医科大学宣武医院放射科

张秋航
首都医科大学宣武医院放射科

柳明
山东省医学影像学研究所磁共振介入研究室

柳晨
北京大学肿瘤医院介入治疗科

胡牧
首都医科大学宣武医院胸外科

赵欣
首都医科大学宣武医院放射科

贾蓉荣
首都医科大学宣武医院放射科

钱坤
首都医科大学宣武医院胸外科

徐海峰
北京大学肿瘤医院介入治疗科

郭润碛
北京医院肿瘤微创治疗中心

高嵩
北京大学肿瘤医院介入治疗科

曹广
北京大学肿瘤医院介入治疗科

丛书介绍

很高兴，由AME出版社、中南大学出版社联合出品的"AME科研时间系列医学图书"，如期与大家见面！

虽然学了4年零3个月医科，但是，仅仅做了3个月实习医生，就选择弃医了，不务正业，直到现在在做医学学术出版和传播这份工作。2015年，毕业10周年。想当医生的那份情结依旧有那么一点，有时候不经意间会触动到心底深处……

2011年4月，我和丁香园的创始人李天天一起去美国费城出差，参观了一家医学博物馆——马特博物馆（The Mütter Museum）。该博物馆隶属于费城医学院，创建于1858年，如今这里已经成为一个展出各种疾病、伤势、畸形案例，以及古代医疗器械和生物学发展的大展厅，展品逾20 000件，其中包括战争中伤者的照片、连体人的遗体、侏儒的骸骨以及人体病变结肠等。此外还有世界上独一无二的收藏，比如一个酷似肥皂的女性尸体、一个长有两个脑袋的儿童的颅骨等。该博物馆号称"Birthplace of American Medicine"。走进一个礼堂，博物馆的解说员介绍宾夕法尼亚大学医学院开学典礼都会在这个礼堂举行。当时，我忍不住问了李天天一个问题：如果当初你学医的时候，开学典礼在这样的礼堂召开的话，你会放弃做医生吗？他的回答是：不会。

2013年5月，参加英国医学杂志（BMJ）的一个会议，会议之后，有一个晚宴，BMJ为英国一些优秀的医疗团队颁奖，BMJ的主编和BBC电台的著名节目主持人共同主持这个年度颁奖晚宴。令我惊讶的是，BMJ给每个获奖团队的颁奖词，从未提及该团队过去几年在什么大牛杂志上发表过什么大牛论文，而是关注这些团队在某个领域提高医疗服务质量，减轻病患痛苦，降低医疗费用等方面所作出的贡献。

很多朋友好奇地问我，AME是什么意思？

AME的意思就是，Academic Made Easy, Excellent and Enthusiastic。2014年9月3日，我在朋友圈贴出3张图片，请大家帮忙一起从3个版本的AME宣传彩页中选出一个喜欢的。最后，上海中山医院胸外科的沈亚星医生竟然给出一个AME的"神翻译"：欲穷千里目，快乐搞学术。

AME是一个年轻的公司，拥有自己的梦想。我们的核心价值观第一条是：Patients Come First！以"科研（Research）"为主线。于是，2014年4月24日，我们的微信公众号上线，取名为"科研时间"。"爱临床，爱科研，也爱听故事。我是科研时间，这里提供最新科研资讯，一线报道学术活动，分享科研背后的故事。用国际化视野，共同关注临床科研，相约科研时间。"希望我们的AME平台，能够推动医学学术向前进步，哪怕是一小步！

如果说酒品如人品，那么，书品更似人品。希望我们"AME科研时间系列医学图书"丛书能将临床、科研、人文三者有机结合到一起，像西餐一样，烹调出丰富的味道，搭配出一道精美的佳肴，一一呈现给各位。

汪道远
AME出版社社长

前言

肿瘤热消融是针对某一脏器中特定的一个或多个肿瘤病灶，利用热产生的生物学效应直接导致肿瘤细胞发生不可逆损伤或凝固性坏死的一种原位灭活技术，患者一般在局麻或清醒镇静下进行，以肿瘤为中心最大限度地消融靶肿瘤及周围0.5~1 cm的正常组织，又最大限度地保护正常肺组织；具有安全、并发症少、适形、效果可靠、微创、患者恢复快，操作简单、可重复进行等优点，现已成为继手术、放疗、药物治疗之后的肿瘤第四大治疗手段。目前，国内外常用的肺癌热消融技术包括射频消融、微波消融和冷冻消融等。

肺部肿瘤热消融既有一般肿瘤热消融的特点，也存在特殊性问题。由于周围组织器官的差异，导电性与阻抗、保温性与散热性等决定了是否能够完全消融。如：肺部肿瘤及肺组织血运丰富，存在热沉降效应（heat sink effect）；含气肺组织包绕肺部肿瘤，存在烤箱效应（oven effect）；存在呼吸运动；消融区周围组织疏松，充血渗出范围广，CT显示的消融区大小形状与实际不一致。这些因素导致了肺部肿瘤热消融的穿刺定位困难、操作并发症多、局部进展率高以及疗效评价特殊等问题。编者希望通过《CT引导下肺部肿瘤热消融图谱》的编写，分享首都医科大学宣武医院等经验，推动肺部肿瘤热消融技术的开展，为降低并发症的发生和提高疗效作出应有的贡献。

首都医科大学宣武医院胸外科、北京医院肿瘤微创中心和北京大学肿瘤医院国际诊疗中心在CT引导下肺部肿瘤热消融操作中，从术前病例选择、术前准备，到术中定位布针、及时发现处理并发症，再到术后辅助治疗和定期随访等积累了丰富临床经验，撰写多篇学术论文，多次举办全国学习班，并申请了相关科研课题。在《CT引导下肺部肿瘤热消融图谱》的编写过程中，也得到了相关科室的大力支持，为本书增色不少。尽管如此，由于时间紧迫，笔者水平有限，书中难免会有纰漏或错误，敬请各位读者不吝赐教，以便及时改正。

刘宝东　李晓光　柳晨

目 录

第一部分
总论

第一章　肿瘤热消融概述

第一节　肿瘤热消融的历史

1979年，Sugaar对射频消融治疗肺部恶性肿瘤进行了组织病理学研究，发现加热不仅可使肿瘤细胞发生变性坏死，还可使肿瘤的血管通透性增强，血细胞渗出，进一步导致血管壁坏死、管腔闭塞；坏死的肿瘤细胞刺激淋巴细胞聚集，增强机体免疫系统活性，进一步杀伤机体残留肿瘤细胞[1]。在动物实验的基础上，1995年，意大利学者Rossi首先发表了射频消融治疗肝癌的临床研究[2-4]。Goldberg等于1995—1996年在兔肺上进行了射频消融的实验研究，结果使治疗组织发生热凝固性坏死，并发现射频消融治疗后肿块增大与瘤组织凝固坏死、水肿、出血和周围急性炎症反应有关，提供了射频消融治疗肺癌的可行性[5-6]。Dupuy等2000年将这一技术应用于3例肺癌的治疗[7]。

早期使用的是单电极射频针，组织凝固性坏死区直径仅为1.6 cm左右，远不能满足临床的需要，这是因为射频输出总能量随着与电极针距离增加而快速衰减，导致电极周围热沉积增加，远离电极区域热沉积较少，而不能达到细胞凝固性坏死的温度（即总能量不足），所以需要插多根针进行消融。1996年，Rossi研制发明了集成电路束电极射频装置——多针伸展型射频电极，一次能同时伸展5~10根射频电极，一次可使组织凝固性坏死范围达5.0 cm × 5.5 cm × 6.0 cm，因此，对于直径小于5 cm的肿瘤单次治疗即可，而对于直径大于5 cm或两个病灶以上的肿瘤则需多点多角度重复消融；以后又相继发明了冷循环型射频电极和灌注型射频电极[8-12]。

1990年前后，以董宝玮等为代表的医疗专家与中国航天工业总公司二院二零七所合作开发了我国第一台微波热消融肝癌治疗系统，并在国内率先开展微波消融治疗肝癌的研究。2002年冯威健等人将微波消融首先应用于肺癌的治疗[13]。

2005年Wang等在国际上率先开展了CT引导下氩氦刀治疗肺癌的临床研究[14]。

第二节　肿瘤热消融的原理

　　肿瘤消融的概念是1997年北美放射学会（The Radiological Society of North America，RSNA）首先提出的，是指在影像引导下直接将化学物质或热能作用于单个或多个肿瘤，以根除肿瘤组织。

　　肿瘤局部热消融是针对某一脏器中特定的一个或多个肿瘤病灶，利用热产生的生物学效应直接导致病灶组织中的肿瘤细胞发生不可逆损伤或凝固性坏死的一种治疗技术：40 ℃以下对组织细胞无损伤；42 ℃~45 ℃时对放化疗敏感；46 ℃加热60 min时可引起不可逆的细胞损伤；50 ℃~52 ℃持续4~6 min可致细胞不可逆的损伤；60 ℃~100 ℃瞬间可致细胞内线粒体和溶酶体损伤，导致组织细胞蛋白质凝固性坏死；温度达105 ℃以上，组织可发生汽化和碳化，阻抗增大，热沉积减少（表1-1）。肿瘤局部热消融一般在局麻下进行，以肿瘤为靶心最大限度地灭活肿瘤细胞及周围0.5~1 cm的正常组织，又最大限度地保护正常肺组织；具有安全、并发症少，适形、效果可靠，微创、患者恢复快，操作简单、可重复进行等优点，现已成为一种有前途的肿瘤第四大治疗手段。目前，常用的肿瘤局部热消融包括射频消融（radiofrequency ablation，RFA）、微波消融（microwave ablation，MWA）、冷冻消融（cryoablation）、激光消融（laser ablation）和高强度聚焦超声（high-intensity focused ultrasound，HIFU），激光消融和HIFU在我国较少用于肺癌的消融治疗。对于直径≤3 cm的肿瘤，三种消融方式均可获得良好的治疗效果。射频电极的适形性好，稳定性好，但是受血流和气流的影响较大；对于直径>3 cm，尤其是>5 cm的肿瘤，微波因其消融时间短、消融范围大，明显优于其他两种消融方式，且微波消融受到血流灌注的影响小，更加适合治疗邻近大血管的肿瘤。冷冻消融形成的"冰球"边界清晰，易于监测，可应用

表1-1 组织细胞对热损伤的病理反应

温度（℃）	细胞损伤
<40	没有明显的细胞损伤
42~45	对放化疗敏感性增加
46	数小时内不可逆的细胞损伤
50~52	4~6 min不可逆的细胞损伤（变性）
60~100	即刻组织凝固性坏死（胶原转化为糖元）
>105	组织汽化和碳化（细胞内外的水分被蒸发）

于邻近重要脏器的肺部肿瘤。在肺部肿瘤消融中射频消融的临床应用最广，积累的经验最多。微波消融有逐渐增多的趋势。

一、射频消融

（一）原理

通常把频率在100 MHz以下的电磁波统称为射频（radiofrequency），而临床上常用频率为3~30 MHz，射频消融最常用的频率通常在375~500 kHz之间。肿瘤射频消融是一种肿瘤原位灭活技术，即借助于CT、MRI、超声波或内镜等影像引导，将射频电极插入肿瘤内，通过射频电流使肿瘤组织内极性分子发生高速震荡，互相摩擦，将射频电流转化为热能，最终使肿瘤组织发生凝固性坏死。温度是细胞死亡的客观标准，阻抗或热量传导不代表细胞死亡。射频消融主要应用于肝脏肿瘤、乳腺肿瘤、肾脏肿瘤、骨转移瘤、骨样肿瘤、肺部肿瘤、妇科子宫肌瘤以及其他部位实体肿瘤的治疗。2009年以来，美国国立综合癌症网络（NCCN）《非小细胞肺癌（NSCLC）诊疗指南》、中国《原发性肺癌诊疗规范（2011年版）》（卫办医政发[2011]22号）、中国《原发性肺癌诊疗规范（2015年版）》均推荐射频消融可以用于不能耐受手术切除早期肺癌患者的治疗。

（二）优缺点

肿瘤发生凝固性坏死是射频消融的主要目标，早在2000年，Goldberg就提出了以下公式：肿瘤的凝固性坏死＝热沉积×组织间相互作用–热量丢失[15]。

1. 优点

周围肺组织的热沉降效应减少了周围组织包括血管的损伤，即损伤的自限性，降低了并发症的发生；低导电性和高阻抗性使肿瘤周围形成"烤箱效应"，能够提高热量在肿瘤的沉积，扩大消融范围，提高消融效果。

2. 缺点

射频消融是通过电流传导途径产热，为使肿瘤组织完全消融，理论上必须使消融区的温度达到50 ℃~100 ℃并维持至少4~6 min，由于肺血管和气管支气管肺泡（直径>3 mm）的热沉降效应（heat sink effect），限制了肿瘤周围正常组织的消融范围；肺组织的低导电性和高阻抗性也限制了消融范围；焦痂或干燥组织影响电流传导。因此在实际操作过程中，温度常设在90 ℃~100 ℃，时间一般设为10~30 min，以弥补上述因素导致的热量丢失。为克服热沉降效应，可以通过药物降低血流、在消融前进行靶肿瘤供应动脉栓塞等；增加热沉积的方法包括内冷却系统和脉冲系统；提高组织间相互作用的方法包括组织内灌注盐水等化合物，增加导电性。

二、微波消融

（一）原理

通常把频率从300~30 000 MHz的电磁波统称为微波（microwave），而临床上常用频率从100~3 000 MHz，微波消融最常用的微波频率为915~2 450 MHz。在微波电磁场作用下，肿瘤组织内离子相互摩擦、碰撞而产热，局部温度可达60 ℃~120 ℃。组织被加热至60 ℃以上时，可引起细胞凝固性坏死。由于微波发生器将微波能集中在一定范围内，故而能有效地辐射到所需靶区，微波热辐射在肺内有更高的对流性和更低的热沉降效应。

（二）优缺点

1. 优点

微波能量不以电流形式发生，因此不受碳化或干燥组织影响，受热沉降效应影响小，消融体积更大、更均匀；瘤内温度高（约130 ℃），加热速度快，消融时间短；不需要皮肤电极，可同时使用多个天线，因而减少了皮肤灼伤[16]。

2. 缺点

设备不完善、效果不稳定，目前的临床研究有增加趋势。

三、冷冻消融

目前临床常用氩氦刀冷冻消融。

（一）氩氦刀的工作原理

氩氦刀是根据Joule-Thomson定律利用常温高压氩气在刀尖急速膨胀，可使靶区组织的温度在10~20 s内迅速降至-120 ℃~-165 ℃，后又借氦气在刀尖急速膨胀，使温度升至45℃，快速将冰球解冻及急速复温和升温。治疗过程可分为3个阶段：温度降低→冰晶形成→复温解冻，每周期的冷冻时间以15~20 min为宜。由于氩氦刀制冷和/或加热只限于超导刀尖端2 cm范围内，刀杆有很好的热绝缘效果，不会对穿刺路径上的正常组织造成大的损伤。

（二）氩氦刀治疗肿瘤的原理

1. 对肿瘤细胞杀伤机制

细胞内外快速冰晶形成，对细胞膜和细胞器产生剪切损伤，对细胞产生机械性破坏；渗透压改变导致细胞内液向细胞外转移而产生细胞脱水，最终导致细胞的变性、坏死。

2. 对肿瘤血管的损伤机制

由于冰晶形成，微静脉、微动脉内产生血栓，局部缺血，营养缺乏，导致细胞变性坏死。

3. 对机体的免疫调节

冷冻后的坏死细胞碎片在3周左右被吸收，吸收后的灭活肿瘤组织具有调控肿瘤抗原，激活肿瘤免疫反应的作用。

4. 诱导凋亡

研究发现当温度降至-10 ℃时，可以辨认出细胞凋亡现象，同时这种细胞凋亡与细胞内线粒体破坏密切相关。

（三）氩氦刀治疗肿瘤的优缺点

1. 优点

该治疗方式出血少或者无出血，冷冻可使小血管收缩甚至凝结，有较好的止血作用；其疼痛不明显甚至无痛；可防止或减少术中癌细胞扩散；具备冷冻免疫效应，有研究证明冷冻有增强机体免疫反应的作用，从而抑制残留癌细胞存活；消融体积较射频消融大；可同时使用多个电极；不需要皮肤电极，因而减少了皮肤灼伤；CT显示的冰球大小形状与实际冰球完全一致。

2. 缺点

该治疗方式有特殊的并发症：可出现心动过缓、低血压、室性期前收缩、房颤甚至心脏骤停、哮喘发作、冷休克、消耗血小板等；消融时间长；需要较大的氩气和氦气压力箱。

第三节　肿瘤热消融的能量源和原理

一、定义

临床上，能量源射频用电极（electrodes）、微波用天线（antennas）、激光用光纤（fibers）、冷冻消融用探针（cryoprobes）来描述（表1-2~表1-3）。

目前临床上采用的射频消融设备均采用相同的工作原理，仅射频电极的设计，监测的指标和射频消融设备的功率有差别[17]。射频能量由高频脉冲发生器产生，并经由射频电极（内电极）定位于靶肿瘤，同时体外还有面积较大的皮肤电极（外电极）。由于内电极面积小，这样在内电极附近就有一个电流密集区。但是内电极本身并不发热，而是组织发热，其范围由内电极的形状及治疗时间决定。由于温度过高会使组织碳化，而碳化的组织不导电，

表1-2　不同能量源热消融的特点[17]

项目	RFA	MWA	ILP	冷冻消融
原理	交变电流电阻加热，450~500 kHz	电磁波震荡极性分子产热，1~2 GHz	单色激光产热，1 064 nm	气体通过低压探针快速膨胀降温
引导与监测	CT	CT	CT、MRI	CT、MRI
阻抗	是	否	否	否
电极干扰	可能	否	否	否
测温	否	否	可能	否
皮肤电极	需要（双极不需要）	否	否	否
热沉降或对流	是	否（结果矛盾）	否	否
临床效果	局部控制	类似（尚待进一步研究）	类似（尚待进一步研究）	类似（尚待进一步研究）
并发症	非靶区加热	非靶区加热	非靶区加热	非靶区加热
优缺点	设备常见，广泛接受，存在阻抗和非靶区加热问题	高和均匀的温度，靶体积更大，缩短治疗时间	实时MRI监测，靶体积更大，需要同轴系统插入激光光纤，光纤粗、治疗时间长，增加气胸和出血的风险	临近重要结构和血管更有效，疼痛轻

注：RFA，射频消融；MWA，微波消融；ILP，组织间激光凝固。

表1-3　不同能量源热消融凝固性坏死区大小比较[18]

方法	能量源	理论（cm）	实际（cm）	备注
单发生器	RFA、MWA、ILP	1.6	0.8 ~ 1.6	
多探头阵列	RFA、MWA、ILP	4.0	3.0 ~ 5.0	技术受限
锚型阵列	RFA	4.0	2.0 ~ 4.0	多发生器
灌注型	RFA	4.1	1.2 ~ 3.9	形态不规则
内冷却型	RFA、MWA、ILP	4.5	1.8 ~ 3.6	
集束型	RFA	6.5	4.2 ~ 7.0	
脉冲	RFA、ILP	4.5	2.8 ~ 4.2	

注：RFA：射频消融；MWA：微波消融；ILP：组织间激光凝固

所以对射频消融而言温度控制十分重要。整个系统由射频发生器、皮肤电极和射频电极、测温和控温装置、计算机控制等几部分组成。

二、射频电极

射频消融形成组织凝固性坏死的总热能依赖于组织最后达到的温度和加热时间。射频电极的性能决定了射频消融的疗效。标准条件下的消融体积是评价射频电极性能的"金标准"，由单位时间内射频电极释放到靶区的热能衡量。根据电流在组织中的衰减定律[$J = I/（4\pi r^2$），J为电流强度，I为初始电流强度，r为距离]，即射频电极和皮肤电极之间的组织特异性阻抗和能量耗散导致能量快速衰减，电流在紧靠射频电极1~2 mm的极短距离内就基本转变为热能，同时可导致局部组织脱水、碳化和汽化，最终因阻抗升高导致电流中断，凝固坏死区域不再扩大。第一代射频电极为实心针状，组织消融范围1 cm左右。第二代射频电极组织消融范围3~5 cm，主要有多针伸展型射频电极、冷循环型射频电极和灌注型射频电极。第三代射频电极消融范围可达7 cm，为复合型射频电极。

（一）单极射频电极

有1个活性电极，同时拥有1个或几个皮肤电极。闭合回路包括射频发生器、皮肤电极和射频电极。包括多针伸展型、冷循环型和灌注型等不同的设计。患者在闭合回路中相当于电阻（表1-4）[19]。

1. 多针伸展型射频电极

从一个较粗的套管针内伸出阵列排列的多个电极针。弹性良好的多个

表1-4 单极射频电极和双极射频电极的区别

项目	单极射频电极	双极射频电极
患者在回路中的作用	在射频发生器、皮肤电极和射频电极构成的闭合回路中，患者相当于电阻	患者不在由射频发生器、双极射频电极构成的闭合回路中
消融过程中射频电极的作用	射频针属于聚焦电极，皮肤电极属于分散电极	电流在射频电极的两个电极之间流动
电流路径	在患者组织内产生交变电场，在射频电极非绝缘头周围聚焦电能	双极系统避免了在两个皮肤电极的能量消耗，因此也避免了皮肤电极引起的意外皮肤灼伤
消融原理	由于组织的电阻高，在射频电极周围极性分子震荡产热	由于组织的电阻高，在射频电极周围极性分子震荡产热

电极针置于14~19 G套管针内制成的同轴电极，套管针长度可分为10 cm、15 cm和20 cm。插入肿瘤组织后，通过针柄上的推进装置，将电极针推出针管，展开阵列排成，从而扩大了消融范围；多针伸展型射频电极电极针伸出的长度可根据肿瘤的大小调节，完全释放直径达3.5 cm，能产生3~5 cm的坏死区，5~6 cm的损伤区。对于直径大于5 cm的肿块，要采用多点穿刺多层面消融，使热消融区域相互重叠，才能使整个病灶得到较为彻底的治疗。但对于形态不规则的肿块，多点穿刺多层面治疗也难免出现三维上的遗漏，这些病例往往要进行再次治疗。

2. 冷循环型射频电极

冷循环型射频电极呈杆状，直径为17 G，采用中空双腔设计，在治疗过程中冷却的纯净水通过专用的动力泵在中空针内循环冷却至针尖，降低针尖温度，防止针尖附近组织干燥和碳化从而降低阻抗。

3. 灌注型射频电极

灌注型射频电极的尖端有小孔，可通过小孔向消融组织内注射液体（常为0.9%氯化钠注射液或药物），提高组织电导性和热传导性，扩大消融体积，防止组织碳化[20-23]。

（二）双极射频电极

双极射频电极使射频能量更有效地沉积在靶肿瘤，增大凝固坏死区域。Mack等在2000年第一次报道了使用单根射频电极进行双极射频消融，最大消融范围达34 mm × 46 mm。目前已有多极射频电极用于临床。由2根电极针组成（分别为活性电极和皮肤电极），或在1根电极针的尖端同时具有活性电极和皮肤电极，中间为绝缘体，无需皮肤电极。闭合回路由射频发生器和双极射频电极构成。患者不参与闭合回路，因此体内有金属植入物及心脏起搏器的患者宜选用双极射频电极[21]。

三种类型的射频电极在肺部肿瘤的射频消融中都可以使用，考虑到局麻消融过程中，患者存在自主呼吸，肺活动度较大，建议选择多针伸展型电极以便出针后覆盖肿瘤，减少射频电极移动对肺的副损伤[24]。而对邻近心脏大血管或气管支气管等重要结构的肿瘤射频消融时宜选择与之平行的单针穿刺比较安全。常用三种肿瘤射频消融治疗系统性能比较见表1-5。

表1-5　常用肿瘤射频消融治疗系统性能比较

比较科目	RITA公司	Boston Scientific公司	Covidien公司
发生器	RITA 1500X	RF 3000	Cool-tip RF
输出功率	0~250 W	0~200 W	0~200 W
工作频率	460 KHz	460 KHz	480 KHz
皮肤电极数量	2	4	2（单针），4（集束针）
显示参数	显示功率、时间和多点位温度反馈	显示阻抗、功率和时间	显示阻抗、电流、功率、时间和温度
输出能量	在操作过程中，用温度调节输出功率	在操作过程中，根据阻抗来推断消融区温度后凭医生经验来手动调节输出功率	在操作过程中，根据消融区温度及治疗时间自动调节输出功率
电极	RITA射频电极，1~10根子电极，14 G/15 G	LeVeen射频电极，8~10根子电极，15 G/17 G	Cool-tip冷循环射频电极，17 G
消融区范围	3~5 cm	2~4 cm	4.5 cm+/-单针，5~7.2 cm+/-集束针

三、微波天线

（一）第一代微波天线

1994年，日本学者Seki等首次报道超声引导下经皮穿刺微波消融治疗小肝癌获得成功。当时所用的微波天线外径为1.6 mm，长20~30 cm，内导体辐射端的长度为10 mm，其消融功率60 W，作用时间120 s，可形成纺锤形凝固体。1996年，董宝玮、于晓玲等人改进设计微波消融治疗仪及其微波天线，改变了辐射天线芯线的材料和裸露长度（裸芯为1/4 λ），其消融功率60 W，作用时间300 s，可形成稳定的3.7 cm×2.6 cm×2.6 cm大小的凝固性坏死灶。上述微波天线被视为第一代微波天线，存在明显的局限性：辐射器在尖端，穿刺时容易损坏；无内置降温装置以致杆温过高，易于烫伤皮肤和断针；中心碳化增加及凝固形状退化，易形成拖尾现象；需要穿刺引导，操作不方便等。

（二）第二代微波天线

2000年后，微波内置冷却系统是微波消融技术史上的重大突破，减少了皮肤烫伤及消融灶核心的碳化，使凝固区"拖尾"现象消失，从而改善了微波的凝固坏死区域形态，更适合临床应用。这种含有内置冷却系统的天线被视为第二代微波天线的"雏形"，但是这种微波天线的缺点仍然需要穿刺针引导，且不能承受较大功率输出。2003年，孙良俊等人经过不断的改进，微波天线实现了穿刺系统、辐射系统与水冷循环系统的融合，针尖由硬质材料制成，无需引导针，可直接穿刺，这种天线含有内置水冷循环系统，可以降低杆温，成为了真正意义上的第二代微波天线。

四、氩氦冷冻探针

氩氦冷冻消融系统由冷-热转换系统、温度监测系统、治疗计划系统、冷冻探针及显示器等几部分组成。其中，冷冻探针是由合金材料制作而成的中空密闭穿刺针，探针内部有气体管道、节流喷嘴、膨胀空间等结构，能够承受6 000 psi的压力。不同设备生产厂家的冷冻探针规格有所不同，常用直径有1.47 mm、1.7 mm、2.0 mm及3.0 mm，通常直径越大的探针形成"冰球"直径也越大。

1993年，美国ENDOCARE公司在世界上首创了基于焦耳-汤姆逊原理的CRYOCARE低温手术系统，其使用常温的高压氩气（3 200～3 500 psi）作为冷媒，高压氦气（2 200 psi）作为热媒，进行2～3个"冷冻（10～20 min）–复温（3～5 min）"的循环，术中影像监控冷冻探针形成的"冰球"覆盖至肿瘤外缘1.0 cm以上，使肿瘤组织得到致死性消融（–40℃以下）。1999年，张积仁率先将其引入中国，并命名为"氩氦刀"。2003年以色列Galil Medical公司生产的Cryo-Hit低温冷冻手术系统通过中国国家食品药品监督管理局注册审批后进入中国，其设备具有超细1.47 mm探针、5组25探针组合、iThaw无需氦气升温技术及磁共振兼容等优势，更利于减少穿刺损伤及细化治疗方案。冷冻消融术中通常采用多针组合，可以通过灵活布针及根据术中的影像监控实时调节每个针道的氩气输出功率，使肿瘤的消融更加适形，对于消融形态不规则的肿瘤及保护周围正常的组织器官极具应用价值。

第四节　肿瘤热消融标准化术语

一、影像引导肿瘤消融

"微创"是指治疗过程比传统开放手术侵袭性小。所有"经皮"都是微创，然而，并不是所有的微创都"经皮"。事实上，"微创"在外科常指小切口和腔镜手术。虽然比开放手术创伤小，但是显然比经皮影像引导肿瘤消融更具有侵袭性。"影像引导肿瘤消融"的字首如果含有"经皮"，则太受限制，因为肿瘤消融也可在腔镜、内镜或开放手术下进行[25-30]。

二、操作术语

热消融应该属于操作而不是手术，因为后者惯指开放手术。在英语环境中，"session"（过程）与"procedure"（操作）同义。但是，操作是指针对一个或更多的肿瘤进行一个或多个消融的一次干预事件。由于操作可重复进行，治疗可能包括一次以上的"session"与"procedure"。

三、病理和影像所见

肿瘤射频消融尽管可能导致肿瘤凝固性坏死，但在影像学上肿瘤大小可能不变甚至增大，因此不能区分是否有存活肿瘤（viable tumor），在评价肿瘤射频消融的疗效上可能存在低估的情况。因此，必须仔细鉴别影像学和病理学之间的差异。

（一）病理学检查细胞死亡区

当细胞发生凝固性坏死时，在消融后急性期或在随访的数月内，完全消融的一些区域，常缺乏典型的组织学凝固性坏死表现，该区域病理学检查可见"鬼影"细胞，可能是由于热消融后肿瘤突然凝固性坏死和微循环破坏，阻止酶从细胞内溶酶体释放，以及炎性细胞浸润，延迟细胞自溶所致，需要用还原型烟酰胺腺嘌呤二核苷酸（reduced nicotinamide adenine dinucleotide，NADH）离体活体染色及其他特殊染色进行鉴别。

（二）消融区影像所见

由于影像学的空间和对比分辨率为2~3 mm（取决于影像学手段）而限

制了其准确性。因此，术后影像学表现仅粗略代表消融是否成功，不能发现镜下残留病灶。消融区（ablation zone）的概念用来描述影像学所见大体肿瘤破坏区域。消融后有两种类型的影像学表现：灌注降低和信号强度（如MRI），产生回声（如超声波），或衰减（如CT）等改变。

1. 消融边缘（ablative margin）

对一些肿瘤，消融边缘需要超过肿瘤边缘，以达到肿瘤的完全破坏。理想的"消融边缘"描述为0.5~1.0 cm[31]。但是需要强调的是并不总是需要或者期望达到这种治疗程度。在肺部肿瘤，消融区周围一圈完整的磨玻璃样阴影（ground-glass opacity，GGO）提示治疗成功[7]。

2. 消融区周围良性增强

消融区周围良性增强可见于病理检查和增强影像学检查，提示热损伤所致的良性生理反应（最初是反应性充血，随后是纤维化和巨噬细胞反应）。增强影像学检查可见于消融后即刻，持续到消融后的6个月。通常表现消融区周围薄壁阴影，测量可以达到5 mm，大部分1~2 mm。它相对同心、对称和均匀，伴有光滑内缘，需要与"周围不规则增强"相鉴别。该表现大部分容易在CT扫描动脉期出现，常在MRI延迟显像中持续增强。

3. 消融区周围不规则增强

消融区周围不规则增强代表消融边缘有肿瘤残留。与"消融区周围良性增强"不同，未消融的残留肿瘤常呈分散、结节状或偏心生长。因此，需要接受进一步治疗。

（三）肿瘤和消融灶尺寸报告

1. 靶肿瘤

靶肿瘤是描述消融前肿瘤的首选术语。

2. 肿瘤大小分级

操作报告应报告实际肿瘤大小（平均值±标准差，区间）。建议如下分类：小肿瘤是指直径小等于3 cm，中等大小肿瘤是指直径3~5 cm，大肿瘤是指直径超过5 cm。该分类的确定有赖于目前大多数实践，因为它与大多数影像引导肿瘤消融的现有技术能力和有效性平行。

3. 比较不同消融技术间凝固性坏死区

理想情况下操作报告应提供消融区和肿瘤的所有三维测量数据，否则应提供横截面测量。如果体积作为唯一的报告参数，必须指定其理由。平均直径只有当消融区或肿瘤是真球形时才被认可，横断面直径的变异不大于 2~3 mm。众所周知，许多消融设备产生不规则凝固性坏死区域，因此，应该指出消融区形状是否均匀或不规则。强调消融区的最小和最大尺寸对预测临床技术效率没有用，因为其他技术因素同样重要。例如，根据射频发生器的方向，用2 cm × 3 cm消融区可以治疗1 cm × 2 cm的肿瘤，但不能用3 cm × 2 cm的消融区消融。如果定位准确，3 cm × 3 cm的凝固性坏死区可以完全覆盖 2 cm直径的肿瘤；如果定位不准确，不会破坏整个肿瘤。

四、疗效评价

（一）技术成功

技术成功（technical success）仅强调肿瘤是否完成治疗程序和是否完全覆盖靶肿瘤。即存在"消融区"这一概念，后者包括靶肿瘤及周围0.5~1.0 cm正常组织以获取消融边缘。肿瘤覆盖的评估可以在操作期间或操作后立即进行。

（二）技术效率

评估技术效率（technique effectiveness），首先应在仔细区分"技术成功"和"技术效率"的前提下，疗效只能通过适当的临床随访获得。"技术效率"要前瞻性确定某时点（即消融后即刻、1周或1个月），该时点可以达到影像随访大体肿瘤"完全消融"的证据（或在另一个时点）。

（三）首次和二次技术效率

考虑到整个疾病过程中需要多次进行影像引导肿瘤消融治疗，所以操作者应报告首次和二次技术效率。首次效率定义为肿瘤规定的疗程内首次治疗成功消融的比率。二次效率指肿瘤局部进展后再次成功消融的比率。二次消融是指影像学认为达到完全消融后局部又进展时进行的再次消融。如果患者因该治疗生存5年或者过去的数年经过多次消融达到完全根治，使用3~4次操作或1个月作为技术效率窗口可能是次要的。

（四）完全消融

完全消融（complete ablation）是指影像随访消融区无肿瘤残留。不完全消融（incomplete ablation）是指影像随访消融区有肿瘤残留。

（五）姑息消融

姑息消融（palliative ablation）是指通过射频消融治疗，最大限度地诱导肿瘤凝固性坏死，达到减轻肿瘤负荷、缓解症状和改善患者生活质量的目的。

（六）治疗失败

治疗失败（failure of therapy）包括不完全消融、局部肿瘤进展、靶器官出现新的病灶和远处转移。

（七）随访和结果

1. 影像学随访

影像学随访建议采用消融后6周内增强CT或MRI成像，以确定是否需要额外的射频消融治疗（一些射频消融治疗中心在消融当天检查），然后每3~4个月确定技术效率。除了报告靶肿瘤、消融区，还要在消融后评估肿瘤是否采用增强。

2. 随访期限

在理想情况下，随访期限需要有随访的大样本研究。评估生存和无病生存，应根据肿瘤的生物学特性和根据肿瘤类型接受的其他治疗来选择合适的随访期限。不管怎样，在共识的基础上，我们推荐报告实际的平均和/或中位随访期限（区间和/或标准差）。

（八）患者死亡

患者死亡（patient mortality）包括生存时间，如疾病进展时间（time to progression，TTP）即治疗开始至出现影像学进展之间的时间间隔；PFS即治疗开始至出现影像学进展或者死亡的时间间隔；总生存率（overall survival，OS）和肿瘤特异生存率（cancer specific survival，CSS）等。

五、并发症

射频消融是一种相对安全的局部治疗手段，其并发症分级参照美国介入放射学学会（Society of Interventional Radiology，SIR）影像引导肿瘤消融国际工作组（International Working Group on Image-Guided Tumor Ablation）的标准[25]（表1-6）。严重并发症的定义是导致重大的并发症和致残，需要提高护理级别或住院或延长住院时间。按照发生时间分为即时并发症（消融后≤24 h）、围术期并发症（消融后24 h~30 d）及晚期并发症（消融后>30 d）。

表1-6　美国介入放射学学会（SIR）并发症的定义与分级

并发症分类	定义
不良反应	疼痛
	消融后综合征
	无症状胸腔积液
	无不良后果的邻近结构损伤
轻微并发症	没有不良结果，不需要治疗
	没有不良结果，仅是名义上的治疗，包括仅需要过夜观察
严重并发症	需要住院进行小的治疗<48 h
	需要住院进行大的治疗>48 h，提升护理级别，延长住院时间
	导致永久不良后遗症
	死亡

（一）不良反应

不良反应是可预料但不希望发生的操作后果，虽然经常发生，但很少导致严重的表现。包括疼痛、消融后综合征、无症状胸腔积液。另一个不良反应包括无症状的影像学证明相邻结构的最小热损伤，而没有其他后遗症的证据（即"间接伤害"）。这些都不是真正的并发症，因为它们不会导致意想不到的护理级别的提升。

（二）疼痛

即使有清醒镇静技术，患者也可能会经历消融过程中的疼痛。此外，根据器官不同，许多患者可能经历数天1～2级的疼痛，偶有射频消融治疗后持续1～2周。推荐美国国家癌症研究所（National Cancer Institute，NCI）的通用不良事件术语标准4.03版（common terminology criteria adverse events version 4.03，CTCAE v4.03）报告：0级，没有疼痛；1级，轻度疼痛，不影响功能；2级，中度疼痛，需要止痛药，干扰功能但不干扰日常活动；3级，严重疼痛，需要止痛药，严重影响日常生活活动；4级，伤残性疼痛。

（三）消融后综合征

消融后综合征是一种短暂的自限性症状或体征，包括低热、全身不适。时间取决于坏死的体积和患者的总体状况。如果治疗小的病灶，患者不太可能出现消融后综合征。如果消融非常大的区域，根据肿瘤大部分患者可能会持续2~3周。根据肿瘤和周围组织的消融体积以及患者的整体免疫，大部分患者可能经历2~7 d的不适。

六、临床研究

（一）发表时提供的技术参数

发表时提供的参数应包括如下：操作是在全麻还是清醒镇静（操作过程中麻醉药的细节和药物管理，恢复期也应该报告，包括药的剂型、剂量和途径）下进行；影像引导的类型（CT、CT透视、超声、磁共振成像）；患者是否住院；要求初步实现技术成功的次数；随后需要其他肿瘤消融治疗的比率；应指出消融期间消融针的定位和消融针的拔除。

（二）报告研究人群数据

严格描述研究人群，包括入组和排除标准，肿瘤的类型和大小。明确规定进入研究对疾病的诊断程度（即活检、影像或血清学标准）。也需要报告治疗前评估。另外需要适当聚焦在解剖上（即器官、肿瘤的大小、位置和数量）、治疗前评估还应包括肿瘤分期（即转移到其他部位等）、患者合并症、年龄、性别、临床总体衰弱程度等这些与病死率相关的因素。要补充化疗和放疗对消融治疗的效果。因此，对进入消融临床试验的患者进行这些治疗时应该详细记录。应该进一步分为之前接受常规肿瘤治疗、消融期间（1个月内）和随访期限。还应提供与消融相关的具体治疗方案和持续时间。

（三）准确和完整地描述消融

由于患者可能有一个或一个以上肿瘤需要多次治疗，所以在比较成功率和并发症发生率时，常增加混杂性因素和困难性。理想情况下，尽可能报告全部四个参数（患者数、肿瘤数、治疗次数和消融次数）。此外，常见的报道结果中，根据理论的不同，在不同的患者群中分为不同操作（根治与姑息）或结果（转移与原发）。因此，建议对患者进行分层，避免混杂，方便提取临床上有意义的结论。

（四）与其他治疗方法的比较

与其他方法比较最好是进行Meta分析。临床研究可以与其他影像引导消融、手术、放疗、化疗进行比较。在肿瘤领域的金标准是根据疾病的分期和患者的功能状态分层比较生存、无病生存率和生活质量。尽可能采用随机对照盲法研究。

（五）统计评价

无论研究类型如何，都要提出严格的适合收集数据的统计评估。明确描述首要和次要研究终点。总生存应采用寿命表法（Kaplan-Meier分析）。如果可能的话患者应随机，应报告意向性治疗（intention to treat，ITT）和完成治疗（per protocol，PP）结果。结果需要进一步根据多因素分层（肿瘤的类型、分级、分期、功能状态、合并症等）。选择合适的方法评估生活质量。

参考文献

[1] Sugaar S, LeVeen HH. A histopathologic study on the effects of radiofrequency thermotherapy on malignant tumors of the lung[J]. Cancer, 1979, 43(2): 767-783.

[2] Rossi S, Fornari F, Paties C, et al. Thermal lesions induced by 480 KHz localized current field in guinea pig and pig livers[J]. Tumori, 1990, 76(1): 54-57.

[3] McGahan JP, Browning PD, Brock JM, et al. Hepatic ablation using radiofrequency electrocautery[J]. Invest Radiol, 1990, 25(3): 267-270.

[4] Rossi S, Di Stasi M, Buscarini E, et al. Percutaneous radiofrequency interstitial thermal ablation in the treatment of small hepatocellular carcinoma[J]. Cancer J Sci Am, 1995, 1(1): 73-81.

[5] Goldberg SN, Gazelle GS, Compton CC, et al. Radiofrequency tissue ablation of VX2 tumor nodules in the rabbit lung[J]. Acad Radiol, 1996, 3(11): 929-935.

[6] Goldberg SN, Gazelle GS, Compton CC, et al. Radiofrequency tissue ablation in the rabbit lung: efficacy and complications[J]. Acad Radiol, 1995, 2(9): 776-784.

[7] Dupuy DE, Zagoria RJ, Akerley W, et al. Percutaneous radiofrequency ablation of malignancies in the lung[J]. AJR Am J Roentgenol, 2000, 174(1): 57-59.

[8] Rossi S, Di Stasi M, Buscarini E, et al. Percutaneous RF interstitial thermal ablation in the treatment of hepatic cancer[J]. AJR Am J Roentgenol, 1996, 167(3): 759-768.

[9] Rossi S, Buscarini E, Garbagnati F, et al. Percutaneous treatment of small hepatic tumors by an expandable RF needle electrode[J]. AJR Am J Roentgenol, 1998, 170(4): 1015-1022.

[10] Solbiati L, Goldberg SN, Ierace T, et al. Hepatic metastases: percutaneous radio-frequency ablation with cooled-tip electrodes[J]. Radiology, 1997, 205(2): 367-373.

[11] Goldberg SN, Solbiati L, Hahn PF, et al. Large-volume tissue ablation with radio frequency by using a clustered, internally cooled electrode technique: laboratory and clinical experience in liver metastases[J]. Radiology, 1998, 209(2): 371-379.

[12] Goldberg SN, Gazelle GS, Solbiati L, et al. Radiofrequency tissue ablation: increase of lesion diameter with a perfusion electrode[J]. Acad Radiol, 1996, 3(8): 636-644.

[13] 冯威健, 刘巍, 李彩英, 等. 经皮微波凝固疗法治疗肺癌的临床应用[J]. 中华肿瘤杂志, 2002, 24(4): 388-390.

[14] Wang H, Littrup PJ, Duan Y, et al. Thoracic masses treated with percutaneous cryotherapy: initial experience with more than 200 procedures[J]. Radiology, 2005, 235(1): 289-298.

[15] Goldberg SN, Gazelle GS, Mueller PR. Thermal ablation therapy for focal malignancy: a unified approach to underlying principles, techniques, and diagnostic imaging guidance[J]. AJR Am J Roentgenol, 2000, 174(2): 323-331.

[16] Dupuy DE. Microwave ablation compared with radiofrequency ablation in lung tissue-is microwave not just for popcorn anymore[J]? Radiology, 2009, 251(3): 617-618.

[17] Chamarthy MR, Gupta M, Hughes TW, et al. Image-guided percutaneous ablation of lung malignancies: A minimally invasive alternative for nonsurgical patients or unresectable tumors[J]. J Bronchology Interv Pulmonol, 2014, 21(1): 68-81.

[18]　Goldberg SN, Gazelle GS, Mueller PR. Thermal ablation therapy for focal malignancy: a unified approach to underlying principles, techniques, and diagnostic imaging guidance[J]. AJR Am J Roentgenol, 2000, 174(2): 323-331.

[19]　Vogl TJ, Naguib NN, Lehnert T, et al. Radiofrequency, microwave and laser ablation of pulmonary neoplasms: clinical studies and technical considerations--review article[J]. Eur J Radiol, 2011, 77(2): 346-357.

[20]　Lee JM, Kim SW, Li CA, et al. Saline-enhanced radiofrequency thermal ablation of the lung: a feasibility study in rabbits[J]. Korean J Radiol, 2002, 3(4): 245-253.

[21]　Jin GY, Han YM, Lee YS, et al. Radiofrequency ablation using a monopolar wet electrode for the treatment of inoperable non-small cell lung cancer: a preliminary report[J]. Korean J Radiol, 2008, 9(2): 140-147.

[22]　Iishi T, Hiraki T, Mimura H, et al. Infusion of hypertonic saline into the lung parenchyma during radiofrequency ablation of the lungs with multitined expandable electrodes: results using a porcine model[J]. Acta Med Okayama, 2009, 63(3): 137-144.

[23]　Lee JM, Han JK, Chang JM, et al. Radiofrequency ablation in pig lungs: in vivo comparison of internally cooled, perfusion and multitined expandable electrodes[J]. Br J Radiol, 2006, 79(943): 562-571.

[24]　Kelekis AD, Thanos L, Mylona S, et al. Percutaneous radiofrequency ablation of lung tumors with expandable needle electrodes: current status[J]. Eur Radiol, 2006, 16(11): 2471-2482.

[25]　Goldberg SN, Grassi CJ, Cardella JF, et al. Image-guided tumor ablation: standardization of terminology and reporting criteria[J]. Radiology, 2005, 235(3): 728–739.

[26]　Linden PA, Wee JO, Jaklitsch MT, et al. Extending indications for radiofrequency ablation of lung tumors through an intraoperative approach[J]. Ann Thorac Surg, 2008, 85(2): 420-423.

[27]　Schneider T, Warth A, Herpel E, et al. Intraoperative radiofrequency ablation of lung metastases and histologic evaluation[J]. Ann Thorac Surg, 2009, 87(2): 379-384.

[28]　Shen Y, Zhong M, Jiang W, et al. Video-assisted radiofrequency ablation for pleural disseminated non-small cell lung cancer[J]. BMC Surg, 2013, 13: 19.

[29]　Tsushima K, Koizumi T, Tanabe T, et al. Bronchoscopy-guided radiofrequency ablation as a potential novel therapeutic tool[J]. Eur Respir J, 2007, 29(6): 1193-1200.

[30]　Koizumi T, Kobayashi T, Tanabe T, et al. Clinical experience of bronchoscopy guided radiofrequency ablation for peripheral-type lung cancer[J]. Case Rep Oncol Med, 2013, 2013: 515160.

[31]　Dodd GD, Frank MS, Aribandi M, et al. Radiofrequency thermal ablation: computer analysis of the size of the thermal injury created by overlapping ablations[J]. AJR Am J Roentgenol, 2001, 177(4): 777–782.

（刘宝东、柳晨、李东、王婧、李仙晓、吴海亮、孙娜、刘迪、刘晓丽、李成利、柳明、朱旭、王晓东、高嵩、徐海峰、曹广）

第二章　肺部肿瘤热消融的特点

　　肺癌射频消融既有一般肿瘤射频消融的特点，也存在特殊性问题。由于周围组织器官的差异，在能量沉积、导电性、热扩散和对流等方面与肝、肾等实质脏器明显不同，如：肺癌及肺组织血运丰富，存在热沉降效应（heat sink effect）；含气肺组织包绕肺癌，存在烤箱效应（oven effect）；肺存在呼吸运动；消融区周围组织疏松，充血渗出范围广，CT显示的消融区大小形状与实际不一致。这些因素导致了肺癌射频消融的穿刺定位困难、操作并发症多、局部进展率高以及疗效评价特殊等问题[1-3]。

第一节　穿刺定位困难

　　射频消融是否成功的关键在于穿刺定位；定位满意，则距离成功只有一步之遥。但是肺癌射频消融的穿刺定位较其他器官难度要大。

一、原因

（一）解剖学因素

1. 含气器官

　　肺属于含气器官，为肺癌穿刺设置了很多障碍。瘤体犹如漂浮在水面上的球，在横状、矢状、冠状三个方向均存在移位，所以难以穿刺定位；同时，万一发生气胸，穿刺定位的难度更大。

2. 骨骼遮挡

　　由于肩胛骨、肋骨的遮挡，影响最佳穿刺通路的选择，甚至需要穿刺更多的肺组织，而引起穿刺相关并发症。

3. 紧邻重要结构

胸腔内存在心脏大血管、气管、食管、神经、膈肌等重要结构，因此穿刺时需要避开上述重要组织器官，此时宜选择单针，并且穿刺方向与重要器官平行（图2-1）。

4. 肿瘤形态

大多数肿瘤属于不规则形，建议选择形态合适的射频电极，穿刺方向与肿瘤长轴一致，保证射频电极针的位置能够满足技术成功，即肿瘤中心与射频电极针的消融区中心重合（图2-2~图2-3）。

（二）生理学因素

1. 呼吸运动

呼吸运动对射频电极针的穿刺定位影响较大，尤其是中下叶小肿瘤。穿

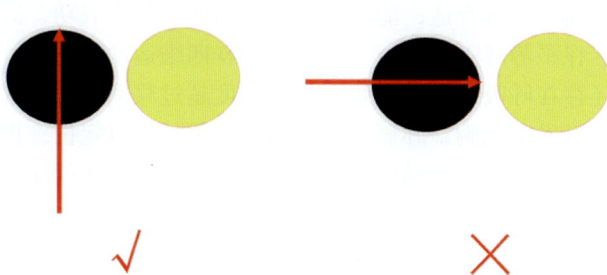

图2-1 射频电极针与重要组织结构平行（黑色为肿瘤，黄色为重要结构）

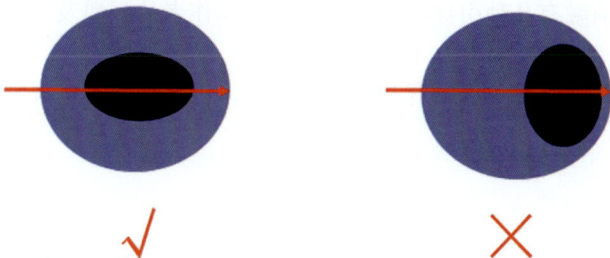

图2-2 射频电极针与肿瘤长轴一致（黑色为肿瘤，蓝色为消融区）

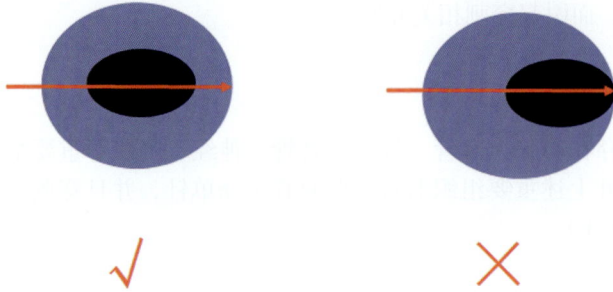

图2-3　肿瘤中心与射频电极针的消融区中心重合（黑色为肿瘤，蓝色为消融区）

刺时注意平静呼吸，而不是屏住呼吸。

2. 咳嗽

　　咳嗽也影响穿刺定位，因此在穿刺前口服可待因或其他镇咳药，并对胸膜进行充分麻醉。

　　总之，瘤体在肺实质内犹如漂浮在水面上的皮球，将射频电极针顺利地刺入肿瘤内，而且位置合适，能够满足射频消融的技术成功，需要掌握几个技巧：首先，在平静呼吸下进行。肿瘤存在着四维运动，即除了三维方向的运动以外，还存在呼吸运动，穿刺定位的难度超过移动靶。其次，减少胸膜穿刺次数。一旦发生气胸，肿瘤的移动更大，更加难以定位。再次，分步骤穿刺。小肿瘤在肺实质内移动度较大，因此不要指望一次就穿刺定位成功，我们建议采用四步穿刺法。

二、操作平台

　　影像在肿瘤射频消融中的作用主要体现在术前制定治疗计划，术中靶肿瘤定位、监测消融区、控制消融效果，术后及时发现并发症和评估疗效。目前肿瘤射频消融有几种引导途径，主要根据操作者的习惯及医院所能提供的设备而定。

　　目前肺部肿瘤射频消融有几种引导途径，包括剖胸、电视胸腔镜和影像引导。

（一）剖胸

　　一般用于病变邻近重要结构如心脏大血管、肺门等；操作时发现肺部肿瘤不能切除[4-5]时。

（二）电视胸腔镜

一般用于合并胸腔积液或肺癌胸膜转移者。电视胸腔镜手术探查发现胸膜结节，活检后证实是肺癌胸膜转移，在进行胸膜固定的同时进行肺肿瘤射频消融。

（三）影像引导

1. CT

由于CT引导下可以精确测量进针的深度、角度，并通过三维重建准确地确定射频电极针的位置，因此CT是目前肺癌射频消融最常用和最准确的影像引导方式之一。为制定治疗计划、及时发现并发症和评估疗效提供依据。CT空间分辨率及密度分辨率均较高，不受气体及骨骼影响，能够清晰显示肿瘤的大小、位置、数目及其与周围重要结构的比邻关系。但是CT难以实时成像，放射损伤较大。建议扫描范围中缩小到包括靶肿瘤的最小区域。

2. B超

B超具有实时成像、安全、价廉等优点，可以清楚显示肿瘤侵润范围。但是空间分辨率较差，易受空气和骨骼的影响，适合贴近胸壁且能观察到全貌的肺部肿瘤。

3. MRI

MRI具有极高的组织分辨率和空间分辨率，可进行冠状位、矢状位成像，无电离辐射。MRI的影像学表现与组织病理学相关性强，所示肿瘤消融范围与病理解剖实际范围差异不超过2 mm，对疗效评价较CT更敏感和准确，是目前唯一具备实时温度监测功能的影像学技术。但是，MRI需要配备专用顺磁性设备，价格相对昂贵。

4. C臂CT技术

C臂CT（C-arm computed tomography），亦称C臂锥束CT（Cone-beam CT，CBCT）、锥束容积CT、C臂平板探测器CT等，是数字减影血管造影（digital subtraction angiography，DSA）旋转技术与计算机重建技术相结合的产物。利用C臂的旋转运动和平板探测器的采集，通过计算机重组处理，获得血管三维影像的同时也获得相应层面的软组织CT影像，在此基础上还可以由计算机处理得到多平面重组（MPR）、容积演示（VRT）、最大密度投影（MIP）等图像。具有影像分辨率高、扫描时间短、操作简单、放射剂量小等优势[6]。

5. 正电子发射计算机断层扫描（PET）或PET-CT

PET-CT具有PET和CT的优点，敏感性和特异性更高。但是具有电离辐射和价格昂贵等缺点[7]。

（四）三维影像技术

为了克服二维影像技术在制定治疗计划中存在的不足，近年来众多学者进行了三维影像技术研究。三维影像技术通过计算机处理进行三维影像的重建，可以直观获得肿瘤的容积数据，并在此基础上制定治疗计划。该技术的应用弥补了二维影像的不足，例如三维超声、三维CT、三维MRI。特别是三维可视化技术的应用可以使消融治疗计划更加直观地呈现在医生面前，提高消融疗效，降低治疗并发症。

（五）CT- 电子纤维支气管镜

为减少气胸等并发症的发生，日本学者开发了内冷却电极导管，尖端嵌有温度计，可以通过支气管镜活检通道（2 mm），与单极射频发生器连接，阻抗监测[8]。在支气管镜引导下，内冷却电极进入支气管内，然后在CT引导下确定电极导管尖端在肿瘤内，完成消融。

三、辅助定位设备

影像是肿瘤消融的基础，而穿刺的准确率及并发症一直是临床医生需要关注的两大难题。穿刺准确率由三个因素决定：进针点的选择、进针深度和角度。进针点可用自制格栅定位标记；进针深度由CT机携带的软件进行准确测量；而进针角度，则由穿刺医生的经验决定（矢状面和横断面两个角度）。经验丰富的CT介入医生都有自己的感觉，比如通过在三维重建CT影像上的划线确定穿刺的角度，进行穿刺；或者张开手掌，几个指头就是一个天然的量角仪，比照CT划线，进行穿刺；或者术者掌管矢状面穿刺角度，助手站在足侧掌管横断面穿刺角度。

尤其对较小或较深的病灶进行穿刺时，进针角度略有偏差，就要将穿刺针适当退回，调整进针角度后重新穿刺。反复穿刺可造成正常组织的创伤，出现各种并发症，如感染、气胸及出血等，严重者可导致死亡。为此，一些辅助定位设备应运而生。早期的辅助定位设备是利用机械框架或机械臂，通过看刻度来确定手术器械的位置，称之为机械式定位器。随着传感器和计算机技术的发展，机械定位器逐渐被电子传感器所代替，通过计算机处理、显示空间定位数据和医学影像，逐渐形成了目前的影像导航系统。

（一）基准定位标志

临床上常将一些基准定位标志固定于靠近靶肿瘤的体表，如自制格栅定位。首先进行定位扫描，确定靶肿瘤后，将CT机移到穿刺层面，体表贴自制定位格栅，再次扫描靶肿瘤区域，开启光标，用记号笔标记与自制定位格栅重叠部位，该点即穿刺点。

（二）机械定位支架

1906年，英国Horsley和Clarke研制出立体定向仪，但它仅用于动物实验研究。41年后Spiegel和Wycis发明用于人类的立体定位仪，并利用脑室造影定位技术，毁损脑深部结构以治疗精神病。以后，相继出现Leksell、Reichert、Gillingham和Mccaul-Fairman等定位仪。20世纪60—70年代后，由于CT和MRI的广泛应用，大大提高了立体定位支架的准确性和安全性。近年来人们研制出适合肺部穿刺用立体定位支架，具有多方位、多角度定位作用。

（三）跟踪定位系统

跟踪定位系统的设计原理源自全球定位系统（global positioning system，GPS）。它是现代影像技术、立体定向技术与计算机技术（包括无线电和信号学等相关领域）有机结合的成果。但是，如何将计算机引导与医生的经验相结合，是一个值得研究的问题。

1. 机械定位系统

机械定位系统是最早应用于临床测量手术器械空间位置的方法，从早期的框架式，到现在的机械臂式。框架式需要占用较大的空间，妨碍医生操作，现在已基本不用。机械臂式定位器可以在手术室内移动，比较灵活。机械臂一般具有3个以上自由度，由电脑控制其末端的空间位置和形态。手术器械固定在机械臂的末端，根据机械臂的数学模型，即能够推算出手术器械的空间位置和形态。目前研发的机械定位系统有印度Perfint公司的ROBIO EX系统。

2. 光学跟踪定位系统

光学跟踪定位系常用红外光跟踪定位系统。

1）光学反射球

红外光探测光学反射球被固定在射频电极针尖端上，使红外线照相机易于识别。实际应用中至少用3个以上光学反射球，以便进行6个自由度空间定位。

2）红外线照相机

红外线照相机将采集靶点的位置信息并传给计算机，计算靶点的空间位置，与先前的CT图像叠加。光学跟踪定位系统不受电磁干扰，精度能够达到1 mm，但是医生在操作过程中不能阻挡光线传播的途径，因此活动空间受到限制。目前研发的光学跟踪定位系统有奥地利Interventional System公司的iSYS荧光导航系统、挪威NeoRad公司的SimpliCT激光导航系统。

3. 电磁跟踪定位系统

1）磁场发生器

磁场发生器由一个三维线圈构成，在三维空间产生交变振荡的低频磁场。磁场发生器大小约为20 cm × 20 cm × 20 cm，可检测范围约为0.5 cm × 0.5 cm × 0.5 cm，靠近治疗部位，由可调节承重臂支撑。

2）定位传感器

定位传感器一般非常小，直径小于0.3 cm，长度小于10 cm，固定于射频电极针尖端，通过一根导线将信号传输到控制系统，位于电磁场中的X、Y、Z轴以及运动时方位信息被磁场探测器捕获，与先前的CT图像叠加。定位传感器可以检测到5个或6个自由度（degree of freedom，DOF）。

电磁跟踪定位系统主要有两点优势，一是没有视线遮挡问题，包括人体、医生和铺巾等不会影响信号的传输；二是传感器非常小，易于固定在射频电极针上。主要缺点如下：首先，可能受到周围磁场的干扰，包括操作器械、成像系统检查床等，严重影响定位的精度和可靠性；其次，需要反复调整磁场发生器的位置，确保定位传感器可以被检测到；再次，定位传感器需要有线连接；最后，比光学定位略低，一般在3 mm左右。

目前研发的电磁跟踪定位系统有美国GE公司的VTI InstaTrak3500系统、加拿大NDI Aurora系统，美国Veran Medical的IG4系统。Santos等采用电磁导航技术（electromagnetic navigation，EMN）协助肺部肿瘤的射频消融和穿刺活检[9]。

4. 临床应用

1）肺穿刺活检

肿瘤穿刺活检是利用微创介入手术从患者病灶中取出一些组织，通过病理检查来确诊是否为恶性肿瘤，并进一步确定肿瘤病理学类型。活检结果的准确性与穿刺取材代表性密切相关，例如对于直径大于3 cm的病灶，其中心容易坏死，活检时应避免从中心取材；对于较小和较深的病灶，医生徒手穿刺需要多次进行CT扫描，调整穿刺角度，才能到达病灶，因此手术时间较长，患者受到的辐射也较多[10]。电磁跟踪定位系统的使用可以精确定位病灶，提高活检取材的准确性，避免反复穿刺引起的并发症，且减少了辐射剂量。杨杰等对30例患者（研究组）应用IG4电磁跟踪定位系统行CT引导下经皮穿刺肺活检术，结果显示研究组穿刺时间（10.63±2.34 min）较仅应用常规CT引导的对照组穿刺时间（14.88±3.29 min）明显缩短；同时，术者可通过显示器观察穿刺针行进至病灶过程，提高了穿刺的安全性[11]。

2）CT引导射频消融治疗肺肿瘤

与穿刺活检相似，肿瘤消融也需要将针形的手术器械插入病灶，并且手术治疗效果与针尖的位置密切相关。在传统的影像引导介入手术中，医生是根据术前计划，在头脑中想象肿瘤和针的相对位置，其精度在很大程度上依赖于医生的经验和责任心，因此，实际穿刺路径可能偏离术前计划的路线，导致实际消融范围与理想状况存在偏差，造成消融不完全，肿瘤组织残留和复发。电磁跟踪定位系统的应用可以提高射频电极针定位精确度，确保肿瘤完全消融。文献报道的体外模型实验、动物和临床实验都证明采用电磁跟踪定位技术能够提高穿刺精度，降低患者所受辐射剂量，减少手术时间[12-15]。Santos等对19例患者进行了电磁导航肺肿瘤穿刺和射频消融，只需皮肤穿刺1次，穿刺针平均调整次数为1.2 次（0~2次），平均介入手术时间为5.2 min（1~20 min），研究认为电磁跟踪定位系统是影像引导介入手术的有效辅助手段[9,16]。

四、移动靶稳定技术

肺部肿瘤随着呼吸运动而运动，相当于移动靶，而该移动靶具有多维移动的特点，影响射频电极针的定位。为减少移动靶的摆动幅度，有作者在定位射频电极针前，采用另一根针锚定靶肿瘤，然后再穿刺射频电极针[17]。当射频电极针定位恰当后，拔出锚定针（图2-4）。锚定针除稳定靶肿瘤以外，更重要的是减少肿瘤靠近重要结构。

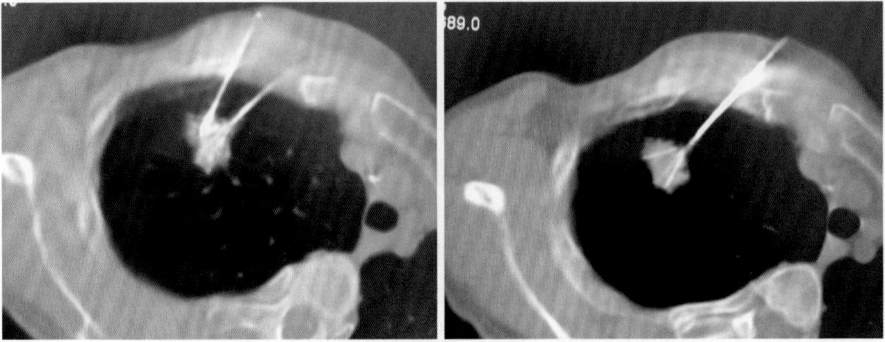

图2-4　针对右上肺肿瘤采用的移动靶稳定技术

声明

本文作者宣称无任何利益冲突。

第二节 操作并发症多

在一项系统性回顾研究中，肺癌射频消融操作相关并发症的发生率为15.2%~55.6%，病死率为0~5.6%[18]。最常见的并发症是气胸，发生率为4.5%~61.1%，大部分可以自愈，只有3.3%~38.9%（平均11%）需要放置胸腔闭式引流。胸膜炎或者少量胸腔积液低于10%的患者不需要胸腔闭式引流。

一、原因

（一）解剖学因素

1. 含气器官

肺属于含气器官，胸膜刺破后容易发生气胸。经过叶间裂的穿刺也是同样的道理。

2. 血运丰富

肺组织血运丰富，穿刺过程中可能出现肺内出血。

3. 骨性胸廓

由于肋骨或肩胛骨的存在，影响了理想穿刺通路的设计，穿刺路径可能更长。

4. 邻接脏器

肺邻接的脏器包括神经、血管、心脏、气管、支气管、膈肌等，尤其是接近纵隔穿刺时更应该小心。

（二）生理因素

1. 呼吸运动

射频消融一般选择在局麻或清醒镇静下进行，患者存在呼吸运动，影响穿刺定位。

2. 咳嗽

由于疾病本身或穿刺等原因，患者可能会在穿刺过程中出现咳嗽，加剧肺损伤的可能。

（三）患者因素

1. 配合程度

患者的配合度可能与穿刺相关并发症的发生相关，而患者的耐受度与消融相关并发症的发生有关。因此，要求患者在穿刺过程中不说话、不咳嗽、不乱动，并保持平静呼吸。

2. 既往史

患者是否有合并症，如慢性阻塞性肺疾病（COPD）、肺动脉高压，有无同侧胸部手术史，是否正在接受抗凝治疗等均影响并发症的发生。

（四）病变因素

1. 大小

较大的病灶可能需要多点消融，较小的病灶需要反复定位穿刺。

2. 深度

贴近胸膜的病变容易定位，但是可能发生疼痛、胸腔积液、胸膜反应、支气管胸膜瘘等并发症。较深的肿瘤需要多次穿刺定位或接近纵隔等重要结构。

3. 个数

多个肿瘤需要多次穿刺消融。

4. 位置

中下叶肿瘤随呼吸波动幅度较大，定位较困难。

二、降低并发症

（一）患者因素

要求患者不说话、不咳嗽，平静呼吸。顽固性咳嗽者禁止进行射频消融；避免坐位或半坐卧位穿刺；严重合并症者禁止射频消融操作。

（二）穿刺技术

局部充分麻醉，减轻疼痛，减少胸膜反应，对胸膜下病变，麻醉药注射于脏层胸膜下，使肺外组织增厚，减少气胸的发生；使用锚状针，减少肺内移动，并达到满意的消融范围；穿刺通路尽量不经过肺、叶间裂、肺大疱，避免穿刺到大的肺循环血管和体循环血管走行区或者不张的肺组织等；穿刺距离最短；穿刺次数最少；穿刺角度垂直胸膜[19]。

（三）消融方法

根据肿瘤大小和射频电极针设计的消融参数，如功率、温度等，并完成针道消融，减少针道种植、出血和气胸。

第三节 局部进展率高

Hiraki等回顾性分析了经皮射频消融治疗肺部肿瘤后局部进展的高危因素[20]。128例患者342个肿瘤（25个原发肺癌和317个转移性肺肿瘤），中位随访12个月，总的首次和二次技术效率1年分别为72%和84%、2年为60%和71%、3年为58%和66%。多因素分析显示大肿瘤（HR=1.97；95% CI：1.47~2.65；$P<0.00001$）、内冷却射频电极（HR=2.32；95% CI：1.10~4.90；$P=0.027$）是独立的预后因子。单因素分析显示男性（$P=0.018$）、肿瘤长径≥2 cm（$P<0.0001$）、中心型（$P=0.002$）、邻近血管（$P<0.001$）、使用内冷却射频电极（$P=0.001$）、消融比（消融区体积/肿瘤体积）<3（$P<0.0001$）者局部复发率高。在肿瘤≤2 cm和采用多针伸展型射频电极针治疗的首次和二次技术效率1年分别为89%和89%、2年为66%和78%。作者认为较大的肿瘤和内冷却射频电极的使用是射频消融治疗肺部肿瘤后局部进展的独立危险因素。

一、原因

（一）周围组织器官

肺为含气器官，周围血管丰富。在肺癌射频消融时，周围组织可通过血液循环和呼吸的热沉降效应，减少了对周围组织的热损伤（自限性），但同时也缩小了消融范围；周围组织阻抗高，对热或电流具有绝缘作用，使能量充分集中在消融区范围，加之肺部肿瘤组织的血流量低，散热困难，热量积聚，温度升高快，在消融区形成一个巨大的储热库，即"烤箱效应"。研究显示射频消融治疗肺癌较实质脏器，如肝癌、肾癌的消融范围更大、所需时间短；肿瘤周围的血管组织凝固形成一个反应带，不能继续向肿瘤供血，有利于防止肿瘤转移，因此肺癌非常适合射频消融治疗。肺癌射频消融的技术效率与组织学类型无关，而与病灶的大小、形态及位置关系等有关。当肿瘤边缘的消融效果不能达到完全消融时，将直接影响治疗效果及远期生存。

1. 中心型肺癌

中心型肺癌射频消融的疗效之所以比周围型肺癌差，主要原因是中心型肺癌肿块贴近肺血管、主动脉、奇静脉等大血管。

1）热沉降效应

热沉降效应指在射频消融时，临近消融区直径超过3 mm的血管内血流具有对流冷却作用，带走大量热量，造成消融区内热量不易蓄积，虽然减少了对周围血管的损伤，但影响了技术效率[21]。

2）部位较深

考虑到操作安全性，消融针穿刺深度不够而导致消融不完全[22]。

2. 周围型肺癌

周围型肺癌的瘤体周围包绕正常肺组织。

1）高阻抗的"烤箱效应"

电能在肿瘤组织中的沉积分布范围主要取决于组织的阻抗。含电解质多、含水量大、结构疏松的组织，阻抗较低，导热性好，相反则较高，导热性不好。低阻抗利于电流在组织中的传导，使电能的沉积范围扩大；高阻抗的作用则相反，使电能沉积局限在电极周围，造成局部组织升温过快，影响消融范围的扩大。瘤体周围包绕正常肺组织，含水量低，电阻率呼气时为401 Ω（欧姆）/cm，吸气时为744~766 Ω/cm。Goldberg等在兔肺中测得初始阻抗为（阻抗平均509 ± 197 Ω），操作过程中变化较大（240~1380 Ω）[23]。有研究表明，周围组织阻抗大，消融范围也大，二者呈线性关系，凝固性坏死区直径与系统阻抗的关系方程为y=167.4x + 51.4，相关系数R=0.65，在射频消融电流相同的条件下，肺肿瘤消融体积大于肾等实性器官[24]。温度在肿瘤组织中从内向外呈缓慢递减分布，原因是周围肺组织含气，存在具有保温作用的"烤箱效应"，可以使肿瘤组织达到不可逆的热损伤，消融效果较好，消融时间相对较短，因此消融时的靶温度相对其他实质性器官要低，以免发生碳化等影响消融效果。尽管如此，高阻抗限制了射频电流的传播，因此很难达到肿瘤边缘5~10 mm的理想消融范围，导致术后局部复发的风险。

2）热沉降效应

肿瘤组织和周围组织存在丰富的血运，同时还存在气管、支气管、肺泡等的气体交换，将热量快速带走，即热沉降效应，使周围肺组织温度迅速下降，具有保护血管、气管支气管肺组织的作用，同时也造成肿瘤消融不完全，影响了技术效率，容易复发。

（二）肿瘤

1. 肿瘤血管生成

肿瘤微环境（tumor microenvironment）是指肿瘤在生长过程中，由肿瘤细胞和细胞外间质相互作用形成的肿瘤细胞生长的特殊环境，具有血流分布的异质性、低氧、低pH、间质压力高等特点，产生这一特点的原因在于肿瘤血管形成。由于肿瘤血管丰富，形态异常，扭曲杂乱，血流阻力大，随着肿瘤的增大，血管受压，容易形成血栓和闭塞。肿瘤毛细血管具有很多窦状隙，在常温下就处于开放状态，储存大量血液，形成巨大血库，温度升高后血流并没有明显增加。肿瘤组织的血流量只有邻近正常组织血流量的1%~15%，肿瘤越大，血流量越低，血流缓慢，甚至出现血管闭塞，散热困难，热量积聚，温度升高快，成为一个巨大的储热库，产生"烤箱效应"。

2. 肿瘤体积

较小的肿瘤容易完全消融，而较大的肿瘤难以一次完全消融。直径<5 cm、尤其是<3 cm的周围性肿瘤，一次治疗可使癌肿组织完全消融，效果最佳。<3 cm和>3 cm的病灶、完全消融和不完全消融的生存也是有差异的[25-27]。当然也有人在做大病灶的消融，对于直径>5 cm的病灶，需采用多针穿刺多层面治疗（适形消融），使凝固坏死区域相互叠加，才有可能使整个病灶得到较为彻底的治疗[28]。<3 cm和≥3 cm的肺部肿瘤局部复发率分别为29%和80%，其中0~1.9 cm的肿瘤为21.7%，2~3 cm为44.4%，局部无进展生存或无病生存也存在统计学差异[3,29]。

（三）射频消融自身特性

射频消融对焦痂或干燥的组织无力消融。

二、扩大消融区

Pennes最早提出生物热传导方程，考虑影响组织受热的各种因素，用于分析各种热消融组织损伤[30]。2000年，Goldberg对该方程进行了简化：肿瘤的凝固性坏死=热量沉积×局部组织相互作用–热量丢失，前两项因素与肿瘤固有特性和设备有关，而热量丢失主要与肿瘤周边的肿瘤血管丰富和肿瘤周围含气组织有关[31]。因此射频消融致肿瘤凝固性坏死取决于消融区的温度和持续时间，阻抗或热量传导不是代表细胞死亡的客观标准。

（一）降低热量丢失

Anai等在猪模型中研究表明，球囊阻断同侧肺动脉和支气管可以显著增加射频消融凝固坏死区[32]。

1. 远离血管

肺癌血供至今尚无定论，争论的焦点是肺癌除了支气管动脉供血外，肺动脉是否参与供血。多数学者认为原发性肺癌起源于支气管黏膜上皮，主要由支气管动脉供血，也可能由肋间动脉、锁骨下动脉、内乳动脉、甲状颈干、心包膈动脉和膈下动脉等体循环分支参与肺癌供血，肺动脉一般不参与供血。肿瘤远离血管3~10 mm，可以降低热沉降效应。

2. 减少血流

支气管动脉灌注化疗（bronchial arterial infusion，BAI）是应用最早，也是目前临床应用最为广泛的方法。实验结果表明动脉灌注时靶器官的药物浓度为静脉给药的2~6倍，随血液循环进入血液的药物可再次进入瘤体，对肿瘤可形成二次化疗，所以BAI既是肿瘤局部化疗，又是全身化疗。

BAI分为一次性冲击疗法及持续灌注化疗。一次性冲击多采用Seldinger穿刺股动脉，选用5F cobra或胃左导管在数字减影血管造影（digital subtraction angiography，DSA）监视下超选肿瘤供血的支气管动脉后，行DSA确定肿瘤供血的靶动脉，固定导管与靶动脉，将稀释好的抗肿瘤药缓慢推入，灌注完毕即拔出导管。经皮动脉导管药盒系统（port-catheter system，PCS）植入，经药盒动脉灌注化疗，由于支气管动脉较纤细，导管留置较困难，故临床多采用一次性冲击化疗，PCS在临床应用较少。化疗药物根据肿瘤的组织学类型选择，采用多药联合的原则。

支气管动脉化疗栓塞术（bronchial arterial chemoembolization，BACE）常用的栓塞剂有明胶海绵，聚乙烯醇树脂（polyvinyl alcohol，PVA）颗粒、真丝线段、碘油等。由于病例选择上的差异、化疗药物及用量不同、肿瘤的病理类型、介入治疗的次数及介入治疗人员操作能力等多种因素，BAI或BACE治疗效果报道不一。多数学者认为栓塞治疗可增强BAI的治疗效果。BAI及BACE的最严重的并发症是脊髓动脉栓塞导致脊髓损伤造成截瘫，发生率高达2%~5%。其发生的可能原因是：其一，高渗对比剂或化疗药物进入脊髓。其二，进行支气管动脉栓塞，误栓了由支气管动脉发出的脊髓前动脉。因此，治疗前应仔细分析造影图，必要时经导管注入适量利多卡因，明确支气管动脉与脊髓动脉无共干后才可行灌注化疗药及栓塞治疗。

Gadaleta等前瞻性评估了肺动脉栓塞联合经皮射频消融治疗不能切除或拒绝手术的肺部肿瘤的可行性、安全性和有效性，17例原发性和转移性肺癌患者入组，20个肿瘤，19次消融；抗肿瘤药物包埋于50~100 μm微球，并选择性注入选择的肺动脉，经皮射频消融在肺动脉栓塞后48 h进行[33]。联合治疗后48 h、30 d后和其后每 3个月的增强CT扫描，PET在联合治疗后3个月，然后每 6个月进行一次。技术成功率100%，肿瘤局部进展率3~5 cm的肿瘤为21%（3/14），≤3 cm的肿瘤为0（0/6）；至少随访6个月时完全消融率为65%（11/17）；主要并发症有，气胸26%（5/19）、支气管胸膜瘘19.5%

（1/19）。该作者认为肺动脉栓塞后经皮射频消融治疗不能切除的肺癌技术上可行、安全和有效，并且可能优于单纯射频消融治疗。

秦铁林等观察了支气管动脉灌注化疗加栓塞联合射频消融治疗35例周围型肺癌的疗效，结果完全缓解（CR）2例，部分缓解（PR）22例，稳定（NC）7例，进展（PD）4例，有效率（CR+PR+NC）/（CR+PR+NC+PD）为88.6%；1年生存率94.3%[34]。作者认为支气管动脉灌注化疗加栓塞（transcatheter arterial chemoembolization，TACE）联合射频消融治疗周围型肺癌较为有效，创伤小、毒副反应轻，患者生活质量显著提高。

3. 减少通气

有研究表明，支气管阻断后30 s气流减少68%~84%[35]。全身麻醉下单肺通气，即可减少通气或呼吸性热沉降效应，又可使肿瘤远离心脏大血管等，减少血流的热沉降效应。如剖胸或胸腔镜手术，患侧肺在没有通气的情况下进行射频消融[4-5,36-37]。Oshima等在正常猪肺中比较了气道是否阻塞对射频消融的影响，结果：支气管闭塞组组织温度显著高于对照组（51±7 ℃ *vs.* 44±2℃，$P<0.05$），消融区范围明显大于对照组（6 535±1 114 mm³ *vs.* 3 368±676 mm³，$P<0.03$）[38]。作者认为射频消融术中通过支气管球囊闭塞正常猪肺通气会增加热消融区体积。

（二）增加电导性

有学者在动物肺研究了肺癌射频消融时灌注盐水的作用，结果盐水灌注组的平均阻抗明显降低，利于热量沉积，组织凝固性坏死区更大[39-42]。Kawai等学者在猪模型中进行肺射频消融联合支气管内盐水注入，结果消融区增大[43]。

（三）提高热沉积

根据肿瘤的形态选择不同类型的射频电极，以保证完全消融。但是根据文献报道，内冷却型射频电极是肺肿瘤射频消融后局部复发的独立危险因素[20]。为提高热沉积，需要反复插入多个射频电极或者多点消融，以便在三维上达到完全消融。但是反复精确定位在技术上具有挑战性，多针伸展型射频电极针可以提高热沉降。由于射频电极的限制，对于较大的肿瘤，需要多点消融才可能达到完全消融。内冷却和脉冲也可以增大凝固性坏死区。

（四）降低肿瘤对热的耐受性

通过闭塞肿瘤血管或血管生成抑制因子治疗（如endostatin）或化疗或放疗可以提高肿瘤对热的敏感性。因此射频消融与抗肿瘤血管生成治疗或联合化放疗具有协同作用。

（五）扩大消融区范围

为达到肿瘤完全消融的目的，消融区应该包括肿瘤外0.5~1.0 cm的范围，以获取理想的"消融边缘"（ablative margin）。射频消融要覆盖95%的肺癌微小病灶时：腺癌需要超过8 mm，鳞癌6 mm[44]。当消融后GGO是消融前肿瘤区域的4倍以上时，即消融直径要2倍于肿瘤直径才能够保证完全消融，完全消融率可达96%，否则是81%；或者消融比（消融区体积/肿瘤体积）>3可以保证完全消融[20,45]。提示射频消融治疗范围最好超过肿瘤边缘0.5~1 cm，以杀死肿瘤生长最活跃的周边部分（治愈性射频消融），使正常肺组织与肿瘤间形成凝固带，确保无瘤生长区，防止肿瘤复发。

第四节　疗效评价特殊

射频消融后的消融区周围表现为GGO，因此疗效评价存在一定的特殊性。

一、原因

（一）病理学改变

在射频消融应用于临床之前，国内外进行了大量的动物试验。1979年Sugaar对肺部恶性肿瘤进行射频消融治疗，发现加热不仅使肿瘤细胞发生变性坏死，还可使肿瘤的血管通透性增强、血细胞渗出，进一步导致血管壁坏死、管腔闭塞；坏死的肿瘤细胞刺激淋巴细胞聚集，增强机体免疫系统活性，进一步杀伤机体残留肿瘤细胞[46]。Goldberg等于1995—1996年在兔肺VX2肉瘤模型上进行了射频消融的实验研究，结果发现射频消融治疗后发生热凝固性坏死，周围组织逐渐出现炎症反应、水肿、出血；7 d后坏死灶出现纤维组织增生；1个月支气管上皮和肺泡上皮增生，肺泡开始重建；2~3个月增生的纤维组织逐渐被吸收，恢复正常组织结构[23,47]。Goldberg等在11只兔右下肺建立肿瘤模型，7个肿瘤行射频消融，4个肿瘤作为对照[47]。其中至少95%的肿瘤结节在病检时发现有坏死，但3只（43%）兔发现病灶周边有肿瘤残留。作为对照的4只兔在尸检时发现肿瘤仍继续生长而无坏死（平均存活23 d）。Miao等对18只兔的VX2肺癌模型进行射频消融治疗，结果显示：对照组（$n=6$）3个月后所有动物均死亡，射频消融治疗组（$n=12$）4只无瘤生存超过3个月，5只活杀时检查发现无活性的癌组织，治疗组9只（75.0%）获得完全消融，1只不完全消融，另2只出现局部复发和（或）肺转移，两组比较3个月生存率有非常显著差异（$P<0.01$）[48]。Lee等对射频消融治疗肺癌的并发症进行研究，射频消融治疗28只兔中19只肿瘤完全消融（67.9%），9只出现局部复发和纵隔淋巴结及胸膜转移（32.1%）[49]。17只出现并发症，其中气胸12例，阻塞性肺炎3例，血胸1例，局部灼伤1例。Nomori等研究了射频消融效果和对大血管的影响以及消融后组织变化[50]。结果显示：即使血管位于消融区，射频消融也不会造成大血管损伤，21天消融区空洞形成。

张卫强等探讨射频消融对正常肺组织的作用，射频消融后即刻镜检，镜下可见消融区发生凝固性坏死，直径为1.8 ± 0.2 cm；第7天，坏死灶开始出现纤维组织增生；1个月时支气管上皮和肺泡上皮增生，肺泡开始重建；2~3个月恢复正常的组织结构；发现消融区的病理改变分为三个阶段：炎症反应期、纤维增生期、结构恢复期[51]。作者又取新西兰白兔20只，分为两组：A

组将电极置于右肺门，B组置于右下肺外周部位。射频消融术后，观察发现A组治疗时间、阻抗与B组比较均有统计学差异。作者分析是由于肺门部血流丰富，带走了部分热量，导致阻抗变低，治疗时间延长。实验中6只兔发生肺部感染，2只兔消融区形成脓肿，提醒术者要注意无菌操作，术后应予抗生素预防感染。马连君等探讨射频消融治疗兔肺VX2肿瘤的病理改变、CT表现及治疗效果[52]。肿瘤经射频消融治疗后发生凝固性坏死及细胞凋亡，消融灶周围肺组织发生严重炎症反应；CT表现为絮状阴影，并随炎症的消散而消失，但肿瘤阴影不再增大。实验组21只兔肺内消融区肿瘤细胞全部灭活，7只消融区有残留肿瘤细胞。治疗组动物的存活时间为38±3.4天，对照组存活时间为26±2.8天（$P<0.05$）。李虹义等研究发现随着支气管腔的变小，射频消融对支气管的损伤逐渐加重，而对主支气管、二级支气管损伤较轻[53]。李文海等对兔肺癌模型射频消融发现其可以有效地破坏肿瘤组织的微血管，抑制血管形成并减少肿瘤组织的血液供应[54]。王英等观察CT引导下CelonLab射频仪治疗兔肺VX2肿瘤的影像学表现、病理演变，评价治疗效果，进一步探索肺恶性肿瘤的射频消融参数[55]。结果显示：射频消融组（$n=27$）即刻CT扫描见病灶周围GGO可伴内部空洞或小空泡。与病理HE染色切片对照发现，术后随访中CT增强扫描无强化不能完全除外肿瘤细胞残留。术后24 h大体解剖见病灶由中心向外周形成4条沿能量梯度分布的反应带：中心碳化或汽化中心（针道），灰白色凝固性坏死带，棕红色出血带，粉红色充血渗出带。术后肿瘤病灶周围出现不同程度炎性反应，4周后基本吸收，最终残留厚壁纤维组织层包绕凝固性坏死及少量陈旧性出血。作者建议疗效评估以术后1个月为基线。马连君等探讨兔肺VX2肿瘤射频消融后残留肿瘤细胞增殖和新生血管的变化[56]。在对照组（$n=10$）中残留肿瘤细胞Ki-67标记指数（Ki-67 LI）为45.3%±3.4%，射频消融组（$n=54$）在第1、3、5天分别为56.4%±3.4%、60.1%±4.1%、59.8%±2.4%，显著高于对照组（均$P<0.05$），在第7、9、14和21天分别为45.4%±2.0%、46.2%±3.4%、45.1%±4.4%和47.8%±3.9%，与对照组比较差异无统计学意义。对照组微血管密度（microvessel density，MVD）为28.9±2.9条，射频消融组在第3、5、7天分别为36.8±2.6、55.6±4.8和51.5±2.8条，显著高于对照组（均$P<0.05$）；在第1、9、14、21天分别为27.0±2.8、29.2±3.2、30.0±2.8和28.8±3.1条，与对照组比较差异无统计学意义。作者认为射频消融后肺内残留肿瘤出现细胞增殖和新生血管一过性升高现象。

总之，肺癌射频消融的病理改变表现为：肺癌组织内呈大片状凝固性坏死；部分为多灶性点状坏死，并液化空洞；坏死灶中央及边缘可见散在的癌细胞核固缩、核碎裂，还有部分残留的癌细胞呈空泡变性及嗜酸性变；坏死灶中间及边缘有较多白细胞渗出；癌细胞的分化程度对温度的耐受无明显差别；射频消融对肿瘤的脉管系统也有较大的影响，治疗时微血管内血液灌注减少，治疗结束后血管闭塞，镜下可见微血管细胞肿胀、破裂，血管内血栓形成，肿瘤周边这些血管的改变将进一步扩大组织的坏死范围，通过微血管造影显示癌与邻近肺组织完全或大部分血供中断，并认为这种改变可有效地防止肿瘤转移。

（二）影像学改变

在猪肺的动物模型中，射频消融后的肿瘤存在3个同心圆结构（中心、中间、周围）：前两者无活性细胞存在，后者在消融的边缘（2.6~4.1 mm）包含坏死和有活性的细胞[57]。射频消融后肿瘤的CT值减低，病灶增大，原因在于癌肿组织在加热过程中产生的微小气泡使原来较均匀的高密度病灶出现蜂窝状低密度影，周边还同时出现GGO是治疗成功（完全消融）的表现。Anderson等回顾性分析了肺部肿瘤射频消融后局部复发与是否存在GGO及GGO宽度明显相关，经受试者工作曲线（ROC）分析：4.5 mm最小GGO宽度可以确保完全消融，没有复发[58]。

二、评价手段

根据实体肿瘤疗效评价标准（response evaluation criteria in solid tumors，RECIST），射频消融后的病灶评价为不可测量病灶，除非肿瘤有进展，即CT可评价病灶长径≥10 mm（层厚<5 mm）。疗效评价分为三个级别，即：完全缓解（CR）、非治愈/非恶化（非CR/非PD）和疾病进展（PD）。但是RECIST是一个被广泛接受用于判断肿瘤对化疗治疗反应的客观测量系统，该系统是基于通过CT或MRI测量病灶的直径变化，对肺癌射频消融而言，它不能区分是否有存活的肿瘤细胞，因为肺癌射频消融引起的凝固性坏死导致肿瘤增大，所以只测量直径并不合适，也需要评价病灶是否强化。但是消融区的充血和炎症渗出有可能掩盖残留肿瘤的强化。因此作者建议以解剖性影像（大小）结合功能性影像（强化）评价热消融治疗肺部肿瘤的局部疗效。

参考文献

[1]　Hiraki T，Gobara H，Mimura H，et al. Percutaneous radiofrequency ablation of clinical stage I non-small cell lung cancer[J]. J Thorac Cardiovasc Surg，2011，142(1)：24-30.

[2]　Beland MD，Wasser EJ，Mayo-Smith WW，et al. Primary non-small cell lung cancer：review of frequency，location，and time of recurrence after radiofrequency ablation[J]. Radiology，2010，254(1)：301-307.

[3]　Lanuti M，Sharma A，Willers H，et al. Radiofrequency ablation for stage I non-small cell lung cancer：management of locoregional recurrence[J]. Ann Thorac Surg，2012，93(3)：921-927.

[4]　Linden PA，Wee JO，Jaklitsch MT，et al. Extending indications for radiofrequency ablation of lung tumors through an intraoperative approach[J]. Ann Thorac Surg，2008，85(2)：420-423.

[5]　Schneider T，Warth A，Herpel E，et al. Intraoperative radiofrequency ablation of lung metastases and histologic evaluation[J]. Ann Thorac Surg，2009，87(2)：379-384.

[6]　Li XQ，Zhang Y，Huang DB，et al. Value of C-arm computed tomography in radiofrequency ablation of small lung lesions[J]. Genetics and Molecular Research，2014，13(3)：6027-6036.

[7]　Schoellnast H，Larson SM，Nehmeh SA，et al. Radiofrequency ablation of non-small-cell carcinoma of the lung under real-time FDG PET CT guidance[J]. Cardiovasc Intervent Radiol，2011，34(Suppl 2)：S182-S185.

[8]　Tanabe T，Koizumi T，Tsushima K，et al. Comparative study of three different catheters for CT imaging-bronchoscopy-guided radiofrequency ablation as a potential and novel interventional therapy for lung cancer[J]. Chest，2010，137(4)：890-897.

[9]　Santos RS，Gupta A，Ebright MI，et al. Electromagnetic navigation to aid radiofrequency ablation and biopsy of lung tumors[J]. Ann Thorac Surg，2010，89(1)：265-268.

[10]　Appelbaum L，Sosna J，Nissenbaum Y，et al. Electromagnetic navigation system for CT-guided biopsy of small lesions[J]. AJR Am J Roentgenol，2011，196(5)：1194-1200.

[11]　杨杰，肖越勇，张肖，等.电磁导航系统在CT引导下经皮穿刺肺活检术中的应用[J].中国介入影像与治疗学，2012，9(3)：172-174.

[12]　Banovac F，Cheng P，Campos-Nanez E，et al. Radiofrequency ablation of lung tumors in swine assisted by a navigation device with preprocedural volumetric planning[J]. J Vasc Interv Radiol，2010，21(1)：122-129.

[13]　Wood BJ，Locklin JK，Viswanathan A，et al. Technologies for guidance of radiofrequency ablation in the multimodality interventional suite of the future[J]. J Vasc Interv Radiol，2007，18(1 Pt 1)：9-24.

[14]　Wood BJ，Zhang H，Durrani A，et al. Navigation with electromagnetic tracking for interventional radiology procedures：a feasibility study[J]. J Vasc Interv Radiol，2005，16(4)：493-505.

[15]　Krücker J，Xu S，Glossop N，et al. Electromagnetic tracking for thermal ablation and biopsy guidance：clinical evaluation of spatial accuracy[J]. J Vasc Interv Radiol，2007，18(9)：1141-1150.

［16］ Narsule CK, Sales Dos Santos R, Gupta A, et al. The efficacy of electromagnetic navigation to assist with computed tomography-guided percutaneous thermal ablation of lung tumors[J]. Innovations, 2012, 7(3): 187-190.

［17］ Healey TT, Beland MD, Bowkley CW, et al. Stabilization of mobile pulmonary nodules during radiofrequency ablation[J]. AJR Am J Roentgenol, 2010, 195(5): 1238-1240.

［18］ Zhu JC, Yan TD, Morris DL, et al. A systematic review of radiofrequency ablation for lung tumors[J]. Ann Surg Oncol, 2008, 15(6): 1765-1774.

［19］ Saji H, Nakamura H, Tsuchida T, et al. The incidence and the risk of pneumothorax and chest tube placement after percutaneous CT-guided lung biopsy: the angle of the needle trajectory is a novel predictor[J]. Chest, 2002, 121(5): 1521-1526.

［20］ Hiraki T, Sakurai J, Tsuda T, et al. Risk factors for local progression after percutaneous radiofrequency ablation of lung tumors: evaluation based on a preliminary review of 342 tumors[J]. Cancer, 2006, 107(12): 2873-2880.

［21］ Steinke K, Haghighi KS, Wulf S, et al. Effect of vessel diameter on the creation of ovine lung radiofrequency lesions in vivo: preliminary results[J]. J Surg Res, 2005, 124(1): 85-91.

［22］ Thanos L, Mylona S, Giannoulakos N, et al. Percutaneous radiofrequency ablation of lung tumors in contact with the aorta: dangerous and difficult but efficient: a report of two cases[J]. Cardiovasc Intervent Radiol, 2008, 31(6): 1205-1209.

［23］ Goldberg SN, Gazelle GS, Compton CC, et al. Radiofrequency tissue ablation in the rabbit lung: efficacy and complications[J]. Acad Radiol, 1995, 2(9): 776-784.

［24］ Ahmed M, Liu Z, Afzal KS, et al. Radiofrequency ablation: effect of surrounding tissue composition on coagulation necrosis in a canine tumor model[J]. Radiology, 2004, 230(3): 761-767.

［25］ Fernando HC, Hoyos AD, Landreneau RJ, et al. Radiofrequency ablation for the treatment of non-small cell lung cancer in marginal surgical candidates[J]. J Thorac Cardiovasc Surg, 2005, 129(3): 639-644.

［26］ Ambrogi MC, Lucchi M, Dini P. Percutaneous radiofrequency ablation of lung tumours: results in the mid-term[J]. Eur J Cardiothorac Surg, 2006, 30(1): 177-183.

［27］ Lee JM, Jin GY, Goldberg SN, et al. Percutaneous radiofrequency ablation for inoperable non-small cell lung cancer and metastases: preliminary report[J]. Radiology, 2004, 230(1): 125-134.

［28］ Mukai T, Mimura H, Gobara H, et al. Radiofrequency ablation followed by radiation for primary large tumors[J]. Acta med Okayama, 2007, 61(3): 177-180.

［29］ Lanuti M, Sharma A, Digumarthy SR, et al. Radiofrequency ablation for treatment of medically inoperable stage I non-small cell lung cancer[J]. J Thorac Cardiovasc Surg, 2009, 137(1): 160-166.

［30］ Pennes HH. Analysis of tissue and arterial blood temperatures in the resting human forearm[J]. J Appl Physiol, 1948, 1(2): 93-122.

［31］ Goldberg SN, Gazelle GS, Mueller PR. Thermal ablation therapy for focal malignancy: a unified approach to underlying principles, techniques, and diagnostic imaging guidance[J]. AJR Am J Roentgenol, 2000, 174(2): 323-331.

［32］ Anai H, Uchida BT, Pavcnik D, et al. Effects of blood flow and/or ventilation restriction on radiofrequency coagulation size in the lung: an experimental study in swine[J]. Cardiovasc Intervent Radiol, 2006, 29(5): 838-845.

[33] Gadaleta CD, Solbiati L, Mattioli V, et al. Unresectable lung malignancy: combination therapy with segmental pulmonary arterial chemoembolization with drug-eluting microspheres and radiofrequency ablation in 17 patients[J]. Radiology, 2013, 267(2): 627-637.

[34] 秦铁林, 杨罡, 纪正华, 等. 支气管动脉化疗灌注+栓塞联合射频消融治疗周围型肺癌35例[J]. 陕西医学杂志, 2012, 41(7): 854-855.

[35] Johansen B, Melsom MN, Flatebø T, et al. Time course and pattern of pulmonary flow distribution following unilateral airway occlusion in sheep[J]. Clin Sci (Lond), 1998, 94(4): 453-460.

[36] Elliott BA, Curry TB, Atwell TD, et al. Lung isolation, one-lung ventilation, and continuous positive airway pressure with air for radiofrequency ablation of neoplastic pulmonary lesions[J]. Anesth Analg, 2006, 103(2): 463-464.

[37] Shen Y, Zhong M, Jiang W, et al. Video-assisted radiofrequency ablation for pleural disseminated non-small cell lung cancer[J]. BMC Surg, 2013, 13: 19.

[38] Oshima F, Yamakado K, Akeboshi M, et al. Lung radiofrequency ablation with and without bronchial occlusion: experimental study in porcine lungs[J]. J Vasc Interv Radiol, 2004, 15(12): 1451-1456.

[39] Goldberg SN, Ahmed M, Gazelle GS, et al. Radio-frequency thermal ablation with NaCl solution injection: effect of electrical conductivity on tissue heating and coagulation-phantom and porcine liver study[J]. Radiology, 2001, 219(1): 157-165.

[40] Lee JM, Kim SW, Li CA, et al. Saline-enhanced radiofrequency thermal ablation of the lung: a feasibility study in rabbits[J]. Korean J Radiol, 2002, 3(4): 245-253.

[41] Gananadha S, Morris DL. Saline infusion markedly reduces impedance and improves efficacy of pulmonary radiofrequency ablation[J]. Cardiovasc Intervent Radiol, 2004, 27(4): 361-365.

[42] Iishi T, Hiraki T, Mimura H, et al. Infusion of hypertonic saline into the lung parenchyma during radiofrequency ablation of the lungs with multitined expandable electrodes: results using a porcine model[J]. Acta Med Okayama, 2009, 63(3): 137-144.

[43] Kawai T, Kaminou T, Sugiura K, et al. Percutaneous radiofrequency lung ablation combined with transbronchial saline injection: an experimental study in swine[J]. Cardiovasc Intervent Radiol, 2010, 33(1): 143-149.

[44] Giraud P, Antoine M, Larrouy A, et al. Evaluation of microscopic tumor extension in non-small-cell lung cancer for three-dimensional conformal radiotherapy planning[J]. Int J Radiat Oncol Biol Phys, 2000, 48(4): 1015-1024.

[45] de Baère T, Palussière J, Aupérin A, et al. Midterm local efficacy and survival after radiofrequency ablation of lung tumors with minimum follow-up of 1 year: prospective evaluation[J]. Radiology, 2006, 240(2): 587-596.

[46] Sugaar S, LeVeen HH. A histopathologic study on the effects of radiofrequency thermotherapy on malignant tumors of the lung[J]. Cancer, 1979, 43(2): 767-783.

[47] Goldberg SN, Gazelle GS, Compton CC, et al. Radio-frequency tissue ablation of VX2 tumor nodules in the rabbit lung[J]. Acad Radiol, 1996, 3(11): 929-935.

[48] Miao Y, Ni Y, Bosmans H, et al. Radiofrequency ablation for eradication of pulmonary tumor

in rabbits[J]. J Surg Res, 2001, 99(2): 265-271.

[49] Lee JM, Jin GY, Li CA, et al. Percutaneous radiofrequency thermal ablation of lung VX2 tumors in a rabbit model using a cooled tip-electrode: feasibility, safety, and effectiveness[J]. Invest Radiol, 2003, 38(2): 129-139.

[50] Nomori H, Imazu Y, Watanabe K, et al. Radiofrequency ablation of pulmonary tumors and normal lung tissue in swine and rabbits[J]. Chest, 2005, 127(3): 973-977.

[51] 张卫强, 程庆书, 马连君, 等. 多电极高温射频灭活对兔正常肺组织作用的生物学效应[J]. 中国肺癌杂志, 2002, 5(6): 444-446.

[52] 马连君, 程庆书, 刘锟, 等. 经皮穿刺射频消融治疗兔肺内VX2肿瘤[J]. 中国肺癌杂志, 2002, 5(2): 115-118.

[53] 李虹义, 朱伟良, 万友华, 等. 射频消融对各级支气管的影响[J]. 第四军医大学学报, 2008, 29(14): 1279-1281.

[54] 李文海, 程庆书, 刘锟, 等. 射频消融对兔肺肿瘤新生血管的影响[J]. 第四军医大学学报, 2003, 24(9): 831-833.

[55] 王英, 李文涛, 许立超, 等. CT引导下兔肺内VX2肿瘤的射频消融治疗[J]. 中国癌症杂志, 2013, 23(5): 347-352.

[56] 马连君, 周乃康, 祁彦君, 等. 兔肺内肿瘤射频消融后残存肿瘤细胞增殖和新生血管变化[J]. 中华医学杂志, 2014, 94(21): 1671-1673.

[57] Yamamoto A, Nakamura K, Matsuoka T, et al. Radiofrequency ablation in a porcine lung model: correlation between CT and histopathologic findings[J]. AJR Am J Roentgenol, 2005, 185(5): 1299-1306.

[58] Anderson EM, Lees WR, Gillams AR. Early indicators of treatment success after percutaneous radiofrequency of pulmonary tumors[J]. Cardiovasc Intervent Radiol, 2009, 32(3): 478-483.

（刘宝东）

第三章　肺部肿瘤热消融的围术期管理

第一节　术前管理

一、术前检查

（一）常规检查

患者需在2周内接受血、尿、便常规检查，肝肾功能、凝血功能、肿瘤标志物、血型检查和感染筛查等化验检查，完善心电图、肺功能等检查。

（二）影像检查

患者需在2~4周内行胸部增强CT、腹部B超、骨扫描、头颅磁共振等，或者检查全身代谢显像如PET或PET-CT检查。

（三）病理检查

术前尽可能明确病理，包括经皮肺穿刺活检或者纤维支气管镜活检等检查。

二、术前准备

（一）操作平台

一般在CT室完成操作，常规消毒，保证无菌操作。CT在肺部肿瘤热消融中除了定位以外，还可及时发现并发症及评价疗效等。要求清洁整齐，遵循无菌原则，严格区分清洁区、无菌区和污染区。布局包括患者亲属等候区、射频消融操作区、影像扫描操作区、术后观察区、物品存放区等多个功能区。

（二）操作者

做好物品准备，完成各项医疗文书，术前讨论有无操作禁忌证，制定治疗计划和并发症防范措施。

（三）制定计划

根据CT或PET-CT描述肿瘤的位置、大小、数目、形状，以及与心脏大血管、气管支气管等的关系，确定操作时的体位和穿刺通路。

（四）仪器设备

调试好射频消融治疗系统，保证无故障运行；根据肿瘤的大小形状位置选择合适的射频电极以及与之配套的皮肤电极贴；准备好胸穿包和/或胸腔闭式引流包、心电监护仪、吸氧装置、抢救车等相关设备。

（五）药品准备

准备用于麻醉、镇痛、镇咳、止血、扩冠、降压等药物。

（六）患者准备

患者及其亲属（被委托人）签署知情同意书；术前4~6 h禁食，术前2 h禁水，需要全麻者禁食水12 h，必要时静脉补液；穿刺部位必要时备皮；必要时建立静脉通道；必要时术前口服镇咳药；术前宣教，建议在操作中保持平静呼吸，不咳嗽、不说话、不乱动。

第二节 术中管理

一、监测生命体征与麻醉

（一）监测生命体征

1. 心电监护仪

连接好心电监护仪，消融过程需要监测心率、血压和血氧饱和度等。

2. 吸氧

鼻导管吸氧，保证患者在消融过程中平静呼吸。

（二）麻醉

1. 局部麻醉

局部麻醉是国内普遍应用的一种方法，简单安全，可完成大部分热消融操作。但是由于治疗过程中局部温度升高，有的患者出现胀痛难忍而产生躁动，术者不得不降低消融参数或缩短治疗时间，个别患者因此终止治疗。一般要求充分麻醉穿刺通路上的胸膜，可以减轻疼痛和胸膜反应的发生，必要时还可以制造人工气胸和人工胸水。

2. 清醒镇静麻醉

清醒镇静麻醉是国外普遍采用的麻醉方法，国内有条件的医院也在采用，需要麻醉专科医生完成，止痛效果较好[1]。丙泊酚是短效静脉镇静剂，并具有镇痛作用，半衰期短，分布半衰期2~4 min，消除半衰期30~60 min，操作完毕停药后3~5 min内迅速苏醒。由于丙泊酚的镇痛效果不好，必要时联合强效镇痛药物，既可增加麻醉效果，又可减少丙泊酚的用量，方法是静脉给予镇静镇痛药物，局部麻醉，定位成功（热电极针进入肿瘤内）开始热消融治疗时实施短效静脉麻醉，这样可减少丙泊酚用药量和缩短麻醉时间。应该注意的是该方法是由麻醉医生来进行，麻醉过程中，应持续吸氧，而且需要术中监护和必要的急救准备。防止发生低氧血症和呼吸暂停。

3. 全身麻醉

采用气管插管静脉复合麻醉可以用于开胸或胸腔镜下肺部肿瘤的射频

消融[2]，也可用于CT引导下射频消融。Hoffmann等回顾性分析了在清醒镇静（$n=15$）和全麻下（$n=11$）射频消融治疗21例患者36个肺部肿瘤（26次消融）的可行性、并发症发生率和局部控制率等[3]。结果全麻组均顺利完成，清醒镇静组2例没有完成；并发症全麻组6例（严重并发症3例，轻微并发症3例），清醒镇静组7例（严重并发症3例，轻微并发症4例）（$P=0.57$）；局部复发全麻组21个肿瘤复发2例，清醒镇静组15个肿瘤2例复发（$P=0.79$）；因此该作者认为，全身麻醉可用于焦虑或者躁动的患者。全麻虽然效果好，但是比较麻烦，费时费事，而且具有较大的麻醉风险。术中注意控制通气量和压力，否则容易导致气胸甚至支气管胸膜瘘的可能[4]。因此有作者采用双腔气管插管，消融侧单肺通气，由于没有肺通气而定位比较容易；由于没有肺通气和肺萎陷使肿瘤远离纵隔，减少了热沉降效应；由于没有肺通气和远离重要结构，也减少了副损伤[5]。

4. 硬膜外麻醉

硬膜外麻醉对腹部肿瘤射频消融效果较好，但是对肺部肿瘤不宜，因为高位硬膜外麻醉的风险较大。但是有作者对合并严重的呼吸衰竭患者建议行硬膜外麻醉[6]。

二、射频消融设备准备

（一）贴皮肤电极

根据射频电极针穿刺的位置，选择皮肤电极贴的贴敷位置，二者距离不能太远，否则影响消融效率。对于仰卧的患者将每块皮肤电极贴于大腿前侧面，连接线端向足侧；当患者是俯卧位，将每块皮肤电极贴于大腿后侧面。将手巾卷放置于大腿中间，防止皮肤间的接触。消融过程中使用降温措施有利于降低皮肤电极上积聚的过多热量。常规的射频消融将皮肤电极贴于大腿同一水平。皮肤电极与皮肤贴敷良好，否则可能会导致皮肤灼伤。

（二）灌注泵装置

连接生理盐水与灌注型射频电极输液管，至针尖出水为止。

三、操作流程

（一）体位

患者体位选择实际上是穿刺点的选择问题。穿刺点和穿刺通路的选择是穿刺距离最短原则、穿刺安全原则、患者舒适原则和方便操作原则。所谓穿刺距离最短原则是指皮肤穿刺点到肺内病灶间的距离尽可能短，使射频电极针通过正常肺组织的距离尽可能小，减轻对肺的损伤。穿刺安全原则是避免射频电极针损伤一些重要结构，尤其是心脏、大血管、食管、气管及其主要分支；避免跨叶裂穿刺，避开肺大疱等，保证治疗的安全性，减少和减轻并发症。患者舒适原则是指患者躺卧的姿势相对舒服，避免被动体位，使患者能保持长时间配合治疗。方便操作原则是指便于操作者顺利操作，减少因操作不顺手而发生的过失。

（二）定位

1. 影像定位

在准备消融时，确定靶肿瘤的位置以及周围重要结构的关系极为重要，为决定消融是否可行和选择最佳穿刺通道，必须熟悉胸部组织器官在不同CT横断面上的影像学表现。

2. 光标联合体表自制格栅定位

首先进行定位扫描，确定靶肿瘤后，将CT机移到穿刺平面，体表贴自制格栅，再次薄层扫描靶肿瘤区域，选择最佳穿刺通道，穿刺点与靶肿瘤的直线距离最短，穿过胸膜的面积最小，针道上应避开骨性胸廓、肺大疱、叶间裂、大血管等重要结构。穿刺点的选择还要注意在穿刺前胸壁时应在上、下肋之间，而侧胸壁和背部穿刺则在肋间隙下1/3，但不能紧贴肋骨上缘，否则肋骨可能起到支点作用，针易划破肺。建议垂直进针，必要时向头侧或足侧倾斜。穿刺通道上如果有重要结构，应该采取与之平行的方向穿刺。通过CT影像处理确定穿刺点所在的自制定位格栅，用游标测量穿刺深度和角度，开启CT机光标，用记号笔标记与自制定位格栅交叉部位，该点即穿刺点。

（三）四步穿刺法

1. 第一步

用2%利多卡因局部浸润麻醉，使局部壁层胸膜充分麻醉；靶肿瘤区域扫描，判断注射器与靶肿瘤的位置关系（图3-1）。对于儿童、术中不能配合、预计手术时间长、肿瘤贴近壁层胸膜可能引起剧痛的患者，推荐采用清醒镇静或全身麻醉。

2. 第二步

将射频电极针按事先判断的方向和角度快速到达病变附近，此时患者可以

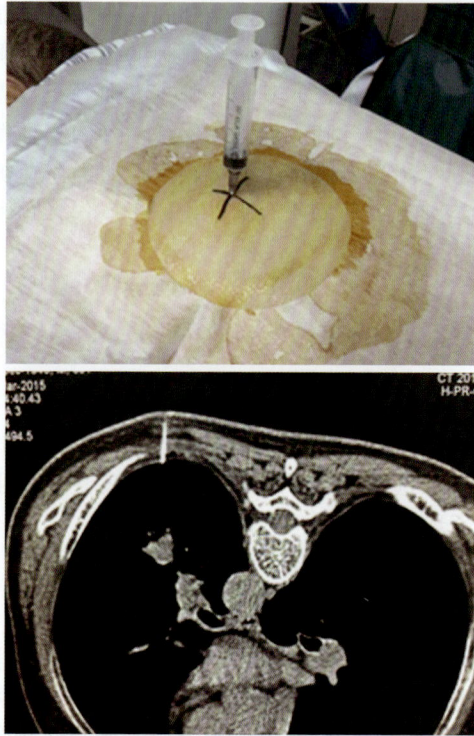

图3-1　局部麻醉后注射器留在胸壁，再次扫描，确认注射器与靶肿瘤的位置关系

平静呼吸，电极针进入的深度以病灶外缘为宜，然后再进行扫描（图3-2）。

3. 第三步

若射频电极针针尖位置佳，按照CT测量的深度，将射频电极针针尖刺入到靶肿瘤远端（图3-3）。如果电极针进针方向偏离靶肿瘤方向，采取针尾控制的方法，使电极针尖对着靶肿瘤的方向进针，进针深度仍小于测量的进针距离，再次CT扫描，判断电极针的位置，如果合适，再穿刺进入靶肿瘤，如果仍偏离，再同样调整，直到方向正确，此即所谓逐步进针法。

4. 第四步

如果射频电极针位置合适，按照靶肿瘤的大小推出子针，再次扫描观察电极在病灶中的位置，如位置不理想，收回射频电极子针，调整位置，重新弹出子针，以便达到理想消融边缘，即消融范围应包括靶肿瘤及瘤周0.5~1.0 cm肺组织的所谓"消融区"（图3-4）。不同类型电极针在靶肿瘤内的排列要求

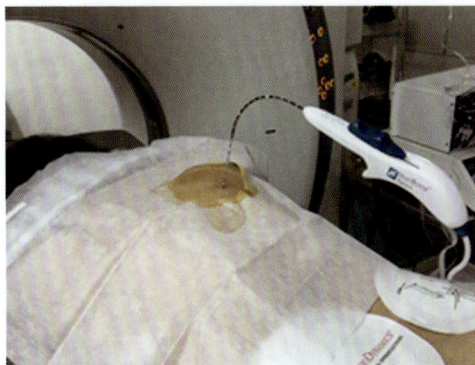

图3-2　穿刺射频电极针

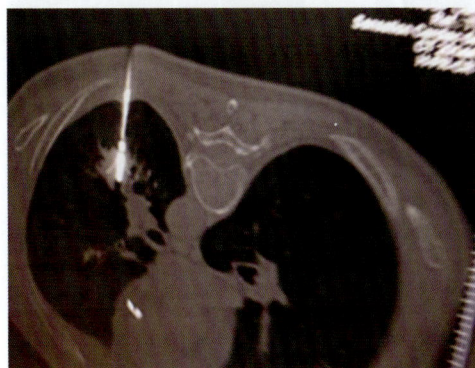

图3-3　射频电极针穿刺至靶肿瘤内

不一样，应根据说明书要求严格操作。对于多头伸展型射频电极，应熟知子针的释放位置，推送子针时把握好推力，使其完全张开。对于双极/多电极射频系统多针消融时，不同电极针间应相互平行，针间应保持理想的距离，一般在5~30 mm。如果是使用3支电极针，各电极针相互间应保持近似等边三角形排列，这样能保证消融效果最大化[7]。

（四）消融

射频电极进入肿瘤后，应将射频电极子针展开超过肿瘤边缘，并通过CT扫描确认子针位置是否合适。然后再收回子针，从2 cm开始采用逐步开针法由近及远消融，否则消融后的碳化组织影响热量传递，从而影响消融效率。根据射频消融发生器的类型、射频电极针的型号、肿瘤大小及其与周围组织结构的关系设置治疗参数（肺癌射频消融可以根据不同设备生产商推荐的参

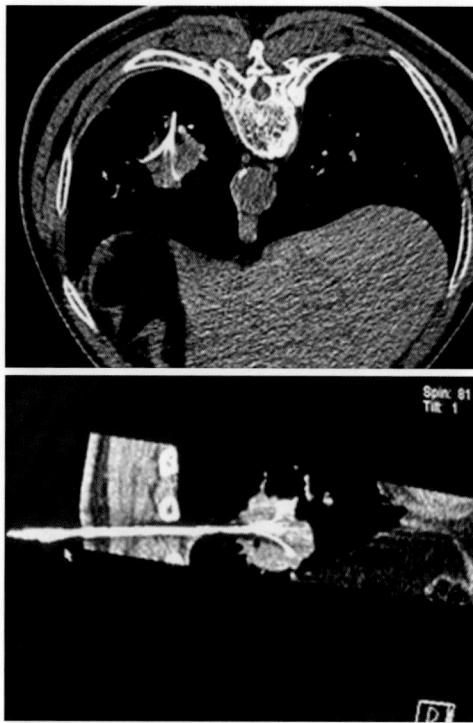

图3-4 推出射频电极针子针至理想消融边缘时
的横断面和矢状面

数进行适当调整）。开启射频消融发生器开关，设定靶温度在90 ℃，功率从
35 W开始，逐渐升高，以便子针温敏感受器温度达到90 ℃左右，有效消融时
间根据消融灶大小设定（表3-1）。

表3-1 根据肺癌肿瘤大小的射频消融治疗程序

肿瘤大小 （cm）	靶温度90 ℃时不同开针大小的消融时间（min）					
	2	3	4	5	6	7
≤1	10	…	…	…	…	…
>1，≤2	达靶时间	15	…	…	…	…
>2，≤3	达靶时间	5	15	…	…	…
>3，≤4	达靶时间	2	5	20	…	…
>4，≤5	达靶时间	2	5	5	20	…
>5	达靶时间	2	5	5	5	20

1. 小肿瘤

小肿瘤指直径≤3 cm者，单次射频消融治疗。

2. 中肿瘤

中肿瘤指直径3~5 cm的肿瘤，单次多点射频消融治疗。

3. 大肿瘤

大肿瘤指直径>5 cm的肿瘤，单次多点射频消融治疗，随后放疗或多次多点射频消融治疗。

1）穿刺点轴向多点消融（俗称串烧）

胸壁皮肤只有一个穿刺点，只需调整射频电极针的穿刺深度即可完成多点消融。考虑到消融后的碳化组织影响热量传递，从而影响消融效率，原则上先消融靶肿瘤近侧，然后再消融靶肿瘤远侧。

2）单穿刺点辐射状多点消融

胸壁皮肤只有一个穿刺点，只需调整射频电极针的穿刺方向即可完成多点消融。原则上先消融靶肿瘤中央部分，再消融靶肿瘤周围部分。

3）多穿刺点多点消融

在单穿刺点辐射状多点消融无法完成的情况下，需要胸壁皮肤多个穿刺点完成多点消融。

4. 特殊部位肿瘤

特殊部位肿瘤如邻近心脏大血管、气管支气管、食管、膈肌和胸膜顶病灶，建议使用单针，穿刺方向尽可能与重要结构平行，并保持0.5 cm以上。靠近重要结构一侧消融效果较差，容易局部复发[8-10]。

如果皮肤电极A、B视窗监测温度达38 ℃，建议加冰袋，通过降温以防止皮肤灼伤。有效消融时间倒计到零时，开始30 s冷却。如冷却后温度在60 ℃以上说明消融完全（细胞在55 ℃时立即死亡），如果冷却后温度在60 ℃以下说明消融不完全，需要再消融。医生需要收回射频电极针子针，旋转45度开针再消融。在整个操作过程中灌注泵灌注速度为0.10 mL/min。

（五）针道消融

消融结束，拔出射频电极前要做穿刺针道消融，以减少肿瘤种植、出血和气胸发生的可能。有文献报道，局部消融后，26.7%的患者在消融针上黏附有活的肿瘤细胞，是局部复发的独立的危险因素，因此需要针道消融[11]。

（六）操作要点

　　大肿瘤进行多点消融；胸膜或胸膜下肿瘤通过人工气胸的方法，防止消融区扩展到胸膜、肋骨或胸壁，减少相关并发症或疼痛，较长的穿刺通路在操作上是可取的；对于主动脉旁肿瘤，人工气胸在消融上安全有效；肋骨下缘肿瘤进行倾斜CT窗引导；对于老年体弱患者，活检后同时消融，减少并发症；操作过程中慎重选择穿刺通路，推移病变使之离开重要结构，以免造成正常组织损伤；膈肌病变在全麻下利于准确穿刺定位；接近血管时，研究性临时阻断；碳化后，暂停消融、收针、旋转、重新布针、再消融；有心脏起搏器、房颤和金属植入物时，请心脏科医生会诊；气胸的预防措施与肺穿刺活检类似；减少肿瘤针道种植，减少穿刺次数，针道消融；预防空气栓塞，减少穿刺血管的机会；肺出血可能掩盖邻近肿瘤，在肺穿刺活检和射频消融同时操作的情况下，活检后出血可能限制了治疗，如果掩盖了靶肿瘤，需要重新安排治疗[12]。

第三节 术后管理

一、监测生命体征

射频消融结束后，患者采取平卧位2~4 h，并监测生命体征；24~48 h后拍胸片或CT扫描，观察有无气胸等迟发性并发症，必要时处理。

二、随访

消融后4~6周复查胸部CT，并以此为基线，术后2年内每3个月复查胸部CT，2年后每6个月复查一次。有条件者术后3个月复查PET-CT，以后每6个月复查一次，用标准摄取比（standard uptake value，SUV）描述。PET-CT检查判断疗效更准确，并有助于确定有无肺外转移。评价靶肿瘤是否完全消融，局部有无进展、新发病灶等；评价患者生活质量或姑息治疗的改善情况、生存时间等。

第四节　围术期护理

一、护理措施

（一）术前护理

1. 心理护理

患者充分的心理准备对于操作成功至关重要，不仅有利于消除患者的紧张情绪，更有利于患者术中的良好配合。肿瘤患者常有情绪抑郁，心理负担重，再加上射频消融是较新的治疗技术，多数患者对其缺乏了解，易产生焦虑、恐惧和紧张的心理。因此要做好患者的思想工作，多关心患者，与他们建立良好的护患关系。对术中、术后可能出现的并发症向患者及家属详细说明，使他们有充分的思想准备。

根据患者年龄、性别、职业的不同实施个体化的心理护理，主动和患者交谈，讲清CT引导肺癌射频消融的原理、基本方法及步骤、安全性、优越性、疗效、术中及术后可能出现情况及注意事项。列举成功病例，减轻患者的恐惧心理，详细解答患者提出的有关问题，也可请成功治疗的病友与其进行交流，使患者充分认识到射频消融治疗的优越性，增强治疗的信心和勇气，使其以最佳的心理状态配合治疗与护理。

2. 体位及呼吸配合训练

体位和呼吸配合是操作成功的重要因素。根据患者病灶位置一般采用不同体位，术前向患者反复示教术中的体位及呼吸配合，确保治疗过程更加顺畅。治疗过程一般采用局部麻醉，并给予一定的镇静和止痛处理，因此患者术中一般处于清醒状态，指导其及时准确地告诉医生自己的感受与体验，以便及时有效地采取相应的治疗措施。

3. 术前准备

1）术前检查

患者术前常规做心电图、胸片、血尿便常规、肝肾功能、凝血功能、血型等检查，确保符合肿瘤消融的适应证。

2）患者准备

强调戒烟的重要性，遵医嘱予盐酸氨溴索，超声雾化吸入。术前1天操作区域备皮，清洁穿刺部位皮肤，保持治疗区域清洁干燥。术前嘱患者注意保暖、勿受凉，防止感冒。遵医嘱对其营养支持，增加机体抵抗力。嘱患者术前4 h禁食、水，进入操作间前排空膀胱。陪同患者前往操作间并嘱患者务必携带术前CT/MRI等影像资料。核实操作知情同意书签署情况。

3）操作间准备

常规对CT室进行紫外线空气消毒，准备好麻醉药、镇静药、镇痛药、止吐药、止血药、生理盐水及各种急救药品。CT操作间还应具有负压吸引装置、心脏除颤仪、气管插管等急救设备。

（二）术中护理

1. 患者体位

根据肿瘤的具体生长部位，遵医嘱协助患者在CT床上处于既方便治疗又舒适安全的合适体位，嘱患者在确保不自行改变体位的前提下全身放松，以耐受较长时间的治疗。

2. 粘贴皮肤电极

采用单极射频电极针进行治疗时，须妥善粘贴皮肤电极，一般对称贴于患者双侧大腿外上侧肌肉发达部位，确保粘贴完整、牢固，以避免皮肤灼伤，并嘱患者如皮肤电极粘贴局部疼痛及时告知医护人员。

3. 术前用药

遵医嘱于术前给予镇静及止痛药，术中患者如出现疼痛反应，可遵医嘱及时追加。

4. 全程监护

给予患者吸氧和心电监护，密切监视心电图的变化，观察患者的神志、心率、心律、血压、血氧、呼吸变化。遵医嘱根据患者的治疗反应调整功率、温度、能量的设定，并准确记录射频消融治疗条件。适时为患者擦汗、局部按摩缓解疼痛以帮助患者配合操作，完成治疗。患者如出现恶心、呕吐应立即协助患者头偏向一侧、及时清除呕吐物，防止误吸及窒息，并遵医嘱给予止吐药。操作毕局部贴无菌敷料。

（三）术后护理

患者神志清醒，生命体征稳定后由医生和护士陪同患者返回病房，立即给予心电监护，持续鼻导管吸氧，监测心率、呼吸、血压、血氧饱和度，观察伤口敷料是否干燥，有无渗血及感染，询问患者有无疼痛不适，并随时记录，嘱患者卧床休息2 h，密切观察生命体征变化，每30 min测血压、脉搏一次，连续监测6 h，如无异常可遵医嘱延长血压、脉搏的测量间隔，12 h后可停止监测。患者可取适宜的自由体位，但也应减少活动。如出现异常及时通知医生处理。

二、出院指导

出院指导有利于减少消融后延迟并发症，提高远期疗效。具体指导包括：注意保暖休息、预防感冒、适当活动、忌烟酒、保持心情舒畅，在医生指导下规范用药。遵医嘱消融后定期随诊，定期复查血常规、肝、肾功能、CEA等肿瘤标志物及CT等影像学检查，发现问题及时处理。鼓励患者少量多餐，进食营养丰富易消化食物。如患者出现异常情况及时就诊。

第五节　常见并发症及处理

肿瘤热消融是一种相对安全的局部治疗手段，其并发症分级参照美国介入放射学学会（Society of Interventional Radiology，SIR）影像引导肿瘤消融国际工作组（International Working Group on Image-Guided Tumor Ablation）的标准[13]（表1-6）。肺癌射频消融的死亡率为0~5.6%[14]。在样本量大于100例的文献中，射频消融的死亡率为0~2.2%，严重并发症和轻微并发症发生率分别3%~24.5%和21.3%~64.9%，其死亡原因包括出血、肺炎、肺间质纤维化恶化、肺栓塞、急性心衰、呼吸衰竭等[15]。

一、并发症分类

（一）按程度分类

严重并发症指需要提高护理级别或住院或延长住院时间的并发症。需要胸腔闭式引流或手术的气胸、血胸。轻微并发症没有不良结果，不需要特殊治疗的并发症。包括气胸、肿瘤种植。不良反应指伴随治疗出现的不良结果，一般经常发生，但很少造成实际的损害，包括疼痛、胸膜反应、肺内出血、血痰、胸腔积液、消融后综合征。

（二）按时间分类

即刻并发症指消融后24 h内出现的并发症。围术期并发症指消融后24 h至30 d内出现的并发症。晚期并发症为消融30 d后出现的并发症。

（三）按原因分类

穿刺相关并发症如肺内出血、血胸、气胸、心包填塞、空气栓塞等。消融相关并发症如胸痛、胸膜反应、咳嗽、皮肤灼伤等。

二、常见并发症

（一）疼痛

胸痛发生率为2.3%~24%（9%）[14]。推荐美国国家癌症研究所的通用不良事件术语标准4.03版（common terminology criteria adverse events version 4.03，CTCAE v4.03）报告：0级，没有疼痛；1级，轻度疼痛，不影响功能；2级，

中度疼痛，需要止痛药，干扰功能但不干扰日常活动；3级，严重疼痛，需要止痛药，严重影响日常生活活动；4级，伤残性疼痛。

1. 术中疼痛

在局麻条件下手术，一般均有不同程度的疼痛，可能是热传导刺激胸膜神经所致。Okuma等单变量和多变量分析研究认为，疼痛的发生与病变距离胸壁在1 cm以内显著相关，多见于累及胸膜的肺部肿瘤，胸痛表现为从轻度到重度疼痛[16]。

如果疼痛剧烈，需要对胸膜彻底麻醉；或者需要镇痛剂，甚至清醒镇静麻醉；或者降低靶温度到70 ℃，几分钟后，再逐渐升高靶温度；或者通过三维重建CT图像，观察有无射频电极针接近胸膜，可以旋转射频针，再消融；或者向胸腔内推射频针，使脏层胸膜离开壁层胸膜，或者胸腔内注入气体，即造成人工气胸，可以减轻疼痛[17-18]。

2. 术后疼痛

由穿刺或消融引起的周围组织损伤所致。一般为1~2级疼痛，可持续数天，也有人持续1~2周，一般无需特别处理，很少出现中度以上的疼痛，可以用非甾体类药物止痛。

（二）消融后综合征

消融后综合征发生率为6.6%~22.2%（18%）[14]。表现为低热及其他不适等。表现取决于治疗时坏死的范围以及患者的一般情况，小病灶可能不明显，但大的病灶则会持续2~3周。

大多数一过性自限性症状，对症支持即可。少数患者需要给予非甾体类药物，必要时可以适量短时应用小剂量糖皮质激素。

（三）气胸

气胸发生率为4.5%~61.1%[14]。推荐CTCAE v4.03报告：0级，没有气胸；1级，不需要干预；2级，需要放置胸腔闭式引流；3级，需要胸膜固定或手术治疗；4级，威胁生命。气胸时肺组织被压缩的程度判断对于临床的治疗有着重要意义，但是气胸量很难从X线胸片精确估计，并且，X线胸片存在低估气胸量的趋势，因为它是一个二维图像，而胸膜腔是三维结构。气胸量近似肺直径立方与单侧胸腔直径立方的比率，计算公式如下：（单侧胸腔直径³-肺直径³）/单侧胸腔直径³。一侧胸壁至肺边缘的距离为1 cm时，约占单侧胸腔容量的25%左右，2 cm时约50%。英国胸腔学会最近规定，"少量"气胸是指肺门水平侧胸壁至肺边缘的距离<2 cm，而"大量"气胸是指侧胸壁至肺边缘的距离≥2 cm。Nour-Eldin等根据压缩的肺表面到胸膜的距离分为少量气胸（≤2 cm）、中量气胸（2~4 cm）和大量气胸（>4 cm）[19]。

1. 术中气胸

Hiraki等报道发生气胸的危险因素包括男性（肺活量大）（$P=0.030$）、无肺部手术史（没有胸膜粘连）（$P<0.001$）、消融多个肿瘤（多次穿刺）（$P<0.001$）、中下叶病变（肺活动度大）（$P=0.008$）、穿刺路径长（$P=0.014$）[20]。Sano等研究结果表明：高龄、多针伸展型射频电极和大功率输出是气胸发生有统计学意义的危险因素[21]。Kennedy等对10项回顾性研究的1916次肺部肿瘤消融结果进行Meta分析，发现高龄、男性、没有肺部手术史、消融次数多、穿刺深度长等是气胸发生的高危因素[22]。总之气胸的发生率与高龄、合并肺气肿、多次进针、粗针、病变深、穿刺经验有关。一般来说，在以下几种情况下穿刺时，气胸的发生率较高：通过叶间裂，气胸的发生率增加3倍；通过肺大疱；穿刺针与胸膜成斜面。

少量气胸（少于30%）可不予处置，中等至大量气胸可胸穿抽气或放置胸腔闭式引流[23]。文献报道3.3%~38.9%（平均11%）需要放置胸腔闭式引流[24]。Hiraki等发现气胸放置胸腔闭式引流的高危因素包括同侧肺部无手术史（$P=0.002$）、使用集束针（$P<0.001$）、肿瘤位于上肺叶（可能的原因是上叶肺泡胸膜压力梯度高，患者直立时，大量气体持续进入胸腔）（$P<0.001$）[16]。气胸发生后，是否继续还是终止射频电极针的定位操作，取决于抽气后气胸是否有改善、射频电极针能否准确定位以及患者的临床症状等。如果经过处理后气胸量减少、患者没有症状，射频电极针可以准确定位，建议继续操作；否则可能需要放置胸腔闭式引流，待气胸好转、患者症状改善后再操作。部分患者术中经过穿刺抽气后有好转，但可能出现复发性气胸，需要加以重视。

为减少气胸的发生，关键在于穿刺技术要熟练，进针速度快和穿刺准确，避免多次穿刺胸膜，同时建议使用同轴系统射频电极针，但是需要注意在拔出内芯时向套管内注入2~3 mL自体血或生理盐水封闭针道；穿刺位于胸膜下肿瘤时，经注水孔注射生理盐水或麻醉剂于胸膜连接处，使肺外组织增厚[25]。尽量不经过肺叶间裂、肺大疱。拔出射频电极针后患者取穿刺侧在下卧位，吸氧可降低气胸发生率。在穿刺过程中建议患者平静呼吸、不说话、不咳嗽、不乱动[26]。

2. 迟发性气胸

发生率约10%，高于经皮肺穿刺活检的1.4%~4.5%[27-28]。一般认为消融后

24 h发生的气胸称为迟发性气胸，但是，一般认为它可以发生于射频消融后的任何时间，如Suh等报道可以发生于术后1~14 d，处理同前[29]。有作者提出无同侧肺部手术史、病灶深在和射频消融后胸膜紧邻靶肿瘤的磨玻璃样阴影（GGO）是发生迟发性气胸或复发性气胸的高危因素[19]。射频消融后胸膜紧邻靶肿瘤的GGO改变会导致胸膜坏死脱落而导致迟发性气胸。肺气肿不是高危因素，可能的原因是肺气肿本身由于肺弹性较差，射频消融的针孔不能封闭而发生漏气，很快发生气胸[30]。针道消融后胸膜周围组织干燥，不利于弹性回缩封闭针孔，可能发生支气管胸膜瘘，甚至发展成张力性气胸，需要特别关注[25]。因此有作者提出针道消融利于肝肿瘤，但是是否利于肺部肿瘤，需要进一步观察。但是不进行针道消融易发生肿瘤种植转移[31]，因此建议针道消融时不对脏层胸膜进行消融，但前提条件是靶肿瘤与脏层胸膜间有足够的正常肺组织，但是笔者在临床实践中并没有发现迟发性气胸与针道消融有关。

3. 皮下气肿

发生率0.2%[32]。在射频消融过程中，发生气胸时，如果胸膜腔黏连，气体沿穿刺针道进入皮下而形成皮下气肿。如果气胸量不大或者经过处理，皮下气肿可逐渐吸收。

（四）支气管胸膜瘘

支气管胸膜瘘发生率为0.4%[32]。发生支气管胸膜瘘的高危因素有患者合并有肺气肿、病变靠近胸膜、病理学类型以鳞癌多见、过度消融等。原因是射频消融致胸膜与支气管之间的肺组织坏死，坏死组织脱落形成支气管胸膜瘘。表现为顽固性气胸或张力性气胸。尽管前述针道消融有导致支气管胸膜瘘的可能，但是也有作者报道2例使用多针伸展型射频电极针消融，但是没有做针道消融，也发生了支气管胸膜瘘，考虑与产生的GGO接近胸膜有关[33]。支气管胸膜瘘的管理具挑战性，需要反复治疗，包括胸膜固定术、支气管内管理和/或手术修复。

Sakurai等描述2例肺部肿瘤射频消融术后支气管胸膜瘘（BPF）引起的难治性气胸，发生率0.6%（2/334）[34]。其中1例患者尽管经过以上处理，仍然持续漏气，患者于52天后死于急性肺炎。有文献报道发生支气管胸膜瘘时，使用硅胶栓塞成功封堵瘘口[35-36]。Li等报道1例右肺中叶腺癌的女性患者拒绝手术而行射频消融治疗，术后23天因高热等入院，胸部CT提示右侧胸腔大量液气胸，手术探查发现支气管胸膜瘘存在，行右肺中叶切除术[37]。

笔者也遇到1例类似的男性患者，从检查资料看，诊断为左上肺癌，在外院行微波消融，术后出现张力性气胸，胸腔闭式引流后无好转而转入我院。

经过保守治疗后无效后开胸手术，术中发现左肺上叶肿瘤及表面胸膜广泛坏死形成支气管胸膜瘘，行左肺上叶切除及纵隔淋巴结清扫术，术后病理证实存在支气管胸膜瘘及脓肿形成，肿瘤周围可见肿瘤细胞存在。

（五）胸腔积液

消融后经常可以见到少量胸腔积液，发生率1.3%~60%（13.4%）[14]。推荐CTCAE v4.03报告：0级，没有胸腔积液；1级，无症状和不需要干预；2级，有症状，需要利尿；3级，有症状，需要吸氧或胸腔穿刺；4级，威胁生命（需要气管插管）。Tajiri等发现胸腔积液与消融过程中的高温刺激胸膜有关[38]。但也不能除外肋间血管损伤所致，前者的胸腔积液为淡黄色，后者为血性。导致胸腔积液发生的高危因素有使用集束针（$P=0.008$）、病灶靠近胸膜（<10 mm）（$P=0.040$）、肺内穿刺距离短（$P=0.019$）。

胸腔积液经过一般观察或保守处理即可。如果出现中到大量胸腔积液，需要行穿刺抽液或胸腔闭式引流，需要胸腔引流者低于10%。为防止发生胸腔积液，消融时尽量远离胸膜。

（六）出血

术中咯血发生率3.3%~18.2%（11.1%），大咯血的发生率极低；肺内出血发生率0~11%（7.1%），血胸发生率1.9%~16.7%（4.3%）[14]。术后血痰常见。

出血没有发现特殊的高危因素[39]。但也有作者认为肺内出血与病灶小（<1.5 cm）（$P=0.007$）、位于基底段和中叶（$P=0.026$）、穿刺路径长（>2.5 cm）（$P=0.0017$）、穿刺通路有血管（$P=0.001$）、使用多针伸展型射频电极针（$P=0.004$）等有关[40]。还有人提出合并慢阻肺、肺动脉高压、抗凝或抗血小板治疗等也是高危因素[18]。

术中出现咯血应立即消融，嘱患者主动咳痰，同时静脉输注止血药，咯血会逐渐停止或减少。肺内出血经过对症治疗可自动吸收。术后血痰多具有自限性，可持续3~5天。如果术中发现少量胸腔积液，可以密切观察，保守治疗；如果出现中到大量胸腔积液，说明有活动出血，需要行穿刺抽液或胸腔闭式引流，同时应用止血药物。血胸保守治疗无效者，可行介入栓塞治疗或剖胸探查。

穿刺时要避开血管走行区或者不张的肺组织等。术前要注意血小板计数、凝血时间、抗血小板药物和抗凝药的应用等。

（七）咳嗽

咳嗽发生率为1.4%~33%（3.7%）[14]。推荐CTCAE v4.03报告：0级，没有

咳嗽；1级，不需要干预可以缓解；2级，需要止咳药缓解；3级，严重咳嗽或痉挛性咳嗽，对治疗无效。

术中剧烈咳嗽可能是病灶局部温度增高刺激肺泡、支气管内膜或胸膜所致。术后咳嗽是射频消融局部肿瘤组织坏死及其周围肺组织热损伤引起的炎症反应所致。

口服镇咳药或经过射频针注水孔注入利多卡因即可缓解，部分患者可能只有在消融结束后咳嗽才能停止。术后咳嗽可适当给予止咳化痰药。术前半小时含服可待因可减轻咳嗽反应。

（八）胸膜反应

胸膜反应与以下因素有关：消融过程中刺激了支配壁层胸膜的迷走神经，兴奋的迷走神经可使心率减慢、甚至心跳停止。原因是局部麻醉不充分；部分患者对疾病不了解，对治疗手段感到恐惧，甚至处于高度紧张状态。病变距离胸膜在1 cm以内。针对这类患者建议暂停消融，局部充分麻醉，并适当应用阿托品、镇静药等药物。为预防胸膜反应的发生，需要进行术前沟通，使患者精神放松，或者彻底麻醉消融区附近胸膜。

（九）空洞形成

Okuma等报道，肺癌射频消融后空洞的发生率为14%（14/100）[41]。空洞的形成原因在于肿瘤内层组织完全坏死后经支气管引流，而外层增生的结缔组织持续存在所致[42]。大部分患者没有症状，也不会造成严重的临床结果，然而，如果空洞持续增大甚至破裂，可能导致气胸或血胸。也有作者报道空洞内曲霉菌球形成[43-44]。

（十）感染

肺炎发生率6%~12%（9.5%）、肺脓肿为1.9%~6.6%（6.4%）[14]。也有报道发生率较低：肺炎为1.5%、肺脓肿为0.4%[31]。更少见的是闭塞性细支气管机化性肺炎（bronchiolitis obliterans organizing pneumonia，BOOP），是一种肺癌射频消融术后的反应性肺炎，可能是肉芽组织增生引起的支气管狭窄和阻塞引起远端阻塞性肺炎[45]。发生率0.4%（3/840），表现为非特异性症状（如发热、咳嗽、咳痰、呼吸困难），CT表现为肺周围结节样或GGO，或斑片状含气阴影，对抗生素无效，但是对类固醇激素冲击疗法有效[45]。感染的高危因素有：大于70岁、免疫力低下或放疗后的老年患者，合并慢阻肺、间质性肺炎和糖尿病，肿瘤大于4 cm[45]。若术后5天体温仍>38.5 ℃，首先考虑肺部感染，应摄胸部平片或行胸部CT扫描（推荐）予以确认，并根据痰液、血液或脓液培养结果调整抗生素；如胸片或胸部CT扫描提示肺内/胸腔脓肿应放置胸腔闭式引流。感染的最坏结果是可能发展成为急性呼吸窘迫综合征（acute respiratory distress syndrome，ARDS）甚至死亡。笔者曾遇到2例间质性肺炎的患者因肺癌射频消融而死亡，2例均在术后出现ARDS，尽管行了气管插管、呼吸机辅助呼吸；根据痰液、血液或脓液培养的结果调整抗生素甚至类固醇激素冲击，仍然死亡。因此针对肺癌射频消融，术前仍需要充分评价肺功能等。

参考文献

[1] Volpe ML, Piazza O, Palumbo D, et al. Conscious analgosedation for radiofrequency ablation of lung neoplasm[J]. Minerva Anestesiol, 2006, 72(3);111-115.

[2] Hoffmann RT, Jakobs TF, Lubienski A, et al. Percutaneous radiofrequency ablation of pulmonary tumors--is there a difference between treatment under general anaesthesia and under conscious sedation[J]? Eur J Radiol, 2006, 59(2): 168-174.

[3] Nachiappan AC, Sharma A, Shepard JA, et al. Radiofrequency ablation in the lung complicated by positive airway pressure ventilation[J]. Ann Thorac Surg, 2010, 89(5): 1665-1667.

[4] Elliott BA, Curry TB, Atwell TD, et al. Lung isolation, one-lung ventilation, and continuous positive airway pressure with air for radiofrequency ablation of neoplastic pulmonary lesions[J]. Anesth Analg, 2006, 103(2): 463-464.

[5] 何靖康, 马海涛, 倪斌, 等. 电视胸腔镜辅助下射频消融治疗晚期非小细胞肺癌[J]. 中国胸心血管外科杂志, 2009, 16(4): 325-326.

[6] Pouliquen C, Kabbani Y, Saignac P, et al. Radiofrequency ablation of lung tumours with the patient under thoracic epidural anaesthesia[J]. Cardiovasc Intervent Radiol, 2011, 34(Suppl 2): S178-181.

[7] 杜希剑, 章凯敏, 刘淑丽. CT导向下多针双电极适形射频消融技术治疗较大肺癌的临床应用[J]. 湖北科技学院学报: 医学版, 2013, 27(6): 474-476.

[8] 刘宝东, 刘磊, 胡牧, 等. CT引导下射频消融治疗肺内特殊部位恶性肿瘤的临床评价[J]. 结核病与肺部健康杂志, 2013, 2(1): 7-10.

[9] Thanos L, Mylona S, Giannoulakos N, et al. Percutaneous radiofrequency ablation of lung tumors in contact with the aorta: dangerous and difficult but efficient: a report of two cases[J]. Cardiovasc Intervent Radiol, 2008, 31(6): 1205-1209.

[10] Iguchi T, Hiraki T, Gobara H, et al. Percutaneous radiofrequency ablation of lung tumors close to the heart or aorta: evaluation of safety and effectiveness[J]. J Vasc Interv Radiol, 2007, 18(6): 733-740.

[11] Snoeren N, Huiskens J, Rijken AM, et al. Viable tumor tissue adherent to needle applicators after local ablation: a risk factor for local tumor progression[J]. Ann Surg Oncol, 2011, 18(13): 3702-3710.

[12] Chamarthy MR, Gupta M, Hughes TW, et al. Image-guided percutaneous ablation of lung malignancies: A minimally invasive alternative for nonsurgical patients or unresectable tumors[J]. J Bronchology Interv Pulmonol, 2014, 21(1): 68-81.

[13] Goldberg SN, Grassi CJ, Cardella JF, et al. Image-guided tumor ablation: standardization of terminology and reporting criteria[J]. Radiology, 2005, 235(3): 728-739.

[14] Zhu JC, YanTD, Morris DL. A systematic review of radiofrequency ablation for lung tumors[J]. Ann Surg Oncol, 2008, 15(6): 1765-1774.

[15] Kashima M, Yamakado K, Takaki H, et al. Complications after 1000 lung radiofrequency ablation sessions in 420 patients: a single center's experiences[J]. AJR Am J Roentgenol,

2011,197(4): W576- W580.

[16] Okuma T, Matsuoka T, Yamamoto A, et al. Frequency and risk factors of various complications after computed tomography-guided radiofrequency ablation of lung tumors[J]. Cardiovasc Intervent Radiol, 2008, 31(1): 122-130.

[17] Hiraki T, Gobara H, Shibamoto K, et al. Technique for creation of artificial pneumothorax for pain relief during radiofrequency ablation of peripheral lung tumors: report of seven cases[J]. J Vasc Interv Radiol, 2011, 22(4): 503-506.

[18] Lee EW, Suh RD, Zeidler MR, et al. Ablation of subpleural lung malignancy: reduced pain using an artificially created pneumothorax[J]. Cardiovasc Intervent Radiol, 2009, 32(4): 833-836.

[19] Nour-Eldin NE, Naguib NN, Saeed AS, et al. Risk factors involved in the development of pneumothorax during radiofrequency ablation of lung neoplasms[J]. AJR Am J Roentgenol, 2009, 193(1): W43-W48.

[20] Hiraki T, Tajiri N, Mimura H, et al. Pneumothorax, pleural effusion, and chest tube placement after radiofrequency ablation of lung tumors: incidence and risk factors[J]. Radiology, 2006, 241(1): 275-283.

[21] Sano Y, Kanazawa S, Gobara H, et al. Feasibility of percutaneous radiofrequency ablation for intrathoracic malignancies: a large single-center experience[J]. Cancer, 2007, 109(7): 1397-1405.

[22] Kennedy SA, Milovanovic L, Dao D, et al. Risk factors for pneumothorax complicating radiofrequency ablation for lung malignancy: a systematic review and meta-analysis[J]. J Vasc Interv Radiol, 2014, 25(11): 1671-1681.e1.

[23] Nour-Eldin NE, Naguib NN, Tawfik AM, et al. Outcomes of an algorithmic approach to management of pneumothorax complicating thermal ablation of pulmonary neoplasms[J]. J Vasc Interv Radiol, 2011, 22(9): 1279-1286.

[24] Chamarthy MR, Gupta M, Hughes TW, et al. Image-guided percutaneous ablation of lung malignancies: A minimally invasive alternative for nonsurgical patients or unresectable tumors[J]. J Bronchology Interv Pulmonol, 2014, 21(1): 68-81.

[25] Wu CC, Maher MM, Shepard JA. Complications of CT-guided percutaneous needle biopsy of the chest: prevention and management[J]. AJR Am J Roentgenol, 2011, 196(6): W678-W682.

[26] Klose KC. CT-guided large-bore biopsy: extrapleural injection of saline for safe transpleural access to pulmonary lesions[J]. Cardiovasc Intervent Radiol, 1993, 16(4): 259-261.

[27] Clasen S, Kettenbach J, Kosan B, et al. Delayed development of pneumothorax after pulmonary radiofrequency ablation[J]. Cardiovasc Intervent Radiol, 2009, 32(3): 484-490.

[28] Yoshimatsu R, Yamagami T, Terayama K, et al. Delayed and recurrent pneumothorax after radiofrequency ablation of lung tumors[J]. Chest, 2009, 135(4): 1002-1009.

[29] Suh RD, Wallace AB, Sheehan RE, et al. Unresectable pulmonary malignancies: CT-guided percutaneous radiofrequency ablation—preliminary results[J]. Radiology, 2003, 229(3): 821-829.

[30] Choi CM, Um SW, Yoo CG, et al. Incidence and risk factors of delayed pneumothorax after transthoracic needle biopsy of the lung. Chest, 2004, 126(5): 1516-1521.

[31] Yamakado K, Akeboshi M, Nakatsuka A, et al. Tumor seeding following lung radiofrequency ablation: a case report[J]. Cardiovasc Intervent Radiol, 2005, 28(4): 530-532.

[32] Chan VO, McDermott S, Malone DE, et al. Percutaneous radiofrequency ablation of lung tumors: evaluation of the literature using evidence-based techniques. J Thorac Imaging, 2011, 26(1): 18-26.

[33] Cannella M, Cornelis F, Descat E, et al. Bronchopleural fistula after radiofrequency ablation of lung tumours.Cardiovasc Intervent Radiol, 2011, 34(Suppl 2): S171-174.

[34] Sakurai J, Hiraki T, Mukai T, et al. Intractable pneumothorax due to bronchopleural fistula after radiofrequency ablation of lung tumors[J]. J Vasc Interv Radiol, 2007, 18(1 Pt 1): 141-145.

[35] Kodama H, Yamakado K, Murashima S, et al. Intractable bronchopleural fistula caused by radiofrequency ablation: endoscopic bronchial occlusion with silicone embolic material[J]. Br J Radiol, 2009, 82(983): e225-227.

[36] Radvany MG, Allan PF, Frey WC, et al. Pulmonary radiofrequency ablation complicated by subcutaneous emphysema and pneumomediastinum treated with fibrin sealant injection[J]. AJR Am J Roentgenol, 2005, 185(4);894-898.

[37] Li W, Huang L, Han Y, et al. Bronchopleural fistula after non small cell lung cancer radiofrequency ablation: what it implying to us[J]? Diagn Pathol, 2013, 8: 202.

[38] Tajiri N, Hiraki T, Mimura H, et al. Measurement of pleural temperature during radiofrequency ablation of lung tumors to investigate its relationship to occurrence of pneumothorax or pleural effusion[J]. Cardiovasc Intervent Radiol, 2008, 31(3): 581-586.

[39] Iguchi T, Hiraki T, Gobara H, et al. Percutaneous radiofrequency ablation of lung tumors close to the heart or aorta: evaluation of safety and effectiveness[J]. J Vasc Interv Radiol, 2007, 18(6): 733-740.

[40] Nour-Eldin NE, Naguib NN, Mack M, et al. Pulmonary hemorrhage complicating radiofrequency ablation, from mild hemoptysis to life-threatening pattern[J]. Eur Radiol, 2011, 21(1): 197-204.

[41] Okuma T, Matsuoka T, Yamamoto A, et al. Factors contributing to cavitation after CT-guided percutaneous radiofrequency ablation for lung tumors[J]. J Vasc Interv Radiol, 2007, 18(3): 399-404.

[42] Yamamoto A, Nakamura K, Matsuoka T, et al. Radiofrequency ablation in a porcine lung model: correlation between CT and histopathologic findings[J]. AJR Am J Roentgenol, 2005, 185(5): 1299-1306.

[43] Hiraki T, Gobara H, Mimura H, et al. Aspergilloma in a cavity formed after percutaneous radiofrequency ablation for lung cancer[J]. J Vasc Interv Radiol, 2009, 20(11): 1499-1500.

[44] Alberti N, Frulio N, Trillaud H, et al. Pulmonary aspergilloma in a cavity formed after percutaneous radiofrequency ablation[J]. Cardiovasc Intervent Radiol, 2014, 37(2): 537-540.

[45] Hiraki T, Gobara H, Kato K, et al. Bronchiolitis obliterans organizing pneumonia after radiofrequency ablation of lung cancer: report of three cases[J]. J Vasc Interv Radiol, 2012, 23(1): 126-130.

（刘宝东、朱晓红、王鸿）

第四章　肺部肿瘤热消融的疗效评价

第一节　概　述

准确评价治疗效果和早期鉴别肿瘤残留或复发是肺部肿瘤热消融的关键，而影像学随访是判断是否有存活肿瘤的主要手段。实体瘤疗效评价标准（response evaluation criteria in solid tumors，RECIST）是一个被广泛接受用于判断肿瘤对化疗治疗效果的客观评价系统，该系统是基于CT或MRI测量病灶的直径变化。对肺部肿瘤射频消融而言，它不是理想的评价标准，因为它不能区分是否有存活肿瘤。因为肺部肿瘤热消融引起的凝固性坏死导致肿瘤直径增大，所以只测量直径并不合适，也需要评价病灶是否强化，但是消融区的充血和炎症有可能掩盖残留肿瘤的强化。因此笔者建议通过以解剖性影像（大小）结合功能性影像（强化）评价热消融治疗肺部肿瘤的局部疗效。

手术可以通过检查切缘来评价切除是否彻底，而热消融是在原位灭活肿瘤，因此很难通过病理学检查评估是否完全消融，即使进行消融区周围组织针吸活检也是不可靠的，因为可能因为采样错误而表现为假阴性，或者由于"鬼影细胞（ghost cell）"的存在而表现为假阳性。"鬼影细胞"是消融区的急性消融后病理学表现，组织结构近乎完整，缺乏界限明确的凝固性坏死区，在消融区内含有存活肿瘤细胞，需要特殊染色才能确定肿瘤细胞是否死亡。因此热消融的疗效评估有赖于影像学和病理学手段的结合。

热消融首先要求达到技术成功（technical success），即完成程序治疗，完全覆盖肿瘤（即消融区：包括目标肿瘤及瘤周0.5~1.0 cm肺组织）。影像学表现为消融区周围一圈完整的磨玻璃样阴影（GGO）提示治疗成功。但是由于存在肺气肿、大肿瘤、肿瘤边缘存在肺裂或胸膜等，可以没有一圈完整的

GGO改变[1]。病理学上表现为靶肿瘤凝固性坏死，周围组织充血和渗出，其内包含有活性肿瘤细胞，因此影像学检查只是预测技术成功粗略指标，因此还需要影像学随访，以保证治疗效果。

技术效率（technique effectiveness）要求评价目标肿瘤在随访的某时点影像学检查结果，包括完全消融（complete ablation）和不完全消融（incomplete ablation）。考虑到在整个疾病过程中，由于存在不完全消融或肿瘤局部进展后需要及时进行重复消融或选择其他治疗，所以应报告首次和二次技术效率。首次技术效率定义为目标肿瘤首次治疗成功消融的比率，二次技术效率是指目标肿瘤进展后再次消融达到成功消融的比率。周围组织的特性往往决定是否达到完全消融，如导电性与阻抗、保温性与散热性等。导电性好、阻抗低，利于电流在组织中的传导，使电能的沉积范围扩大；导电性差、阻抗高，使电能沉积局限在电极周围，造成局部组织升温过快，影响消融范围的扩大。保温性好，利于热能沉积在消融区内，温度升高快，消融时间短；散热性好，热量随血流气流带走，降低完全消融率，局部进展率高，但另一方面，又减少了对周围组织的损伤（自限性损伤），减少了并发症的发生。因此热消融的影像学随访十分重要，其影像学特征包括大小、增强和氟代脱氧葡萄糖（FDG）摄取等。

第二节　技术效率

一、消融—切除研究

消融—切除研究目的是通过切除消融后的肿瘤组织，评价消融的特征性组织学变化，而不是单纯的影像学改变。大体组织标本在自然情况下可见消融区中心的肿瘤组织为浅色，周围包绕暗红色出血环；在固定标本中，消融区中心的肿瘤组织为灰色，周围包绕暗棕色环。组织学标本上，消融区中心可见大片凝固性坏死，部分表现为多灶性点状坏死，伴有液化空洞，坏死灶中央及边缘可见散在的癌细胞核固缩、核碎裂，坏死灶边缘残留的癌细胞部分呈空泡变性及嗜酸性变，邻近的正常肺组织血管扩张、充血伴出血，出血环包绕水肿的间质和肺泡。

二、影像与病理相关性研究

动物试验研究了热消融的影像学改变与病理学之间的关系。热消融后5 min，CT影像表现为两层结构：内层密度减低，外层GGO改变；而肉眼和镜下病理显示三层结构：GGO大致相当于肉眼的外两层结构，镜下为渗出和充血表现。最外层GGO影像的存在高估了完全消融的真正区域，由于该层最大范围在4.1 mm，因此至少有4.1 mm的消融边缘（消融区边缘与肿瘤边缘之差）才能获得完全消融。热消融后FDG-PET和病理学检查提示环形高代谢影与充血、肺泡内中性粒细胞浸润、出血有关，环形高代谢影内侧为内层凝固性坏死，胞质嗜酸变性、核固缩和嗜酸性改变；1~2周可见中性粒细胞浸润和肉芽组织形成；4~8周可见纤维化的肉芽组织和凝固性坏死灶收缩。

在临床研究证实，射频消融并不能完全消融周围血管–支气管区域肿瘤细胞，射频消融术后GGO代表了肿瘤凝固性坏死，并逐渐被纤维组织取代，纤维区域可用于确定射频消融安全消融边缘。

三、完全消融率和局部进展率

完全消融是一个影像学的概念，需满足以下两个条件：CT示肿瘤缩小或无变化，强化CT肿瘤无增强；PET-CT提示肿瘤无代谢或SUV值小于2.5。

肺癌热消融的理想是要达到完全消融，但是临床实践中，完全消融率在38%~95%之间，因为热消融毕竟是局部治疗手段，因此需要联合其他治疗才能生存获益[2-10]（表4–1）。射频消融对肺癌包括转移性肺肿瘤（直径

表4-1　肺癌射频消融的完全消融率

作者	病灶数	病灶大小（cm）	完全消融率（%）	平均随访时间（月）
Suh[2]	19	0.5~7.4	75	4.5
Herrera[3]	33	2~16	55	6
Yasui[4]	99	0.3~8	91	7
Akebosi[5]	54	0.7~6	59	9.2
Lee[6]	32	0.5~12	38	12.5
Gadaleta[7]	93	—	95	18
Ambrogi[8]	63	1~5	61.9	23.7
Lencioni[9]	85	0.5~3.4	88	12
Garetto[10]	100	2.3	88	23

在0.3~8 cm，平均<5 cm）的首次完全消融率为38%~70%，二次完全消融率为18.75%~25%，总的完全消融率多数超过70%；肿瘤缩小率因随访的时间不同难以统一，多数报道射频消融治疗3个月后肿瘤不断缩小直至消失。

局部进展也是一个影像学的概念，需满足以下两个条件：其一，CT显示目标肿瘤完全消融或不完全消融后，消融区或周围出现新的结节状、不规则偏心强化结节超过10 mm或CT值>15 HU或强化区增大；其二，PET-CT显示消融区或周围出现新的高代谢区或高代谢区增大。文献报道，Ⅰ期非小细胞肺癌（NSCLC）射频消融后局部进展率大约为30%~40%，平均进展时间12~17.6个月[11-16]。

四、影响技术成功的因素

Hiraki回顾性分析了肺部肿瘤射频消融后局部进展的危险因素，中位随访12个月，首次和二次技术效率分别为：1年72%和84%，2年60%和71%，3年58%和66%；首次和二次射频消融后的局部进展率分别为27%（94/342）和15%（51/342）；单因素分析显示局部进展的危险因素有，男性（$P=0.018$）、肿瘤长径≥2 cm（$P<0.0001$）、中心型（$P=0.002$）、与血管气管接近（$P=0.027$）、内冷却循环射频电极（$P=0.001$）、消融比<3（$P<0.0001$）。多因素多水平分析提示大肿瘤（HR=1.97；95% CI：1.47~2.65；$P<0.00001$）和内冷却针循环射频电极（HR=2.32；95% CI：1.10~4.90；$P=0.027$）是独立的预后因子；进一步多因素多水平分析发现内冷却循环射频电极的活性端2 cm或2 cm直径阵列是局部进展的独立危险因素（HR=3.39；95% CI：1.56~7.38；$P=0.002$）[17]。如果肿瘤直径<2 cm（130例），使用多针伸展型射频电极的首

次和二次技术效率分别为：1年89%和89%，2年66%和78%，初次和再次射频消融后的局部进展率分别为11%（14/130）和5%（7/130）。

Okuma回顾性分析了肺部肿瘤射频消融术后局部控制率和局部进展的危险因素，平均随访14个月，1、2、3和5年总的局部控制率为61%、57%、57%和38%；单因素分析显示局部进展的危险因素有，年龄（≥70岁）（P=0.001）、性别（男性）（P=0.047）、肿瘤长径≥2 cm（P=0.001）和消融过程中没有达到roll-off（P<0.0001）；多因素分析提示肿瘤长径≥2 cm是唯一的独立预后因子（HR=1.54；95% CI：1.16~2.04；P=0.003）[14]。

Hiraki回顾性评价肺肿瘤病理类型对射频消融局部控制率的影响。入组105例患者252个肺部肿瘤，其中原发性肺癌35例、肺转移瘤217例（直肠癌转移117例，肺癌转移23例，肾癌转移49例，肝癌转移28例）。结直肠癌肺转移瘤的局部控制率显著高于其他四种类型肿瘤（P=0.023）。但是多因素分析结果表明，肿瘤病理类型不影响射频消融的局部控制率[18]。

（一）病灶大小

几乎所有分析影响肺癌射频消融治疗疗效因素的研究都发现，病灶大小（超过3 cm）是影响疗效最重要的因素[7-13,16]。目前还没有足够的证据来确定肿瘤大小的界限，尽管多数作者认为3 cm可以作为拐点，还有研究以其他大小为研究界限。Yamagami等射频消融治疗82个结节中，局部进展率22%（18/82），平均局部无进展时间8.7个月，其中肿瘤直径>3 cm的局部进展率为65.2%（5/8），直径介于2~3 cm的为45%（9/20），直径介于1~2 cm的为9.7%（3/31），直径<1 cm的肿瘤为4.3%（1/23）；如果以肿瘤直径≥2.5 cm和<2.5 cm为界，两者的复发率分别为60%和9.7%（P=0.000002）[19]。卢强等射频消融治疗的436个结节中，253个结节直径<3 cm，102个结节直径为3~4 cm，其余的直径均>4 cm[20]。肺部肿瘤原位局部进展的患者，其肿瘤包块直径大多>4 cm；在肿瘤局部进展方面，肿瘤直径<3 cm的患者与直径介于3~4 cm的患者无明显差异（P=0.539），这两组患者与直径>4 cm的肿瘤患者之间存在明显差异（P<0.05）。虽然大多数研究都认为病灶大小是影响疗效的重要因素，但也有例外的情况。陈理明等对80例肺部肿瘤的89个病灶进行射频消融，他们将肿瘤最大径分为≤3.0 cm组，3.1~5.9 cm组和≥6.0 cm组，结果0.5、1、2、3年生存率，≤3.0 cm组分别是73.7%、54.6%、21.5%、11.8%，3.1~5.9 cm组分别是68.2%、48.4%、17.6%、无统计，≥6.0 cm组分别是70.3%、49.7%、23.1%、13.2%，两两比较后发现肿瘤最大直径并非是影响生存率的因素，但并没有分析原因[21]。经多因素分析发现年龄、分期和有无辅助化疗是影响预后的因素。

总之，越小的病灶近期疗效越好，这可能是与射频电极消融范围有关。

首先，消融区的范围要超过病灶的0.5 cm，且温度必须达到60 ℃以上才有可能达到完全消融的目的；而对于直径较大、形状不规则的病灶，热消融很难保证达到完全消融；其次，在CT引导下所见的肿块大小未必真实地反映了病灶的实际大小，CT测量的肿瘤常略小于在MR或肉眼所见的肿瘤大小，因此在实际操作过程中可能会导致射频电极针展开不足而影响消融效率。

（二）病灶位置

Yokouchi指出肿瘤复发是因为肿瘤邻近气管、上腔静脉或肺内血管及支气管，原因可能为中心型肺癌更接近肺门大血管，血流速度较快，带走的热量较多，使其不容易形成凝固性坏死；此外，对部位深在的肿瘤进行射频消融时，考虑到安全性的原因，射频电极针所放置的深度不足以消融所有病灶，导致不完全消融，也影响疗效[22]。

（三）分期

在陈理明的研究中，对63例原发性肺癌进行单因素分析，发现患者的分期对生存率的影响有统计学意义（$P=0.042$），COX回归模型证实肺癌分期是独立的预后因素（HR=3.566；95% CI：1.393~9.134；$P=0.008$）[21]。

（四）周围组织

在前述消融—切除研究中看出，残留的肿瘤细胞多位于血管周围和肿瘤周边，原因在于：病灶周围的血管由于热沉降效应影响消融效果；病灶周围丰富的血管也给残留肿瘤细胞提供营养供给和血行转移的可能，因此疗效较低。

Hiraki发现肿瘤靠近血管或支气管者局部进展率高（$P=0.016$），但是多因素分析没有发现统计学意义[17]。

（五）全身情况

在陈理明的研究中，以该组患者平均年龄58.7岁为界，经单因素分析发现，年龄对肺癌射频消融的生存率的影响有统计学意义（$P=0.042$），COX回归模型证实年龄是独立的预后因素（HR=0.402；95% CI：0.174~0.924；$P=0.032$）[21]。青年人肺癌以腺癌为主要病理类型，癌细胞分化差，经血运发生远处转移要比鳞癌出现得更早、更常见，这可能是低龄组患者射频消融治疗后生存率较高龄组低的原因。Simon等的研究发现Charlson合并症指数（charlson comorbidity index，CCI）是不能手术肺癌患者进行射频消融的独立预后因素[23]。

（六）治疗因素

肺癌射频消融的治疗范围最好超过肿瘤边缘的0.5~1 cm，确保正常肺组织与肿瘤间形成一条热凝固带，防止肿瘤的复发；同时癌与邻近肺组织完全或大部分血供中断，可有效地防止肿瘤转移。但是干燥碳化的组织会减少能量向周围的传导，从而影响消融效果。目前主流的射频消融分为单针和多针两种，以UniBlate和StarBurat XLi为例，多针伸展型射频电极更适合较大的病灶（最大消融半径为7 cm），而单针消融的最大范围是25 mm × 30 mm；此外，多针展开后位置不容易移动，避免了消融过程中患者呼吸、咳嗽或操作者不慎使得穿刺针移位从而影响效果（表4-2）。除此以外还与操作者的经验有关。

表4-2　射频电极对射频消融疗效的影响

射频电极针	肿瘤数	局部控制		局部进展	
		n	%	n	%
Cool-tip	21	12	57.1	9	42.9
LeVeen	63	25	29.7	38	60.3
StarBurst	41	30	73.2	11	26.8

第三节　疗效的影像学评价

由于肿瘤完全消融率在随访时间间隔上没有一致意见，多数报道射频消融治疗3个月后肿瘤不断缩小直至消失；3~12个月随访患者的肿瘤完全消融率为65.5%~82.2%，约90%的患者无局部复发；1年随访死亡率小于10%，死因多为肺外或全身转移，绝大多数与操作技术无关。所以一般以热消融后1个月的影像学检查为基线，术后2年内每3个月复查一次，2年后每6个月复查一次。功能性影像对肺癌热消融的作用主要体现在残留肿瘤会出现强化或高代谢，其评价手段包括增强计算机横断层扫描（computed tomography，CT）、正电子发射断层扫描（positron emission tomography，PET）或PET-CT（positron emission tomography-computed tomography）等。建议对目标肿瘤基线和后续评估应采用同样的评价技术和方法。

一、CT

CT可准确引导穿刺针的定位，是目前用于评价热消融疗效的最好方法，通过消融前后病灶大小和密度变化，可间接反映热消融后的病理学改变。消融后CT即刻表现为肿瘤凝固性坏死及伴随出血，因而呈现稍高密度为主的混合密度，最外层为水肿区表现为低密度，以GGO同心圆形式存在。增强后最内层及中间层由于血管损伤及细胞坏死而不发生强化，而最外层水肿区细胞只是损伤而无坏死，因此增强扫描多有不均匀强化，且病灶较术前有增大。

Jin在射频消融治疗肺部肿瘤的CT随访中发现，完全消融组中有完整GGO表现的占55.6%（5/9），部分GGO占44.4%（4/9）；不完全消融组中部分GGO占96.7%（11/12），没有GGO占8.3%（1/11）[24]。由于最外层GGO高估了真正凝固性坏死区范围，所以建议消融边缘超过靶肿瘤至少5 mm[25]。有研究甚至要求消融区范围至少是消融前肿瘤区域的4倍以上，即消融的直径要2倍于肿瘤的直径才能够保证完全消融，完全消融率可达96%，否则是81%。或者消融比（消融区体积/肿瘤体积）>3可以保证完全消融[26-27]。1周后，增强CT显示消融区周围薄环形增强（<5 mm），为良性反应性充血或出血。1个月后，CT影像示肿瘤仍增大，中间层出血被吸收，外层水肿带细胞修复完成，病灶在平扫时表现为类圆形低密度，增强扫描无强化，近1/3的病灶可以形成空洞。2~6个月，肿瘤逐渐缩小但比消融前没有改变或增大。6个月后，肿瘤比消融前缩小，呈空洞或低密度改变，若增大或强化（CT值提高15 HU）提示复发，需要联合其他治疗或二次消融治疗。

Nour-Eldin等通过CT容积测量评估肺部肿瘤射频消融的疗效，作者回顾性分析了CT引导下射频消融治疗78例患者的100个目标肿瘤，以射频消融前CT测量容积为基线，治疗后24 h、3~6周、3个月、6个月、9个月、12个月复查CT，提示消融后3个月时可以最早评估治疗反应和二次射频消融[28]。

李毅红等报道射频消融治疗后5 min，79%的肺癌病灶增大，21%的病灶无变化；<5 cm的肿瘤密度增高，>5 cm的肿瘤密度均减低；2个月后17例复查，64%的病灶较原病灶缩小，18%的病灶较术前增大，18%的病灶大小无变化，肿瘤的CT值均降低约20 HU左右[29]。同样，鲍家启等发现肺癌射频消融治疗后5 min，90.69%的病灶扩大，6.9%的病灶大小无变化，2.3%的病灶缩小，97.67%的病灶密度减低，2.3%的病灶密度增高；术后20例肺癌随访1~17个月，平均随访4.3个月，55%的病灶较原病灶缩小，40%的病灶较术前增大，5%的病灶大小无变化，95%的肿瘤密度减低，CT值平均降低13 HU，5%的密度增高[30]。

潘海英等报道单点消融组：病灶的体积在术后30 min增大明显，在术后60 d缩小，治疗前后病灶最大径有显著性差异（$P<0.05$）；多点消融组：病灶的体积在30 min增加不显著，在60 d缩小不明显，治疗前后病灶最大径无显著性差异（$P>0.05$）[31]。病灶CT值在术后30 min和术后60 d均降低，单点消融组与多点消融组在治疗前、治疗后30 min、60 d的密度值均有显著性差异（$P<0.05$）。

Bojarski在射频消融治疗32个肺部肿瘤后，CT检查发现84%（27/32）的肿瘤在治疗后即刻形成GGO，除1例以外，其余在1个月后GGO消失；31%（10/32）的肿瘤空洞化，最常见于位于肺内侧2/3的肿瘤，并邻近段支气管，60%的空洞随着时间延长逐渐缩小；31%（10/32）的肿瘤表现为气泡透亮区（定义为1~3 mm的小气泡），除1例以外，均在1年内消失；55%（12/22）的肺实质内肿瘤表现为胸膜增厚，肿瘤距离最近的胸膜平均1.6 cm，胸膜增厚平均0.7 cm，位于射频电极针穿过的位置；64%（14/22）的肺实质内肿瘤在消融后1~3个月可见与胸膜之间的联系，50%（7/14）表现为瘢痕组织的桥接细带，另50%表现为肿瘤和邻近胸膜直接融合而使肺段容积缩小；7例肿瘤在消融后表现为高密度斑片影，1年内没有变化[32]。

Sharma等通过CT随访观察到，射频消融后1个月，62.5%（10/16）可伴肺门和纵隔淋巴结肿大，4例1站淋巴结增大，6例多站淋巴结增大，平均增大短轴为3 mm，长轴为4 mm；随访1个月，至少1站淋巴结短轴增大10 mm的占28%；随访3~6个月逐渐缩小，可能与消融引起的肺部炎症有关，此时不应误解为淋巴结转移[33]。Belfiore发现CT评价射频消融的疗效容易出现假阴性，一些消融区的活检标本中病理证实有瘤细胞存在（6个月时12/19），甚至存在于病灶缩小的病例中（5/12）[34]。

二、PET-CT

热消融后肿瘤的形态变化往往迟于代谢变化，尤其是在判断不完全消融（残留）或肿瘤局部进展时，解剖性影像检查存在着局限性，因此有条件者可以采用功能性影像PET-CT评价肺部肿瘤热消融后的疗效。

Herrera第一个报道了采用PET确诊了CT表现为增大的残留病变[3]。Akeboshi等比较了PET和增强CT检查早期局部进展时发现PET敏感性更高[15]。Kang等的研究认为射频消融后短期内（2周）的效果评价PET优于CT和胸片，评价肿瘤坏死的敏感性分别为70%、38%和26%[35]。

Deandreis等比较PET-CT和CT在评价肺部肿瘤射频消融疗效时发现，在28例患者中，PET-CT检查4例真阳性、1例假阳性、23例真阴性；CT检查1例真阳性、1例假阳性、3例假阴性、23例真阴性，因此PET-CT评价肺部肿瘤射频消融后的疗效优于单纯CT随访[36]。

朱广卿对接受射频消融的18例肺癌患者按随机数表法分为两组：近期组（$n=8$，术后10 d及10 d以内接受PET-CT和CT检查）和远期组（$n=10$，术后2个月接受PET-CT和CT检查），结果显示CT的评价结果100.00%（18/18）为病灶稳定[37]。而PET-CT评价33.33%（6/18）为完全缓解，66.67%（12/18）为部分缓解，近期组37.50%（3/8）为完全缓解，62.50%（5/8）为部分缓解，远期组30.00%（3/10）为完全缓解，70.00%（7/10）为部分缓解。因此在肺癌射频消融术后评价中，PET-CT较CT更加准确。

Suzawa回顾性比较了FDG-PET和CT在肺部肿瘤射频消融后局部进展的诊断效率，143例患者231个肿瘤在射频消融后进行4次检查（3个月、6个月、9个月、12个月），37例患者的47个肿瘤局部进展（平均24个月），FDG-PET的受试者工作（receiver operating characteristic，ROC）曲线下面积4次均高于CT（3个月0.71 vs. 0.55；6个月0.82 vs. 0.60；9个月0.84 vs. 0.66；12个月0.92 vs. 0.68）；FDG-PET的诊断效率在每个时点均有临床价值（3个月是$P=0.0010$，其他时点$P<0.001$）；CT的诊断效率在9、12个月有临床价值（9个月$P=0.041$，12个月$P=0.032$）[38]。

理论上讲，FDG-PET检查高代谢的肿瘤在射频消融后几小时靶肿瘤表现为无代谢区，提示完全消融，消融区有高代谢，说明残留；靶肿瘤周围的炎性反应因低度FDG摄取表现为环形代谢影，与残留或局部进展的局灶性、结节性、不规则性、强的高代谢影明显不同。如果不允许在射频消融结束时检查，那最理想的检查时间是24~48 h，因为周围组织充血、炎性细胞浸润、变性、出血等一般在2 d后出现。但是应该指出，PET-CT检查存在着假阳性。

Deandreis等在PET-CT评价肺部肿瘤射频消融疗效时发现，纵隔淋巴结和针道因炎症可以有FDG摄取[36]。Sharma等也发现射频消融后伴肺门和纵隔淋巴结肿大，在少数病例中增大的淋巴结可能有FDG摄取量增加[33]。Sharma等在另一项研究中发现了消融区的代谢显像动态变化，提示SUV值并不代表残留或局部进展[39]。射频消融3 d以后，直至3个月，最好是6个月再做PET-CT检查，此时周围组织炎性渗出吸收消失，可以降低假阳性率。同时，PET-CT检查也存在着假阴性，Odenthal等指出，肺高分化腺癌在FDG-PET检查中可以没有高代谢，因此容易漏诊局部复发，特别是小的局部进展病灶（部分容积效应因素）[40]。

PET-CT的评价方法可以采用标准摄取比值（standard uptake value，SUV）描述，或者FDG摄取分布类型，甚至使用SUV变化率（SUV%）[36,39,41-45]。Singnurkar的多因素分析发现，射频消融后预测局部无进展的独立因素与FDG摄取分布类型（$P<0.01$）、消融后SUV值（$P<0.01$）和随时间SUV变化率（$P=0.05$）有关[44]。

PET-CT的基线检查可以选择在术前，也可以在术后24~48 h[39,41,45-46]。射频消融2 d后由于炎症渗出和增生消融区周围可见均匀一致的低摄取，与局部残留的局灶结节样摄取不同，提示完全消融。1~3周后表现SUV值明显升高，射频消融术后前6个月，目标肿瘤SUV值呈下降趋势，6个月的摄取较术后3个月更少受炎性反应干扰。

Higaki回顾性分析了60个肺部肿瘤射频消融的临床效果，10例局部复发，FDG-PET的ROC曲线下面积6~9个月最大（$P=0.044$），几乎与3~6个月相等（$P=0.024$），0~3个月最小（$P=0.705$），因此在肺部肿瘤射频消融后至少3个月检查FDG-PET有意义，预测局部复发的SUV临界值为1.5（敏感性77.8%，特异性为85.7%~90.5%）[42]。也有作者认为，6个月时的FDG摄取比3个月时更可靠[41]。Yoo对30例不能手术的Ⅰa期NSCLC进行射频消融，评价PET预测疗效，与基线PET比较（术前60 d内），在预测残留或复发上，术后早期（4 d内）PET检查准确性低于6个月时的检查结果[46]。Higuchi等在一项前瞻性Ⅱ期临床研究中，评价了FDG-PET检查肺部肿瘤射频消融后局部复发手段的作用，提示与7~14天检查相比，3~6个月时的阳性所见与局部复发明显相关（$P=0.0016$）[47]。

如果基线PET-CT检查结果是阴性的，接下来复查的PET-CT检查是阳性的，表明局部进展。如果没有进行基线的PET-CT检查，后续的PET-CT检查结果是阳性的：发现的新病灶与CT检查结果相符，证明是局部进展；发现的新病灶未能得到CT检查结果的确认，需再行CT检查予以确认，如果得到确认，局部进展时间从前次PET-CT检查发现异常算起；发现的新病灶与CT检查已存在的病灶相符，而该病灶在影像学检查上无进展，则疾病无进展。

第四节　消融区在影像学上的演进

一、CT和PET-CT随访常规

　　热消融后立即进行影像学随访，观察是否有效或者复发，但是基线检查和随访间隔时间目前还没有定论（图4-1）。基线检查可以在治疗前，常用PET-CT检查；也可以在治疗后24~48 h，常用PET-CT或CT检查；还可以在治疗后1个月，常用CT检查[9,25,44-46,48-49]。术后2年内CT每3个月复查一次，2年后每6个月复查一次；由于PET-CT评价疗效至少在消融后3个月，因此可以在消融后3个月或6个月第一次复查PET-CT，以后每6个月复查一次，2年后每年复查一次[32,42,46-47]。

二、CT改变和转归

（一）CT 改变

　　Gadaleta等详细描述了肺部肿瘤射频消融的CT变化[50]。美国加州大学洛杉矶分校（UCLA）医学中心放射科胸部影像组Abtin等通过CT及PET-CT随访目标肿瘤射频消融术后影像学特征，表现为以下三阶段变化[51]。

1. 前期改变

　　前期改变是指消融后期到消融后1周内的影像学表现。消融区表现为独特可重复的三层同心圆模式：中心或第一层是凝固性坏死区，代表了肿瘤和肿瘤周围肺实质坏死，影像学上表现为蜂窝状或空泡样低密度影；中间或第二层由低密度GGO组成，代表了肿瘤周围组织坏死；外层或第三层由高密度GGO组成，代表了周围组织充血和出血，但肿瘤仍然有活性。存在完全或部分环形（肿瘤靠近胸膜）、宽至少5 mm的GGO表示肿瘤完全消融。这一期间

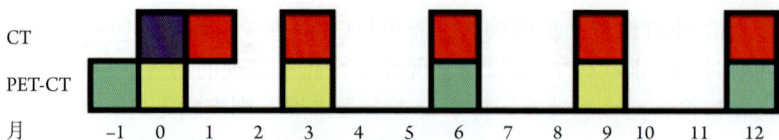

图4-1　肺部肿瘤射频消融后影像学随访方案
红色为CT最佳检查时间；蓝色为CT备选检查时间（消融后24~48 h）；绿色为PET-CT最佳检查时间；黄色为PET-CT备选检查时间（消融后24~48 h）。

由于炎性渗出等改变，肿瘤体积在24 h内持续增大。增强CT中心无强化，周围可见薄层（<5 mm）同心圆光滑强化（良性强化环），代表热损伤的生理反应，如反应性充血，以及陆续出现的纤维化和巨噬细胞浸润等。PET-CT检查显示环形高代谢影。

2. 中期改变

中期改变是指消融后1周~2个月内的影像学表现。消融区在消融后1周~2个月内持续增大，其周边由于炎症吸收可出现环绕清晰锐利的强化环。24%~31%的病灶可见空洞样改变。胸膜增厚也比较常见，胸膜增厚平均0.7 cm。肿瘤和邻近胸膜直接融合而使肺段容积缩小。增强CT中心无强化，周围可见良性强化环，持续6个月。PET-CT检查显示环形高代谢影。

3. 后期改变

后期改变是指消融2个月以后的影像学表现。与基线相比，消融区在3个月后保持稳定或稍大，6个月后大小稳定或逐渐缩小。消融区纤维化、结节纤维化、空洞缩小瘢痕化、肺不张等，或组合出现。增强CT中心无强化，良性强化环，持续6个月。PET-CT检查显示环形高代谢影。

（二）CT 转归

Palussière等对189例患者的350个肺部肿瘤进行CT引导下射频消融，在消融后2天CT检查，然后2、4、6、9、12个月复查一次，预先设定了5种影像学表现，纤维化、空洞形成、结节改变、肺不张和消失，结果在1年时，纤维化（50.5%）和结节（44.8%）最常见，空洞形成（2.4%）、肺不张（1.4%）、消失（0.9%）少见；纤维化更常见于小于2 cm的肿瘤（58.6% *vs.* 22.9%，$P=1×10^{-5}$）（表4-3）[48]。Okuma等回顾性分析了48例患者的100个肺部肿瘤射频消融后空洞形成的概率和时间，于消融后1周及1、2、3个月复查CT，结果发现空洞一般在消融后1.5个月形成，发生率14%（14/100），其中12例无症状，2例高热，原发性肺癌占71%（10/14），距离胸壁在1 cm以内占78.6%（11/14），肺气肿占50%（7/14）（$P<0.05$）[52]。

1. CT表现

（1）消融后24~48 h消融区影像学表现：GGO。

（2）消融后1~3个月消融区影像学表现：结节、空洞、GGO、肺不张。

（3）消融后3~6个月消融区影像学表现：结节、纤维化、空洞、肺不张、消失。

表4-3　肺部肿瘤消融后病理–影像的改变与转归

时间	24~48 h	1~3个月	3~6个月	6~12个月
病理改变	凝固性坏死灶周围炎性反应	凝固性坏死灶周围炎性反应	炎症吸收，肿瘤收缩	
CT变化	GGO	结节	结节	结节
				纤维化
			纤维化	纤维化
		空洞	结节	结节
				纤维化
			空洞	纤维化
				空洞
				结节
			纤维化	纤维化
		GGO	结节	结节
				纤维化
			空洞	纤维化
				空洞
				结节
			纤维化	纤维化
		肺不张	纤维化	纤维化
			结节	结节
				纤维化
			肺不张	肺不张

（4）消融后6~12个月消融区影像学表现：结节、纤维化、空洞、肺不张、消失。

（5）消融后增强CT的影像学变化规律：消融后1~3个月内病灶增大（以此为基线），3个月后病灶保持稳定或逐渐缩小。

2. CT转归（图4-2，表4-3）

（1）GGO—结节形成—纤维化：肿瘤在消融术后即刻形成GGO，4个月结节化，1年纤维化（图4-2A）。

（2）GGO—空洞—纤维化：肿瘤在消融术后即刻形成GGO，4个月空洞化，1年纤维化（图4-2B）。

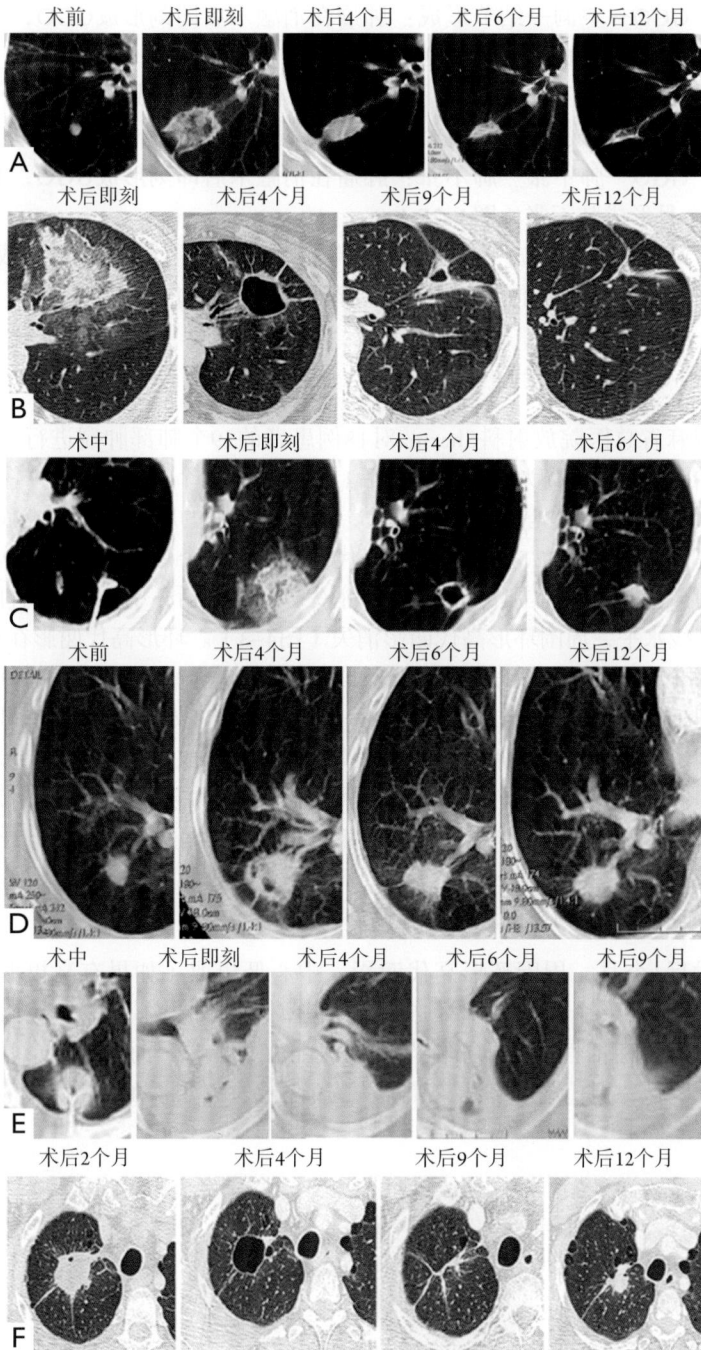

图4-2　肺部肿瘤射频消融后消融区的CT转归

A，GGO—结节—纤维化；B，GGO—空洞—纤维化；C，GGO—空洞—结节；D，GGO—结节—结节；E，GGO—肺不张—肺不张；F，结节—空洞—纤维化—结节。

（3）GGO—空洞—结节形成：肿瘤在消融术后即刻形成GGO，4个月空洞化，6个月结节形成（图4-2C）。

（4）GGO—结节—结节：肿瘤在消融术后即刻形成GGO，6个月结节化，12个月结节形成（图4-2D）。

（5）GGO—肺不张—肺不张：肿瘤在消融术后即刻形成GGO，4个月肺不张，9个月形成肺不张（图4-2E）。

（6）结节—空洞形成—纤维化—结节：肿瘤在消融术后2个月形成结节，4个月空洞化，9个月纤维化，12个月结节形成（图4-2F）。

三、PET-CT改变和转归

美国麻省总医院放射科Sharma对18例患者的19个肺部肿瘤进行了完全消融，以治疗前PET检查为基线，治疗后1、6、12、24个月复查PET[39]。在消融后1~6个月，肿瘤的中心代谢活性丧失，而周围正常的肺组织由于炎症渗出等表现为高代谢，因此PET显示为环形高代谢影；6~12个月，消融后的病变缩小而表现为高代谢，而周围环形高代谢影消失；12个月后，中心部位活性减低，但高于基线水平，周围环形高代谢影消失（图4-3）。环形高代谢影在1个月时占62%，6个月时69%，1和6个月均有环形高代谢影占30%；1个月时有环形高代谢影，则6个月时只有一半患者有，另一半患者消失；如果6个月时有环形高代谢影，则12个月时所有患者消失。环形高代谢影的形成与使用射频电极的类型有关，即多针伸展型射频电极易于产生环形高代谢影，与肿瘤大小、位置、病理学类型、基线SUV值、肺气肿、并发症及空洞形成无关。

（一）基线扫描，肿物周围环形高代谢影

消融后1个月，周围环形高代谢影，中心低摄取（如果有高摄取代表残留）——消融后6个月，周围环形高代谢影消失（如果不消失，代表局部复发），中心代谢活性增加（可能与肿瘤收缩有关）——消融后12个月，中心代谢活性降低，但仍高于基线（黑箭头为消融区）（图4-4A）。

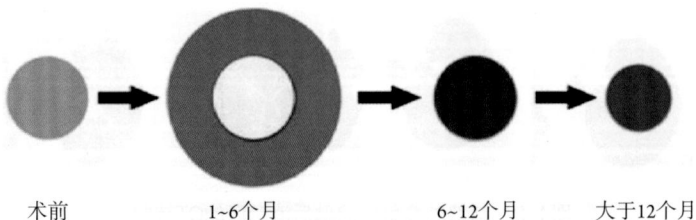

术前　　　　　1~6个月　　　　　6~12个月　　　　大于12个月

图4-3　肺部肿瘤射频消融后消融区的PET-CT转归模式图

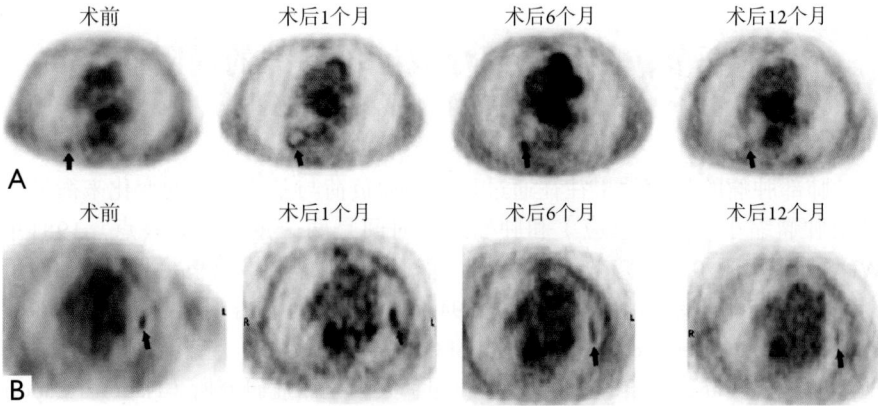

图4-4　肺部肿瘤射频消融后消融区的PET-CT转归

A，肿瘤周围环形高代谢影；B，肿瘤轻度高代谢影。

（二）基线扫描，肿物轻度高代谢影

消融后1个月，肿物轻度高代谢影——消融后6个月，肿物轻度高代谢影——消融后12个月，肿物轻度高代谢影（黑箭头为消融区）（图4-4B）。

第五节 传统局部疗效评价标准的局限性

　　肺部肿瘤的治疗效果往往通过目标肿瘤负荷与基线相比的变化来衡量，其中肿瘤缩小（客观反应）和肿瘤进展时间是两个重要研究终点。1981年WHO首次出版了肿瘤疗效评价标准，通过测量肿瘤二维大小并合计的肿瘤负荷在治疗期间的变化评价疗效[53]。1994年由欧洲癌症治疗研究组织（European Organization for Research on Treatment of Cancer，EORTC）、美国国家癌症研究所（National Cancer Institute，NCI）和加拿大国立癌症研究所（National Cancer Institute of Canada，NCIC）三大组织共同发起分析了多个临床试验超过4 000名患者的资料，比较了不同方法对疗效的判断结果，于2000年发表了实体瘤疗效评价标准（RECIST）[54]。

　　EORTC以数据库中的6 500例患者，18 000处病灶为基础，通过循证医学研究于2009年对其进行了修订[55]，由于仍以解剖性影像为基础，因此称为1.1版。在疗效评价中，如果目标肿瘤消失，无新病灶出现，肿瘤标志物降至正常，并至少维持4周，定义为完全缓解（complete remission，CR）；如果目标肿瘤直径总和至少减小30%，并至少维持4周，定义为部分缓解（partial remission，PR）；如果目标肿瘤直径总和至少增加20%，或出现新病灶，定义为病情进展（progressive disease，PD）；如果目标肿瘤直径总和不符合PR，也不符合PD，定义为病情稳定（stable disease，SD）。

　　由于WHO标准和RECIST标准局部疗效评价上是建立在测量肿瘤大小的解剖性影像基础上，而对肺部肿瘤热消融而言，它没有考虑到肿瘤热消融存在肿瘤凝固性坏死而大小不变甚至增大，同时它也不能区分是否有存活肿瘤（viable tumor），因此可能有假阴性甚至假阳性的可能，在疗效评价上可能存在低估或高估的可能。为此，早在2005年，Fernando等就提出了改良的RECIST标准，肿瘤射频消融术后的CT疗效评价包括病灶大小和强化（表4-4）[56]。但是，该标准完全依照可测量病灶的标准四分类，而在实际热消融的应用中，PR和SD的判读相对困难。

表4-4　改良的实体瘤疗效评价标准

效果	CT肿瘤大小	CT肿瘤密度	PET（SUV值）
CR（任何2个）	病变消失或瘢痕小于原25%	囊性化或空腔形成	<2.5
PR（任何1个）	最大径缩小大于30%	低密度改变、中心坏死或液性改变	较前降低
SD（任何1个）	最大径缩小小于30%	实体瘤表现、无中心坏死或空腔	无变化
PD（任何2个）	最大径增加大于20%	实体瘤表现、侵及邻近结构	升高

第六节　笔者推荐的局部疗效评价标准

由于目前评价疗效的标准还存在着局限性，建议按照非目标病灶的三分类法制定标准：

完全缓解（CR）：所有非目标病灶消失或肿瘤标志物水平正常。所有淋巴结大小必须正常（短轴<10 mm）。

非治愈/非恶化（非CR/非PD）：任何非目标病灶持续存在和/或肿瘤标志物水平高于正常上限。

疾病进展（PD）：存在非目标病灶的明确恶化。通常，总体肿瘤负荷须增大到需中断治疗。

笔者结合多年从事肺部肿瘤射频消融的临床经验发现，对治愈性消融的肺部肿瘤射频消融后，按技术效率分为完全消融和不完全消融[57]。完全消融的CT有下列任何一项表现，如目标肿瘤无强化，小于或等于原肿瘤，或PET-CT显示目标肿瘤无代谢或SUV值正常。不完全消融的CT显示目标肿瘤持续强化，等于或大于原肿瘤，或PET-CT显示目标肿瘤持续高代谢或SUV值高于正常。完全消融和不完全消融可以持续存在，但也可以发展成肿瘤局部进展。

WHO推荐了判断肺部肿瘤射频消融术后残留或局部进展的标准：目标肿瘤在消融后3~6个月有增大；目标肿瘤有强化——180 s后有高于基线50%的增强；>15 mm的结节状增强；任何>15 HU的中心强化；局部或远处淋巴结肿大和肺内或胸外新发病灶亦代表有进展[58]。

美国加州大学洛杉矶分校（UCLA）医学中心放射科胸部影像组Abtin等推荐了肺部肿瘤射频消融后残留或局部进展的标准（表4-5）：肿瘤增大10 mm，强化大于15 HU；与基线相比，3个月增大，6个月确诊，周围GGO实性变，结节影增大；2个月后代谢增高，中心残留或结节样高代谢[51]。

笔者结合既往文献建立了以解剖性影像（大小）结合功能性影像（强化、代谢）为基础的射频消融治疗肺部肿瘤局部疗效评价标准[45,50,59]（表4-6）。

完全消融：CT显示目标肿瘤大小缩小或无变化，目标肿瘤无强化，如无强化的空洞、实性结节、肺不张和纤维化等；或PET-CT显示目标肿瘤无高代谢或SUV值正常。

不完全消融：CT显示目标肿瘤大小无变化或持续增大，目标肿瘤强化，如有强化的空洞、实性结节、肺不张和纤维化；或PET-CT显示目标肿瘤持续高代谢或SUV值高于正常。

肿瘤局部进展：CT显示目标肿瘤完全消融或不完全消融后，出现大于

10 mm新强化区或CT值>15 HU；PET-CT显示目标肿瘤出现新高代谢区或SUV值升高。

表4-5　肺部肿瘤射频消融后残留或局部进展的CT和PET-CT影像学特征（UCLA标准）

影像学特征	早期（1周内）	中期（1周~2个月）	晚期（大于2个月）
CT表现	GGO不完整	GGO变为实性阴影	GGO变为实性阴影，针道出现结节
大小	消融区没有增大	与早期比消融区增大	3个月消融区增大，6个月消融区大于消融前
增强	比消融前强化，中心或结节样强化大于10 mm，或大于15 HU	比消融前强化，中心或结节样强化大于10 mm，或大于15 HU	比消融前强化，中心或结节样强化大于10 mm，或大于15 HU
PET-CT	不适合评价	2个月时持续摄取，或与基线比摄取降低少于60%	2个月时中心持续高摄取，或靶肿瘤部位代谢增加，靶肿瘤部位结节样高代谢

表4-6　肺部肿瘤射频消融疗效评价标准

效果	CT（大小）	CT（密度）	PET或PET-CT
完全消融	缩小或不变	无强化区	无高代谢区
不完全消融	不变或增大	强化区无变化	高代谢区无变化
局部进展	增大10 mm	新强化区增大	新高代谢区增大

参考文献

[1] Jin GY, Lee JM, Lee YC, et al. Primary and secondary lung malignancies treated with percutaneous radiofrequency ablation: evaluation with follow-up helical CT[J]. AJR Am J Roentgenol, 2004, 183(4): 1013-1020.

[2] Suh RD, Wallace AB, Sheehan RE, et al. Unresectable pulmonary malignancies: CT-guided percutaneous radiofrequency ablation preliminary results[J]. Radiology, 2003, 229(3): 821-829.

[3] Herrera LJ, Fernando HC, Perry Y, et al. Radiofrequency ablation of pulmonary malignant tumors in nonsurgical candidates[J]. J Thorac Cardiovasc Surg, 2003, 125(4): 929-937.

[4] Yasui K, Kanazawa S, Sano Y, et al. Thoracic tumors treated with CT-guided radiofrequency ablation: initial experience[J]. Radiology, 2004, 231(3): 850-857.

[5] Akeboshi M, Yamakado K, Nakatsuka A, et al. Percutaneous radiofrequency ablation of lung neoplasms: initial therapeutic response[J]. J Vasc Interv Radiol, 2004, 15(5): 463-470.

[6] Lee JM, Jin GY, Goldberg SN, et al. Percutaneous radiofrequency ablation for inoperable non-small cell lung cancer and metastases: preliminary report.[J] Radiology, 2004, 230(1): 125-134.

[7] Gadaleta C, Catino A, Mattioli V. Radiofrequency thermal ablation in the treatment of lung malignancies[J]. In Vivo, 2006, 20(6A): 765-767.

[8] Ambrogi MC, Lucchi M, Dini P, et al. Percutaneous radiofrequency ablation of lung tumours: results in the mid-term[J]. Eur J Cardiothorac Surg, 2006, 30(1): 177-183.

[9] Lencioni R, Crocetti L, Cioni R, et al. Response to radiofrequency ablation of pulmonary tumours: a prospective, intention-to-treat, multicentre clinical trial (the RAPTURE study)[J]. Lancet Oncol, 2008, 9(7): 621-628.

[10] Garetto I, Busso M, Sardo D, et al. Radiofrequency ablation of thoracic tumours: lessons learned with ablation of 100 lesions[J]. Radiol Med, 2014, 119(1): 33-40.

[11] Lanuti M, Sharma A, Willers H, et al. Radiofrequency ablation for stage I non-small cell lung cancer: management of locoregional recurrence[J]. Ann Thorac Surg, 2012, 93(3): 921-927.

[12] Hiraki T, Gobara H, Mimura H, et al. Percutaneous radiofrequency ablation of clinical stage I non-small cell lung cancer[J]. J Thorac Cardiovasc Surg, 2011, 142(1): 24-30.

[13] Beland MD, Wasser EJ, Mayo-Smith WW, et al. Primary non-small cell lung cancer: review of frequency, location, and time of recurrence after radiofrequency ablation[J]. Radiology, 2010, 254(1): 301-307.

[14] Okuma T, Matsuoka T, Yamamoto A, et al. Determinants of local progression after computed tomography-guided percutaneous radiofrequency ablation for unresectable lung tumors: 9-year experience in a single institution[J]. Cardiovasc Intervent Radiol, 2010, 33(4);787-793.

[15] Pennathur A, Luketich JD, Abbas G, et al. Radiofrequency ablation for the treatment of stage I non-small cell lung cancer in high-risk patients[J]. J Thorac Cardiovasc Surg, 2007, 134(4): 857-864.

[16] Fernando HC, De Hoyos A, Landreneau RJ, et al. Radiofrequency ablation for the treatment of non-small cell lung cancer in marginal surgical candidates[J]. J Thorac Cardiovasc Surg, 2005, 129(3): 639-644.

[17] Hiraki T, Sakurai J, Tsuda T, et al. Risk factors for local progression after percutaneous radiofrequency ablation of lung tumors: evaluation based on a preliminary review of 342 tumors[J]. Cancer, 2006, 107(12): 2873-2880.

[18] Hiraki T, Gobara H, Mimura H, et al. Does tumor type affect local control by radiofrequency ablation in the lungs[J]? Eur J Radiol, 2010, 74(1): 136-141.

[19] Yamagami T, Kato T, Hirota T, et al. Risk factors for occurrence of local tumor progression after percutaneous radiofrequency ablation for lung neoplasms[J]. Diagn Interv Radiol, 2007, 13(4): 199-203.

[20] 卢强, 李小飞, 韩勇, 等. 射频消融治疗329例肺部恶性肿瘤临床安全及疗效的研究[J]. 中国肺癌杂志, 2011, 14(11): 865-869.

[21] 陈理明, 王少彬, 陈俊辉, 等. 射频消融治疗肺癌的预后及其影响因素分析[J]. 中国肿瘤临床与康复, 2007, 14(4): 320-323.

[22] Yokouchi H, Yasumoto T, Murata K, et al. Radiofrequency ablation of malignant lung tumors--preliminary report of 12 cases[J]. Gan To Kagaku Ryoho, 2008, 35(12): 2204-2206.

[23] Simon TG, Beland MD, Machan JT, et al. Charlson Comorbidity Index predicts patient outcome, in cases of inoperable non-small cell lung cancer treated with radiofrequency ablation[J]. Eur J Radiol, 2012, 81(12): 4167-4172.

[24] Jin GY, Lee JM, Lee YC, et al. Primary and secondary lung malignancies treated with percutaneous radiofrequency ablation: evaluation with follow-up helical CT[J]. AJR Am J Roentgenol, 2004, 183(4); 1013-1020.

[25] Anderson EM, Lees WR, Gillams AR. Early indicators of treatment success after percutaneous radiofrequency of pulmonary tumors[J]. Cardiovasc Intervent Radiol, 2009, 32(3): 478-483.

[26] de Baère T, Palussière J, Aupérin A, et al. Midterm local efficacy and survival after radiofrequency ablation of lung tumors with minimum follow-up of 1 year: prospective evaluation[J]. Radiology, 2006, 240(2): 587-596.

[27] Hiraki T, Sakurai J, Tsuda T, et al. Risk factors for local progression after percutaneous radiofrequency ablation of lung tumors: evaluation based on a preliminary review of 342 tumors[J]. Cancer, 2006, 107(12): 2873-2880.

[28] Nour-Eldin NE, Naguib NN, Tawfik AM, et al. CT volumetric assessment of pulmonary neoplasms after radiofrequencyablation: when to consider a second intervention[J]? J Vasc Interv Radiol, 2014, 25(3): 347-354.

[29] 李毅红, 魏经国, 王耀程, 等. 集束电极射频治疗肺癌CT评价[J]. 中国医学影像技术, 2000, 16(12): 1070-1072.

[30] 鲍家启, 潘志立, 胡克非, 等. 经皮射频治疗肺部恶性肿瘤的螺旋CT评价[J]. 安徽医学, 2002, 23(4): 1-3.

[31] 潘海英, 徐山淡, 王耀程, 等. 集束电极射频治疗肺癌效果的CT评估[J]. 介入放射学杂志, 2001, 10(1): 30-33.

[32] Bojarski JD, Dupuy DE, Mayo-Smith WW. CT imaging findings of pulmonary neoplasms after treatment with radiofrequency ablation: results in 32 tumors[J]. AJR Am J Roentgenol,

2005,185(2): 466-471.

[33] Sharma A, Digumarthy SR, Kalra MK, et al. Reversible locoregional lymph node enlargement after radiofrequency ablation of lung tumors[J]. AJR Am J Roentgenol, 2010, 194(5): 1250-1256.

[34] Belfiore G, Moggio G, Tedeschi E, et al. CT-guided radiofrequency ablation: a potential complementary therapy for patients with unresectable primary lung cancer--a preliminary report of 33 patients[J]. AJR Am J Roentgenol, 2004, 183(4);1003-1011.

[35] Kang S, Luo R, Liao W, et al. Single group study to evaluate the feasibility and complications of radiofrequency ablation and usefulness of post treatment position emission tomography in lung tumours[J]. World J Surg Oncol, 2004, 2: 30.

[36] Deandreis D, Leboulleux S, Dromain C, et al. Role of FDG PET/CT and chest CT in the follow-up of lung lesions treated with radiofrequency ablation[J]. Radiology, 2011, 258(1): 270-276.

[37] 朱广卿, 晋颖, 张淼, 等. PET-CT和CT在肺癌射频消融术后的应用价值[J]. 中国医师进修杂志, 2012, 35(26): 4-7.

[38] Suzawa N, Yamakado K, Takao M, et al. Detection of local tumor progression by (18)F-FDG PET/CT following lung radiofrequency ablation: PET versus CT[J]. Clin Nucl Med, 2013, 38(4): e166-e170.

[39] Sharma A, Lanuti M, He W, et al. Increase in fluorodeoxyglucose positron emission tomography activity following complete radiofrequency ablation of lung tumors[J]. J Comput Assist Tomogr, 2013, 37(1): 9-14.

[40] Odenthal C, Steinke K. Case report: Positron emission tomography fails to detect pulmonary adenocarcinoma recurrence after radiofrequency ablation[J]. J Radiol Case Rep, 2013, 7(11): 15-23.

[41] Alafate A, Shinya T, Okumura Y, et al. The Maximum standardized uptake value is more reliable than size measurement in early follow-up to evaluate potential pulmonary malignancies following radiofrequency ablation[J]. Acta Med Okayama, 2013, 67(2): 105-112.

[42] Higaki F, Okumura Y, Sato S, et al. Preliminary retrospective investigation of FDG-PET/CT timing in follow-up of ablated lung tumor[J]. Ann Nucl Med, 2008, 22(3): 157-163.

[43] Harada S, Sato S, Suzuki E, et al. The usefulness of pre-radiofrequency ablation SUV(max) in 18F-FDG PET/CT to predict the risk of a local recurrence of malignant lung tumors after lung radiofrequency ablation[J]. Acta Med Okayama, 2011, 65(6): 395-402.

[44] Singnurkar A, Solomon SB, Gönen M, et al. 18F-FDG PET/CT for the prediction and detection of local recurrence after radiofrequency ablation of malignant lung lesions[J]. J Nucl Med, 2010, 51(12): 1833-1840.

[45] Okuma T, Okamura T, Matsuoka T, et al. Fluorine-18-fluorodeoxyglucose positron emission tomography for assessment of patients with unresectable recurrent or metastatic lung cancers after CT-guided radiofrequency ablation: preliminary results[J]. Ann Nucl Med, 2006, 20(2): 115-121.

[46] Yoo DC, Dupuy DE, Hillman SL, et al. Radiofrequency ablation of medically inoperable stage IA non-small cell lung cancer: are early posttreatment PET findings predictive of treatment outcome[J]? AJR Am J Roentgenol, 2011, 197(2): 334-340.

[47] Higuchi M, Honjo H, Shigihara T, et al. A phase II study of radiofrequency ablation therapy for thoracic malignancies with evaluation by FDG-PET[J]. J Cancer Res Clin Oncol, 2014, 140(11): 1957-1963.

[48] Palussière J, Marcet B, Descat E, et al. Lung tumors treated with percutaneous radiofrequency ablation: computed tomography imaging follow-up[J]. Cardiovasc Intervent Radiol, 2011, 34(5): 989-997.

[49] Rossi S, Dore R, Cascina A, et al. Percutaneous computed tomography-guided radiofrequency thermal ablation of small unresectable lung tumours[J]. Eur Respir J, 2006, 27(3): 556-563.

[50] Gadaleta C, Mattioli V, Colucci G, et al. Radiofrequency ablation of 40 lung neoplasms: preliminary results[J]. AJR Am J Roentgenol, 2004, 183(2): 361-368.

[51] Abtin FG, Eradat J, Gutierrez AJ, et al. Radiofrequency ablation of lung tumors: imaging features of the postablation zone[J]. Radiographics, 2012, 32(4): 947-969.

[52] Okuma T, Matsuoka T, Yamamoto A, et al. Factors contributing to cavitation after CT-guided percutaneous radiofrequency ablation for lung tumors[J]. J Vasc Interv Radiol, 2007, 18(3): 399-404.

[53] Miller AB, Hooqstraten B, Staquet M, et al. Reporting results of cancer treatment[J]. Cancer, 1981, 47: 207-214.

[54] Therasse P, Arbuck SG, Eisenhauer EA, et al. New guidelines to evaluate the response to treatment in solid tumors. European Organization for Research and Treatment of Cancer, National Cancer Institute of the United States, National Cancer Institute of Canada[J]. J Natl Cancer Inst, 2000, 92: 205-216.

[55] Eisenhauer EA, Therasse P, Bogaerts J, et al. New response criteria in solid tumours: revised RECIST guideline (version 1.1)[J]. Eur J Cancer, 2009, 45: 228-247.

[56] Fernando HC, De Hoyos A, Landreneau RJ, et al. Radiofrequency ablation for the treatment of non-small cell lung cancer in marginal surgical candidates[J]. J Thorac Cardiovasc Surg, 2005, 129(3): 639-644.

[57] 刘宝东, 支修益, 刘磊, 等. CT引导下射频消融治疗中晚期非小细胞肺癌的近期疗效观察[J]. 中国肺癌杂志, 2009, 12(7): 775-779.

[58] Casal RF, Tam AL, Eapen GA. Radiofrequency ablation of lung tumors[J]. Clin Chest Med, 2010, 31(1): 151-163.

[59] 刘宝东, 支修益. 影像引导下热消融治疗肺部肿瘤的局部疗效评价[J]. 中国医学前沿杂志(电子版), 2015, 7(2): 11-14.

（刘宝东）

第五章　肺部肿瘤热消融的临床应用

第一节　肺部肿瘤热消融的适应证和禁忌证

一、适应证

（一）治愈性消融

治愈性消融（curative ablation）是指通过热消融治疗能够使肺部肿瘤病灶组织完全坏死，并有可能达到治愈和延长生存的目的。

1. 原发性NSCLC

Ⅰ期周围型NSCLC（肿瘤最大径≤5 cm，最好在3 cm以下，无淋巴结转移及远处转移），因心肺功能差、高龄或拒绝手术[1]。

2. 肺转移瘤

原发灶得到有效控制者，同时转移瘤单侧肺部≤3个，双侧肺转移瘤总数≤5个，肿瘤最大径≤5 cm，最好在3 cm以下。

（二）姑息性消融

姑息性消融（palliative ablation）是指通过热消融治疗，最大限度地诱导肿瘤凝固性坏死，达到减轻肿瘤负荷、缓解症状的目的。

1. 原发性肺癌

早期周围型NSCLC肿瘤最大径>5 cm，需要进行多针、多点或多次治疗，或联合其他治疗方法；中晚期周围型NSCLC[2]；中心型NSCLC；原发性肺癌术后肺内孤立性转移或复发[3]；原发性肺癌放化疗或分子靶向药物治疗后肺部肿瘤复发[4]；周围型小细胞肺癌（SCLC）经过放化疗后肺部肿瘤复发；合并恶性胸腔积液的周围型肺癌在胸膜活检固定以后[5]；减状手术：对肺部肿瘤侵犯肋骨或胸椎椎体引起的难治性疼痛进行消融，可达到减轻疼痛的效果；甚至对咳血等也有疗效[6]。

2. 肺转移瘤

数量和大小超过治愈性消融限制者。

二、禁忌证

（一）绝对禁忌证

有严重出血倾向、血小板<50 × 10⁹/L和凝血功能严重紊乱者（凝血酶原时间>18 s，凝血酶原活动度<40%）。抗凝治疗和/或抗血小板药物应在消融前至少停用5~7 d。活动性感染或菌血症。

（二）相对禁忌证

靶肿瘤邻近心脏大血管等重要结构（<1 cm），此时可考虑冷冻消融；靶肿瘤没有安全的穿刺通路；有广泛肺外转移者，预期生存<3个月；有严重合并症、免疫功能低下、肾功能不全者；心脏起搏器植入完全起搏心率、金属物植入者禁忌，此时可考虑双极射频电极或其他热消融手段[7-8]；对碘对比剂过敏，无法通过增强CT扫描评价疗效，此时可考虑用PET-CT或MRI评估；美国东部肿瘤协作组（Eastern Collaborative Oncology Group，ECOG）体力状态评分大于2分；剧烈咳嗽或严重躁动不配合者。

第二节　肺部肿瘤热消融的临床研究

一、射频消融

射频消融治疗肿瘤的前期研究类似于抗肿瘤药物的 I 期临床试验，评价安全性，采用美国介入放射学学会（Society of Interventional Radiology，SIR）影像引导肿瘤消融国际工作组（International Working Group on Image-Guided Tumor Ablation）的标准；中期研究一般采用单臂研究，类似于抗肿瘤药物的 II 期临床试验，评价有效性，通过肿瘤功能显像等进行评估，包括生存时间，如疾病至进展时间（time to progression，TTP）即治疗开始至出现影像学进展之间的时间间隔；无进展生存期（progression free survival，PFS）即治疗开始至出现影像学进展或者死亡的时间间隔；总生存率（overall urvival，OS）等。肿瘤标志物不能单独用来评价肿瘤客观缓解，但如果标志物水平在基线时超过正常值上限，在评价完全消融时必须回归到正常水平；后期研究通过对照或随机对照研究，类似于抗肿瘤药物的 III 期临床试验，评价安全性和有效性[9]。

2000年Dupuy等报道经皮射频消融治疗3例肺部恶性肿瘤，揭开了射频消融治疗肺癌的序幕[10]。2000年程庆书等于国内首次报道了CT引导下锚状电极高温射频消融治疗肺部肿瘤[11]。

（一）近期结果

Suh等报道了射频消融治疗不能手术的12例肺癌患者，其中治疗19个肿瘤，大小0.5~7.4 cm；12例气胸，2例需要胸腔闭式引流，2例胸腔积液，2例中度疼痛；平均随访4.5个月，完全消融率75%[12]。初步结果提示经皮射频消融治疗不能手术的肺部肿瘤是安全、技术可行的。

Herrera等报道了射频消融治疗不能手术的18例肺部肿瘤患者，癌转移8例，肉瘤转移5例，肺癌5例；33个肺部肿瘤，大小2~16 cm；气胸发生率53.8%（7/13），迟发性气胸1/18，肺部感染4/18，少量胸腔积液9/18，暂时性肾衰竭1/18，1例术后19天因咳血而死亡，该例患者为中心型肿瘤，之前接受过粒子植入放疗；平均随访6个月，完全消融率55%[13]。初步结果显示射频消融治疗小的肺部肿瘤可行，大肿瘤（大于5 cm）效果较差。

Lee等报道了射频消融治疗不能手术的26例NSCLC和4例肺转移瘤患者：32个肺部肿瘤，大小0.5~12 cm；平均随访12.5个月，完全消融率38%，其中小于3 cm的6例患者均完全消融，而26个较大的肿瘤完全消融率仅23%（6/26）；平均生存时间完全消融者19.7个月，不完全消融者8.7个月

（*P*<0.01）[14]。其中20例晚期NSCLC患者中，咯血的80%、胸痛的30%、呼吸困难的36%和咳嗽的25%，症状都得到了一定缓解。

　　Fernando等报道了射频消融治疗不能手术的18例NSCLC：21个肺部肿瘤，大小1.2~4.5 cm；Ⅰ期9例，Ⅱ期2例，Ⅲ期3例，Ⅳ期4例；1例开胸射频消融术后肺炎死亡，气胸中38.9%需要胸腔闭式引流；平均随访14个月，完全消融率62%，平均和中位无进展时间分别为16.8个月和18个月[15]。结果显示射频消融治疗周围型小的NSCLC可行，需要胸外科医生在高风险NSCLC中进一步评估。

（二）中期结果

　　de Baère等前瞻性评估了射频消融治疗不能手术的60例患者的97个肺部肿瘤，消融区面积至少比原肿瘤增大4倍预示肿瘤完全消融（*P*=0.02），≤2 cm的肿瘤效果更好（*P*=0.066）；18个月时的总生存率为71%，无病生存期（disease free survival，DFS）为34%；气胸发生率54%，9%需要引流；肺功能在术前与术后2个月无明显差异（*P*=0.51）[16]。结果显示射频消融治疗具有较高的局部控制率和较好的耐受性。

　　Ambrogi等评估了射频消融治疗不能手术的54例患者的64个肺部肿瘤，其中NSCLC 40例，肺转移瘤24例，肿瘤大小1~5 cm；气胸发生率12.7%，1例胸壁血肿，1例胸腔积液；平均随访23.7个月，完全消融率61.9%，其中肺转移瘤完全消融率70.8%，小于3 cm肿瘤的完全消融率为69.7%[17]。平均（中位）总生存率和DFS分别为17.3个月（28.9个月）和12.9个月（24.1个月）。结果显示射频消融可以作为NSCLC的局部治疗选择。

　　Lencioni等第一个发表了关于经皮射频消融治疗肺癌的前瞻性计划性多中心临床研究结果：在2001年7月—2005年12月期间，来自欧洲、美国和澳大利亚的7个临床试验中心，其中33例为NSCLC，射频消融治疗至少1年的完全消融率为88%，治疗后1年和2年的总生存率分别为70%和48%；治疗后1年和2年肿瘤特异性生存率分别为92%和73%；其中13例Ⅰ期NSCLC（Ⅰa期10例，Ⅰb期3例）的2年总生存率为75%，2年肿瘤特异性生存率为92%[18]。结果显示射频消融在选择合适的患者中具有较高比例的完全消融率和可接受的并发症发生率。

　　Pennathur等回顾性评估了射频消融治疗不能手术的100例肺部肿瘤患者，其中原发性肺癌46例，复发25例，肺转移瘤29例，平均随访17个月，中位总生存23个月，2年总生存率49%（95% CI：37~60），其中原发性肺癌、复发癌、肺转移瘤分别为50%（95% CI：33~65）、55%（95% CI：25~77）、41%（95% CI：19~62）[19]。结果显示胸外科医生进行影像引导射频消融治疗不能手术的高风险肺部肿瘤患者安全可行。

　　Lanuti等对31例不能手术的早期NSCLC的患者经过38例次射频消融治疗，

局部肿瘤进展率31.5%（12/38），中位随访时间17个月，中位生存时间30个月，2年、4年生存率分别为78%、47%[20]。气胸发生率13%，肺炎16%，胸腔积液21%。中期结果提示射频消融治疗不能手术的早期NSCLC可获得长期生存，且对肺功能无损害，局部进展与肿瘤大于3 cm相关，CT和PET-CT可用于评价射频消融的治疗效果。

Garetto等对81例患者（NSCLC 25例，肺转移瘤56例）的100个肺部肿瘤进行射频消融，平均随访23个月，首次完全消融率88%，完全消融中18.4%复发，平均进展时间19个月；1、2、3年生存率分别为84.5%、65.4%和51.5%[21]。

（三）长期结果

Hiraki等的研究显示，20例Ⅰ期NSCLC（Ⅰa期14例，Ⅰb期6例），中位随访时间21.8个月，9个月时局部进展率35%（7/20）；1、2、3年的肿瘤局部控制率分别为72%、63%和63%；中位生存时间42个月；1、2、3年的总生存率和肿瘤特异性生存率分别为90%和100%、84%和93%、74%和83%[22]。2011年该作者又发表了50例NSCLC（Ⅰa期38例，Ⅰb期12例）研究结果，中位随访时间37个月，局部进展率31%（16/52），中位生存时间67个月；总生存率、肿瘤特异性生存率和DFS分别为1年94%、100%和82%，2年86%、93%和64%，3年74%、80%和53%[23]。结果提示射频消融治疗Ⅰ期NSCLC可以获得长期生存，但肿瘤局部控制需要提高。

Simon等的回顾性研究是迄今为止规模最大的，其中75例Ⅰ期NSCLC（Ⅰa期56例，Ⅰb期19例）的射频消融治疗后1、2、3、4、5年的生存率分别为78%、57%、36%、27%和27%；平均生存时间42个月；1、2、3年的总生存率和癌特异性生存率分别为90%和100%、84%和93%、74%和83%[24]。直径≤3 cm和>3 cm病灶的1、2、3、4、5年DFS分别为83%、64%、57%、47%、47%和45%、25%、25%、25%、25%，并且两组间的生存曲线差异有统计学意义（P<0.002），提示肿瘤大小是局部进展的危险因素，肿瘤>3 cm和<3 cm的中位进展时间分别为12个月和45个月；气胸发生率28.4%（52/183），9.8%（18/183）需要胸腔闭式引流；30日死亡率3.9%（6/153），其中操作特异性死亡率2.6%（4/153）；作者还发现射频消融能够缓解较大肿瘤引起的症状，如胸痛、呼吸困难、咳嗽或咯血等。

Ambrogi等前瞻性计划性研究了射频消融治疗57例Ⅰ期NSCLC（Ⅰa期44例，Ⅰb期15例）的长期随访结果，肿瘤平均2.6 cm（1.1~5 cm），平均随访47个月，完全消融率59.3%（Ⅰa期65.9%，Ⅰb期40%，P=0.01），平均局部复发时间25.9个月；中位总生存和肿瘤特异性生存时间分别为33.4个月和41.4个月；1、3、5年的肿瘤特异性生存率分别为89%、59%、40%[25]。

笔者等回顾性研究了射频消融治疗29例Ⅰ期NSCLC（Ⅰa期14例，Ⅰb期

15例）的长期随访结果，肿瘤平均2.9 cm（1.5~4.8 cm），平均随访25个月，平均局部复发时间24个月；中位总生存和肿瘤特异性生存时间分别为57个月和63个月；1、2、3年的总生存率分别为90.5%、76.4%、65.5%，1、2、3年的肿瘤特异性生存率分别为95.2%、86.6%、74.2%[1]。Ⅰa期和Ⅰb期生存率1年为87.5%和92.3%，2年为87.5%和73.4%，3年为87.5%和58.7%（P=0.596），平均生存时间分别为65个月（95% CI：51~79）和55个月（95% CI：38~71），两组间无统计学差异（P=0.596）。

Kodama等回顾性评价了射频消融治疗33例患者的42个GGN为主（≥50%）肺腺癌的临床结果，平均随访42个月，局部进展率14.3%（6/42），6例中4例再次消融，除1例脑出血死亡以外均存活，1年OS和肿瘤特异性生存分别为100%和100%，3年分别为96.4%（95% CI：77.5~99.5）和100%，5年分别为96.4%（95% CI：77.5~99.5）和100%[26]。

Iguchi等回顾性评价了射频消融治疗16例患者的17个表现为GGN为主（≥50%）肺癌的临床结果，中位肿瘤随访61.5个月，首次和二次技术效率1年分别为100%和100%，2年为93.3%和100%，3年为78.3%和92.3%；中位随访65.6个月，1例患者11.7个月因其他癌症复发而死亡，其余16例均存活，1年OS和肿瘤特异性生存分别为93.3%和100%，5年分别为93.3%和100%[27]。

Zhu等在一项包括17项研究的系统性回顾研究中，肿瘤平均直径2.2 cm（1.7~5.2 cm），中位操作相关并发症发生率35.7%（15.2%~55.6%），死亡率0（0~5.6%），中位完全消融率90%（38%~97%），中位局部复发率11.2%（3%~38.1%），中位无进展时间21个月（15~26.7），中位总生存23个月（8.6~33），1年、2年、3年生存率分别为82%（63%~85%）、62.5%（55%~65%）和38%（15%~46%）[28]。

Chan在另一项包括46项研究的循证医学研究中，1584例肺部肿瘤患者，进行2 905次消融，8个研究对象是肺癌，11项是肺转移瘤，25项包括了肺癌和肺转移瘤，还有2项没有特指；总的趋势是清醒镇静麻醉逐渐取代全麻，多针伸展性射频电极逐渐增多，肿瘤大小倾向于缩小，PET-CT评价逐渐推广；平均并发症发生率24.6%（15.2%~55.6%），气胸最常见（28.3%），胸腔积液14.8%，胸痛14.4%；操作相关死亡率0.21%（0~5.6%），平均13个月（3~45）时局部复发率12.2%，局部复发与病灶大小、年龄、随访时间无关；平均总生存率为58.3%（随访40个月），肿瘤特异性生存率为82.1%（58%~100%，随访90个月）等[29]。

（四）与其他手段比较

Zemlyak等回顾性比较了不适合肺叶切除的亚肺叶切除（25例）和射频消融（22例）的治疗结果：总生存率和肿瘤特异性生存率差异均无统计学

意义[30]。Lee等在另一项回顾性研究中，发现手术组（n=13）和射频消融组（n=16）治疗Ⅰ及Ⅱ期NSCLC的1年、2年、5年生存率分别为85.7%和100%；70.1%和76.9%；0和18.7%[31]。作者认为对于Ⅰ及Ⅱ期老年NSCLC患者射频消融可以替代手术治疗。Safi等回顾性分析了前瞻性数据，比较亚肺叶切除组（n=42）和射频消融组（n=25）治疗不能耐受肺叶切除的Ⅰ期NSCLC的局部复发率和OS，两组年龄、性别、肿瘤大小、肺功能、Charlson并发症指数（Charlson Comorbidity Index，CCI）等无差异，手术组ECOG体力状态评分优于射频消融组，中位随访分别为18个月和13个月，OS的1年、2年分别为94%和85%、86%和74%；单因素分析局部复发率手术组明显低于射频消融组（P=0.02），多因素分析亚肺叶切除组的局部复发风险低于射频消融组7.57倍（95% CI：1.94~29.47），但是OS和无病生存期无统计学差异[32]。Ambrogi等比较了不适合肺叶切除的楔形切除（59例）和射频消融（62例）的治疗结果：中位随访分别为36个月和42个月，局部复发率分别为2%和23%（P=0.002），1、2、5年总生存率分别为100%和93%、96%和72%、52%和35%（P=0.044）[33]。建议应该首选手术，但是对于不适合手术的T1期肿瘤可以选择射频消融。Kim等前瞻性配对研究了Ⅰ期NSCLC患者的手术组（n=14）和射频消融组（n=8）的疗效[34]。结果平均生存时间分别为45.49±7.21个月和33.18±7.90个月（P=0.297）；1、2、5年生存率分别93%、77%、67%和88%、50%、25%（P=0.054）。这些结果表明射频消融在治疗Ⅰ期NSCLC的疗效与手术相当，尤其是对无法耐受手术的患者。

　　Kwan回顾了2007—2009年当地肺癌患者的资料，其中选取了1897名经过部分肺叶切除或射频消融的早期NSCLC老年患者（年龄≥65岁），其中射频消融占4%，肺叶切除占96%，Ⅰa期患者占63.5%，Ⅰb期患者占36.5%[35]。基线分析部分肺叶切除的患者年龄较射频消融患者小（P=0.006），患有1个以上并发症的患者较射频消融少（P=0.036），慢性阻塞性肺疾病患者较射频消融少（P=0.017），接受放疗的患者比射频消融多（23% vs. 5%，P<0.0001），而在性别、人种、肿瘤分期、病理诊断、是否接受化疗方面无显著性差异（P>0.05）。经过平均508天的随访时间后，控制了两组之间的选择偏倚，肺叶切除组90天、1年、2年的总生存率分别是95.5%、82.9%和66.1%，而射频消融组90 d、1年、2年的总生存率分别是98.5%、85.3%和61.8%；肺叶切除组90天、1年、2年的肿瘤特异性生存率分别是100%、88.3%和75.8%，射频消融组90天、1年、2年的肿瘤特异性生存率分别是98.6%、88.7% 和66.1%。COX回归分析得出两组在总生存率（P=0.695）和肿瘤特异性生存率（P=0.819）方面均无显著性差异。在高龄早期NSCLC患者中，射频消融的花费明显低于亚肺叶切除[36-37]。

　　Ochiai等回顾性比较了射频消融（n=48）和立体定向消融放射治疗

（SABR）（*n*=47）治疗不能手术≤5 cm肺部肿瘤的效果：射频消融组（9.6%，95% CI：3.6~23.9）和SABR组（7.0%，95% CI：0.2~20.2）的3年局部进展率类似（*P*=0.746）；射频消融组（86.4%，95% CI：69.2~94.3）和SABR组（79.6%，95% CI：60.6~90.1）的OS类似（*P*=0.738）[38]。1年生存率分别为68.2%~95%和81%~85.7%，3年为36%~87.5%和42.7%~56%，5年为20.1%~27%和47%，但是射频消融进展率似乎高于SABR（分别为23.7%~43%和3.5%~14.5%）。Bilal等比较了射频消融和SABR在不能手术早期NSCLC中的效果：在16项研究中，两者的生存率相近（1年生存率分别为68.2%~95%和81%~85.7%，3年为36%~87.5%和42.7%~56%，5年为20.1%~27%和47%），但是射频消融进展率似乎高于SABR（分别为23.7%~43%和3.5%~14.5%）[39]。Sher等采用Markov模型分析其实用价值、复发风险和成本效益分析等[40]。结果发现平均每增加一个质量调整生命年（quality-adjusted life years，QALY）的费用SABR比射频消融多14 000美元。因此Dupuy建议今后的研究重点是哪些人能从两种疗法中获益[41]。

一项研究利用微观模型预测射频消融和SABR与放疗在治疗不能手术Ⅰ期NSCLC的生存获益，结果寿命期望值分别为1.71和1.46生命年；如果将SABR定位于中心型肺癌，射频消融定位于周围型肺癌，与普通放疗相比，寿命期望值为2.02生命年[42]。

二、微波消融

冯威健等使用微波天线在CT引导下经皮肺穿刺微波消融周围型肺癌，以2450 MHz的微波、65W辐射60秒，对20例肺癌患者（原发性肺癌8例、转移性肺癌12例）28个病灶行CT引导下微波消融治疗，随访3~24个月（平均12.1个月），16例患者生存。肿块均缩小，13个病灶缩小50%以上（46.4%），3例病灶消失（10.7%），有效率为57.1%[43]。CT表现为即刻消融区呈约3.5 cm×2.5 cm的软组织影，1周后消融区内见汽化灶，外周有高密度反应区，1个月后消融区进一步缩小，3个月后实变，1年后几乎消失，治疗后细胞学证实肿瘤组织坏死。若肿瘤直径<3.0 cm，一次治疗即可灭活；若直径>3.0 cm时，可行多点消融治疗。并发症方面，部分患者在术后3~5天出现一过性低热。

He等采用水冷微波天线对12例周围型肺癌患者16个病灶行超声引导下微波消融，病灶直径为2.0~6.0 cm。随访6~40个月（平均20个月），7例患者无严重并发症，5例患者治疗后因转移死亡。治疗的肿瘤全部缩小，增强CT显示9个病灶无增强，7个病灶周边轻微增强；术后对病灶周边增强部分行穿刺活检，证实病灶完全坏死。并发症方面气胸和轻度皮肤烫伤各1例[44]。

Wolf等采用CT引导下经皮穿刺微波消融治疗50例82个肺肿瘤，平均随访10个月，肿瘤直径>3 cm的患者，26%（13/50）的消融部位有肿瘤残留，22%（11/50）的患者有肿瘤复发，1年局部控制率为67%，平均复发时间为16.2个月[45]。Kaplan-Meier分析生存率：1年生存率为65%，2年为55%，3年为45%。肿瘤特异生存率1年为83%，2年为73%，3年为61%，与肿瘤大小及有无肿瘤残留无明显关系。空洞形成（治疗的肿瘤43%有空洞）与降低肿瘤特异死亡有关。无围术期死亡，气胸发生率为39%（26/66），其中69%（18/26）不需要放胸腔闭式引流。

Lu等回顾性分析了CT引导下微波消融治疗肺部肿瘤69例结果，最常见的并发症是气胸（24.64%），30天内既无针道种植，也无操作死亡[46]。其中NSCLC的1、2、3年总生存率分别为66.7%、44.9%和24.6%；1、2、3年无复发生存率分别为72.9%、50%和27.1%。

Little等采用CT引导下高功率（180 W）微波消融治疗肺部肿瘤23例，技术成功率93%，平均消融时间为3.6 min，10例（43%）出现气胸，只有3例（13%）需要放置胸部闭式引流，30日死亡率为0，平均住院时间为1.5 d，75%消融区GGO≥5 mm，中位随访6个月，局部复发率在3/26，局部控制率88%[47]。

Belfiore等回顾性分析了CT引导下微波消融治疗肺部肿瘤69例，技术成功率100%，18例出现气胸，8例需要放置胸部闭式引流，4例（均>4.3 cm）在消融后20 d因肿瘤残留再次消融[48]。CT随访评价显示最大直径缩小在3个月和6个月时分别为44/69（64%）和42/59（71%）。肿瘤特异性生存率在12、24和36个月分别为69%、54%和49%。

Liu等回顾性分析了CT引导下高功率微波消融治疗15例早期NSCLC，技术成功率100%，无30日死亡率，平均消融时间为2.5 min，随访1年，局部进展率5/16（31%）[49]。大于3 cm肿瘤常见。11/16（69%）显示治疗反应，其中9/11和2/11显示完全缓解和部分缓解。并发症主要是气胸，发生率10/16（63%），但只有2/16（13%）需要放置胸腔闭式引流。

Yang等回顾性分析了CT引导下微波消融治疗47例早期NSCLC，平均随访30个月，复发的中位时间为45.5个月[50]。在1、3、5年的局部控制率分别为96%，64%，和48%；中位肿瘤特异性生存和总生存时间分别为47.4和33.8个月；1、2、3和5年的总体生存率分别为89%、63%、43%和16%。与>3.5 cm的肿瘤相比，≤3.5 cm的肿瘤生存时间更长。并发症包括气胸（63.8%）、咯血（31.9%）、胸腔积液（34%）、肺部感染（14.9%）、支气管胸膜瘘（2.1%）。

Wei等回顾性分析了CT引导下微波消融治疗39例晚期NSCLC，消融后给予铂类双药化疗，33例部分缓解（84.6%），中位无进展生存时间为8.7个月（95% CI：5.5~11.9），总的中位生存时间为21.3个月（95% CI：17.0~25.4）；发生并发症22例（56.4%）和3级不良事件3例（7.9%）[51]。

胡鸿涛等用微波联合放疗治疗周围型肺癌,其有效率和1年、2年、3年生存率均高于单纯放疗者[52]。

三、冷冻消融

我国在国际上率先开展了CT引导下氩氦刀治疗肺癌的临床研究。Wang等2005年对187例胸部肿瘤患者行CT引导下经皮氩氦刀治疗,其中原发性肺癌165例,Ⅰ期5例、Ⅱ期17例、Ⅲa期20例、Ⅲb期60例、Ⅳ期63例[53]。肿瘤大小和部位是肿瘤冰球覆盖的独立预测因子:肿瘤直径在4 cm以内和周围型的肿瘤冰球覆盖面积平均达99%,肿瘤直径在4 cm以上和中心型的肿瘤冰球覆盖面积平均80%,有效率>95%。冷冻1周左右80%可见空洞形成,6个月86%缩小或稳定。气胸发生率12%,没有出血或气管损伤;62%的患者术后咳血,不需特殊处理。该作者又于2008年报道:343个直径≤4 cm的肺内肿块冰球覆盖肿瘤面积达96.4%;455例直径>4 cm的肺内肿块冰球覆盖肿瘤面积达81.6%,表明氩氦刀治疗肺癌的即刻冻融效果主要取决于肿瘤的大小[54]。此即意味着直径>4 cm的肿瘤,将残留20%的肿瘤,肿瘤越大,残留越多,对>10 cm的肿瘤,有必要采取第二次氩氦刀治疗,但对靠近重要脏器或邻近空腔器官的肿瘤,氩氦刀也不可能根治。该组每个肿瘤平均直径5.8 ± 0.5 cm,每灶平均置刀3.4 ± 0.2把,每次平均消融范围为85.6% ± 2.4%,还有约15%的肿瘤残留。

冯华松等开展了迄今为止世界上最大的一项CT引导下经皮穿刺氩氦刀治疗肺癌的临床研究,2001—2007年将近6年时间内,总共纳入725例816个病灶,结果手术过程中安全,无一例患者死亡。术后患者均未出现严重的并发症,术后随访0.5年、1年、2年和3年生存率分别为91%、76%、31%、18%,中位生存时间为17.8个月[55]。

Yamauchi等[56]的一项回顾性研究,对20例临床上不能手术的Ⅰa期NSCLC的34个肿瘤在局麻CT引导下冷冻消融。中位随访23个月,肿瘤局部进展率3%(1例),平均肿瘤局部无进展时间69个月;2年和3年总生存分别为88%和88%,中位总生存时间68个月;2年和3年DFS分别为78%和67%,平均DFS为46个月。近来一篇氩氦刀治疗中晚期NSCLC的Meta分析结果提示:氩氦刀治疗可改善患者生活质量,肿瘤原位复发率与传统放化疗相似,患者中位生存时间较传统放化疗无明显差异;而氩氦刀联合放化疗并未显示出更好的临床益处,甚至使患者生活质量下降[57]。

Choe等比较了氩氦刀组(n=9)和射频消融组(n=67)治疗原发性Ⅰ期NSCLC,氩氦刀组完全消融率为66.7%(6/9),而射频消融组为43.3%(29/67);在≤3 cm和>3 cm的肿瘤中完全消融率射频消融组分别为76.2%和28.3%,氩氦刀组分别为85.7%和0;完全消融率是无复发生存和总生存率的独立预测因子,两种手段在生存上没有差异,但是在完全消融的患者中,3年估计生存率为47%，而不完全消融的3年生存率为9%[58]。

Zemlyak等报道了一组中期生存数据，该研究比较了楔形切除（25例）、射频消融（12例）和氩氦刀（27例）治疗Ⅰ期原发性肺癌，3年生存率分别为87.1%、87.5%和77%，3年肿瘤特异性生存率分别为90.6%、87.5%和90.2%，无病生存率分别为60.8%、50%和45.6%，三组间均无统计学差异[30]。氩氦刀组气胸发生率为37%，咳血22%，与射频消融之间相比无统计学差异。然而，氩氦刀组（2.0 d）和射频消融组（1.8 d）的住院时间短于楔形切除组（6.0 d），存在统计学差异。氩氦刀治疗组局部复发率为11%，与楔形切除组类似，但低于射频消融组。尽管目前证明氩氦刀治疗Ⅰ期原发性肺癌有效的数据有限，但均提示该手段安全有效，且中期数据提示其生存益处优于不治疗或外放射治疗，同射频消融一样与亚肺叶切除的生存等效。

当肺癌瘤体较大时，形态常不规则，单一氩氦刀治疗难以达到适形治疗目的。王洪武等对肺癌患者20例（其中原发性肺癌16例，转移性肺癌4例）行氩氦刀治疗，术后1周在肿瘤残留部位植入125I粒子和顺铂缓释粒子[59]。观察氩氦刀治疗过程和粒子治疗过程中的不良反应。结果20例肺癌患者21个病灶，平均每个病灶5.8 ± 0.5 cm，每灶平均置刀3.4 ± 0.2把，每次平均消融范围为85.6% ± 2.4%。25个病灶平均植入23.4 ± 1.4个放射粒子和8.3 ± 1.2支化疗粒子。术后无严重不良反应发生。随访3年，完全缓解（CR）为15%，部分缓解（PR）为75%，有效率为90%。中位生存时间16个月，平均生存时间14.0 ± 2.6个月。生存时间超过1年者已逾60%。因此经皮穿刺氩氦刀能快速消融肿瘤，联合放/化疗粒子植入能有效地治疗残留肿瘤，两者结合是晚期肺癌简单、易行、安全可靠的姑息性治疗方法。

周红桃等对不可切除的140例肺癌患者行CT引导下经皮穿刺氩氦刀冷冻消融联合125I粒子植入治疗，跟踪随访1年[60]。结果140例患者均顺利完成冷冻消融与125I粒子植入治疗，接受1年随访。按照实体瘤评价标准，术后6个月时CR为16.8%、PR为70.1%、稳定（SD）为7.4%、进展（PD）为5.7%；术后半年、1年生存率分别为94.3%、65.7%；部分患者术后1个月症状即有所改善，卡氏行为状态（Karnofsky performance status，KPS）评分从平均66.9提高到76.3。表明氩氦刀联合125I粒子植入对晚期肺癌患者安全、有效。

总之，目前正在进行的前瞻多中心临床研究中，RTOG 0236（SABR）入组55例，ACOSOG Z4023（亚肺叶切除）入组211例，ACOSOG Z4033（RFA）入组51例，三组研究结果可能会对目前临床工作提供依据[61]。但是应当指出，虽然肿瘤热消融技术和体部SABR对于早期周围型肺癌的治疗获得了和外科手术类似的局部控制率，但目前尚无证据支持将此类非手术局部治疗手段作为可手术早期周围型肺癌恰当的治疗选择。但是根据ACCP（2013年版）和NCCN肺癌临床实践指南推荐：对于因心、肝、肾和肺等内科疾病不能耐受手术的早期NSCLC患者，建议采用SABR和射频消融等局部治疗手段。

第三节　包括热消融的肺癌综合治疗模式

一、选择治疗手段的依据

（一）肿瘤的部位

肺癌可以大致分为周围型肺癌和中心型肺癌，治疗手段的选择与部位有关。如周围型肺癌可以选择热消融手段，因为周围型肿瘤热消融效果可靠，其次损伤重要结构的机会减少，再次热沉降效应也较少；而放疗或SABR等对中心型肺癌更优，因为纵隔的存在减少了呼吸的影响。

（二）肿瘤的分期

如果疾病属于局限期，建议以局部治疗为主，有局部或全身进展时，采用全身治疗；如果属于广泛期，以全身治疗为主，全身转移基本控制，肺部病灶进展时再采取局部治疗；如果属于寡转移（病灶在3~5个），局部治疗和全身治疗具有同样重要的地位[62]。

（三）肿瘤的病理学类型

肺癌病理学类型不同，其临床生物学特点不同，驱动基因也不同，全身治疗手段也有所不同。如目前针对腺癌的分子靶向药物取得了较好的临床效果，建议所有的患者做相关基因检测。

（四）患者的全身状况

患者全身状况包括是否有合并症、年龄、一般状况等。如果有严重的心肺合并症、高龄、一般状况差等，治疗风险高，可以选择并发症低、风险小的治疗手段。I期NSCLC射频消融术后局部进展率大约为30%~40%，进展的时间平均12~14个月[63-65]。局部进展的高危因素主要是肿瘤大于3 cm和邻近血管等，因此即使I期NSCLC达到完全消融，也应该与化疗、放疗、分子靶向治疗或免疫治疗联合或序贯治疗，以提高治疗效果。

肿瘤通过综合治疗可以提高患者的生存率和生活质量，是目前公认的治疗模式和策略，世界上普遍推广的是多学科团队（multi-disciplinary team，MDT），如果肿瘤专业的医生掌握了各种诊断治疗手段，这名医生也就成为了多学科医生（multi-disciplinary doctor，MDD）。

二、包括热消融的肺癌综合治疗

（一）配合手术治疗

对术中（开胸或电视胸腔镜）探查发现肿瘤难以切除或者探查发现有胸膜转移不适合手术切除者，在取病理的同时进行射频消融治疗，可以达到降低肿瘤负荷的目的[5,66-68]。另外对邻近重要结构的肿瘤拟射频消融时也可以在全麻、单肺通气的情况下进行，使肿瘤远离重要结构，消融侧肺不通气，减少热沉降效应，减少肺穿刺（如气胸、血胸）或消融（如疼痛）相关并发症。

（二）消融后辅助放疗

研究认为，由于肿瘤血管形成等原因，肿瘤中心坏死乏氧，对放化疗不敏感，这部分肿瘤细胞对热敏感，通过加热（如射频消融）可以杀死肿瘤细胞，而肿瘤边缘的富氧细胞对放化疗敏感，因此热消融联合放化疗具有互补作用。主要适用于较大的中心型肺癌，靶肿瘤不完全消融，肺门和纵隔淋巴结可疑转移者。直径<5 cm、尤其是<3 cm的周围型肺癌，一次治疗可使癌肿组织完全消融，效果最佳。而对于直径>5 cm的肿瘤，需采用多点消融，或辅助放疗，才有可能使整个病灶得到较为彻底的治疗[69]。中心型（距离肺门>2 cm）肺癌热消融的疗效比周围型肺癌差，主要原因是中心型肺癌肿块贴近肺血管、主动脉、奇静脉等大血管，产生热沉降效应，带走大量热量，造成肿瘤内热量不易蓄积，难以形成凝固性坏死；其次是中心型肺癌肿块较大，热消融治疗时难以一次完全消融；再次是部位较深的肿瘤，考虑到操作的安全性，穿刺针刺入深度不够而导致热消融治疗不彻底[70]。一般认为≤3 cm的周围型肺癌适合于热消融治疗，而中心型肺癌适合于放疗，但是有作者认为部分中心型肺癌也可以先进行热消融治疗，然后再进行放疗[71]。

在一项对比单纯放疗与放疗联合射频消融治疗24例不能手术的Ⅰ期NSCLC的研究中：射频消融后序贯常规放疗：1年、2年、5年的生存率分别为83%、50%、39%，其中Ⅰa期NSCLC的1年、2年、5年生存率分别为92%、62%、46%，Ⅰb期NSCLC的1年、2年、5年生存率分别为73%、42%、31%[72]。与CALGB8433协作组、RTOG 8804/8808协作组以及法国协作组3项Ⅲ期随机临床试验结果，Ⅰ期NSCLC单纯常规放疗1年生存率为40%~47%，2年生存率为13%~21%。因此可以得出对不能耐受手术的Ⅰ期NSCLC射频消融序贯常规放疗疗效明显优于单纯放疗。对有肺门、纵隔淋巴结转移者配合肺门和纵隔放疗，疗效优于单纯放疗。

刘宏等回顾性分析了射频消融联合适形放疗治疗42例肺癌的结果，其中中心型肺癌15例，周围型肺癌27例，均经支气管镜活检或经皮穿刺活检病理组织学确诊[73]。其中肺鳞癌12例，肺腺癌14例，小细胞肺癌7例，大细胞肺癌3例，支气管腺癌2例，支气管鳞腺癌4例；按1997年TNM国际肺癌分期，Ⅲa期10例，Ⅲb期14例，Ⅳ期18例；肿瘤直径2.0~8.5（4.2±1.6）cm。用Radionics公司生产的冷循环射频发生器；单极或集束中空绝缘电极在CT引导下射频消融治疗，5~7天行适形放疗，视肿瘤大小及患者机体状况，采用多野交叉照射的三维适形放疗，剂量45~66 Gy，中位剂量63 Gy。治疗前均行CT或MRI检查，放射治疗后1个月、3个月、6个月复查CT或MRI。42例治疗后6个月内达CR7例（16.7%），PR23例（54.8%），SD10例（23.8%），PD2例（4.8%），总有效率为71.4%。随访时间最短6个月，最长2年，0.5年生存率100%。

王玉国等回顾性分析了射频消融联合适形放疗治疗晚期NSCLC的结果，其中联合治疗组（n=42），肺腺癌19例，肺鳞癌23例；Ⅲa期12例，Ⅲb期24例，Ⅵ期6例[74]。单纯放疗组（n=30），肺腺癌16例，肺鳞癌14例；Ⅲa期10例，Ⅲb期12例，Ⅵ期8例。用RF-2000射频发生器在CT引导下行射频消融治疗，然后常规放疗，剂量66~72 Gy。联合组和单纯放疗组的有效率分别为88%和63%（P<0.05）；两组的1、2、3年生存率分别为70%和57%，38%和30%，19%和13%。

还有学者对不能手术的17例Ⅰ期NSCLC射频消融后，立即植入粒子导管进行高剂量率（high-dose rate，HDR）粒子治疗（14.4~20 Gy，平均18 Gy），平均随访22个月，3例患者局部复发（均属于T2，3/7），而9例T1均局部控制；5例需要放置胸腔闭式引流，1例脓胸，无围术期死亡[75]。

Grieco等对不能手术的41例Ⅰ/Ⅱ期NSCLC热消融后（射频消融37例，微波消融4例）患者，90天内给予标准分割外放疗（27例）或粒子植入（14例），平均随访19.5个月[76]。结果显示总生存率6个月为97.6%，1年为86.8%，2年为70.4%，3年为57.1%，与以往文献报道单纯接受放疗的1年、2年、3年生存率57%、36%、21%相比，疗效明显提高；生存时间在肿瘤<3 cm者（17例）为44.4个月，≥3 cm者（24例）为34.6个月（P=0.08）；局部复发率<3 cm者（17例）为11.8%（复发时间45.6个月），≥3 cm者（24例）为33.3%（复发时间34.0个月）（P=0.03）；辅助放疗组与辅助粒子植入组无统计学差异。作者得出对不能耐受外科手术的Ⅰ或Ⅱ期NSCLC热消融联合放疗的疗效明显优于单纯放疗。

针对高风险Ⅰ期NSCLC处理，美国胸科医师学会（American College of Chest Physicians，ACCP）和胸外科医师学会（Society of Thoracic Surgeons，STS）提出的专家共识中，肺癌射频消融的肿瘤控制率58%~92%（1~3年），局部进展率为8%~43%，其中小于3 cm的肿瘤为22%~25%，大于3 cm的肿瘤高于50%，辅助放疗后，局部复发率降低8%~12%[77]。

（三）消融后辅助化疗

陈理明对80例肺部肿瘤患者的89个病灶进行射频消融，对其中的63例原发性肺癌进行单因素分析，发现患者消融后辅助化疗（$P=0.016$）对生存率的影响有统计学意义，COX回归模型证实肺癌分期是独立预后因素（HR=0.367；95% CI：0.164~0.821；$P=0.015$）[78]。射频消融联合化疗提高疗效的机制可能为：其一，改善肿瘤局部控制率：射频消融能杀灭消融区内的癌细胞，对周围残留的癌细胞产生一定的杀伤和抑制作用。同时使肿瘤周围的血管组织凝固，形成一个隔离带，有利于防止肿瘤转移，从而减轻肿瘤负荷，为后续的化疗创造有利的条件。其二，乏氧细胞对热疗敏感，富氧细胞对化疗敏感，射频消融与化疗联合既能杀灭乏氧细胞又能杀灭富氧细胞。其三，射频消融治疗针对较大的肿瘤并不能治疗亚临床病灶和微小病灶，而化疗是全身治疗，对于亚临床病灶和小病灶有更好的杀灭作用，并且与热消融联合具有协同作用[79]。

Li对含铂两药方案一线化疗后部分缓解（23例）或稳定（26例）的49例晚期NSCLC进行射频消融，其中40例男性，9例女性，年龄在24~82岁，含Ⅲa期28例，Ⅳ期21例，他们共消融67次，没有围术期死亡，中位随访19个月，中位PFS16周（95% CI：14.5~17.5）[80]。随访2个月判断近期疗效，完全缓解63.3%，部分缓解24.5%，稳定12.2%，没有患者进展。

Lee等回顾性比较了Ⅲ及Ⅳ期NSCLC患者射频消融联合化疗（$n=12$）与单纯化疗（$n=18$）的疗效：中位生存时间分别为42个月和29个月（$P=0.031$）；1年、2年生存率分别为100%和77.8%，83.3%和63.3%；3年肿瘤特异性生存率分别为55.6%和32.4%（$P=0.002$）[81]。因此老年Ⅲ及Ⅳ期NSCLC患者射频消融联合化疗的疗效明显优于单纯化疗。

刘文静等对国内作者发表的包括863例患者的13项研究进行了Meta分析，评价射频消融辅助化疗治疗晚期NSCLC的疗效[82]。结果显示：9个有相关对照的研究发现射频消融联合化疗比单纯化疗能够提高近期疗效，总有效率高达69.7%，而单纯化疗的总有效率为39.6%，与单纯化疗相比，射频消融辅助化疗能够提高近期疗效（RR=0.93；95% CI：0.72~1.20）和降低毒副反应（RR=1.34；95% CI：0.73~2.46），但9个研究之间存在异质性（$P<0.01$），两组之间没有统计学意义（$P=0.69$）；射频消融辅助化疗可降低复发率（RR=0.51；95% CI：0.32~0.82）和提高生存率（RR=1.49；95%CI：1.35~1.65），差异均有统计学意义（$P=0.006$），但并发症较高（RR=14.76；95% CI：8.86~24.60）。

国内许多学者对晚期NSCLC射频消融后联合支气管动脉灌注化疗进行了临床研究，但是例数较少，且缺乏对照结果[83-85]。笔者建议对NSCLC，不论早期或晚期，可以在支气管动脉栓塞化疗后，再进行射频消融，主要原因是支气管动脉栓塞化疗减少肿瘤的血供，可以提高射频消融的完全消融率。我们看到国内有医院按照这一设想进行了临床研究，但效果如何还需要进一步验证[86-87]。

张骏等对62例肺部肿瘤进行CT引导下射频消融联合化疗粒子局部植入治疗[88]。治疗后CT显示肿瘤密度降低，外形缩小，无强化，肿瘤高代谢灶消失呈无代谢信号，穿刺活检均为坏死组织，直径≤3 cm的肿瘤总灭活率为100%。肿瘤较大者需要2次以上的消融治疗，1年生存率83.9%，2年生存率58.1%。

（四）消融后辅助放化疗

赵健等回顾性分析了射频消融联合放化疗治疗局部晚期NSCLC的结果[89]。其中联合治疗组（n=42）肺腺癌16例，肺鳞癌22例，未分型4例；Ⅲa期18例，Ⅲb期24例。单纯放化疗组（n=38）肺腺癌17例，肺鳞癌18例，大细胞2例，未分型1例；Ⅲa期17例，Ⅲb期21例。用RF-2000射频发生器在CT引导下射频消融治疗，然后常规放化疗。联合组和单纯放化疗组的局部复发率分别为29%和50%（P=0.049），中位生存期分别为16个月和14个月，1、2、3年生存率分别为63.53%和53.50%，31.99%和29.13%，21.33%和16.18%（P>0.05）。

李晓光等的Meta分析评价了射频消融在晚期NSCLC治疗中的作用，纳入11篇文献（中文10篇，英文1篇）[90]。射频消融联合放化疗治疗晚期NSCLC的有效率是单纯放化疗的3.21倍（95% CI：1.94~5.31）、复发率为0.33倍（95% CI：0.20~0.57）、生存率为2.60倍（95% CI：1.90~3.55）、生活质量为4.79倍（95% CI：2.71~8.48），且各组间差异均具有统计学意义（P<0.05），但联合治疗组并发症的发生率也相对较高。

（五）消融后辅助分子靶向药物治疗

主要适用于靶肿瘤完全消融，但是患者有远处转移，基因检测有突变者，可以选择相关分子靶向药物治疗。李鲁等对36例晚期肺腺癌（Ⅲa~Ⅳ期）患者采取射频消融联合吉非替尼治疗，与33例晚期肺腺癌（Ⅲa~Ⅳ期）患者单独使用射频消融治疗的对照组进行比较[91]。结果联合治疗组有效率为66.7%（24/36），高于对照组的30.3%（10/33）（P<0.05）；联合治疗组生活质量为75.0%（27/36），明显优于对照组的48.5%（16/33）（P<0.05）。

（六）热消融联合免疫治疗

1. 肿瘤热消融原位灭活对宿主免疫状态的影响

热消融既是物理疗法，同时也是免疫治疗，因为热消融不仅可以导致组织的凝固性坏死，同时局部产生大量的肿瘤细胞碎片，这些碎片包含肿瘤抗原，暴露的肿瘤抗原能刺激CTL、DC、NK等免疫效应细胞向消融部位的肿瘤浸润，并能促进释放包括IL-1、IL-6、TNF-α和HSP等"危险信号"。热消融后，宿主血清中的促炎因子如IL-1β、IL-6、IL-8以及肿瘤坏死因子（TNF）的血清水平增加或者不变，而且一般情况下这种变化是短暂且幅度较小（通常在热消融后数小时或数天）[92]。总体而言，热消融后没有发生严重的全身性炎症反应综合征（systemic inflammatory response syndrome，SIRS）与多器官功能衰竭和凝血功能障碍，但是体温、平均动脉压、血清中肾上腺素、去甲肾上腺素、C-反应蛋白增加[92]。

2. 热消融联合免疫治疗肺癌的实验应用

Hamamoto等在VX2兔模型中进行了射频消融联合局部注射免疫增强剂OK-432治疗肺肿瘤的实验研究，与其他疗法相比改善了存活率，不仅靶肿瘤缩小，远隔的肿瘤甚至再次移植的肿瘤均有缩小，该研究提示热消融激活了机体免疫功能[93]。有研究发现，靶肿瘤射频消融后，其他肿瘤也会缩小，这一现象称为异位效应（abscopic effect）[92,94]。其原因可能是射频消融治疗可以释放少量的肿瘤抗原，通过DC细胞呈递给T淋巴细胞，激活肿瘤特异性T淋巴细胞免疫[95]。

3. 热消融联合免疫治疗肺癌的临床应用

张丽霞等探讨[131]I标记肿瘤细胞核人鼠嵌合型单抗TNT注射液放射免疫治疗联合射频消融治疗13例原发性肺癌的疗效及血液学毒性[96]。患者均经6个以上疗程的化疗，临床评估认为继续化疗不能获益。患者在CT引导下射频消融，术中唯美生瘤内注射（剂量按29.6 MBq/kg）。结果治疗后2天，唯美生全身放射免疫显像，所有患者病灶部位均有不同程度唯美生浓聚；治疗后1个月，白细胞明显下降（t=0.1887，P=0.0142），血小板有轻度下降（t=0.8334，P=0.3872）；治疗后3个月，总有效率为38.46%（5/13），疾病控制率为69.23%（9/13）。黄乃祥等也进行了射频消融联合瘤内注射[131]I标记肿瘤细胞核人鼠嵌合型单抗TNT治疗32例原发性肺癌研究[97]。有效率为56.25%，其中完全缓解3例，部分缓解15例，无变化8例，进展6例。

（七）局部治疗后肺部寡转移或复发

手术切除或者放疗后，肺部存在寡转移灶，可以积极采取局部治疗，然后全身治疗。再次外科治疗可以获得较长的生存期，术后5年生存率达38.3%~40.0%，手术切除率及根治率分别为75%及80%[98-99]。从安全性和有效性来说，再次手术切除存在一定的难度、并发症多，应慎重选择。而放疗又存在放射性肺炎、支气管梗阻、气管支气管坏死、食管溃疡等并发症，对肺功能本来低下的患者来说无疑是雪上加霜，因此其适应证选择主要在靠近纵隔或肺门的复发，如支气管残端、纵隔淋巴结复发等，这些部位的放疗几乎不受呼吸运动影响，同时放疗对肺功能影响也较小[100-101]。肿瘤热消融也可以作为选择之一。

Schoellnast等对33例NSCLC术后复发的39个肿瘤进行了35次消融，结果<3 cm的肿瘤PFS 11个月，局部进展时间24个月；而≥3cm的肿瘤PFS 5个月，局部进展时间8个月[102]。Kodama等对44例NSCLC术后复发进行了55次射频消融[98]。结果2例气胸需要胸膜固定，1例气胸需要手术修补，3/4级不良事件发生率为5.5%（3/55）。平均随访28.6个月，肿瘤局部进展率为11.4%（5/44）。1、3、5年生存率分别为97.7%、72.9%、55.7%。1、3年无复发生存率分别为76.7%和41.1%。在多因素分析中，肿瘤大小和性别是独立的预后因素。5年生存率：18例女性为73.3%，38例肿瘤≤3 cm的患者为60.5%。

笔者于2008年12月—2013年11月在对20例肺癌切除术后不能再次手术的孤立性肺内转移复发灶进行CT引导下射频消融[3]。男性15例，女性5例，年龄45~85岁，平均69.2 ± 11.6岁。全组病例均有病理学证实（腺癌14例、鳞癌6例）。病灶直径最小2.0 cm，最大8.0 cm，平均3.9 ± 2.0 cm。结果全组病例均能完成射频消融，平均消融时间34.3 min（15~60 min），术中常见的并发症是胸痛8例（40%），无围术期死亡。中位PFS 为25.0 ± 5.6个月（95% CI：14.0~36.0）；中位生存时间为27.0 ± 5.5个月（95% CI：16.3~37.7），1年生存率92.9%，2年生存率57%。

针对射频消融后局部进展的治疗，可以选择重复射频消融或其他替代治疗。Hiraki回顾性评估了重复射频消融的局部控制作用[103]。在797个肺部肿瘤射频消融后117个局部进展，对其中的46例患者的56个肿瘤进行了50次重复射频消融治疗，二次技术效率明显高于首次技术效率（$P<0.00001$），重复射频消融局部控制的高危因素包括首次射频消融至少大于2 cm（$P=0.045$）、贴近支气管（$P=0.045$）或血管（$P=0.048$）；二次技术效率在没有高危因素的情况下，1年为94%，2年为68%，3年为55%；在有至少一个高危因素的情况下，1年为60%，2年为40%；因此重复射频消融提高了局部控制率，尤其是没有高危因素的患者。Okuma等对10例患者的11个肿瘤进行了CT引导下重复射频消融，其中3个无复发，8个在中位随访7个月时复发，局部进展率在>2.5 cm的肿瘤多见（$P<0.05$）[104]。

（八）全身治疗后肺部寡转移或复发

对早中期肺癌可以在新辅助化疗后进行热消融治疗，既可以缩小肺内病灶，又降低转移的发生[105]。中晚期肺癌经过化疗或分子靶向药物治疗后，全身情况稳定，而肺部肿瘤复发，需要给予局部治疗[106-107]。

刘永玲等对放化疗后进展30例NSCLC进行冷极射频消融治疗，其中鳞癌19例，腺癌11例；Ⅲ期20例，Ⅳ期10例；既往接受局部放疗者26例[108]。行冷极射频术后1个月有效率73.3%，3个月有效率70.0%，6个月生存期83.3%，1年50.0%。

（九）小细胞肺癌放化疗后肺部寡转移或复发

小细胞肺癌放化疗后肺部寡转移或复发如果不能接受手术切除或再放疗，可以选择热消融治疗。笔者单位对这类患者局部治疗以后，再选择一线或二线小细胞肺癌化疗方案进行化疗，局部控制率较高。

参考文献

[1] Liu B, Liu L, Hu M, et al. Percutaneous radiofrequency ablation for medically inoperable patients with clinical stage I non-small cell.lung cancer[J]. Thoracic Cancer, 2015, 6: 327-333.

[2] 刘宝东, 支修益, 刘磊, 等. CT引导下射频消融治疗中晚期非小细胞肺癌的近期疗效观察[J]. 中国肺癌杂志, 2009, 12(7)775-779.

[3] 刘宝东, 刘磊, 胡牧, 等. 肺癌切除术后肺内孤立性转移复发灶的射频消融治疗[J]. 中国肺癌杂志, 2014, 17(6): 460-464.

[4] 刘宝东, 李元博, 胡牧, 等. 射频消融在EGFR-TKIs治疗非小细胞肺癌后局部进展的初步临床应用[J]. 中国肺癌杂志, 2016, 19(12): 859-863.

[5] Liu B, Liu L, Hu M, et al. Effect of percutaneous radiofrequency ablation after thoracoscopic pleurodesis for treating the patients of non-small cell lung cancer with malignant pleural effusion and/or pleural dissemination[J]. Thoracic Cancer, 2016, 7: 549-555.

[6] Baisi A, Raveglia F, De Simone M, et al. Palliative role of percutaneous radiofrequency ablation for severe hemoptysis in an elderly patient with inoperable lung cancer[J]. J Thorac Cardiovasc Surg, 2010, 140(5): 1196-1197.

[7] Skonieczki BD, Wells C, Wasser EJ, et al. Radiofrequency and microwave tumor ablation in patients with implanted cardiac devices: is it safe[J]? Eur J Radiol, 2011, 79(3): 343-346.

[8] Donohoo JH, Anderson MT, Mayo-Smith WW. Pacemaker reprogramming after radiofrequency ablation of a lung neoplasm[J]. AJR Am J Roentgenol, 2007, 189(4): 890-892.

[9] Goldberg SN, Gazelle GS, Mueller PR. Thermal ablation therapy for focal malignancy: a unified approach to underlying principles, techniques, and diagnostic imaging guidance[J]. AJR Am J Roentgenol, 2000, 174(2): 323-331.

[10] Dupuy DE, Zagoria RJ, Akerley W, et al. Percutaneous radiofrequency ablation of malignancies in the lung[J]. AJR Am J Roentgenol, 2000, 174(1): 57-59.

[11] 程书兵, 赵正源, 刘琨, 等. CT引导经皮肺穿刺锚状电极高温射频消融治疗肺部肿瘤105例[J]. 第四军医大学学报, 2000, 21(11): 1399-1401.

[12] Suh RD, Wallace AB, Sheehan RE, et al. Unresectable pulmonary malignancies: CT-guided percutaneous radiofrequency ablation--preliminary results[J]. Radiology, 2003, 229(3): 821-829.

[13] Herrera LJ, Fernando HC, Perry Y, et al. Radiofrequency ablation of pulmonary malignant tumors in nonsurgical candidates[J]. J Thorac Cardiovasc Surg, 2003, 125(4): 929-937.

[14] Lee JM, Jin GY, Goldberg SN, et al. Percutaneous radiofrequency ablation for inoperable non-small cell lung cancer and metastases: preliminary report[J]. Radiology, 2004, 230(1): 125-134.

[15] Fernando HC, De Hoyos A, Landreneau RJ, et al. Radiofrequency ablation for the treatment of non-small cell lung cancer in marginal surgical candidates[J]. J Thorac Cardiovasc Surg, 2005, 129(3): 639-644.

[16] de Baère T, Palussière J, Aupérin A, et al. Midterm local efficacy and survival after

radiofrequency ablation of lung tumors with minimum follow-up of 1 year: prospective evaluation[J]. Radiology, 2006, 240(2): 587-596.

[17] Ambrogi MC, Lucchi M, Dini P, et al. Percutaneous radiofrequency ablation of lung tumours: results in the mid-term[J]. Eur J Cardiothorac Surg, 2006, 30(1): 177-183.

[18] Lencioni R, Crocetti L, Cioni R, et al. Response to radiofrequency ablation of pulmonary tumours: a prospective, intention-to-treat, multicentre clinical trial (the RAPTURE study)[J]. Lancet Oncol, 2008, 9(7): 621-628.

[19] Pennathur A, Abbas G, Gooding WE, et al. Image-guided radiofrequency ablation of lung neoplasm in 100 consecutive patients by a thoracic surgical service[J]. Ann Thorac Surg, 2009, 88(5): 1601-1606; discussion 1607-1608.

[20] Lanuti M, Sharma A, Digumarthy SR, et al. Radiofrequency ablation for treatment of medically inoperable stage I non-small cell lung cancer[J]. J Thorac Cardiovasc Surg, 2009, 137(1): 160-166.

[21] Garetto I, Busso M, Sardo D, et al. Radiofrequency ablation of thoracic tumours: lessons learned with ablation of 100 lesions[J]. Radiol Med, 2014, 119(1): 33-40.

[22] Hiraki T, Gobara H, Iishi T, et al. Percutaneous radiofrequency ablation for clinical stage I non-small cell lung cancer: results in 20 nonsurgical candidates[J]. J Thorac Cardiovasc Surg, 2007, 134(5): 1306-1312.

[23] Hiraki T, Gobara H, Mimura H, et al. Percutaneous radiofrequency ablation of clinical stage I non–small cell lung cancer[J]. J Thorac Cardiovasc Surg, 2011, 142(1): 24-30.

[24] Simon CJ, Dupuy DE, DiPetrillo TA, et al. Pulmonary radiofrequency ablation: long-term safety and efficacy in 153 patients[J]. Radiology, 2007, 243(1): 268-275.

[25] Ambrogi MC, Fanucchi O, Cioni R, et al. Long-term results of radiofrequency ablation treatment of stage I non-small cell lung cancer: a prospective intention-to-treat study[J]. J Thorac Oncol, 2011, 6(12): 2044-2051.

[26] Kodama H, Yamakado K, Hasegawa T, et al. Radiofrequency ablation for ground-glass opacity-dominant lung adenocarcinoma[J]. J Vasc Interv Radiol, 2014, 25(3): 333-339.

[27] Iguchi T, Hiraki T, Gobara H, et al. Percutaneous radiofrequency ablation of lung cancer presenting as ground-glass opacity[J]. Cardiovasc Intervent Radiol, 2015, 38(2): 409-415.

[28] Zhu JC, Yan TD, Morris DL. A systematic review of radiofrequency ablation for lung tumors[J]. Ann Surg Oncol, 2008, 15(6): 1765-1774.

[29] Chan VO, McDermott S, Malone DE, et al. Percutaneous radiofrequency ablation of lung tumors: evaluation of the literature using evidence-based techniques[J]. J Thorac Imaging, 2011, 26(1);18-26.

[30] Zemlyak A, Moore WH, Bilfinger TV. Comparison of survival after sublobar resections and ablative therapies for stage I non-small cell lung cancer[J]. J Am Coll Surg, 2010, 211(1): 68-72.

[31] Lee H, Jin GY, Han YM, et al. Comparison of survival rate in primary non-small-cell lung cancer among elderly patients treated with radiofrequency ablation, surgery, or chemotherapy[J]. Cardiovasc Intervent Radiol, 2012, 35(2): 343-350.

[32] Safi S, Rauch G, Op den Winkel J, et al. Sublobar Resection, Radiofrequency Ablation or Radiotherapy in Stage I Non-Small Cell Lung Cancer[J]. Respiration, 2015, 89(6): 550-557.

[33] Ambrogi MC, Fanucchi O, Dini P, et al. Wedge resection and radiofrequency ablation for

stage I nonsmall cell lung cancer[J]. Eur Respir J, 2015, 45(4): 1089-1097.

[34] Kim SR, Han HJ, Park SJ, et al. Comparison between surgery and radiofrequency ablation for stage I non-small cell lung cancer[J]. Eur J Radiol, 2012, 81(2): 395-399.

[35] Kwan SW, Mortell KE, Talenfeld AD, et al. Thermal ablation matches sublobar resection outcomes in older patients with early-stage non-small cell lung cancer[J]. J Vasc Interv Radiol, 2014, 25(1): 1-9.e1.

[36] Alexander ES, Machan JT, Ng T, et al. Cost and effectiveness of radiofrequency ablation versus limited surgical resection for stage I non-small-cell lung cancer in elderly patients: is less more[J]? J Vasc Interv Radiol, 2013, 24(4): 476-482.

[37] Kwan SW, Mortell KE, Hippe DS, et al. An economic analysis of sublobar resection versus thermal ablation for early-stage non-small-cell lung cancer[J]. J Vasc Interv Radiol, 2014, 25(10): 1558-1564.

[38] Ochiai S, Yamakado K, Kodama H, et al. Comparison of therapeutic results from radiofrequency ablation and stereotactic body radiotherapy in solitary lung tumors measuring 5 cm or smaller[J]. Int J Clin Oncol, 2015, 20(3): 499-507.

[39] Bilal H, Mahmood S, Rajashanker B, et al. Is radiofrequency ablation more effective than stereotactic ablative radiotherapy in patients with early stage medically inoperable non-small cell lung cancer[J]? Interact Cardiovasc Thorac Surg, 2012, 15(2): 258-265.

[40] Sher DJ, Wee JO, Punglia RS. Cost-effectiveness analysis of stereotactic body radiotherapy and radiofrequency ablation for medically inoperable, early-stage non-small cell lung cancer[J]. Int J Radiat Oncol Biol Phys, 2011, 81(5): e767-e774.

[41] Dupuy DE. Treatment of medically inoperable non-small-cell lung cancer with stereotactic body radiation therapy versus image-guided tumor ablation: can interventional radiology compete[J]? J Vasc Interv Radiol, 2013, 24(8): 1139-1145.

[42] Tramontano AC, Cipriano LE, Kong CY, et al. Microsimulation model predicts survival benefit of radiofrequency ablation and stereotactic body radiotherapy versus radiotherapy for treating inoperable stage I non-small cell lung cancer[J]. AJR Am J Roentgenol, 2013, 200(5): 1020-1027.

[43] 冯威健, 刘巍, 李彩英, 等. 经皮微波凝固疗法治疗肺癌的临床应用[J]. 中华肿瘤杂志, 2002, 24(4): 388-390.

[44] He W, Hu XD, Wu DF, et al. Ultrasonography guided percutaneous microwave ablation of peripheral lung cancer[J]. Clin Imaging, 2006, 30(4): 234-241.

[45] Wolf FJ, Grand DJ, Machan JT, et al. Microwave ablation of lung malignancies: effectiveness, CT findings, and safety in 50 patients[J]. Radiology, 2008, 247(3): 871-879.

[46] Lu Q, Cao W, Huang L, et al. CT-guided percutaneous microwave ablation of pulmonary malignancies: Results in 69 cases[J]. World J Surg Oncol, 2012, 10: 80.

[47] Little MW, Chung D, Boardman P, et al. Microwave ablation of pulmonary malignancies using a novel high-energy antenna system[J]. Cardiovasc Intervent Radiol, 2013, 36(2): 460-465.

[48] Belfiore G, Ronza F, Belfiore MP, et al. Patients' survival in lung malignancies treated by microwave ablation: our experience on 56 patients[J]. Eur J Radiol, 2013, 82(1): 177-181.

[49] Liu H, Steinke K. High-powered percutaneous microwave ablation of stage I medically inoperable non-small cell lung cancer: a preliminary study[J]. J Med Imaging Radiat Oncol,

2013, 57(4): 466-474.

[50] Yang X, Ye X, Zheng A, et al. Percutaneous microwave ablation of stage I medically inoperable non-small cell lung cancer: clinical evaluation of 47 cases[J]. J Surg Oncol, 2014, 110(6): 758-763.

[51] Wei Z, Ye X, Yang X, et al. Microwave ablation in combination with chemotherapy for the treatment of advanced non-small cell lung cancer[J]. Cardiovasc Intervent Radiol, 2015, 38(1): 135-142.

[52] 胡鸿涛, 葛红, 黎海亮, 等. 微波结合放疗治疗周围型肺癌[J]. 医药论坛杂志, 2007, 28(6): 7-9.

[53] Wang H, Littrup PJ, Duan Y, et al. Thoracic masses treated with percutaneous cryotherapy: initial experience with more than 200 procedures[J]. Radiology, 2005, 235(1): 289-298.

[54] 王洪武, 马洪明, 李红. CT引导下经皮肺穿刺氩氦靶向治疗肺癌[J]. 医学研究杂志, 2008, 37(2): 63-67.

[55] 冯华松, 段蕴铀, 聂舟山, 等. 氩氦靶向治疗肺部肿瘤725例临床研究[J]. 中国肿瘤. 2007, 16(11), 906-909.

[56] Yamauchi Y, Izumi Y, Hashimoto K, et al. Percutaneous cryoablation for the treatment of m edically inoperable stage I non-small cell lung cancer[J]. PLoS One, 2012, 7(3): e33223.

[57] 杜显峰, 韩宝石, 李天志. 氩氦刀治疗中晚期非小细胞肺癌的Meta分析[J]. 军医进修学院学报, 2010, 31(7): 714-717.

[58] Choe YH, Kim SR, Lee KS, et al. The use of PTC and RFA as treatment alternatives with low procedural morbidity in non-small cell lung cancer[J]. Eur J Cancer, 2009, 45(10): 1773-1779.

[59] 王洪武, 马洪明, 罗凌飞, 等. 氩氦刀联合放/化疗粒子植入治疗肺癌[J]. 中国肺癌杂志, 2009, 12(5): 408-411.

[60] 周红桃, 牛立志, 周亮, 等. 冷消融联合放射性碘粒子植入治疗不可切除的肺癌[J]. 中国肺癌杂志, 2008, 11(6): 780-783.

[61] Bott MJ, Crabtree T. Treatment of stage I lungcancer in high-risk and inoperablepatients: SBRT vs. RFA vs. sublobar resection[J]. Ann Cardiothorac Surg, 2014, 3(2): 167-169.

[62] Niibe Y, Chang JY, Onishi H, et al. Oligometastases/Oligo-recurrence of lung cancer[J]. Pulm Med, 2013, 2013: 438236.

[63] Lanuti M, Sharma A, Willers H, et al. Radiofrequency ablation for stage I non-small cell lung cancer: management of locoregional recurrence[J]. Ann Thorac Surg, 2012, 93(3): 921-927; discussion 927-988.

[64] Hiraki T, Gobara H, Mimura H, et al. Percutaneous radiofrequency ablation of clinical stage I non-small cell lung cancer[J]. J Thorac Cardiovasc Surg, 2011, 142(1): 24-30.

[65] Beland MD, Wasser EJ, Mayo-Smith WW, et al. Primary non-small cell lung cancer: review of frequency, location, and time of recurrence after radiofrequency ablation[J]. Radiology, 2010, 254(1): 301-307.

[66] Shen Y, Zhong M, Jiang W, et al. Video-assisted radiofrequency ablation for pleural disseminated non-small cell lung cancer[J]. BMC Surg, 2013, 13: 19.

[67] 何靖康, 马海涛, 倪斌, 等. 电视胸腔镜辅助下射频消融治疗晚期非小细胞肺癌[J]. 中国胸心血管外科临床杂志, 2009, 16(4): 325-326.

[68] 时雨, 林宗武, 蒋伟, 等. 胸腔镜下射频消融治疗肺部恶性肿瘤[J]. 中国临床医学,

2009,16(2):191-193.

[69] Mukai T, Mimura H, Gobara H, et al. Radiofrequency ablation followed by radiation for primary lung tumors[J]. Acta Med Okayama, 2007,61(3):177-180.

[70] Thanos L, Mylona S, Giannoulakos N, et al. Percutaneous radiofrequency ablation of lung tumors in contact with the aorta: dangerous and difficult but efficient: a report of two cases[J]. Cardiovasc Intervent Radiol, 2008,31(6):1205-1209.

[71] Hiraki T, Gobara H, Takemoto M, et al. Percutaneous radiofrequency ablation combined with previous bronchial arterial chemoembolization and followed by radiation therapy for pulmonary metastasis from hepatocellular carcinoma[J]. J Vasc Interv Radiol, 2006,17(7): 1189-1193.

[72] Dupuy DE, DiPetrillo T, Gandhi S, et al. Radiofrequency ablation followed by conventional radiotherapy for medically inoperable stage I non-small cell lung cancer[J]. Chest, 2006, 129(3):738-745.

[73] 刘宏,赵馥,赵英智,等.射频消融联合适形放疗治疗晚期实体肺癌42例体会[J].郑州大学学报:医学版,2007,42(1):189-190.

[74] 王玉国,杨波.肺癌射频消融术联合放疗治疗晚期非小细胞肺癌的疗效观察[J].中华物理医学与康复杂志,2012,34(11):879-880.

[75] Chan MD, Dupuy DE, Mayo-Smith WW, et al. Combined radiofrequency ablation and high-dose rate brachytherapy for early-stage non-small-cell lung cancer[J]. Brachytherapy, 2011, 10(3):253-259.

[76] Grieco CA, Simon CJ, Mayo-Smith WW, et al. Percutaneous image-guided thermal ablation and radiation therapy: outcomes of combined treatment for 41 patients with inoperable stage I/II non-small-cell lung cancer[J]. J Vasc Interv Radiol, 2006,17(7):1117-1124.

[77] Donington J, Ferguson M, Mazzone P, et al. American College of Chest Physicians and Society of Thoracic Surgeons consensus statement for evaluation and management for high-risk patients with stage I non-small cell lung cancer[J]. Chest, 2012,142(6):1620-1635.

[78] 陈理明,王少彬,陈俊辉,等.射频消融治疗肺癌的预后及其影响因素分析[J].中国肿瘤临床与康复,2007,14(4):320-323.

[79] Ahmed M, Moussa M, Goldberg SN. Synergy in cancer treatment between liposomal chemotherapeutics and thermal ablation[J]. Chem Phys Lipids, 2012,165(4):424-437.

[80] Li X, Zhao M, Wang J, et al. Percutaneous CT-guided radiofrequency ablation as supplemental therapy after systemic chemotherapy for selected advanced non-small cell lung cancers[J]. AJR Am J Roentgenol, 2013,201(6):1362-1367.

[81] Lee H, Jin GY, Han YM, et al. Comparison of survival rate in primary non-small-cell lung cancer among elderly patients treated with radiofrequency ablation, surgery, or chemotherapy[J]. Cardiovasc Intervent Radiol, 2012,35(2):343-350.

[82] 刘文静,曾宪涛,刘晓晴,等.射频消融联合化疗治疗晚期非小细胞肺癌疗效的Meta分析[J].临床肿瘤学杂志,2012,17(6):530-538.

[83] 孙一,董勇,肖鹏,等.射频消融联合支气管动脉灌注化疗在晚期非小细胞肺癌治疗中的应用[J].微创医学,2009,4(2)123-125.

[84] 王健,佟小强,宋莉,等.经支气管动脉化疗栓塞联合射频消融术治疗>5 cm肺癌[J].中国介入影像与治疗学,2010,7(3):212-215.

[85] 卢雄,陈芳,林云,等.射频消融联合支气管动脉灌注多西他赛治疗非小细胞肺癌的临床应用[J].介入放射学杂志,2010,19(5):410-412.

[86] 汪刚,纪正华,秦铁林,等.支气管动脉化疗灌注加栓塞联合射频消融治疗周围型肺癌的疗效观察[J].现代医用影像学,2011,20(5)309-311,327.

[87] 秦铁林,杨罡,纪正华,等.支气管动脉化疗灌注+栓塞联合射频消融治疗周围型肺癌35例[J].陕西医学杂志,2012,41(7):854-855.

[88] 张骏,高宏,李力军.CT引导射频消融联合化疗粒子局部植入治疗肺癌(附62例报告)[J].山东医药,2008,48(24):61-62.

[89] 赵健,吴一龙,王远东,等.射频消融联合放化疗治疗局部晚期非小细胞肺癌[J].肿瘤防治研究,2004,31(8):495-497.

[90] 邓灵波,李晓光,明韦迪.射频消融治疗晚期非小细胞肺癌疗效的荟萃分析[J].介入放射学杂志,2013,22(12):1000-1006.

[91] 王志鸿,李鲁,林毅,等.射频消融术联合吉非替尼治疗晚期肺腺癌的疗效评价[J].结核病与肺部健康杂志,2013,2(1):11-13.

[92] Haen SP, Pereira PL, Salih HR, et al. More than just tumor destruction: immunomodulation by thermal ablation of cancer[J]. Clin Dev Immunol, 2011, 2011: 160250.

[93] Hamamoto S, Okuma T, Yamamoto A, et al. Radiofrequency ablation and immunostimulant OK-432: combination therapy enhances systemic antitumor immunity for treatment of VX2 lung tumors in rabbits[J]. Radiology, 2013, 267(2): 405-413.

[94] Waitz R, Solomon SB. Can local radiofrequency ablation of tumors generate systemic immunity against metastatic disease[J]? Radiology, 2009, 251(1): 1-2.

[95] Dromi SA, Walsh MP, Herby S, et al. Radiofrequency ablation induces antigen-presenting cell infiltration and amplification of weak tumor-induced immunity[J]. Radiology, 2009, 251(1): 58-66.

[96] 张丽霞,亓丽丽,任妍,等.唯美生放射免疫治疗联合射频消融治疗原发性肺癌13例[J].肿瘤学杂志,2011,17(12):920-922.

[97] 陈溯,黄乃祥,盛冬生.射频消融术联合瘤内注射131I-肿瘤细胞核人鼠嵌合单克隆抗体治疗肺癌的近期疗效评估[J].临床军医杂志,2012,40(2):379-381.

[98] Kodama H, Yamakado K, Takaki H, et al. Lung radiofrequency ablation for the treatment of unresectable recurrent non-small cell lung cancer after surgical intervention[J]. Cardiovasc Intervent Radiol, 2012, 35(3): 563-569.

[99] 赵骞.30例肺癌再切除术的外科疗效分析[J].现代肿瘤医学,2011,19(9):1770-1772.

[100] 鲁广,张永伟.47例术后局部复发非小细胞肺癌三维适形放疗的疗效分析[J].中国肿瘤杂志,2011,21(9):717-721.

[101] Takeda A, Sanuki N, Eriguchi T, et al. Salvage stereotactic ablative irradiation for isolated postsurgical local recurrence of lung cancer[J]. Ann Thorac Surg, 2013, 96(5): 1776-1782.

[102] Schoellnast H, Deodhar A, Hsu M, et al. Recurrent non-small cell lung cancer: evaluation of CT-guided radiofrequency ablation as salvage therapy[J]. Acta Radiol, 2012, 53(8): 893-899.

[103] Hiraki T, Mimura H, Gobara H, et al. Repeat radiofrequency ablation for local progression of lung tumors: does it have a role in local tumor control[J]? J Vasc Interv Radiol. 2008, 19(5): 706-711.

[104] Okuma T, Matsuoka T, Yamamoto A, et al. Computed tomography-guided re-radiofrequency

ablation for unresectable lung tumor with local progression previously treated with the same procedure[J]. Radiat Med, 2008, 26(9): 519-525.

[105] Joos L, Tamm M, Chhajed PN. Radiofrequency tumor ablation for lung tumors: is there a role for neoadjuvant and/or adjuvant chemotherapy[J]? J Chemother, 2004, 16(6): 561-562.

[106] Li X, Zhao M, Wang J. Percutaneous CT-guided radiofrequency ablation as supplemental therapy after systemic chemotherapy for selected advanced non-small cell lung cancers[J]. AJR Am J Roentgenol, 2013, 201(6): 1362-1367.

[107] Yu HA, Sima CS, Huang J, et al. Local therapy with continued EGFR tyrosine kinase inhibitor therapy as a treatment strategy in EGFR-mutant advanced lung cancers that have developed acquired resistance to EGFR tyrosine kinase inhibitors[J]. J Thorac Oncol, 2013, 8(3): 346-351.

[108] 刘永玲, 陆克亮, 谢鸿寿, 等. 冷极射频消融术治疗放化疗后进展的非小细胞肺癌[J]. 现代肿瘤医学, 2010, 18(6): 1130-1131.

（刘宝东、李晓光、胡牧、刘磊、钱坤、李元博、王若天、别志欣、
李元明、郭润碃、李岩、赵欣、贾蓉荣、张秋航、孙铮、
李京凯、张伟、沈翀、刘雅宁）

第二部分

典型病例介绍

第六章　早期、中期肺癌的热消融治疗

第一节　低肺功能

按照肺手术发生并发症的高风险因素评价标准，部分合并有肺部疾病，尤其是慢性阻塞性肺疾病（COPD），或者肺功能相对较差，不能耐受手术切除，或者患者及其亲属拒绝手术治疗的早期、中期肺癌患者，可以选择热消融治疗。

病例1

患者陶××，男，69岁。因咳嗽咳痰于2010年3月29日就诊于首都医科大学宣武医院门诊，胸部CT检查提示右上肺后段软组织阴影。既往患COPD病史20余年。入院后分期检查未发现远处转移；肿瘤标志物阴性。肺功能检查：FEV1/FVC为43%。术前诊断肺癌可能性大，分期T2aNxM0，合并COPD，右下肺支气管扩张症。2010年4月19日行肺穿刺活检及CT引导下射频消融，肿瘤大小约3 cm × 3 cm，使用StarBurst®XL型射频电极，开针5 cm，消融32 min，术后病理诊断为鳞癌。5月开始吉西他滨加卡铂加重组人血管内皮抑素化疗：吉西他滨1.6 g，第1天、8天，卡铂300 mg，第2天，重组人血管内皮抑素15 mg，第1~14天，21天方案，共计4个周期，并定期复查。最后一次复查是2018年5月，未发现远处转移（图6-1~图6-11）。

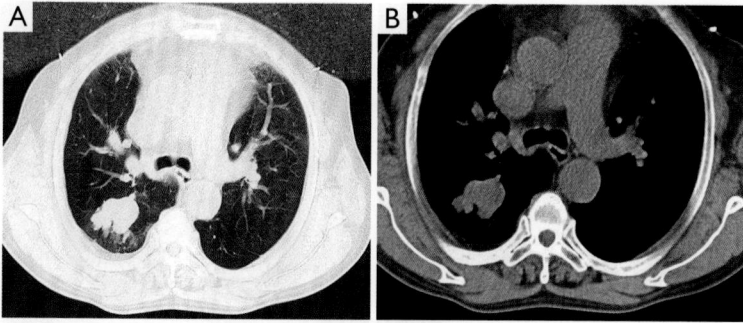

图6-1　术前（2010年4月16日）

A，肺窗；B，纵隔窗

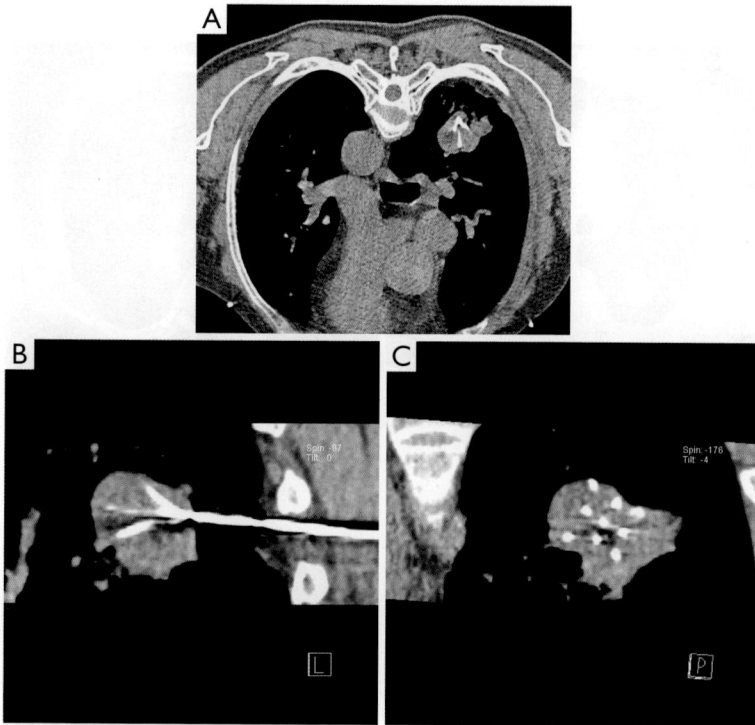

图6-2　术中（2010年4月19日）

A，横断面；B，矢状面；C，冠状面

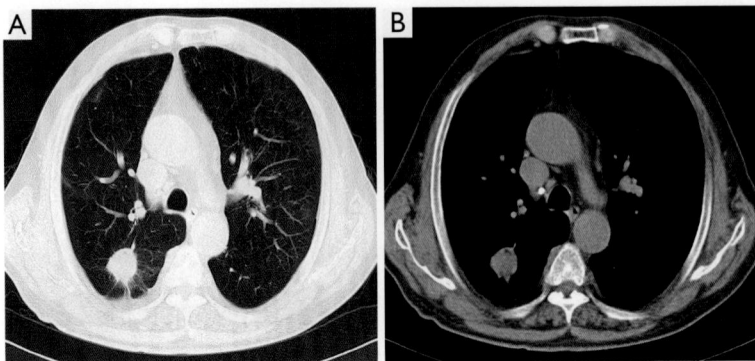

图6-3　术后14个月（2011年6月15日）

A，肺窗；B，纵隔窗

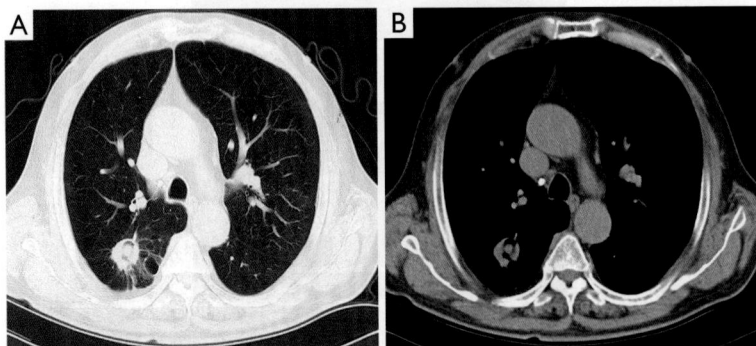

图6-4　术后19个月（2011年11月14日）

A，肺窗；B，纵隔窗

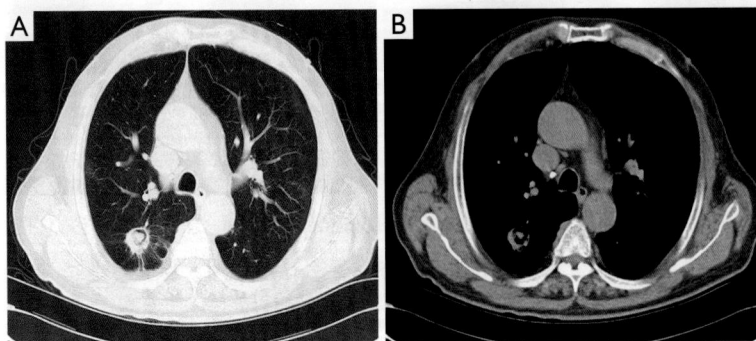

图6-5　术后24个月（2012年4月25日）

A，肺窗；B，纵隔窗

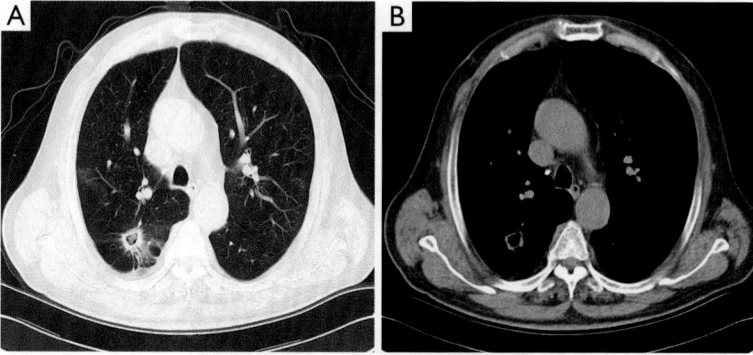

图6-6　术后35个月（2013年3月15日）
A，肺窗；B，纵隔窗

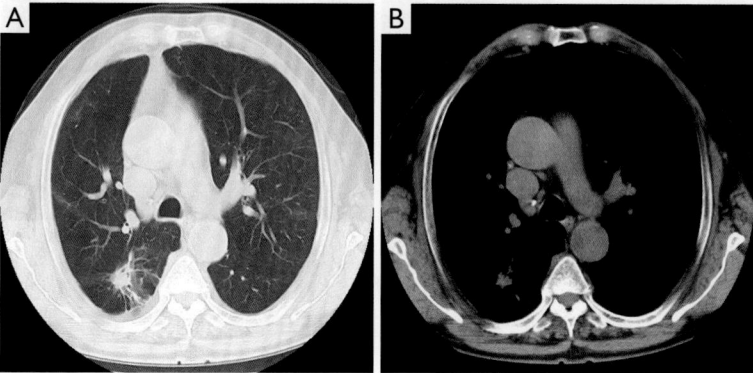

图6-7　术后48个月（2014年4月15日）
A，肺窗；B，纵隔窗

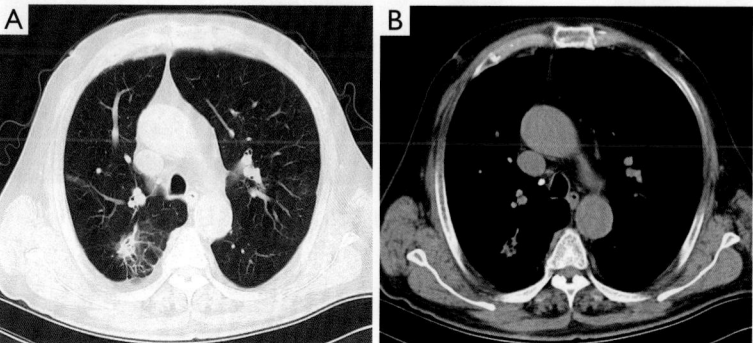

图6-8　术后59个月（2015年3月20日）
A，肺窗；B，纵隔窗

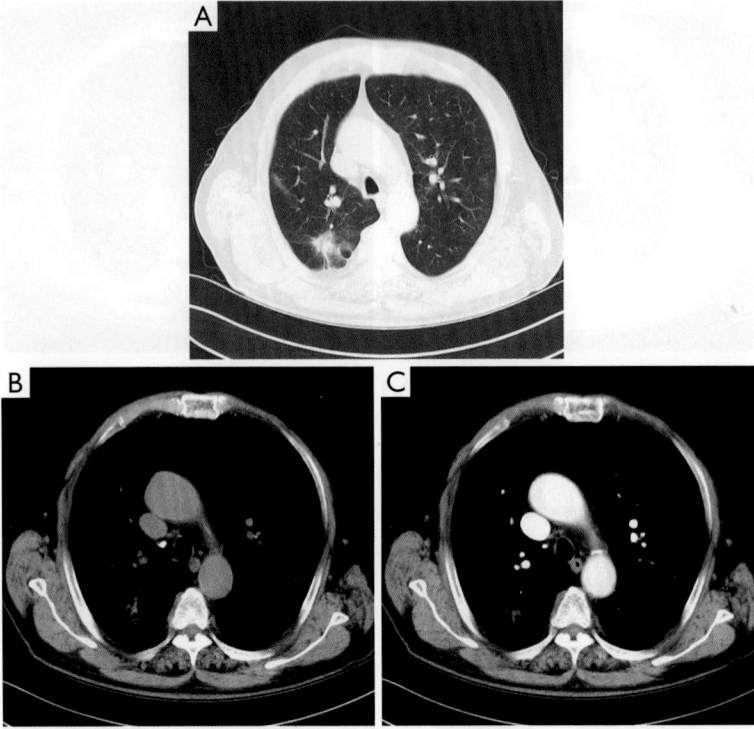

图6-9　术后72个月（2016年5月11日）

A，肺窗；B，纵隔窗；C，强化

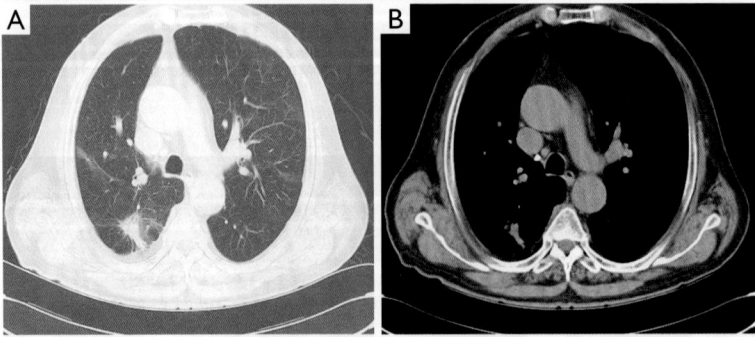

图6-10　术后84个月（2017年4月13日）

A，肺窗；B，纵隔窗

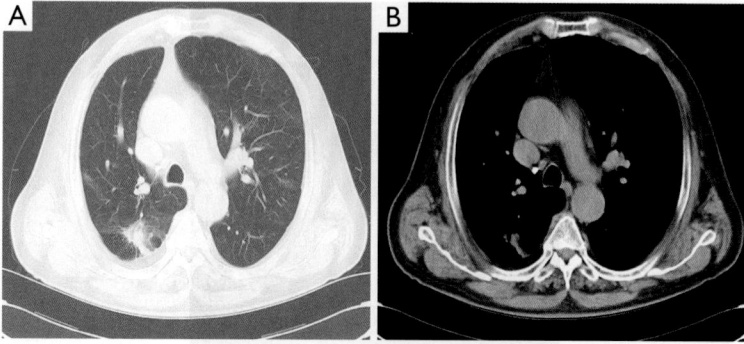

图6-11 术后96个月（2018年5月3日）

A，肺窗；B，纵隔窗

病例2

患者隈××，男，57岁。2007年10月食管癌切除术，术后给予紫杉醇加顺铂化疗，放疗35次。2010年6月29日复查发现左下肺结节，2011年4月12日复查发现左下肺结节较前增大；SPECT检查提示左下肺占位可见高代谢影，T/NTmax=1.94，双肺门淋巴结可见高代谢影，T/NTmax=1.50；分期检查无远处转移；肿瘤标志物：CYFRA21-1为3.49 ng/mL。术前诊断：左下肺癌，分期为T2N1M0，食管癌术后。2011年5月19日行肺穿刺活检和肺癌射频消融，肿瘤大小约4 cm×4 cm，使用StarBurst®XL型射频电极消融，开针4 cm，消融时间25.3 min，因疼痛，靶温度设定为70 ℃。术后病理诊断为腺癌，给予紫杉醇加顺铂化疗：紫杉醇270 mg，第1天，顺铂60 mg，第2、3天，21天方案，3个周期。2016年11月复查（图6-12~图6-18）。

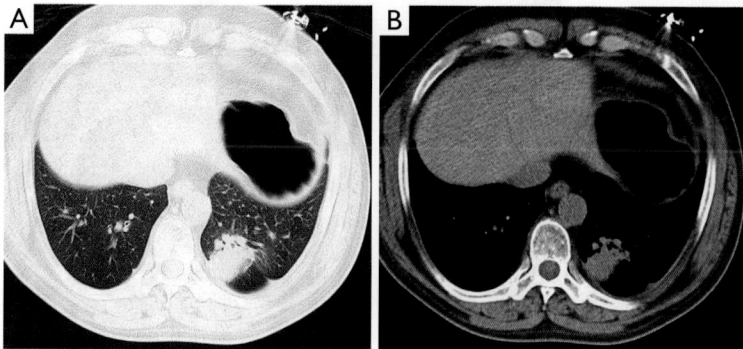

图6-12 术前（2011年5月19日）

A，肺窗；B，纵隔窗

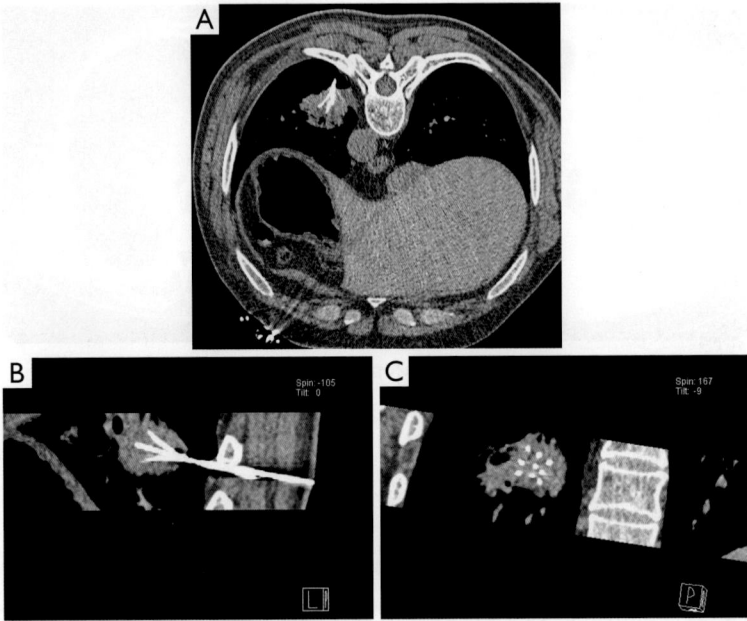

图6-13　术中（2011年5月19日）

A，横断面；B，矢状面；C，冠状面

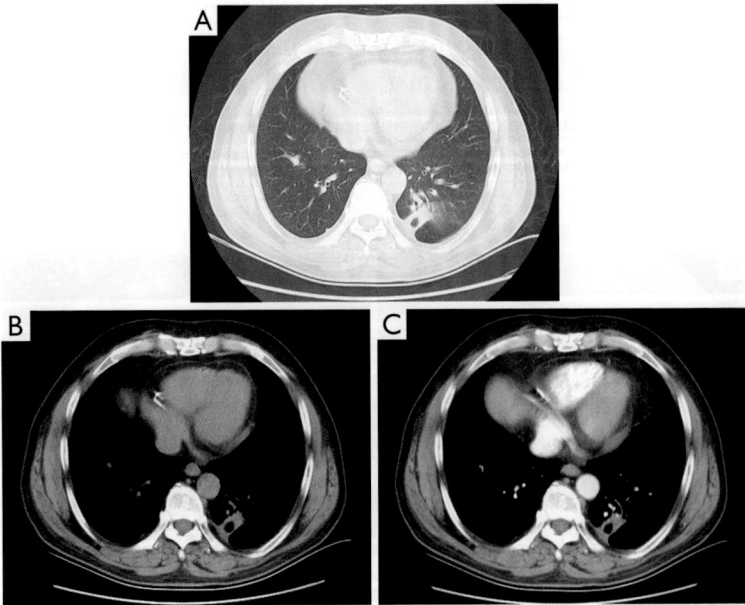

图6-14　术后6个月（2011年11月8日）

A，肺窗；B，纵隔窗；C，强化

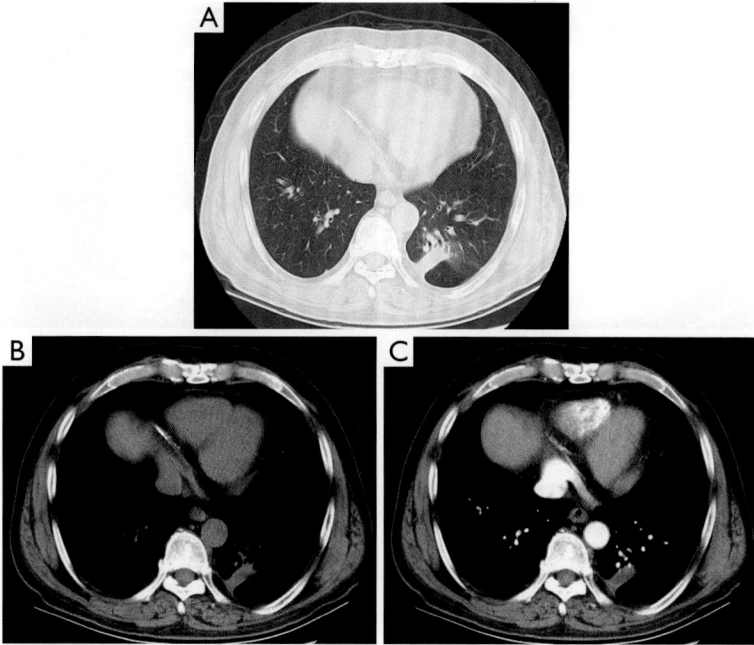

图6-15 术后9个月（2012年2月9日）
A，肺窗；B，纵隔窗；C，强化

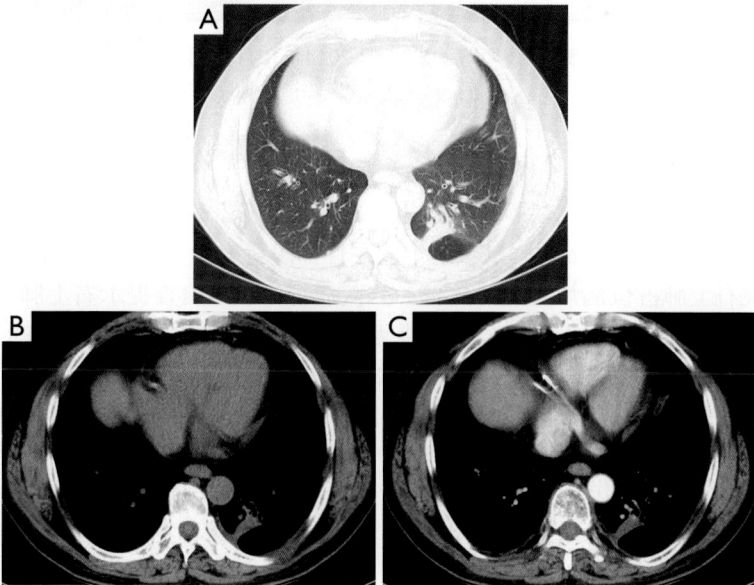

图6-16 术后24个月（2013年5月3日）
A，肺窗；B，纵隔窗；C，强化

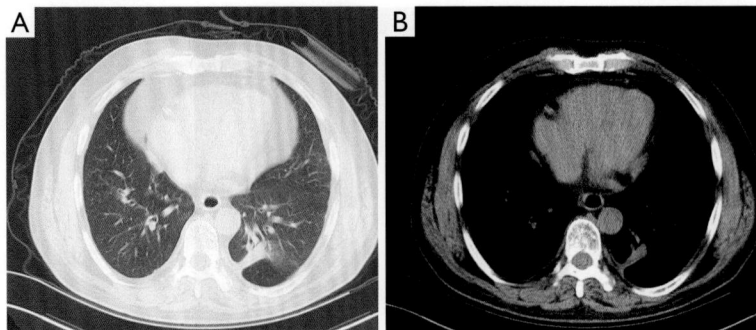

图6-17　术后33个月（2014年2月19日）
A，肺窗；B，纵隔窗

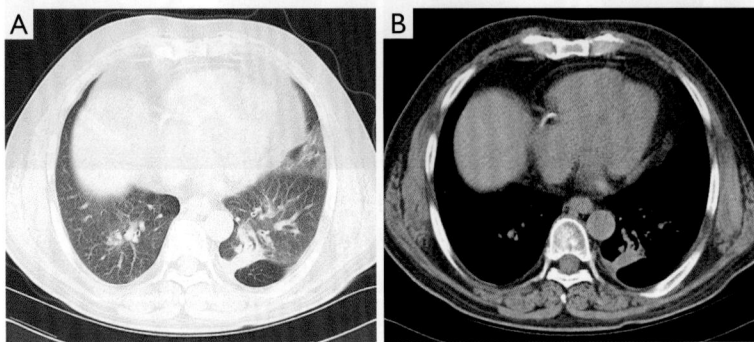

图6-18　术后42个月（2014年12月1日）
A，肺窗；B，纵隔窗

病例3

患者吴××，男，67岁。咳嗽3年，在首都医科大学宣武医院行胸部CT检查发现右上肺占位病灶。既往体健。入院后行SPECT检查提示右上肺结节可见高代谢影，T/NT=4.06；分期检查无远处转移；肿瘤标志物：CYFRA21-2为3.73 ng/mL。血气分析：PCO_2=42.2 mmHg，PO_2=67.9 mmHg。肺功能检查提示肺功能较差。术前诊断为右上肺癌，肺门纵隔淋巴结转移，分期为T1N3M0，合并COPD、肺间质纤维化。2013年7月3日行肺穿刺活检，病理诊断为鳞癌。于2013年7月8日行CT引导下射频消融，肿瘤大小约3 cm×3 cm，使用StarBurst®XL型射频电极，开针5 cm，消融32 min。术后给予吉西他滨加卡铂化疗：吉西他滨1 800 mg，第1，8天，卡铂300 mg，第2天，21天方案，计6个周期。2016年6月复查，无远处转移，肿瘤标志物阴性（图6-19~图6-30）。

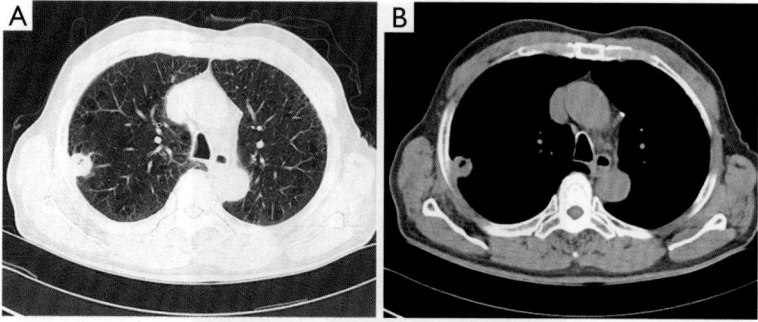

图6-19 术前2周（2013年6月24日）
A，肺窗；B，纵隔窗

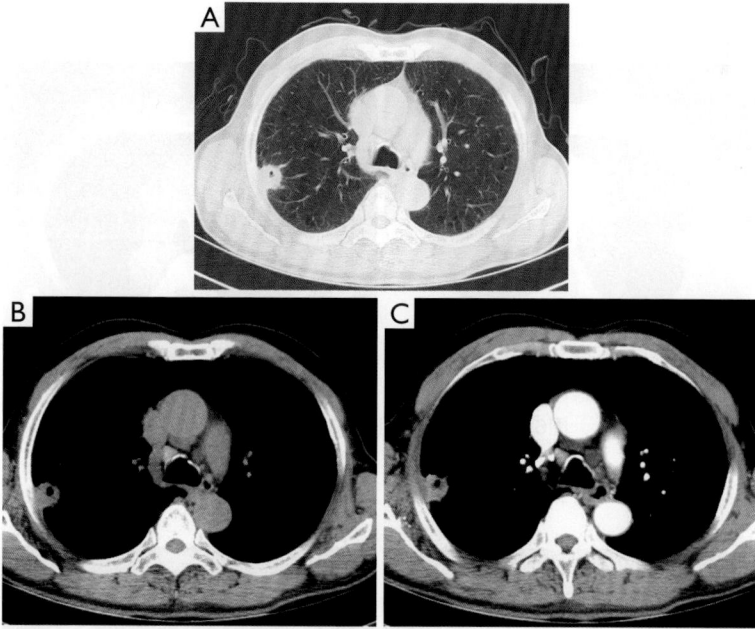

图6-20 术前1周（2013年7月1日）
A，肺窗；B，纵隔窗；C，强化

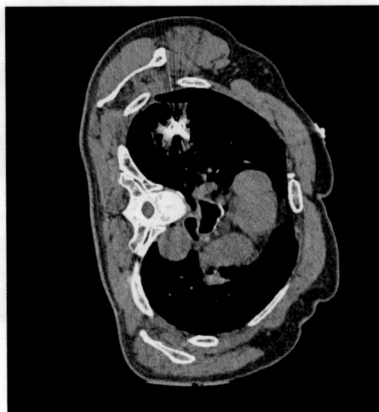

图6-21　术中（2013年7月8日）

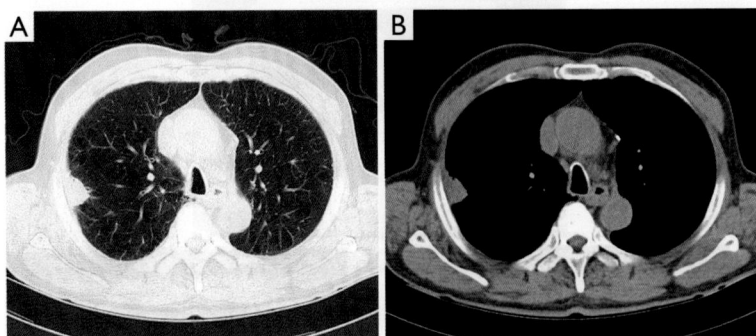

图6-22　术后2个月（2013年9月5日）

A，肺窗；B，纵隔窗

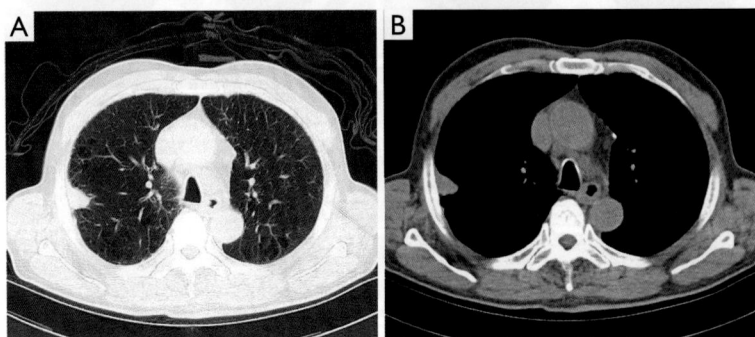

图6-23　术后3.5个月（2013年10月22日）

A，肺窗；B，纵隔窗

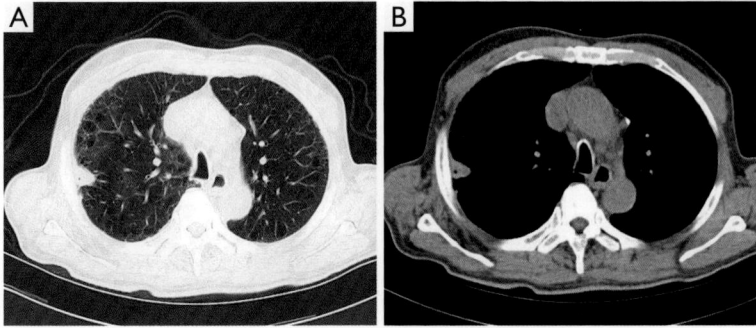

图6-24 术后5个月（2013年12月9日）

A，肺窗；B，纵隔窗

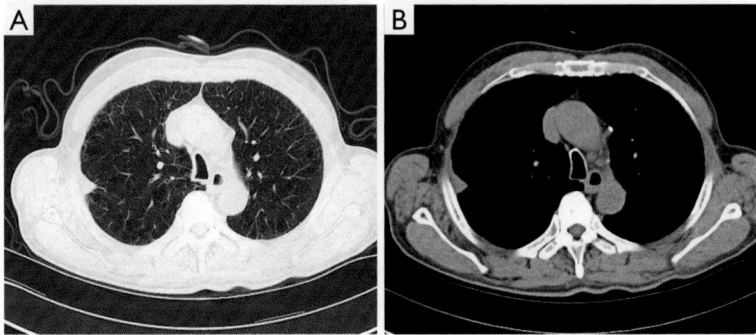

图6-25 术后8.5个月（2014年3月25日）

A，肺窗；B，纵隔窗

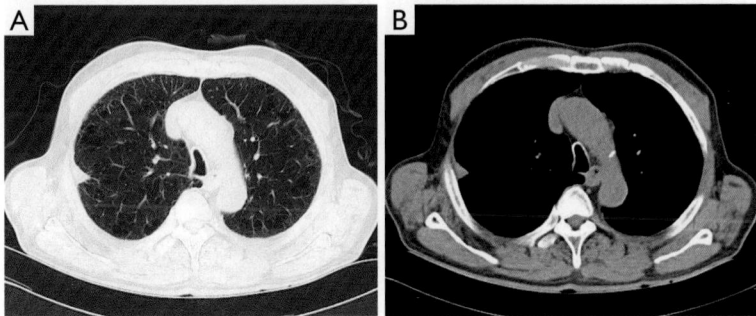

图6-26 术后12个月（2014年7月8日）

A，肺窗；B，纵隔窗

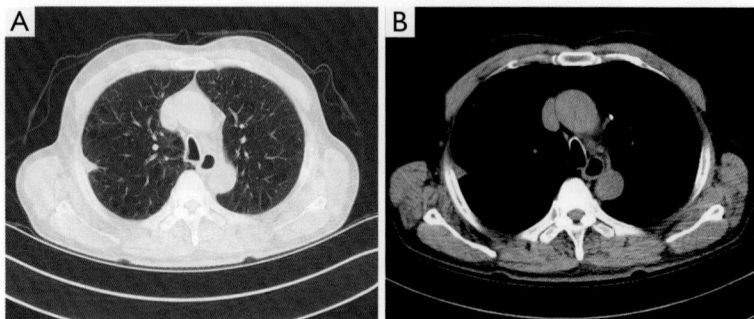

图6-27　术后15.5个月（2014年10月28日）

A，肺窗；B，纵隔窗

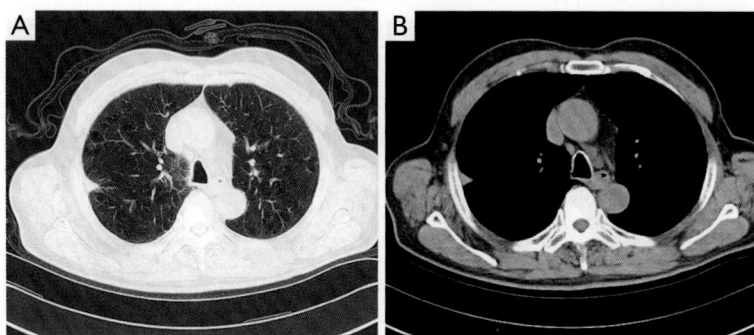

图6-28　术后19.5个月（2015年2月27日）

A，肺窗；B，纵隔窗

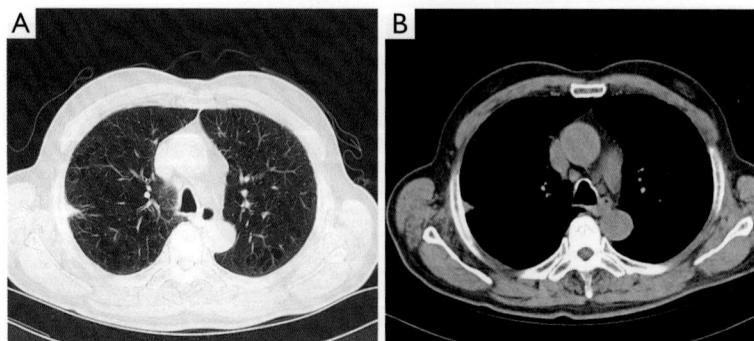

图6-29　术后30.5个月（2016年1月25日）

A，肺窗；B，纵隔窗

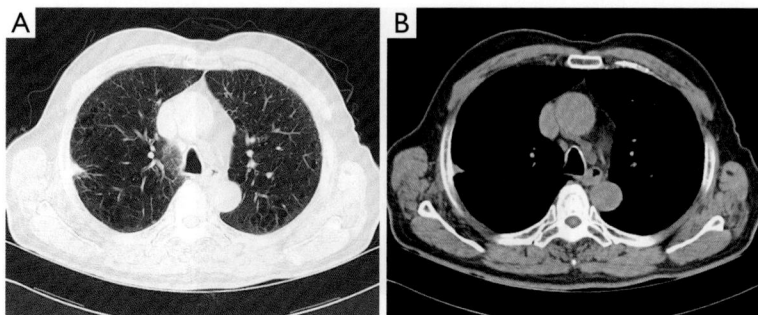

图6-30　术后35.5个月（2016年8月25日）

A，肺窗；B，纵隔窗

病例4

患者杨××，男，71岁。体检发现右上肺占位病灶8个月，未予治疗。既往高血压、冠心病史4年。入院后检查胸部CT发现右上肺占位；分期检查无远处转移；肿瘤标志物：CYFRA21-1为3.38 ng/mL。血气分析：PCO_2=62.2 mmHg，PO_2=81.3 mmHg。心脏彩超：左室舒张功能减低，左室壁节段性运动异常，左室射血分数正常，主动脉瓣钙化，二尖瓣钙化伴轻度反流，二、三尖瓣轻度反流。术前诊断右上肺癌，分期为T1N0M0。2014年3月19日行肺穿刺活检和CT引导肺癌射频消融，肿瘤大小约2 cm × 2.5 cm，使用StarBurst®XL型射频电极，开针4 cm，消融27 min，术后病理为腺癌，EGFR突变，口服埃克替尼并定期复查（图6-31~图6-41）。

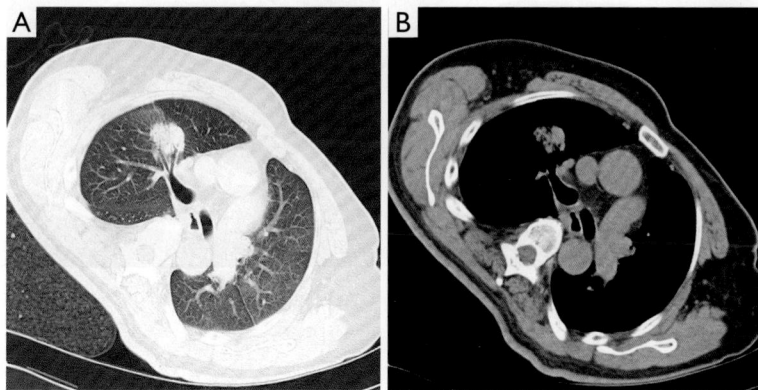

图6-31　术前（2014年3月19日）

A，肺窗；B，纵隔窗

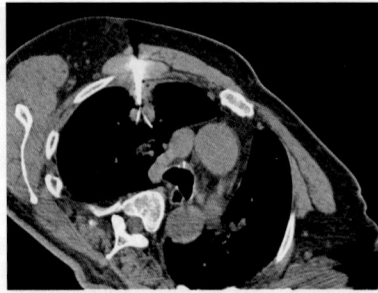

图6-32　术中（2014年3月19日）

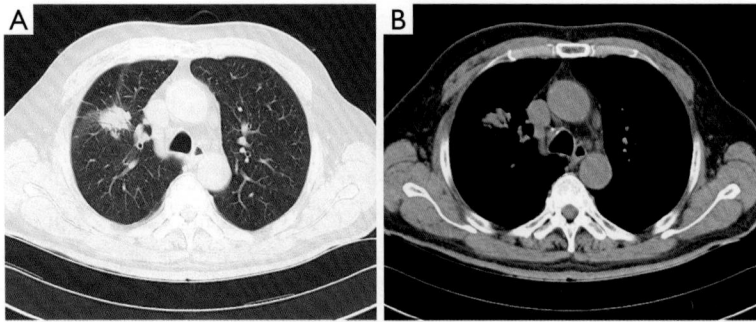

图6-33　术后2个月（2014年5月23日）
A，肺窗；B，纵隔窗

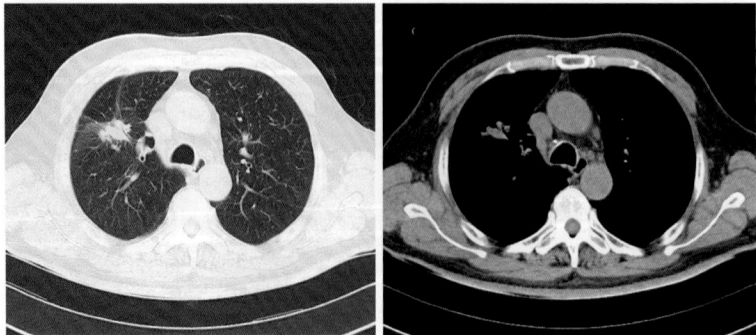

图6-34　术后5个月（2014年8月25日）
A，肺窗；B，纵隔窗

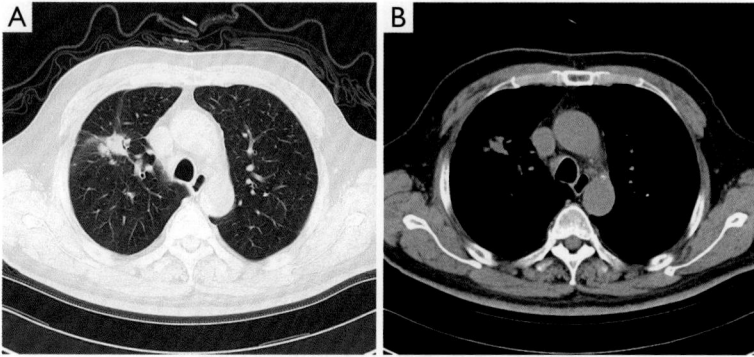

图6-35 术后8个月（2014年11月30日）
A，肺窗；B，纵隔窗

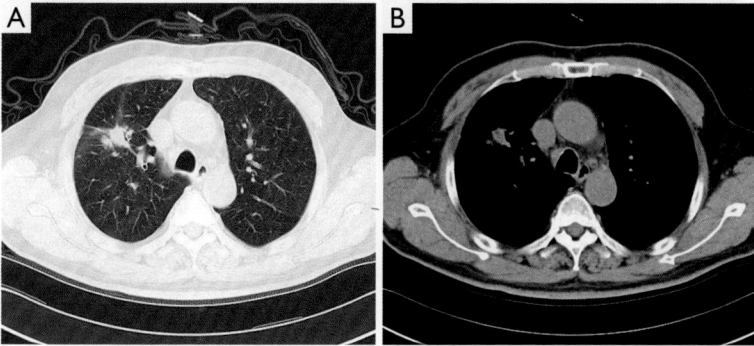

图6-36 术后10.5个月（2015年2月6日）
A，肺窗；B，纵隔窗

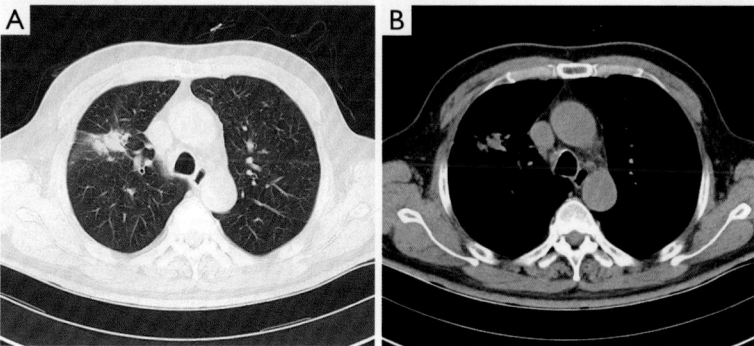

图6-37 术后13.5个月（2015年5月4日）
A，肺窗；B，纵隔窗

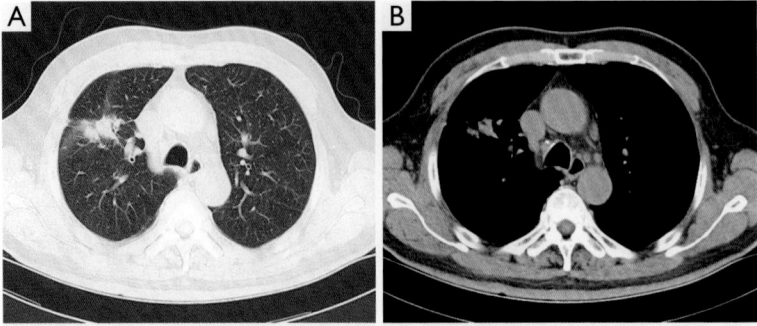

图6-38　术后16.5个月（2015年8月5日）

A，肺窗；B，纵隔窗

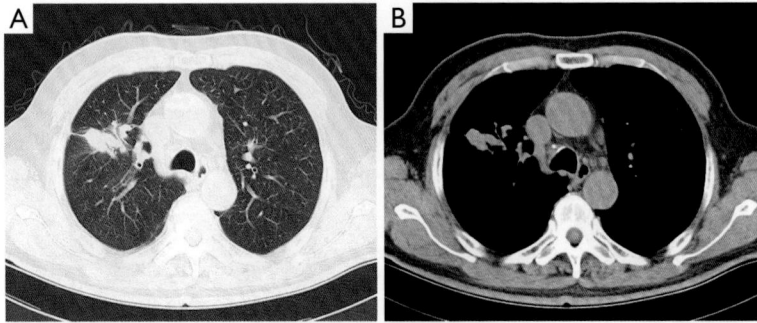

图6-39　术后19个月（2015年10月20日）

A，肺窗；B，纵隔窗

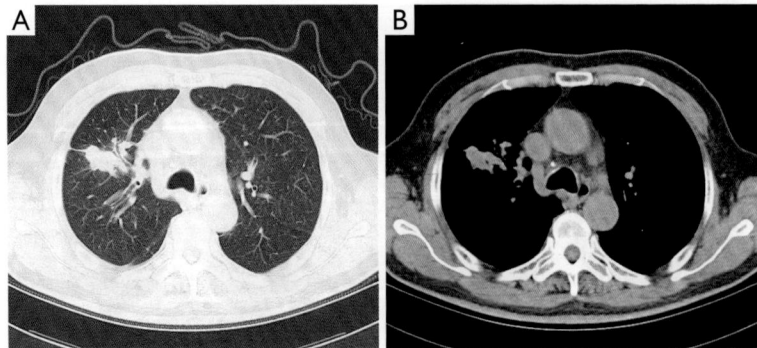

图6-40　术后21个月（2015年12月30日）

A，肺窗；B，纵隔窗

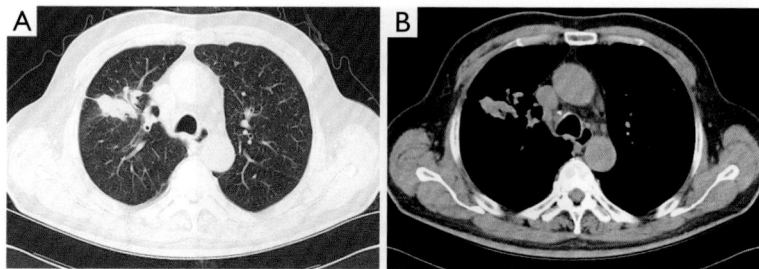

图6-41　术后25个月（2016年4月12日）

A，肺窗；B，纵隔窗

病例5

　　患者张××，男，76岁。因咳嗽咳痰半个月，在外院检查发现"右上肺阴影"入院。既往COPD 20余年。入院后胸部CT检查发现右上肺癌可能；分期检查无远处转移；肿瘤标志物阴性。肺功能检查提示低肺功能，FEV1/FVC%=44%。术前诊断为：右上肺癌，分期为T1NxM0，合并COPD。2014年10月28日行肺穿刺活检和CT引导下射频消融术，肿瘤大小约3 cm×3 cm，使用StarBurst®Talon型射频电极，开针4 cm，消融25 min，术后病理诊断为鳞癌，术后给予3个周期化疗。2017年2月复查胸部CT显示病灶稳定（图6-42~图6-47）。

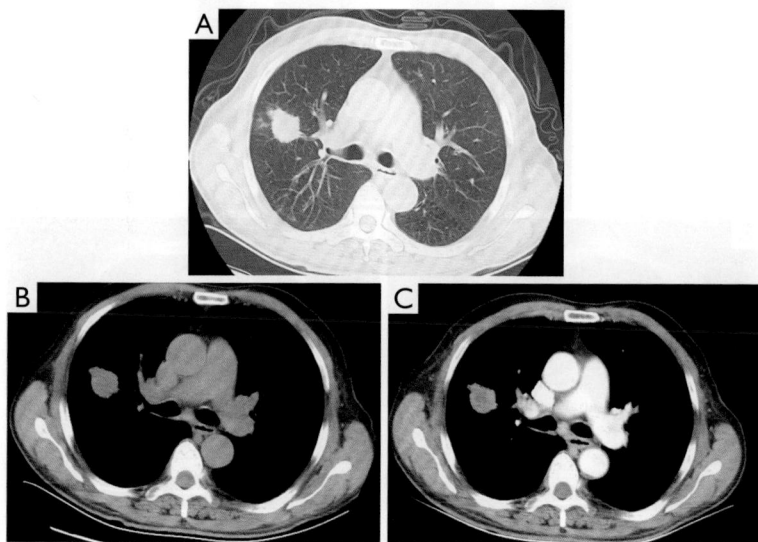

图6-42　术前（2014年10月25日）

A，肺窗；B，纵隔窗；C，强化

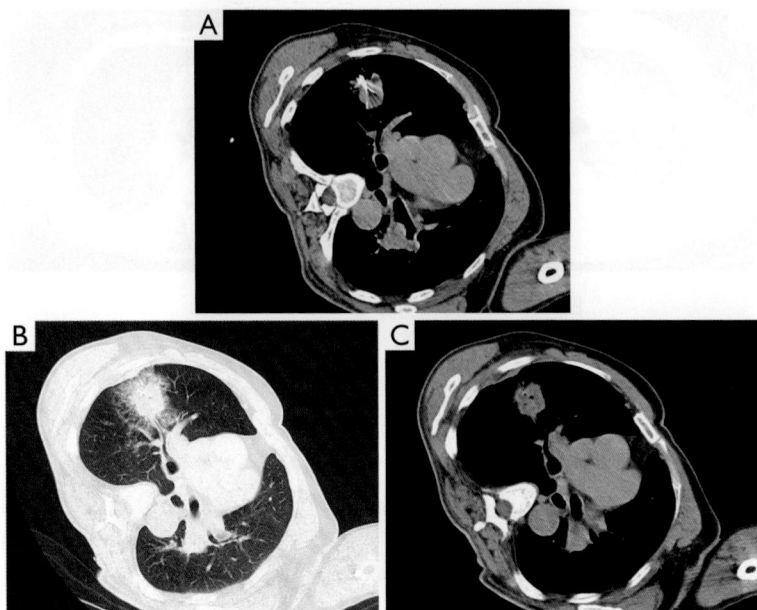

图6-43 术中（2014年10月28日）

A，横断面；B，肺窗；C，纵隔窗

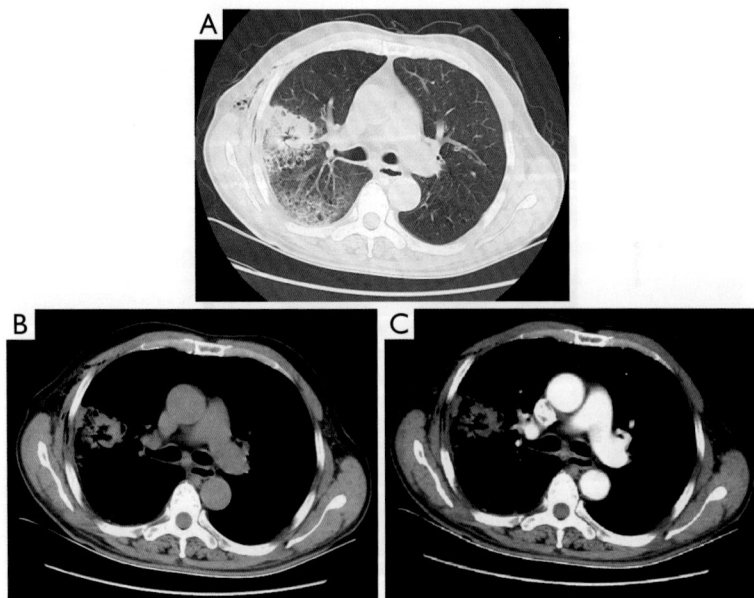

图6-44 术后48 h（2014年10月30日）

A，肺窗；B，纵隔窗；C，强化

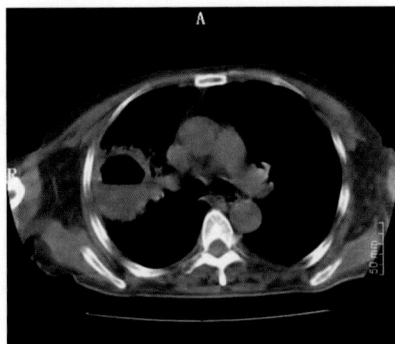

图6-45　术后1个月（2014年12月3日）

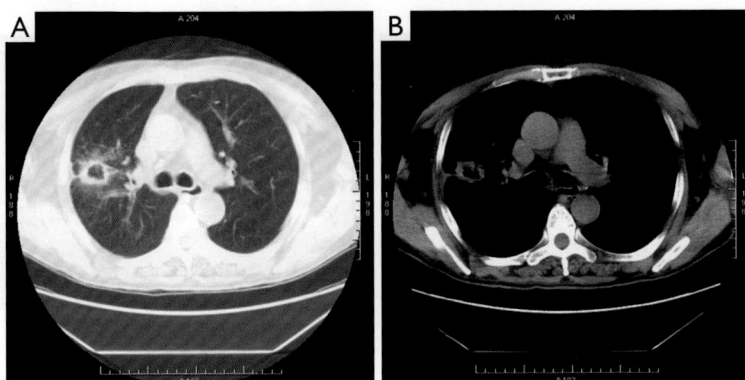

图6-46　术后7个月（2015年5月21日）
A，肺窗；B，纵隔窗

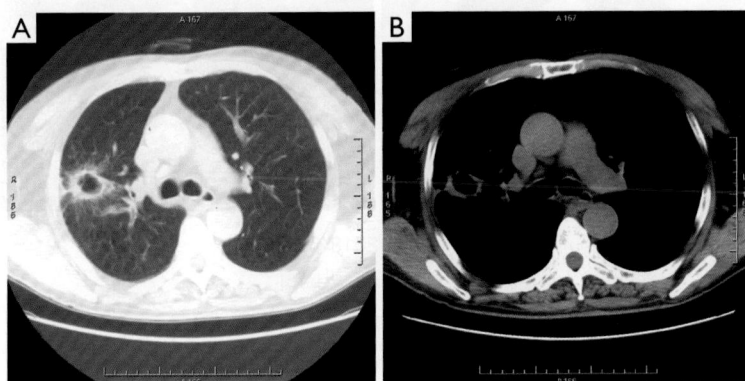

图6-47　术后10个月（2015年8月18日）
A，肺窗；B，纵隔窗

病例6

  患者李××，男，66岁。体检发现右肺结节2个月余，门诊行胸部CT提示右肺上叶结节，大小约1.7 cm × 1.2 cm，考虑恶性可能性大，行全身评价未见转移。肿瘤标志物：CEA 4 ng/mL。既往COPD、肺气肿病史3年。术前诊断：右肺上叶结节肺癌可能性大，合并COPD，肺气肿。2018年7月3日行肺结节穿刺活检和微波消融：采用18G全自动活检枪取得2条组织标本并送病理学检查，将水冷微波天线（VisonMedical 150 mm）沿设计路线穿刺至病变内，单针进行消融，共完成2个位点消融，工作参数：功率60 W，总时间8 min，并经穿刺套管注入1 400~2000 um的明胶海绵混悬液3 mL。术后病理诊断为浸润性腺癌，中–低分化。目前门诊随诊中（图6-48~图6-51）。

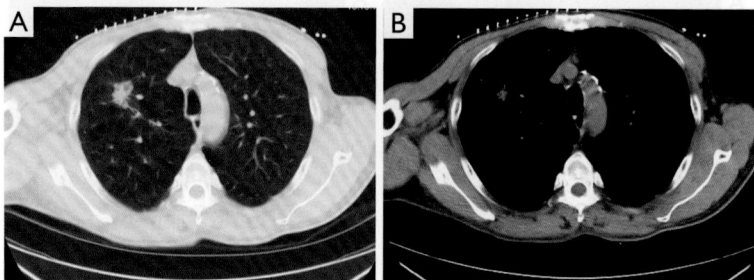

图6-48　术前（2018年7月3日）

A，肺窗；B，纵隔窗

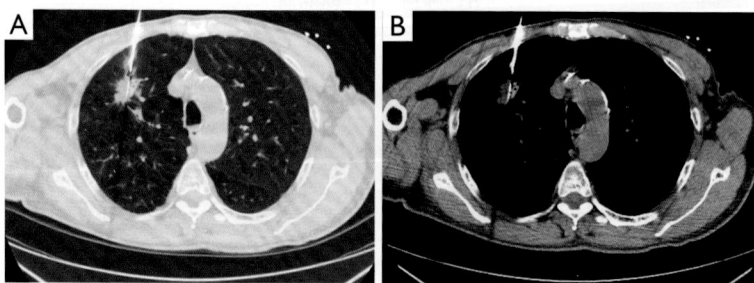

图6-49　术中（2018年7月3日）

A，肺窗；B，纵隔窗

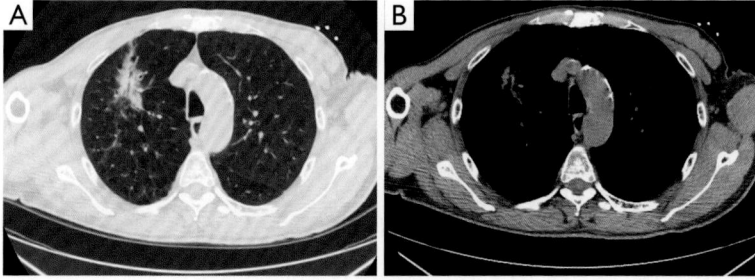

图6-50　术后即刻（2018年7月3日）

A，肺窗；B，纵隔窗

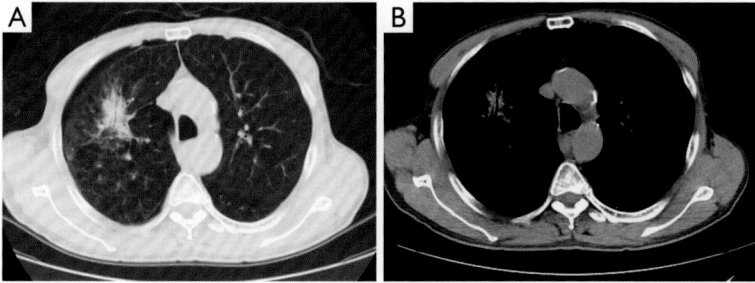

图6-51　术后第3日（2018年7月6日）

A，肺窗；B，纵隔窗

第二节　心功能差

　　按照肺手术发生并发症的高风险因素评价标准，部分合并有心脏疾病尤其是冠心病，或者心功能相对较差，不能耐受手术切除，或者患者及其家属拒绝手术治疗的早中期肺癌患者，可以选择热消融治疗。

病例1

　　患者马××，男，77岁。痰中带血20余天，伴声音嘶哑、间断饮水呛咳。入院后行胸部CT检查发现右下肺占位，纤维支气管镜检查提示右肺中叶开口狭窄，未见新生物；SPECT提示右肺下叶阴影可见高代谢，T/Nmax=2.91，分期检查无远处转移；肿瘤标志物：CEA为21.65 ng/mL。心脏彩超：左房轻度增大，室间隔肥厚，左室舒张功能减低，左室壁节段性运动异常，左室射血分数58%，主动脉瓣钙化。术前诊断为：右下肺癌，纵隔淋巴结转移，右上肺转移不除外，分期为T4N2M0。2011年3月28日行右下肺穿刺活检，术后病理诊断为低分化腺癌。2011年3月31日行CT引导下射频消融，右下肺肿瘤大小为2 cm ×1.5 cm，使用StarBurst®XL型射频电极，开针3 cm，消融16.5 min；右上肺肿瘤大小为1.5 cm × 1 cm，使用StarBurst®XL型射频电极，开针2 cm，消融11.5 min，术中疼痛，靶温度设定为70 ℃。术后予单药吉西他滨化疗：1 400 mg，第1天、8天，21天方案，计2个周期。2011年5月复查发现右侧胸腔积液，胸腔闭式引流。失访（图6-52~图6-57）。

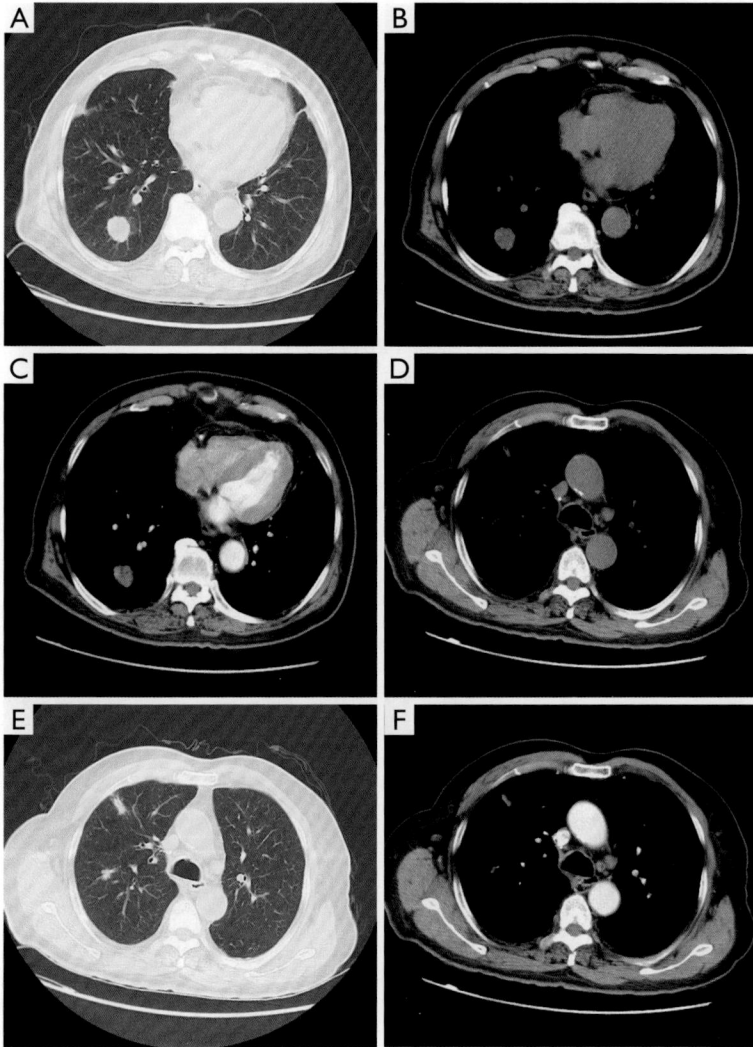

图6-52 术前（2011年3月25日）

A，右下肺肿瘤肺窗；B，右下肺肿瘤纵隔窗；C，右下肺肿瘤强化；D，右上肺肿瘤纵隔窗；E，右上肺肿瘤肺窗；F，右上肺肿瘤强化

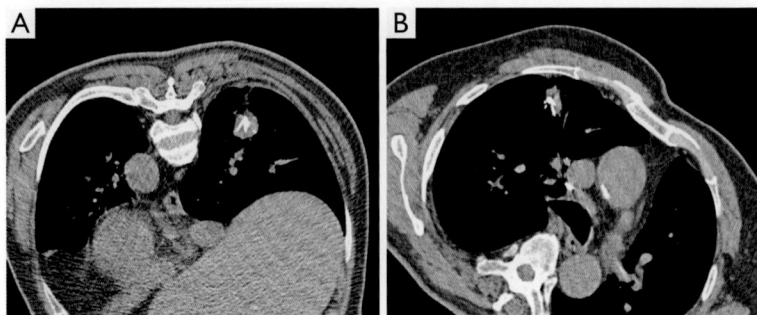

图6-53　术中（2011年3月31日）

A，右下肺肿瘤横断面；B，右上肺肿瘤横断面

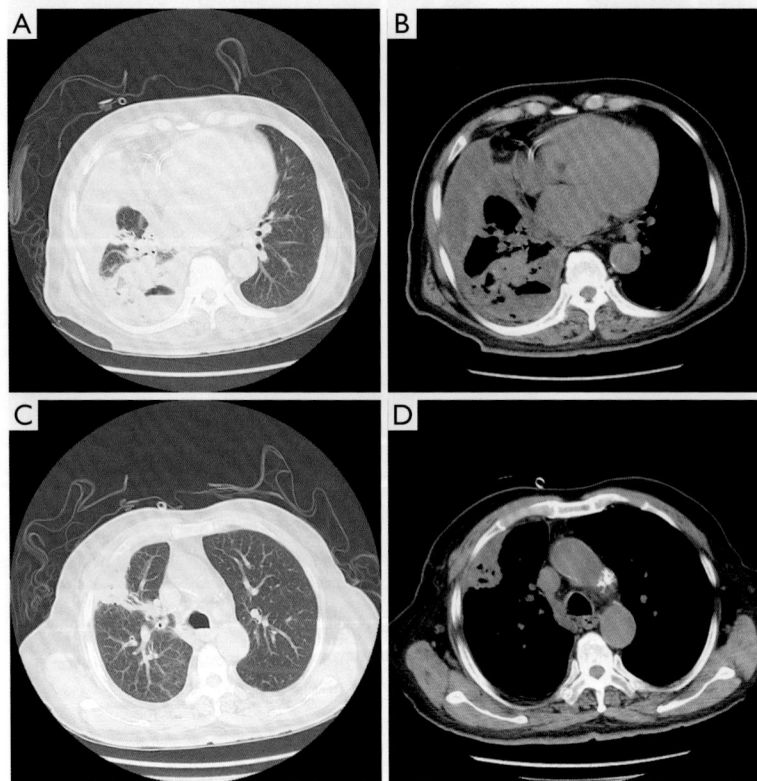

图6-54　术后2个月（2011年5月24日）

A，右下肺肿瘤肺窗；B，右下肺肿瘤纵隔窗；C，右上肺肿瘤肺窗；D，右上肺肿瘤纵隔窗

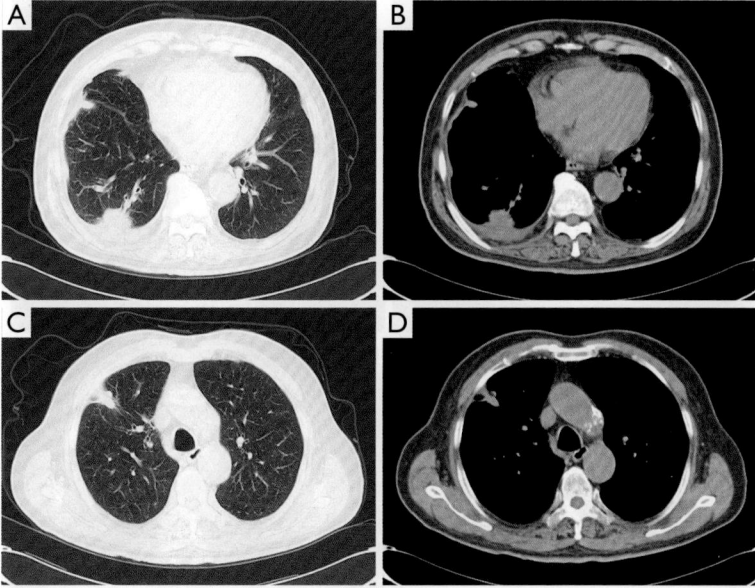

图6-55 术后6.5个月（2011年10月18日）

A，右下肺肿瘤肺窗；B，右下肺肿瘤纵隔窗；C，右上肺肿瘤肺窗；D，右上肺肿瘤纵隔窗

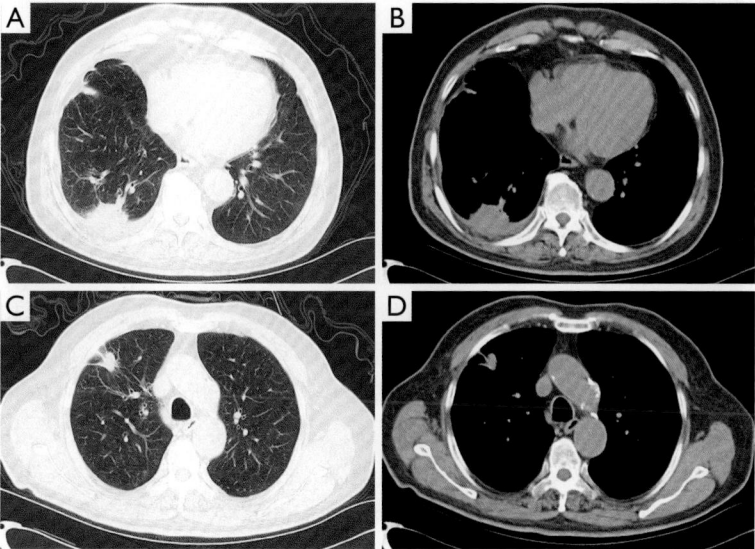

图6-56 术后10个月（2012年1月29日）

A，右下肺肿瘤肺窗；B，右下肺肿瘤纵隔窗；C，右上肺肿瘤肺窗；D，右上肺肿瘤纵隔窗

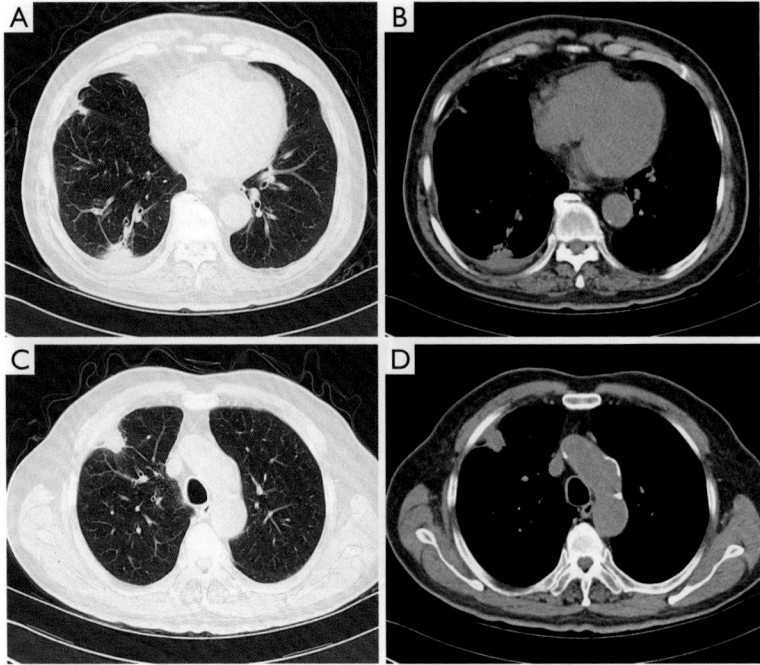

图6-57　术后13个月（2012年5月7日）

A，右下肺肿瘤肺窗；B，右下肺肿瘤纵隔窗；C，右上肺肿瘤肺窗；D，右上肺肿瘤纵隔窗

病例2

王××，男，78岁。胸闷憋气3个月，发现左下肺占位半个月。既往2010年因"冠心病"在我院心脏外科做冠脉搭桥手术。入院后胸部CT检查提示左下肺肿物；SPECT检查左下肺阴影可见放射性异常浓聚，T/NTmax=1.46；分期检查无远处转移；肿瘤标志物阴性。血气分析PCO_2为33.6 mmHg，PO_2为82.5 mmHg；心电图提示窦性心动过缓，T波改变，ST改变；心脏彩超：左室肥厚伴节段型运动异常，主动脉瓣钙化，肺动脉瓣轻度反流；肺功能检查为轻度阻塞性通气功能障碍，通气储备72%。术前诊断为左下肺占位，肺癌可能性大，分期为T1aNxM0，合并冠心病、冠脉搭桥术后，COPD。2013年5月14日行肺穿刺活检及CT引导下射频消融，肿瘤大小为2 cm×2 cm，使用StarBurst®Talon型射频电极，开针4 cm，消融25 min，术中疼痛，术后病理诊断为原位腺癌。术后定期随访（图6-58~图6-66）。

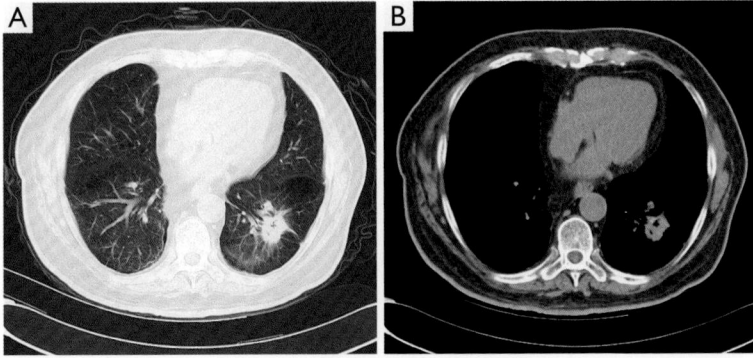

图6-58　术前3周（2013年4月24日）

A，肺窗；B，纵隔窗

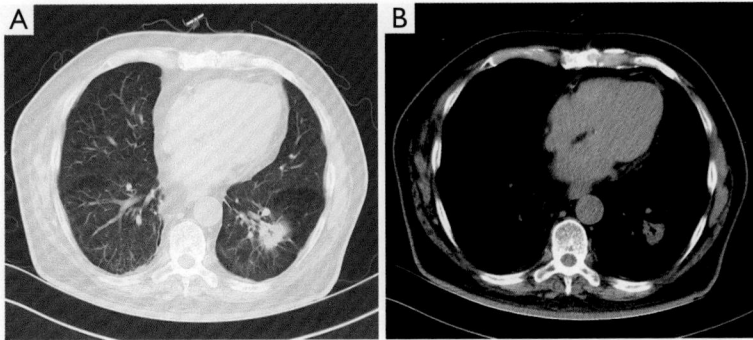

图6-59　术前1周（2013年5月7日）

A，肺窗；B，纵隔窗

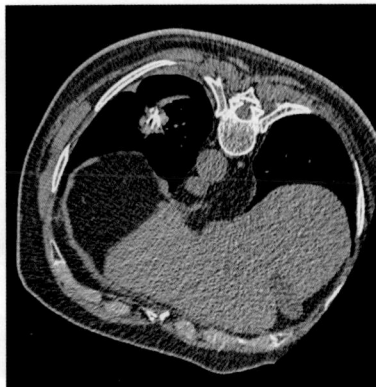

图6-60　术中（2013年5月14日）

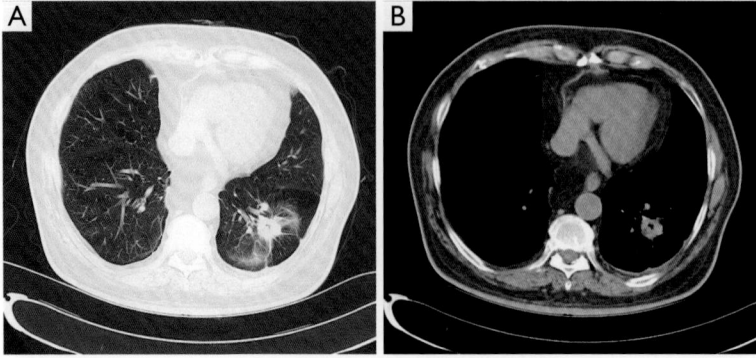

图6-61　术后3个月（2013年8月19日）

A，肺窗；B，纵隔窗

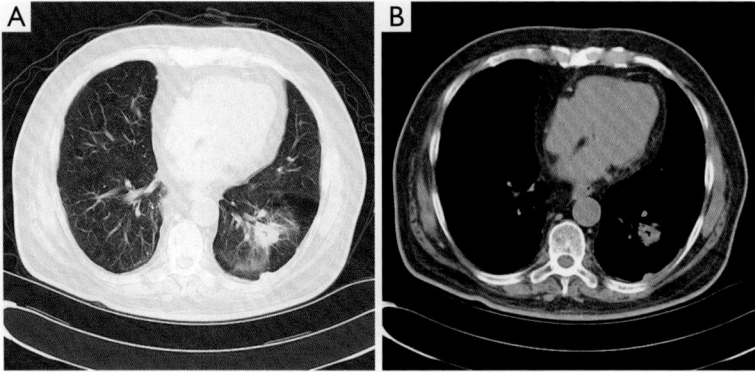

图6-62 术后6个月（2013年11月21日）

A，肺窗；B，纵隔窗

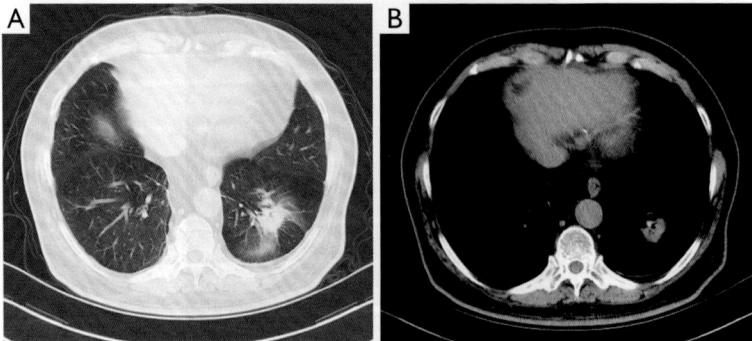

图6-63　术后9.5个月（2014年2月27日）

A，肺窗；B，纵隔窗

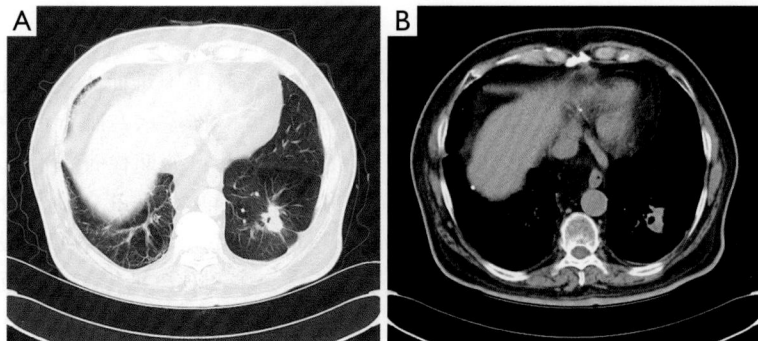

图6-64 术后34.5个月（2016年3月31日）

A，肺窗；B，纵隔窗

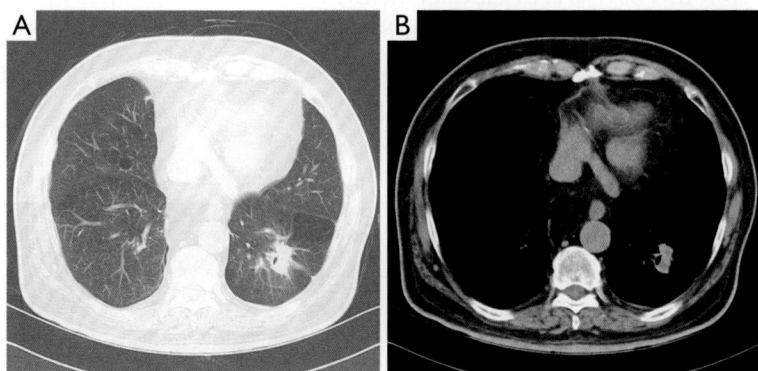

图6-65 术后39.5个月（2016年8月25日）

A，肺窗；B，纵隔窗

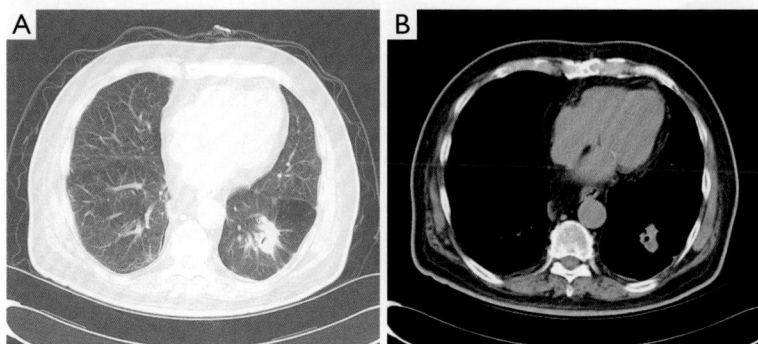

图6-66 术后47.5个月（2017年4月25日）

A，肺窗；B，纵隔窗

病例3

患者房××，男，81岁。因着凉后胸闷、喘息、呼吸困难而入院。既往有COPD病史10余年、冠心病5年。入院后行胸部CT检查提示右肺上叶肿物，SPECT提示右肺上叶阴影可见高代谢，T/Nmax=4.28，分期检查没有远处转移；肿瘤标志物：CEA为56.15 ng/mL、CYFRA21-1为4.95 ng/mL。血气分析：PCO_2=43.1 mmHg，PO_2=63.5 mmHg，心脏彩超：左心室扩大，左室壁节段性运动异常，左室舒张功能减低，左室射血分数正常，主动脉瓣钙化伴轻度反流，三尖瓣轻度反流。术前诊断右上肺癌可能性大，分期T2aN0M0，合并COPD、冠心病、心脏支架植入术后。2013年8月5日局麻下肺穿刺活检和CT引导下射频消融，肿瘤大小为2 cm×2 cm，使用StarBurst®Talon型射频电极，开针3 cm，消融21 min，术中气胸，胸腔闭式引流，2天后拔除引流管，术后病理诊断为腺癌。术后在外院开始吉西他滨加卡铂化疗：吉西他滨1.8 g，第1天、8天，卡铂350 mg，第2天，21天方案，共计6个周期，并定期复查。2015年7月复查无远处转移，肿瘤标志物：CEA为31.26 ng/mL、CYFRA21-1为4.94 ng/mL。2015年8月25日死于肺炎、呼吸衰竭（图6-67~图6-74）。

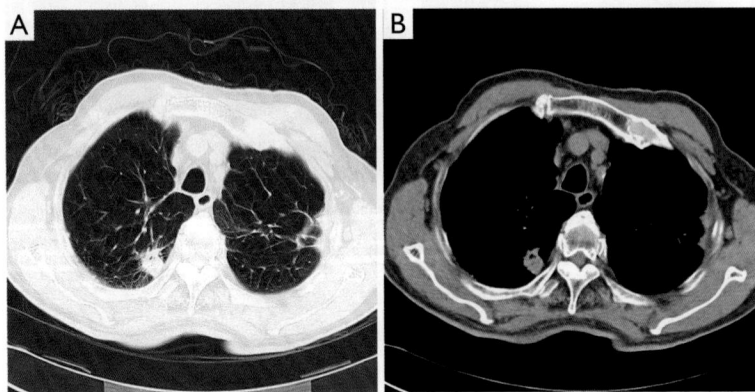

图6-67　术前25个月（2011年7月13日）
A，肺窗；B，纵隔窗

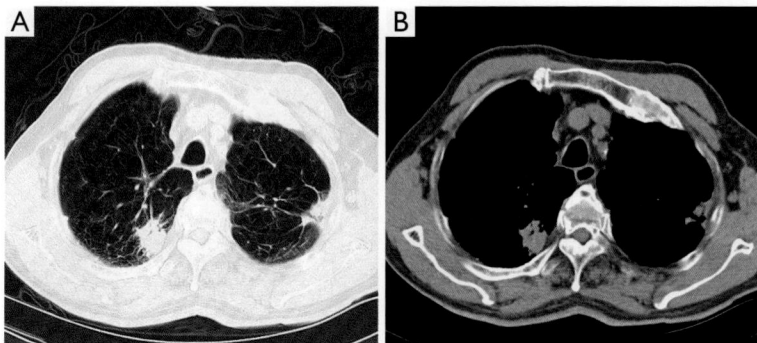

图6-68　术前18个月（2012年2月13日）

A，肺窗；B，纵隔窗

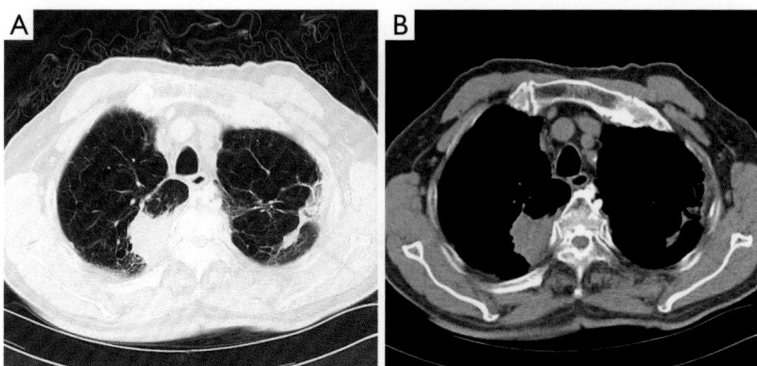

图6-69　术前2.5个月（2013年5月18日）

A，肺窗；B，纵隔窗

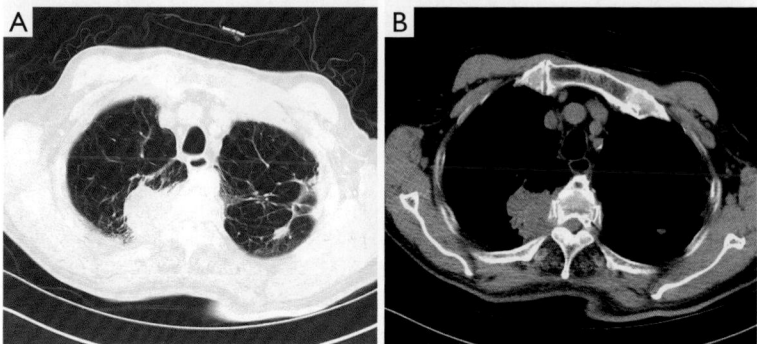

图6-70　术前

A，肺窗；B，纵隔窗

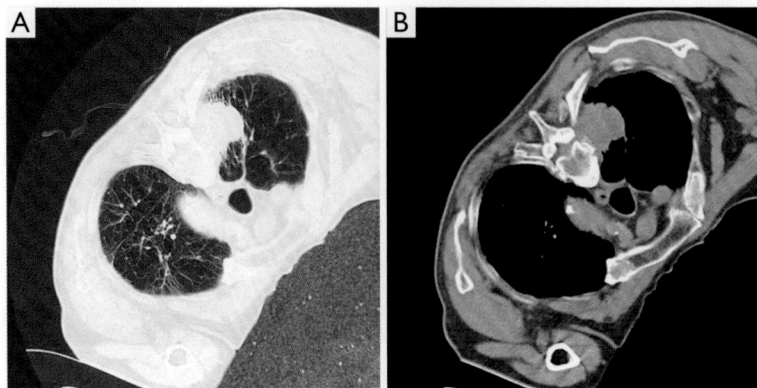

图6-71　术中（2013年8月5日）

A，肺窗；B，纵隔窗

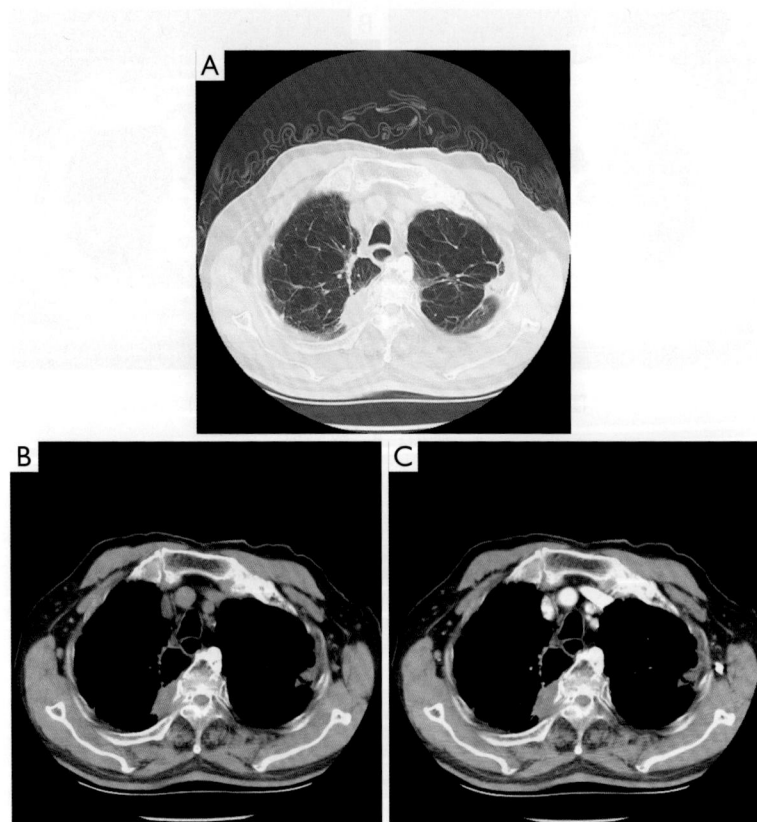

图6-72　术后11个月（2014年7月14日）

A，肺窗；B，纵隔窗；C，强化

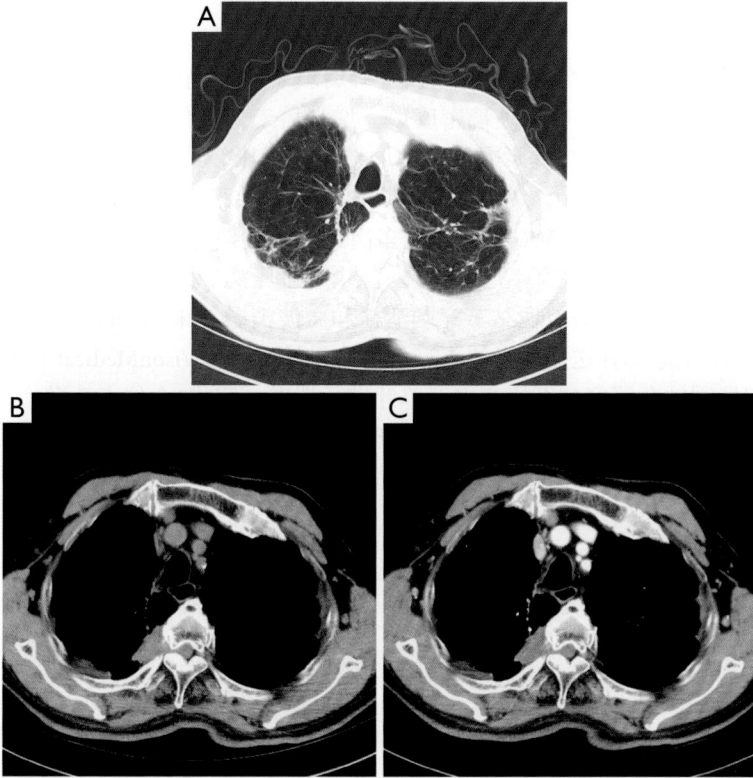

图6-73　术后20.5个月（2015年4月22日）
A，肺窗；B，纵隔窗；C，强化

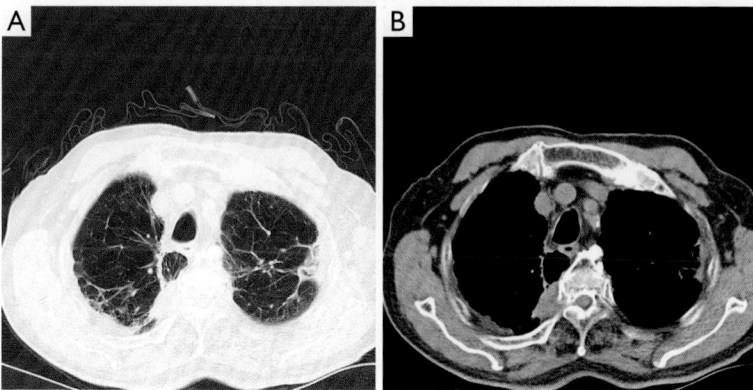

图6-74　术后23个月（2015年7月8日）
A，肺窗；B，纵隔窗

病例4

患者李××，女，75岁。体检发现左肺磨玻璃结节3个月余，于门诊行胸部CT增强提示：左肺上叶磨玻璃密度影，增强后未见强化，最大截面为1.5 cm × 2.3 cm；全身PET/CT提示左肺上叶磨玻璃密度影，放射性摄取轻度高于周围肺组织，SUVmax 1.0，纵隔多发稍大淋巴结，放射性摄取轻度增高。既往有糖尿病35余年，冠心病14余年，曾多次行冠脉支架置入术，高血压病2年。术前诊断：左上肺磨玻璃结节待查，合并高血压病、2型糖尿病、冠心病。2018年9月11日行肺磨玻璃结节穿刺活检和微波消融：采用16G全自动活检枪取得3条组织标本并送病理学检查，将水冷微波天线（VisonMedical 150 mm）经穿刺针同轴套管穿刺至病变内，单针进行消融，完成2个位点消融，工作参数：功率60 W，总时间4 min。术后病理诊断为浸润性腺癌，中分化。目前门诊随诊中（图6-75~图6-77）。

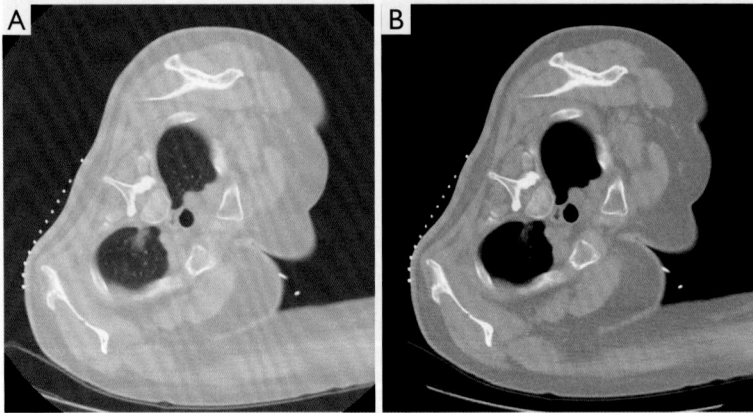

图6-75　术前（2018年9月11日）
A，肺窗；B，纵隔窗

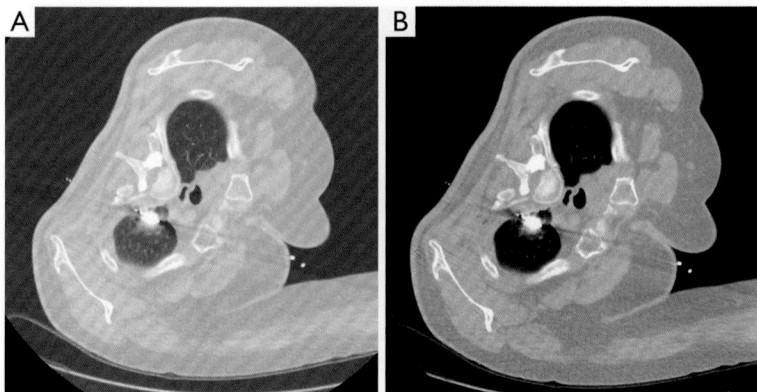

图6-76 术中（2018年9月11日）

A，肺窗；B，纵隔窗

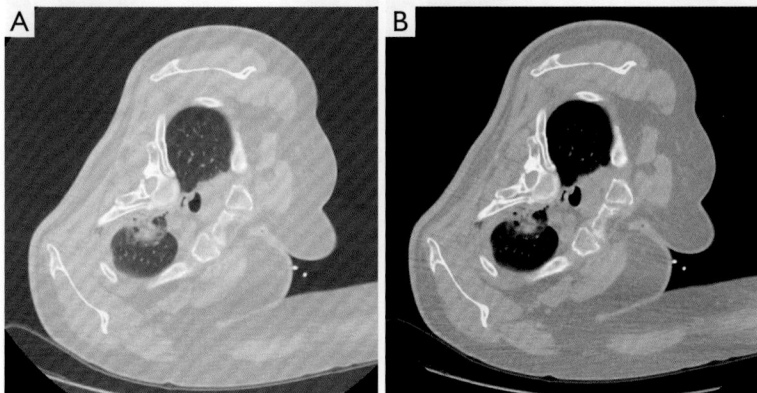

图6-77 术后即刻（2018年9月11日）

A，肺窗；B，纵隔窗

病例5

患者马××，男，67岁。2周前体检行胸部CT发现左肺下叶磨玻璃影，大小为2.1 cm × 1.4 cm。肿瘤标志物：CEA 1.2 ng/mL。既往有高血压病、冠心病，冠脉支架置入术后。术前诊断：左下肺磨玻璃结节待查，合并高血压病、冠心病，冠脉支架置入术后。2018年7月2日行肺磨玻璃结节穿刺活检和微波消融：采用18G全自动活检枪取得4条组织标本并送病理学检查，将水冷微波天线（VisonMedical 150 mm）沿设计路线穿刺至病变内，单针进行消融，工作参数：功率60 W，总时间5分钟。术后病理诊断为腺癌，高-中分化。目前门诊随诊中（图6-78~图6-81）。

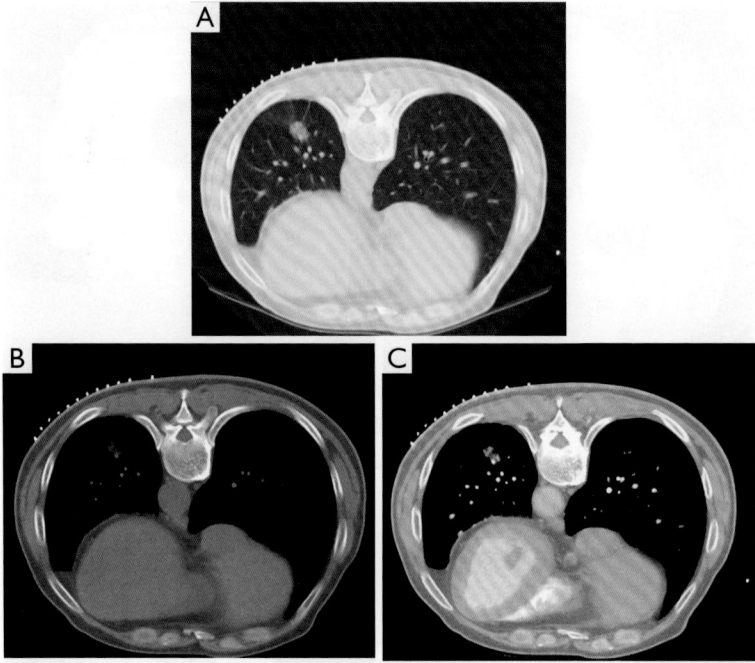

图6-78　术前（2018年7月2日）
A，肺窗；B，纵隔窗；C，增强

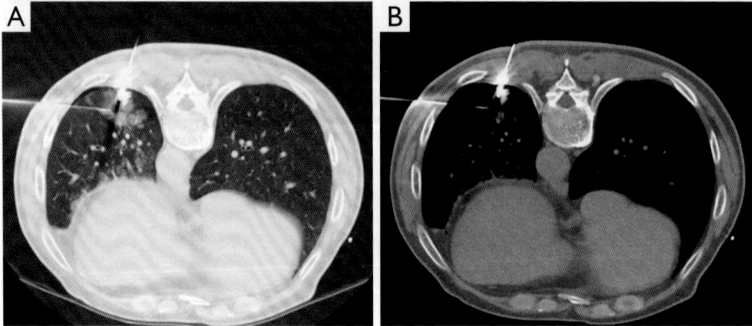

图6-79　术中（2018年7月2日）
A，肺窗；B，纵隔窗

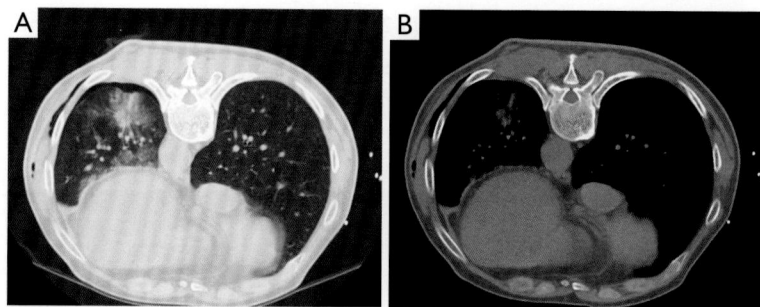

图6-80 术后即刻（2018年7月2日）
A，肺窗；B，纵隔窗

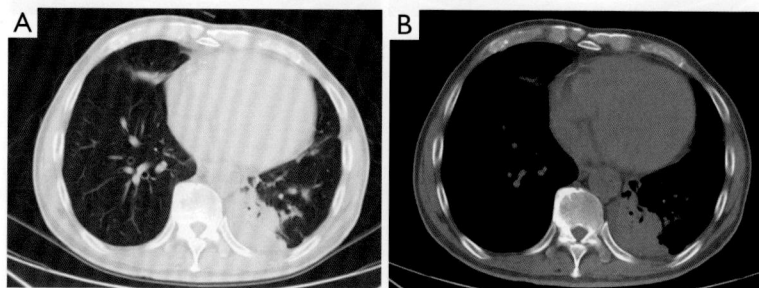

图6-81 术后50天（2018年8月21日）
A，肺窗；B，纵隔窗

病例6

患者郝××，女，76岁。患者8个月余前因心绞痛于当地医院就诊行胸部CT发现左肺上叶结节，双肺散在多发小结节。后就诊于北京安贞医院行冠脉支架置入术，口服阿司匹林及波立维抗血小板治疗，并建议肺内结节定期随访。2018年1月门诊行全身PET/CT提示：左肺上叶代谢增高灶，大小为1.0 cm×2.0 cm，考虑恶性病变，伴远端支气管扩张并炎症，双肺门及纵隔多发代谢增高结节，考虑炎性淋巴结，不除外转移。2017年6月复查胸部CT增强提示左肺上叶不规则结节实性部分较前饱满，因无法行纤维支气管镜活检，收入我科。肿瘤标志物：CEA为3.3 ng/mL。既往诊断冠心病，行冠脉支架置入术，同期诊断右侧颈内动脉重度狭窄。术前诊断：左肺结节待查，肺癌可能性大，分期T1NxM0，合并冠心病冠脉支架置入术后，颈内动脉狭窄。2018年7月2日行肺结节穿刺活检和微波消融：采用16G全自动活检枪取得2条组织标本并送病理学检查，将水冷微波天线（VisonMedical 180 mm）沿设计路线穿刺至病变内，单针进行消融，共完成2个位点消融，工作参数：功率50 W，5分钟；60 W，3分钟。术后病理诊断为浸润性腺癌，中-低分化。目前门诊随诊中（图6-82~图6-84）。

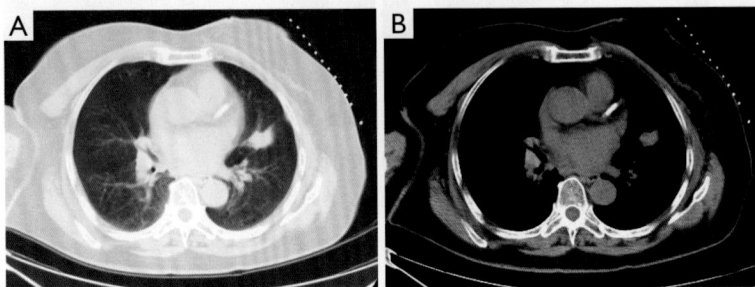

图6-82　术前（2018年7月2日）

A，肺窗；B，纵隔窗

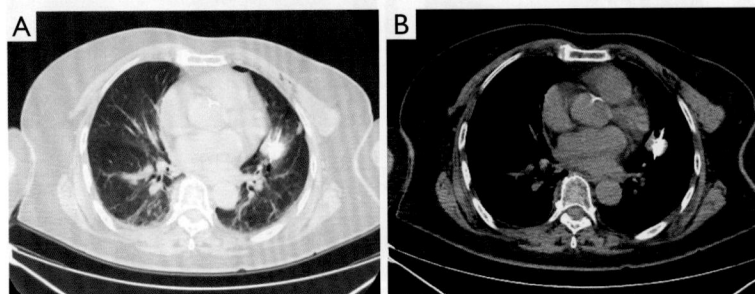

图6-83　术中（2018年7月2日）

A，肺窗；B，纵隔窗

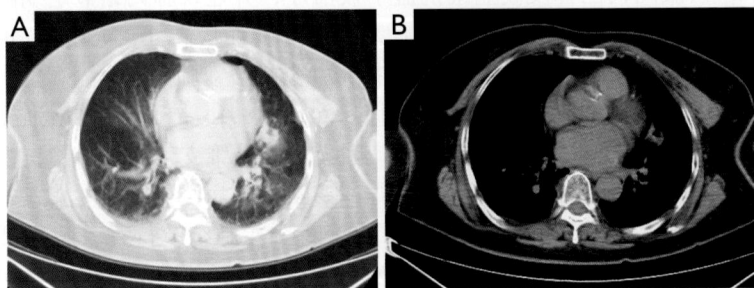

图6-84　术后即刻（2018年7月2日）

A，肺窗；B，纵隔窗

第三节　高龄

按照肺手术后发生并发症的高风险因素评价标准，部分高龄患者（大于70岁），可以选择热消融治疗。

病例1

患者刘××，女，74岁。胸部CT检查发现左下肺占位10天。既往有糖尿病10年，高血压病5年。入院后胸部CT检查提示左下肺阴影，合并COPD；SPECT检查发现左下肺阴影存在高代谢，T/NTmax=1.69，双侧肺门可见高代谢影，T/NTmax=2.37；分期检查没有发现远处转移；肿瘤标志物：癌胚抗原（CEA）为6.5 ng/mL。心脏彩超：左室大，左室壁节段性运动异常，左室舒张功能减低，左室射血分数77%，主动脉瓣钙化，主动脉轻度反流，二、三尖瓣轻度反流。2008年5月13日行肺穿刺活检术，病理诊断为腺癌；2008年5月19日行CT引导下射频消融术，肿瘤大小为2 cm×1.5 cm，使用StarBurst®XL型射频电极，开针3 cm，消融25 min。术后定期复查（图6-85~图6-91）。

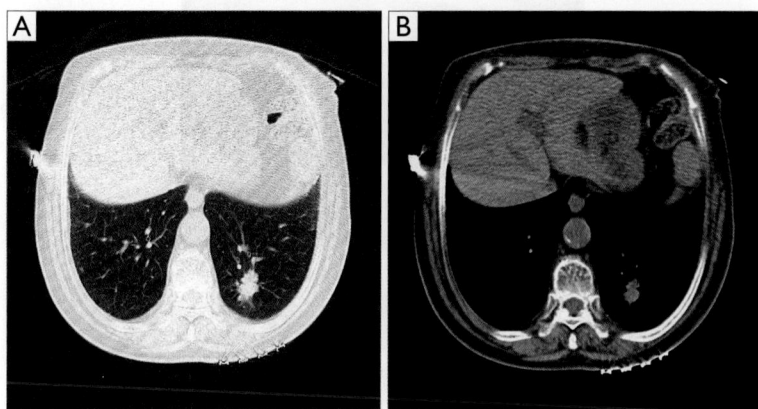

图6-85　术前（2008年5月19日）
A，肺窗；B，纵隔窗

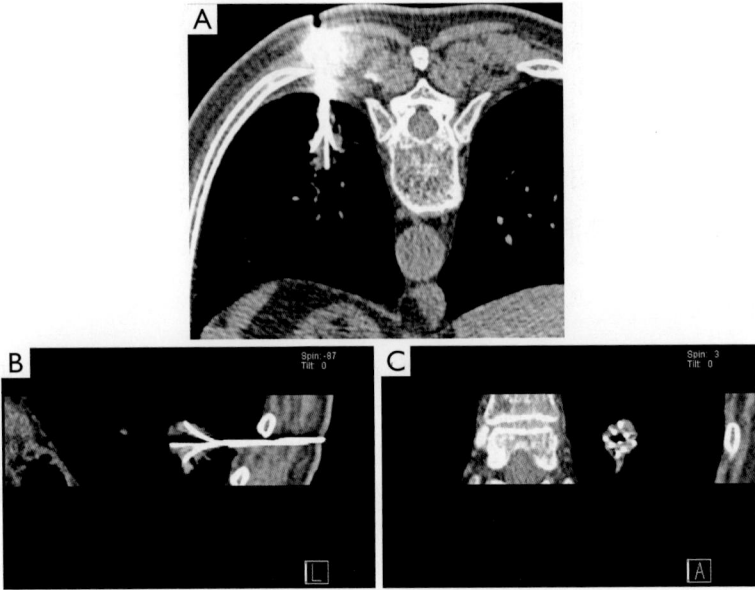

图6-86　术中（2008年5月19日）

A，横断面；B，矢状面；C，冠状面

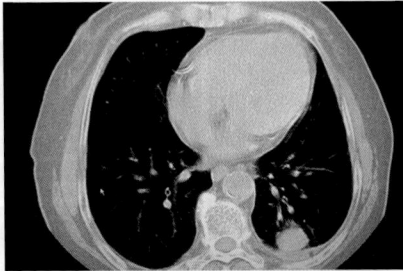

图6-87　术后1个月（2008年6月27日）

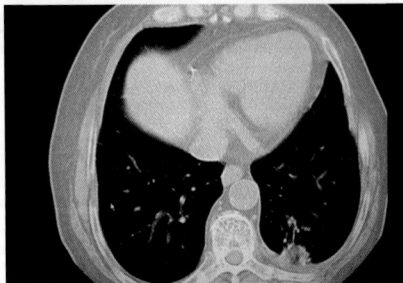

图6-88　术后6个月（2008年11月11日）

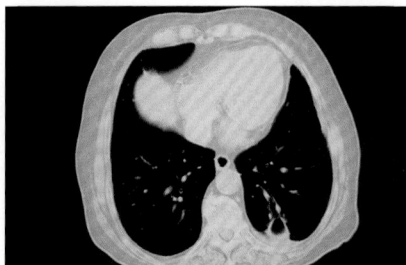

图6-89 术后13个月（2009年6月26日）

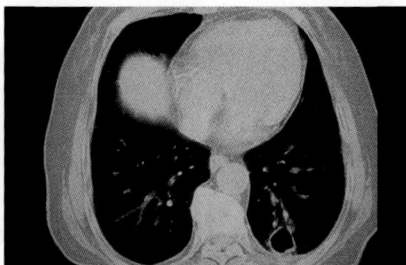

图6-90 术后22个月（2010年3月8日）

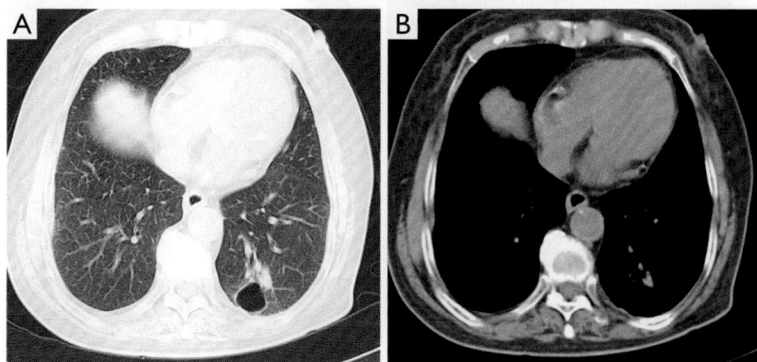

图6-91 术后38个月（2011年7月8日）
A，肺窗；B，纵隔窗

病例2

患者王××，女，79岁。3年前因胸闷气短伴咳嗽咳痰在外院检查胸部CT发现"左下肺占位"，未予治疗，近半个月症状加重。既往有高血压病、糖尿病3年，左乳癌术后半年。入院后胸部CT检查发现左下肺占位伴纵隔淋巴结转移可能；SPECT检查提示左下肺阴影可见高代谢，T/NTmax=2.04，左肺门及纵隔内肿大淋巴结可见高代谢影，T/NTmax=1.46；分期检查无远处转移；肿瘤标志物：CEA为7.68 ng/mL。血气分析：PCO_2=45.9 mmHg，PO_2=64.5 mmHg。心脏彩超：左室壁肥厚，左室射血分数正常，主动脉瓣钙化。2013年11月20日行肺穿刺活检，病理诊断为腺癌。术前诊断为左下肺癌，左下肺内转移，分期为T3N2M0。2013年11月29日行CT引导下射频消融术，左下肺内肿瘤大小为2 cm × 2 cm，使用StarBurst®Talon型射频电极，开针3 cm，消融16.5 min。左下肺内肿瘤大小为2 cm × 1 cm，使用StarBurst®Talon型射频电极，开针3 cm，消融16.5 min。术后口服吉非替尼并定期复查（图6-92~图6-110）。

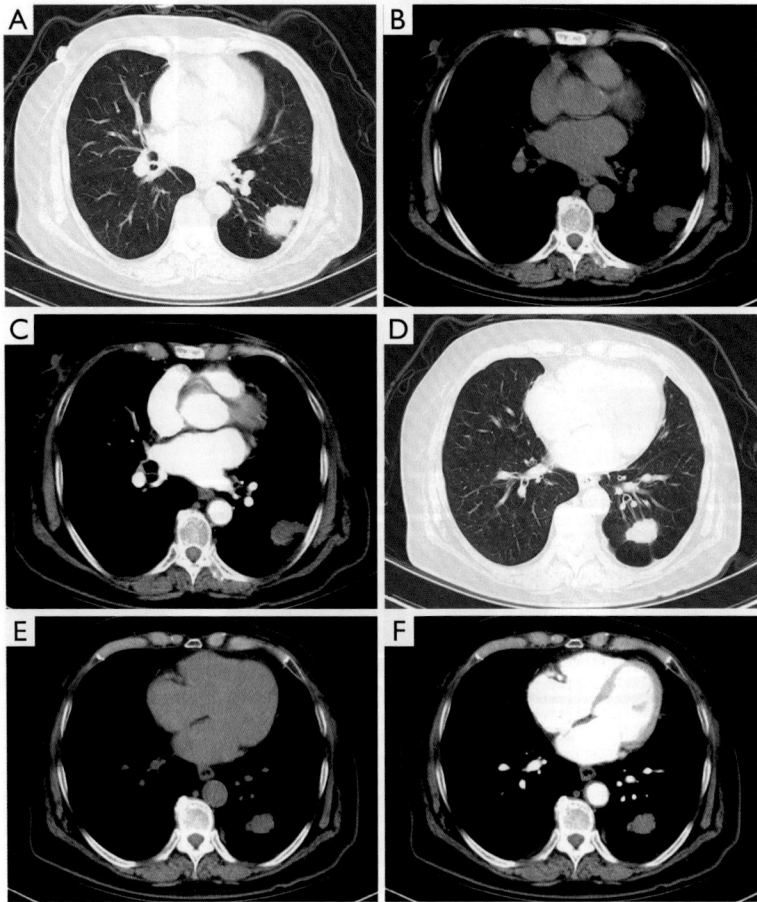

图6-92　术前1周（2013年11月19日）

A，左下肺肿瘤1肺窗；B，左下肺肿瘤1纵隔窗；C，左下肺肿瘤1强化；D，左下肺肿瘤2肺窗；E，左下肺肿瘤2纵隔窗；F，左下肺肿瘤2强化

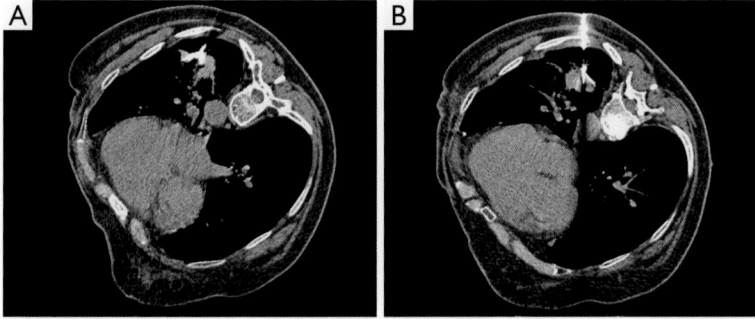

图6-93 术中（2013年11月29日）

A，左下肺肿瘤1横断面；B，左下肺肿瘤2横断面

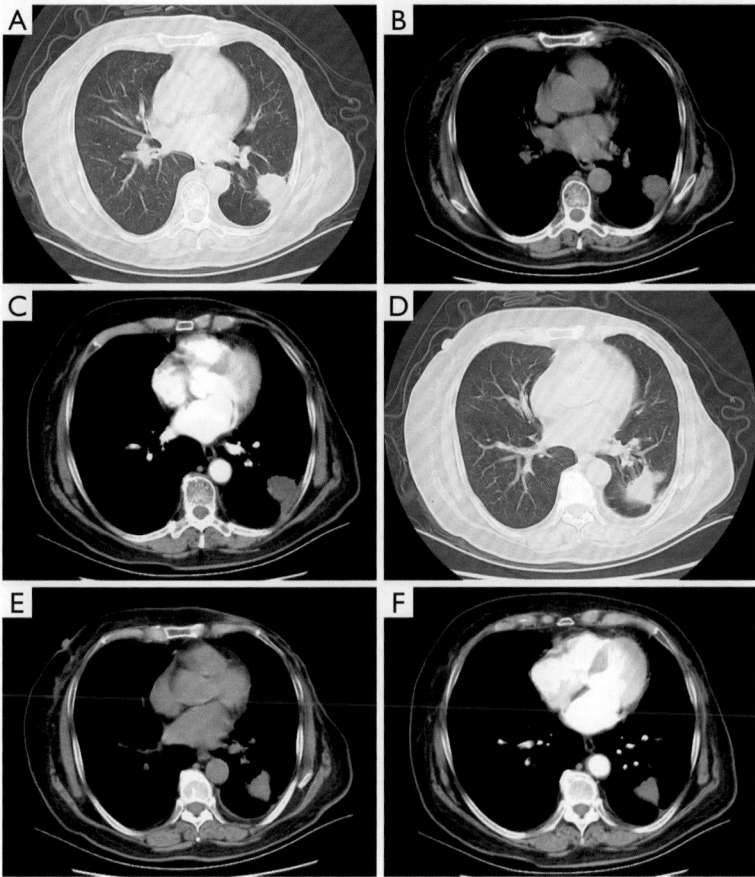

图6-94 术后1个月（2014年1月6日）

A，左下肺肿瘤1肺窗；B，左下肺肿瘤1纵隔窗；C，左下肺肿瘤1强化；D，左下肺肿瘤2肺窗；E，左下肺肿瘤2纵隔窗；F，左下肺肿瘤2强化

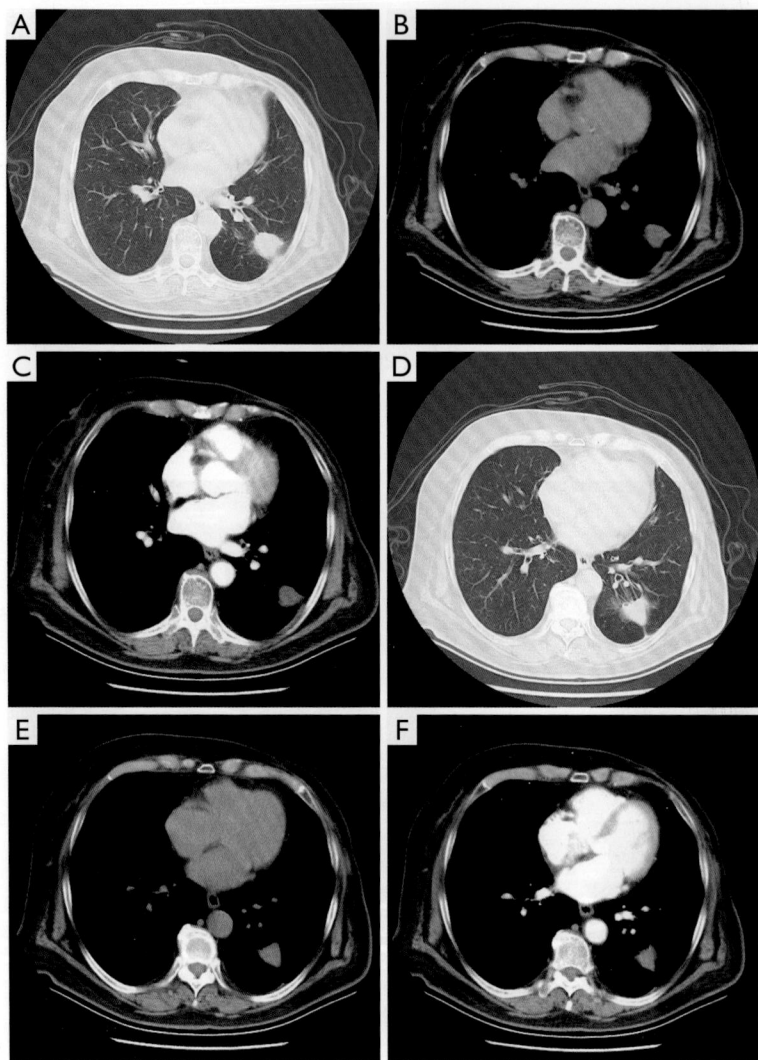

图6-95　术后3个月（2014年3月5日）

A，左下肺肿瘤1肺窗；B，左下肺肿瘤1纵隔窗；C，左下肺肿瘤1强化；D，左下肺肿瘤2肺窗；E，左下肺肿瘤2纵隔窗；F，左下肺肿瘤2强化

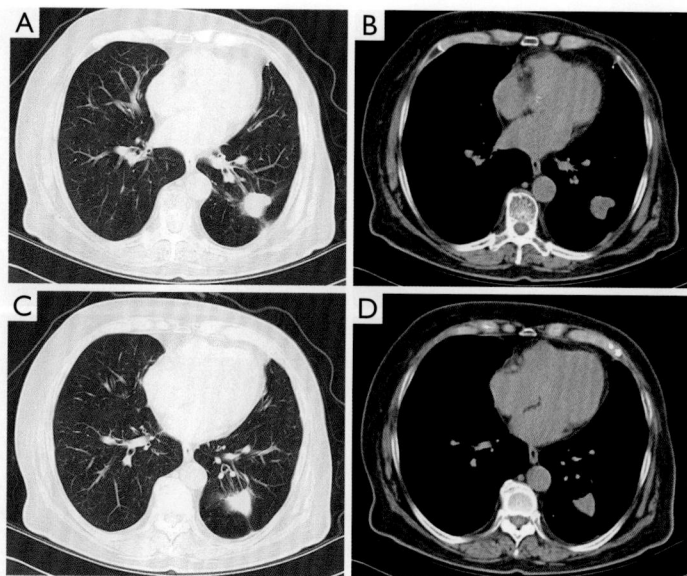

图6-96　术后5个月（2014年5月6日）
A，左下肺肿瘤1肺窗；B，左下肺肿瘤1纵隔窗；C，左下肺肿瘤2肺窗；D，左下肺肿瘤2纵隔窗

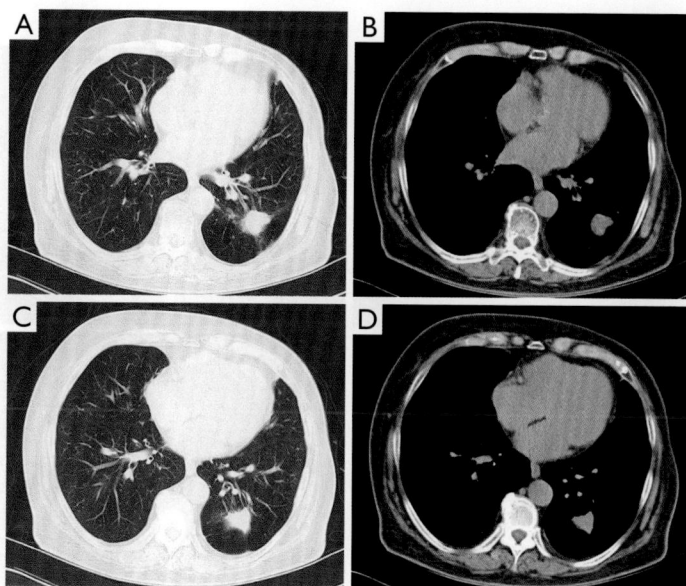

图6-97　术后10.5个月（2014年9月17日）
A，左下肺肿瘤1肺窗；B，左下肺肿瘤1纵隔窗；C，左下肺肿瘤2肺窗；D，左下肺肿瘤2纵隔窗

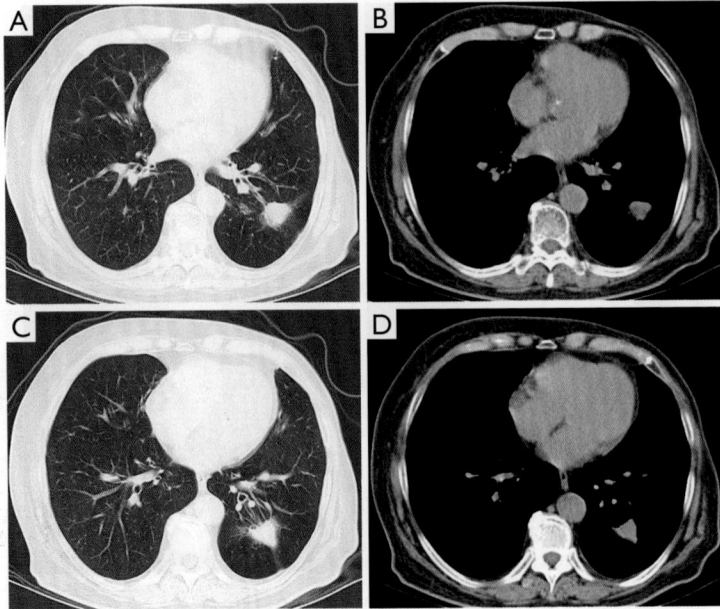

图6-98　术后15个月（2015年3月2日）

A，左下肺肿瘤1肺窗；B，左下肺肿瘤1纵隔窗；C，左下肺肿瘤2肺窗；
D，左下肺肿瘤2纵隔窗

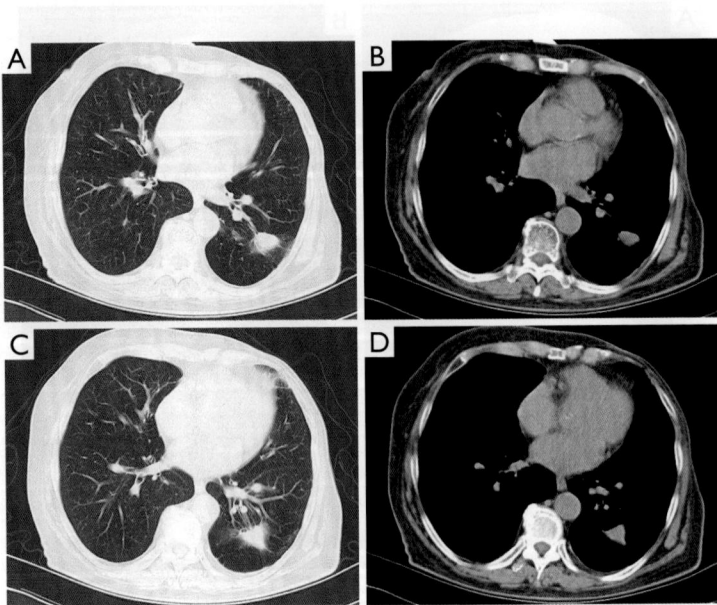

图6-99　术后17个月（2015年5月7日）

A，左下肺肿瘤1肺窗；B，左下肺肿瘤1纵隔窗；C，左下肺肿瘤2肺窗；
D，左下肺肿瘤2纵隔窗

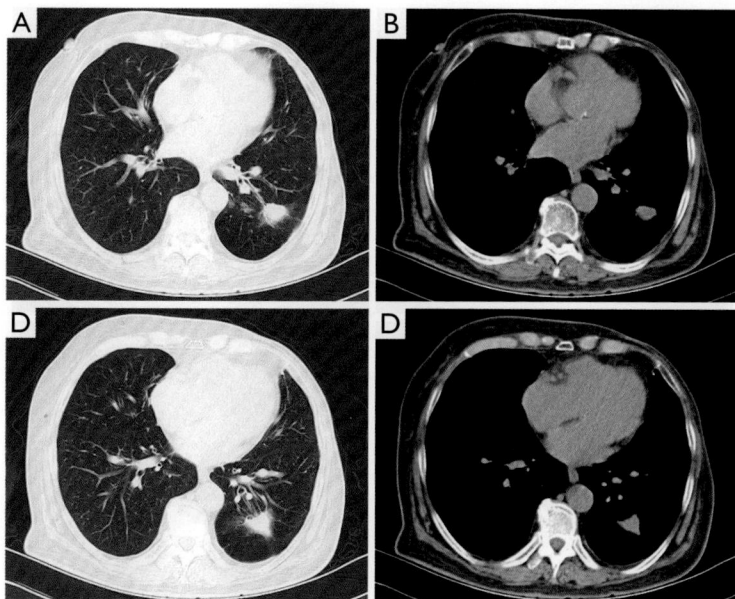

图6-100 术后18.5个月（2015年6月17日）

A，左下肺肿瘤1肺窗；B，左下肺肿瘤1纵隔窗；C，左下肺肿瘤2肺窗；D，
左下肺肿瘤2纵隔窗

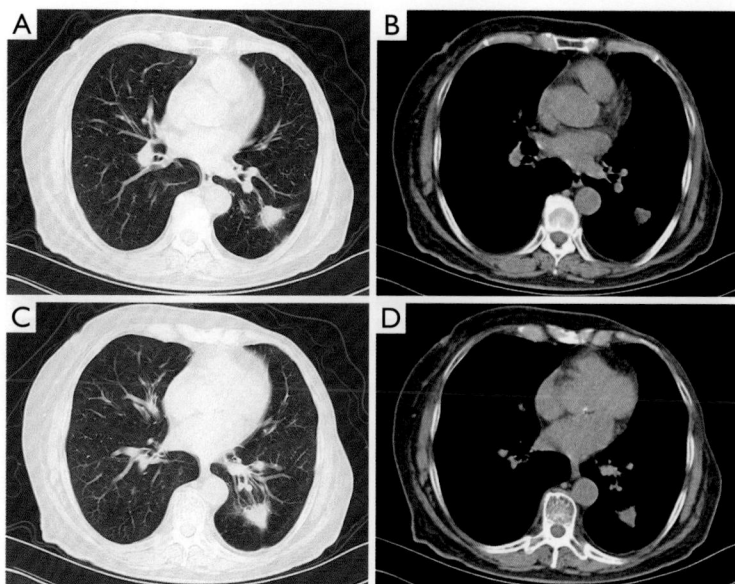

图6-101 术后22个月（2015年10月8日）

A，左下肺肿瘤1肺窗；B，左下肺肿瘤1纵隔窗；C，左下肺肿瘤2肺窗；D，
左下肺肿瘤2纵隔窗

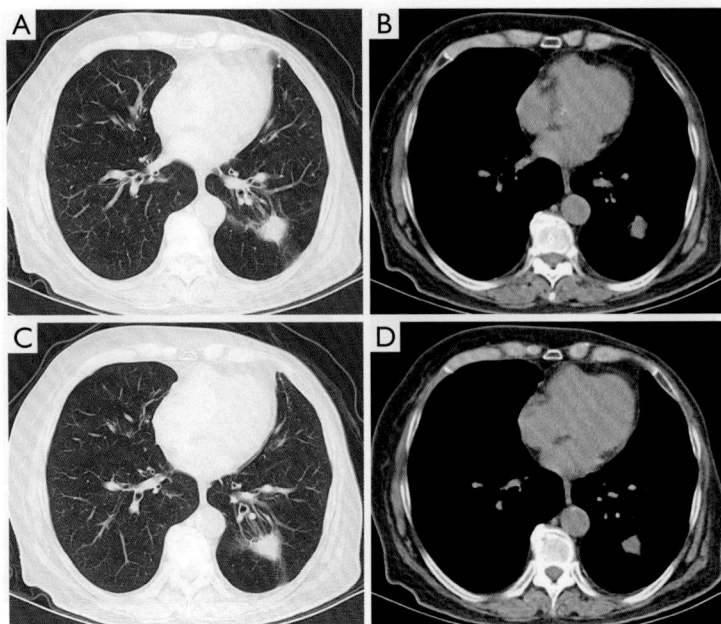

图6-102 术后24个月（2015年12月10日）

A，左下肺肿瘤1肺窗；B，左下肺肿瘤1纵隔窗；C，左下肺肿瘤2肺窗；
D，左下肺肿瘤2纵隔窗

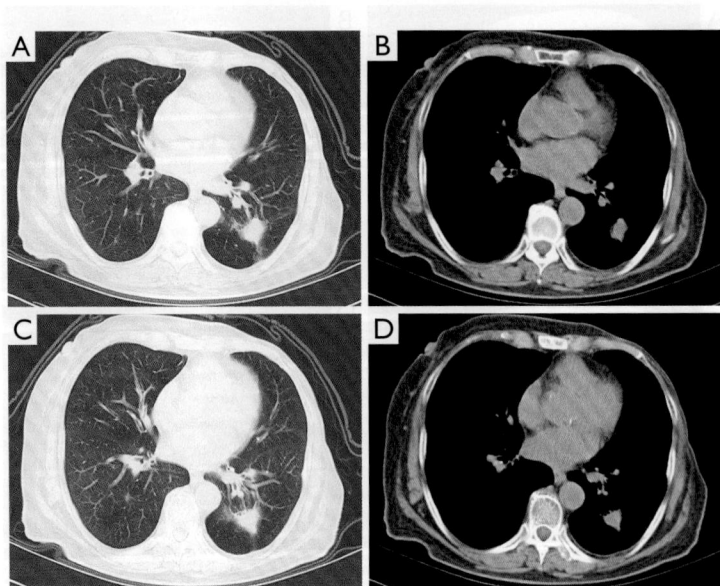

图6-103 术后26.5个月（2016年2月15日）

A，左下肺肿瘤1肺窗；B，左下肺肿瘤1纵隔窗；C，左下肺肿瘤2肺窗；
D，左下肺肿瘤2纵隔窗

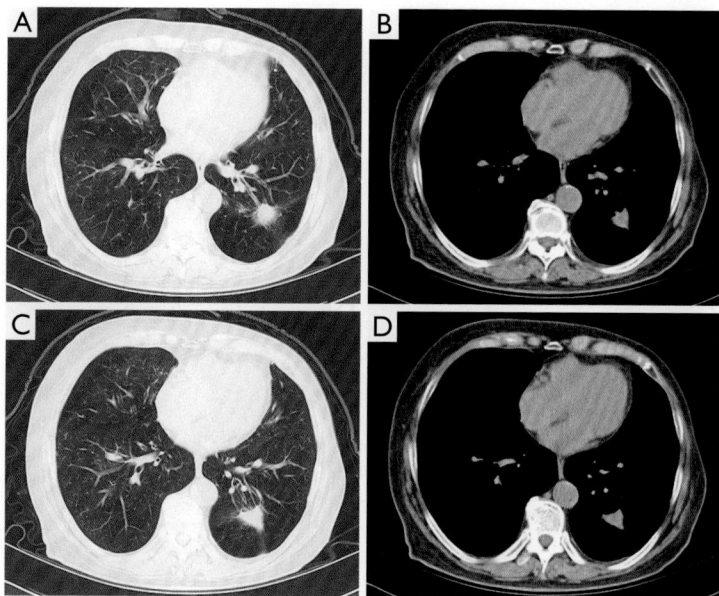

图6-104 术后28.5个月（2016年4月15日）

A，左下肺肿瘤1肺窗；B，左下肺肿瘤1纵隔窗；C，左下肺肿瘤2肺窗；
D，左下肺肿瘤2纵隔窗

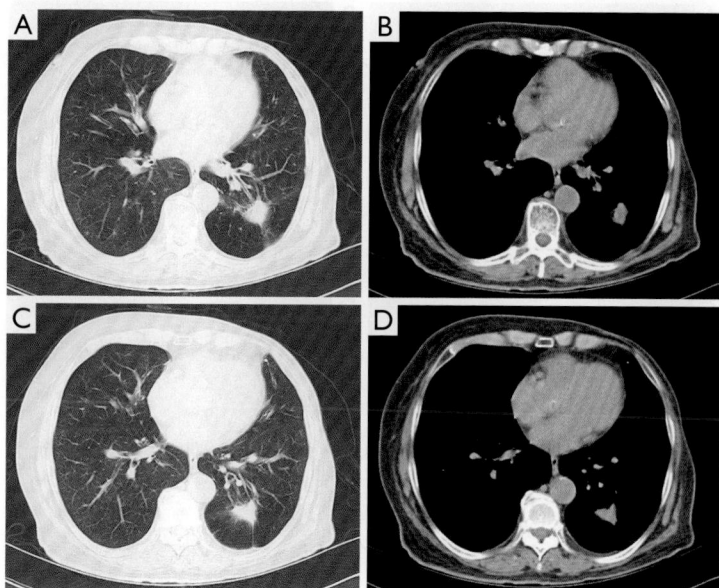

图6-105 术后30个月（2016年6月8日）

A，左下肺肿瘤1肺窗；B，左下肺肿瘤1纵隔窗；C，左下肺肿瘤2肺窗；
D，左下肺肿瘤2纵隔窗

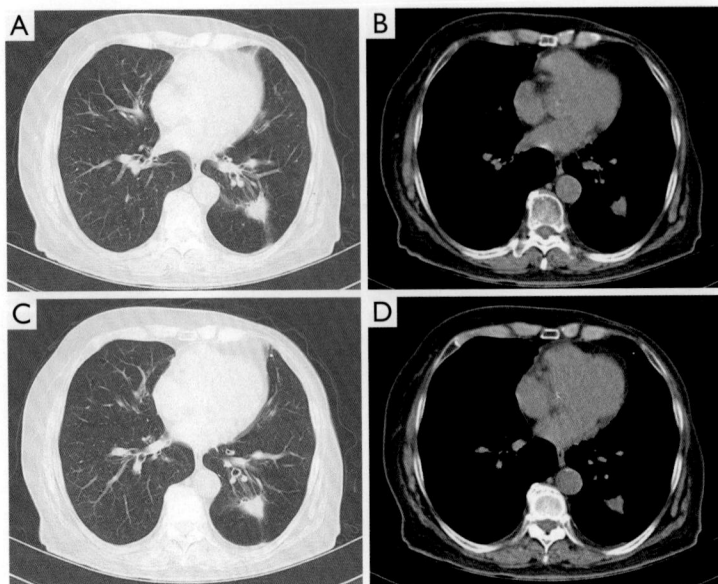

图6-106　术后32个月（2016年8月10日）

A，左下肺肿瘤1肺窗；B，左下肺肿瘤1纵隔窗；C，左下肺肿瘤2肺窗；
D，左下肺肿瘤2纵隔窗

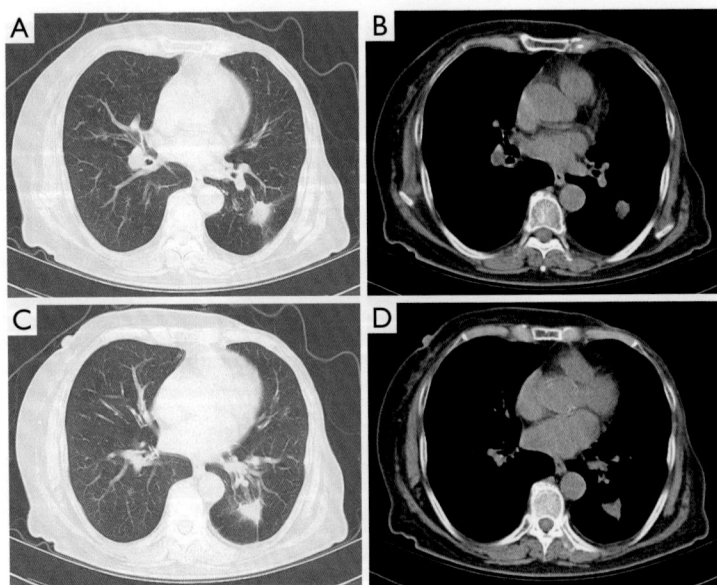

图6-107　术后34个月（2016年10月8日）

A，左下肺肿瘤1肺窗；B，左下肺肿瘤1纵隔窗；C，左下肺肿瘤2肺窗；
D，左下肺肿瘤2纵隔窗

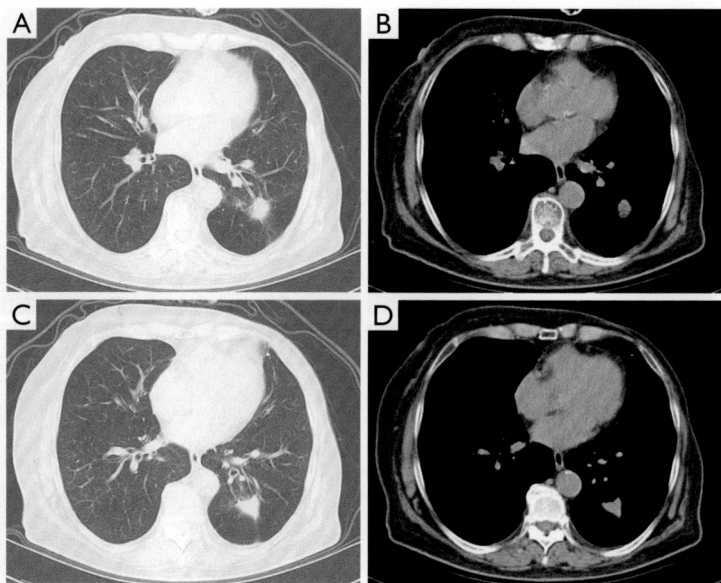

图6-108 术后36个月（2016年12月7日）

A，左下肺肿瘤1肺窗；B，左下肺肿瘤1纵隔窗；C，左下肺肿瘤2肺窗；
D，左下肺肿瘤2纵隔窗

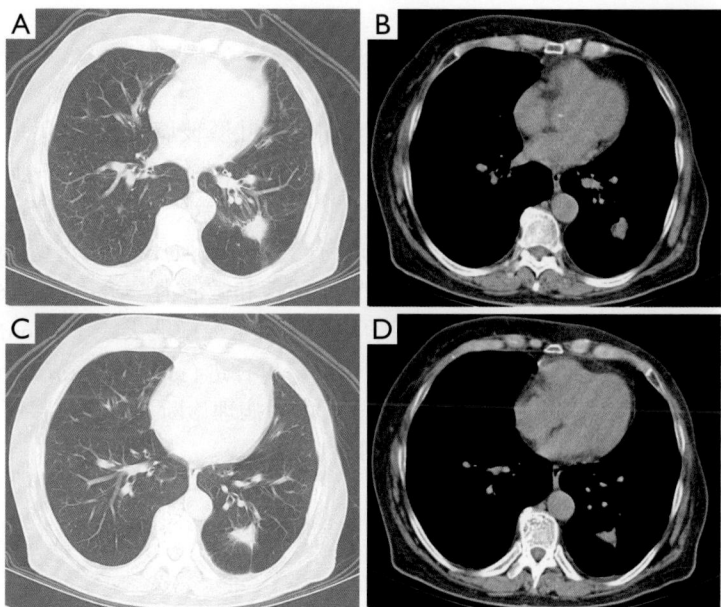

图6-109 术后38个月（2017年2月10日）

A，左下肺肿瘤1肺窗；B，左下肺肿瘤1纵隔窗；C，左下肺肿瘤2肺窗；
D，左下肺肿瘤2纵隔窗

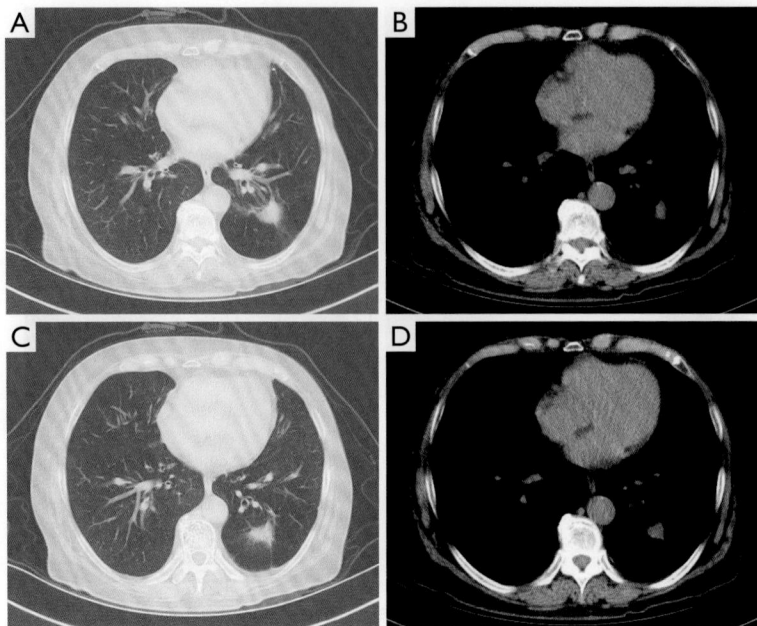

图6-110　术后40个月（2017年4月7日）

A，左下肺肿瘤1肺窗；B，左下肺肿瘤1纵隔窗；C，左下肺肿瘤2肺窗；D，左下肺肿瘤2纵隔窗

病例3

患者孙××，女，75岁。体检发现"左肺下叶磨玻璃结节"1年余，定期复查，见磨玻璃结节无明显增大，中间少量实性成分，为求进一步诊治入院。肿瘤标志物：CEA为3.4 ng/mL。既往有高血压病、糖尿病、冠心病病史10余年。术前诊断：左下肺磨玻璃结节待查，合并高血压病、2型糖尿病、冠心病。2018年5月23日行肺磨玻璃结节穿刺活检和微波消融术：采用16G全自动活检枪取得3条组织标本并送病理学检查，将水冷微波天线（VisonMedical 150 mm）经穿刺针同轴套管穿刺至病变内，单针进行消融，完成2个位点消融，工作参数：功率50 W，总时间4 min。术后病理诊断为：原位腺癌。术后无辅助治疗，门诊随诊中（图6-111~图6-113）。

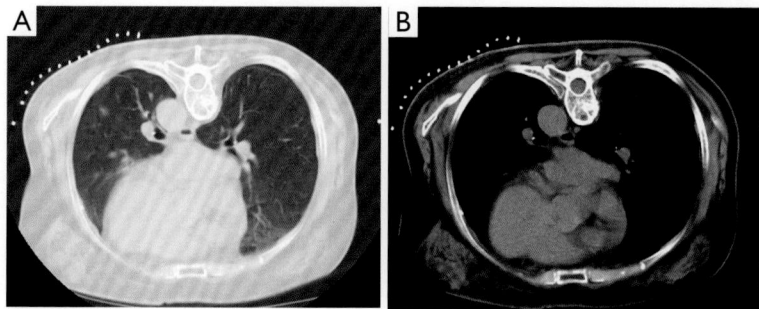

图6-111　术前（2018年5月23日）
A，肺窗；B，纵隔窗

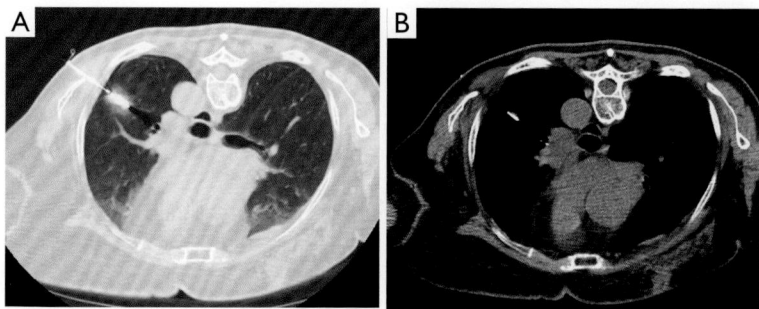

图6-112　术中（2018年5月23日）
A，肺窗；B，纵隔窗

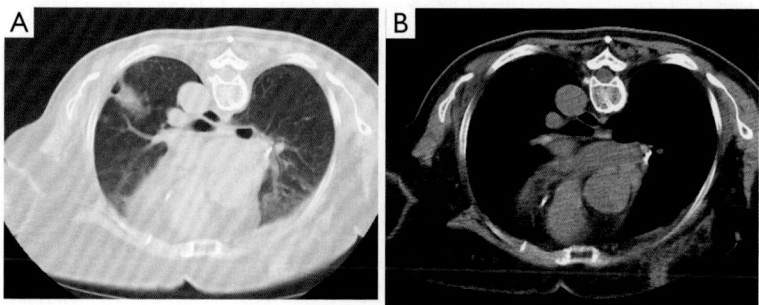

图6-113　术后即刻（2018年5月23日）
A，肺窗；B，纵隔窗

（刘宝东、李晓光、胡牧、刘磊、钱坤、李元博、王若天、李岩、赵欣、贾蓉荣、
张秋航、孙铮、李京凯、张伟、沈翀、刘雅宁、别志欣、李元明、郭润碛）

第七章 中期、晚期肺癌的热消融治疗

第一节 巨大肿瘤

在肺癌分期中，将直径超过7 cm的肿瘤称为巨大肿瘤。如果患者高龄，或合并有心肺疾病，可以选择热消融，需要通过多点消融或多次消融才能达到完全消融的目的。

病例1

患者孙××，男，72岁。因咳嗽，痰中带血1个月，行胸部CT检查发现右上肺巨大占位。既往因降结肠癌行左半结肠扩大切除6年。入院后行胸部CT检查发现右上肺9.6 cm×7.7 cm巨大占位，右肺门及纵隔淋巴结肿大，右肺内小结节影，右侧3、4肋骨破坏；SPECT检查见右肺上叶阴影可见高代谢，T/Nmax=9.10，右肺门纵隔及右锁骨上肿大淋巴结可见高代谢影，T/Nmax=2.63；分期检查无远处转移；肿瘤标志物：NSE为31.25 ng/mL，CYFRA21-1为3.96 ng/mL。2011年行右锁骨上淋巴结活检，病理诊断为鳞癌。术前诊断：右上肺癌，分期为T4N3M1。2011年3月30日行CT引导下射频消融术，肿瘤大小约10 cm×8 cm，使用StarBurst®XLi型射频电极，两点消融，分别开针5 cm，消融76 min。患者术后疼痛明显，2011年5月19日行CT引导下粒子植入术，术后给予紫杉醇加卡铂加重组人血管内皮抑素化疗：紫杉醇210 mg，第1天，卡铂300 mg，第2天，重组人血管内皮抑素15 mg，第1~14天，21天方案，5个周期。2011年11月复查发现肿瘤增大；肿瘤标志物：NSE为32.24 ng/mL，CYFRA21-1为401.20 ng/mL，在外院给予外放疗（图7-1~图7-7）。

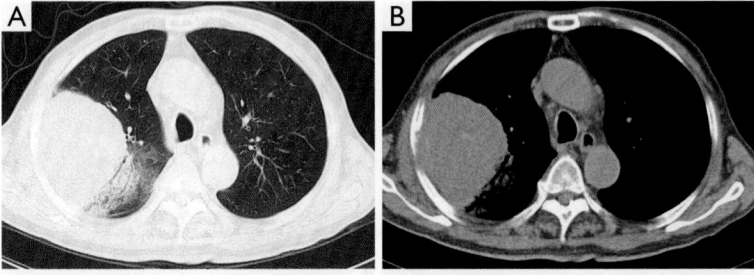

图7-1　术前（2011年3月17日）

A，肺窗；B，纵隔窗

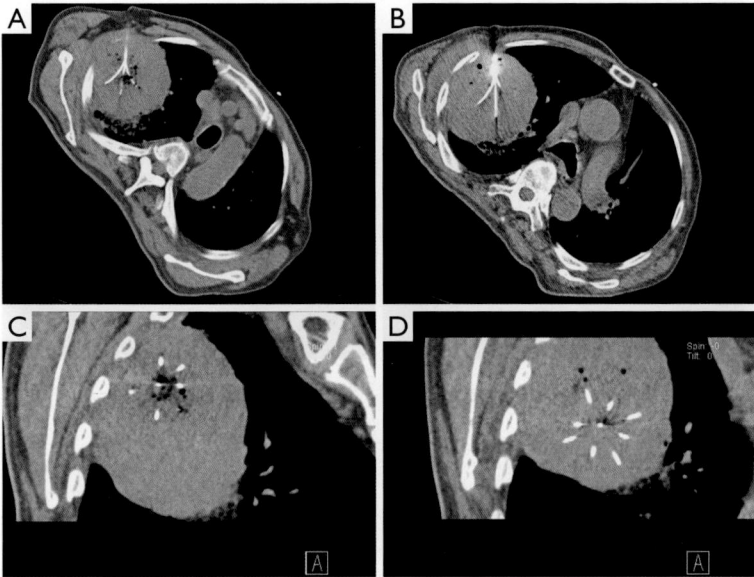

图7-2　术中（2011年3月30日）

A、B，横断面；C、D，冠状面

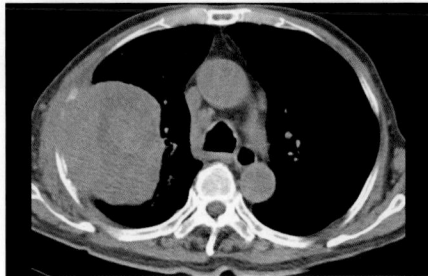

图7-3　术后1.5个月（2011年5月17日）

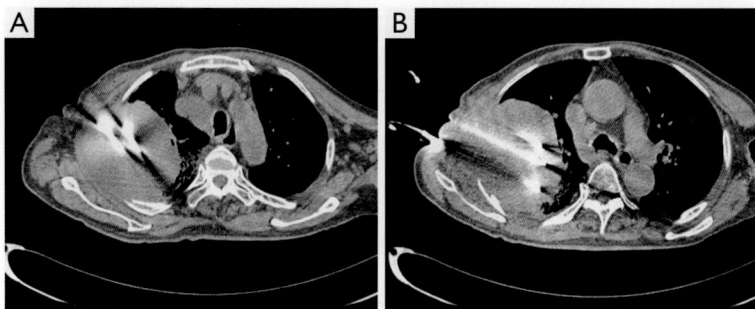

图7-4　术后1.5个月（2011年5月19日）
A、B，粒子植入

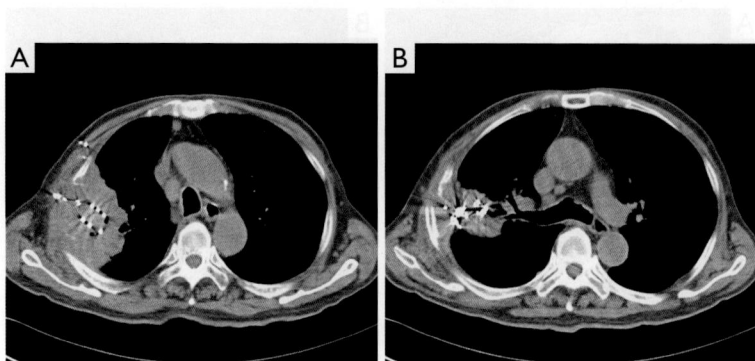

图7-5　术后3个月（2011年7月6日）
A、B，纵隔窗

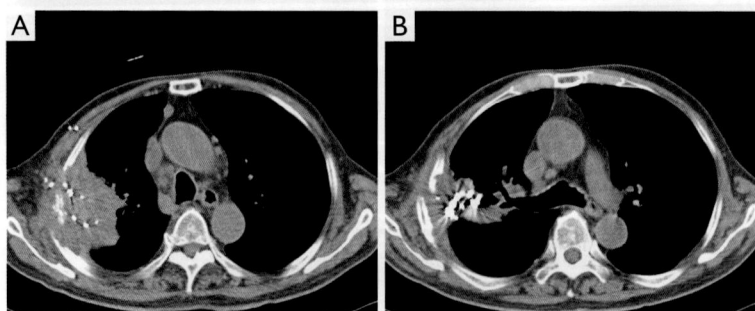

图7-6　术后5个月（2011年8月22日）
A、B，纵隔窗

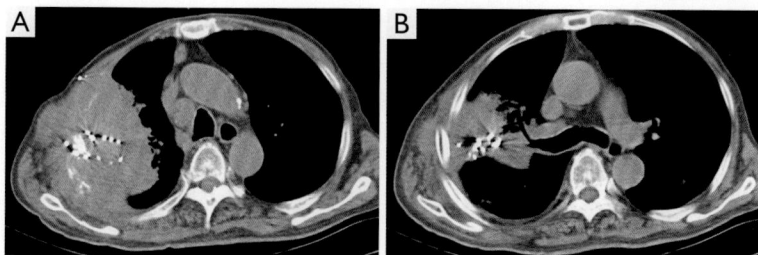

图7-7 术后7个月（2011年10月28日）

A、B，纵隔窗

病例2

患者魏××，男，63岁。体检发现左上肺巨大占位。既往体健。入院后检查胸部CT提示左上肺中心型肺癌，伴阻塞性改变，纵隔淋巴结肿大；分期检查没有发现远处转移；肿瘤标志物：NSE为33.55 ng/mL，CYFRA21-1为47.81 ng/mL。术前诊断左上肺癌，分期T4N2M0。2012年6月25日行肺穿刺活检，术后病理诊断为中低分化腺癌。2012年7月3日行CT引导下射频消融，肿瘤大小约10 cm×9 cm，使用StarBurst®XLi型射频电极，两点消融，分别开针7 cm，消融87 min。2012年10月死亡（图7-8~图7-9）。

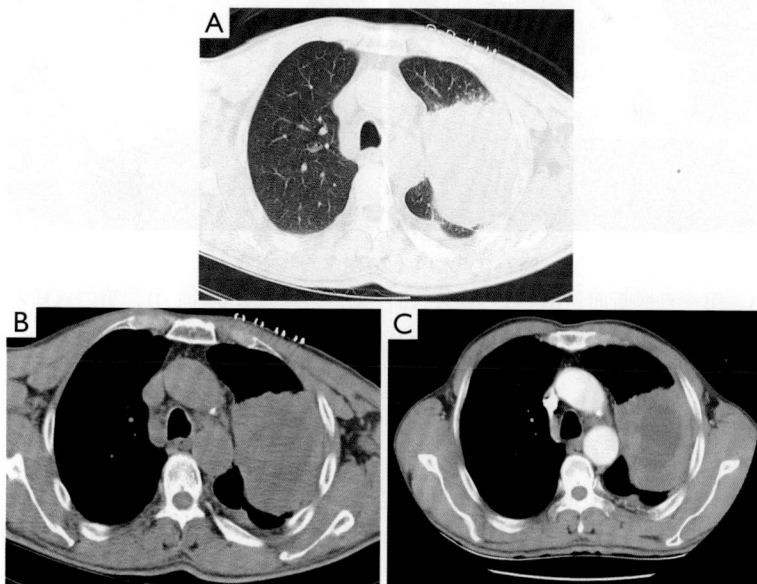

图7-8 术前（2012年7月3日）

A，肺窗；B，纵隔窗；C，强化

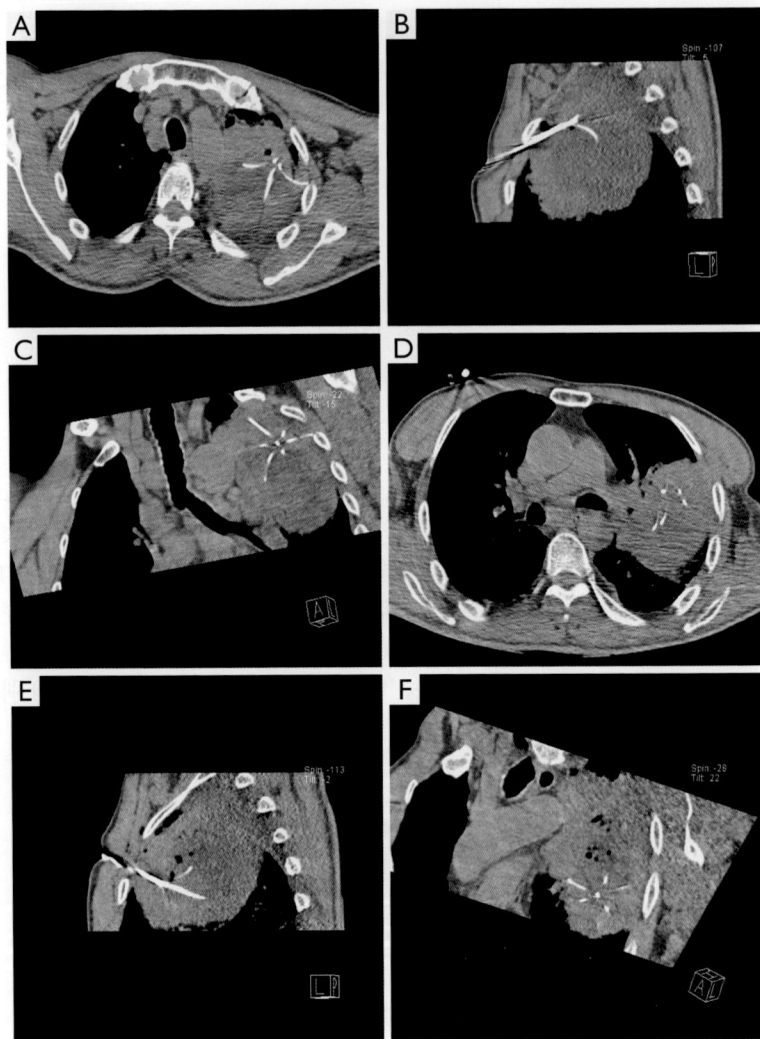

图7-9 术中（2012年7月3日）

A，第一点横断面；B，第一点矢状面；C，第一点冠状面；D，第二点横断面；E，第二点矢状面；F，第二点冠状面

病例3

患者张××，男，56岁。患者因反复咳嗽、咳痰伴痰中带血3个月，于门诊就诊，行胸部CT检查提示右肺上叶团块状软组织密度影，右肺门多发肿大淋巴结；电子支气管镜活检组织未取到，支气管灌洗液中发现腺癌细胞；全身PET/CT提示右肺上叶软组织团块，似两个结节融合而成，最大截面5.2 cm ×

2.8 cm，放射性摄取异常增高，SUVmax 8.2，双肺门及纵隔多发增大淋巴结，双肺间质性肺炎，肺气肿、肺大疱，未见远处转移；肿瘤标志物：CEA为37.9 ng/mL。术前诊断为：右上肺腺癌，分期为T3N3M0，合并肺气肿。2018年8月27日行肺穿刺活检和肺癌微波消融术：采用16G全自动活检枪取得5条组织标本并送病理学检查及基因检测，后将水冷微波天线（VisonMedical 150 mm）经同轴套管穿刺至病变内，单针进行消融，共完成2个位点消融，工作参数：功率50 W，总时间8 min，并经穿刺套管注入50%葡萄糖与1 400~2 000 μm的明胶海绵颗粒组成混悬液3 mL。2018年8月29日复查胸部CT提示右侧中等量气胸，予右侧气胸置管，间断抽胸腔积气。2018年8月31日复查胸部CT提示气胸明显减轻，予拔出引流管。术后病理诊断为腺癌，中分化。目前等待基因检测结果回报制定下一步治疗方案（图7-10~图7-14）。

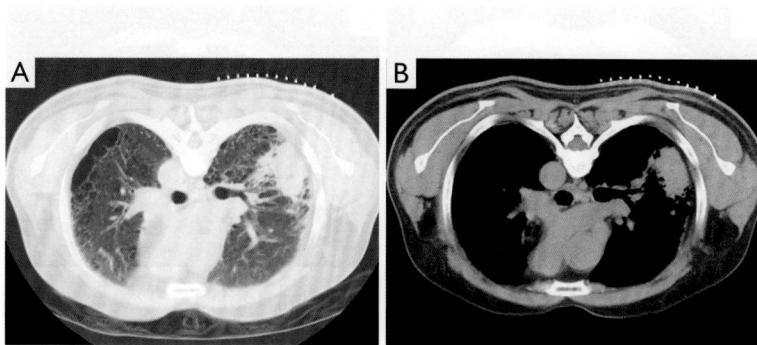

图7-10　术前（2018年8月27日）

A，肺窗；B，纵隔窗

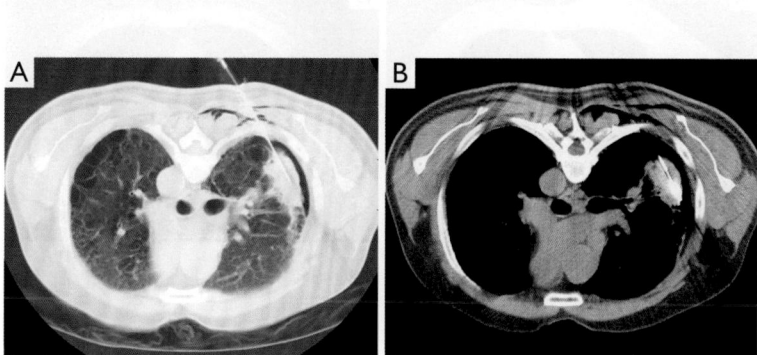

图7-11　术中（2018年8月27日）

A，肺窗；B，纵隔窗

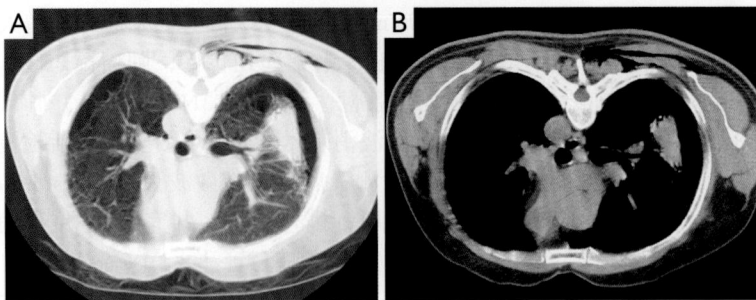

图7-12　术后即刻（2018年8月27日）

A，肺窗；B，纵隔窗

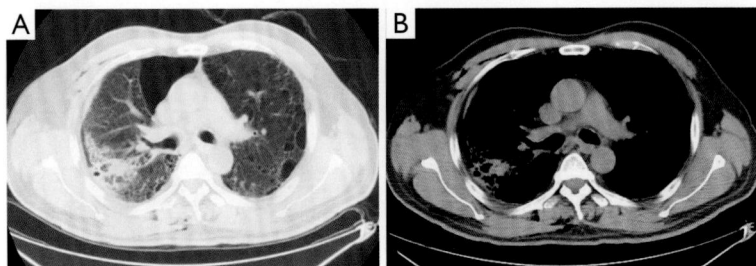

图7-13　术后第2天（2018年8月29日）

A，肺窗；B，纵隔窗

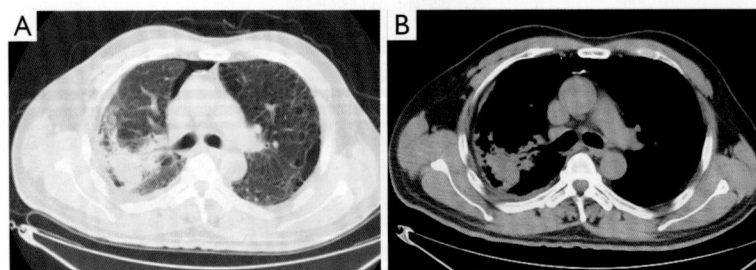

图7-14　术后第4天（2018年8月31日）

A，肺窗；B，纵隔窗

病例4

　　患者宋××，男，54岁。患者因咳嗽、咳痰3个月余就诊于外院，行胸部CT增强提示左肺下叶肿物，最大截面约6.0 cm × 2.8 cm，其内可见多发空腔，恶性可能性大，双肺上叶肺气肿；电子支气管镜检查未见异常；支气管镜刷片提示少数非典型腺上皮细胞；全身PET/CT考虑左肺下叶恶性肿瘤，未见远处转移，并发现左侧气胸。肿瘤标志物：CEA 3.6 ng/mL。外院综合评估考虑不适宜手术，遂来我院就诊。2018年7月10日行CT引导下穿刺活检，病理诊断提示浸润性腺癌，中分化。既往高血压病10年余。术前诊断：左下肺腺癌，分期T3N0M0，左侧气胸，合并高血压。2018年7月24日行肺穿刺活检和肺癌微波消融：采用18G全自动活检枪取得3条组织标本送基因检测，将水冷微波天线（VisonMedical 150 mm）经穿刺针同轴套管穿刺至病变内，单针进行消融，完成2个位点消融，工作参数：功率80 W，总时间5 min。目前门诊随诊中（图7-15~图7-18）。

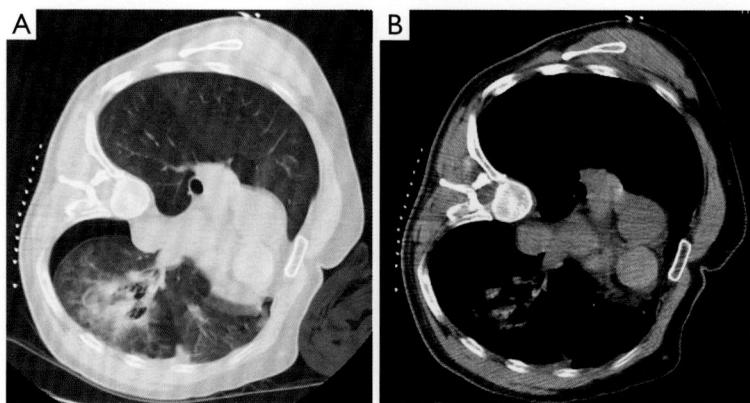

图7-15　术前（2018年7月10日）

A，肺窗；B，纵隔窗

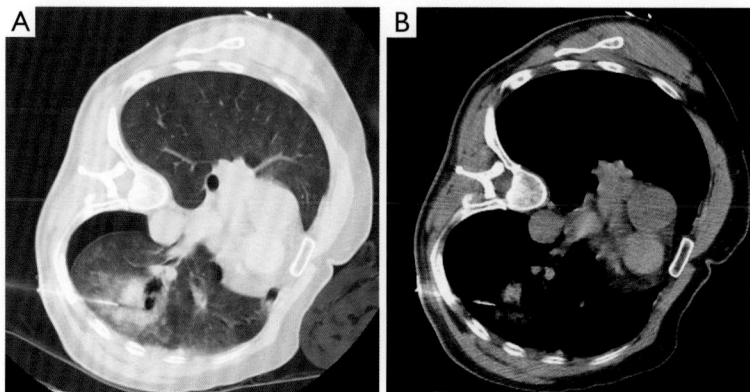

图7-16　穿刺活检中（2018年7月10日）

A，肺窗；B，纵隔窗

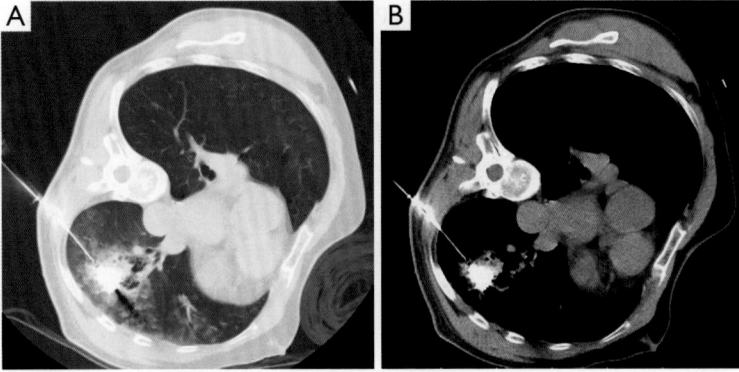

图7-17　消融术中（2018年7月24日）

A，肺窗；B，纵隔窗

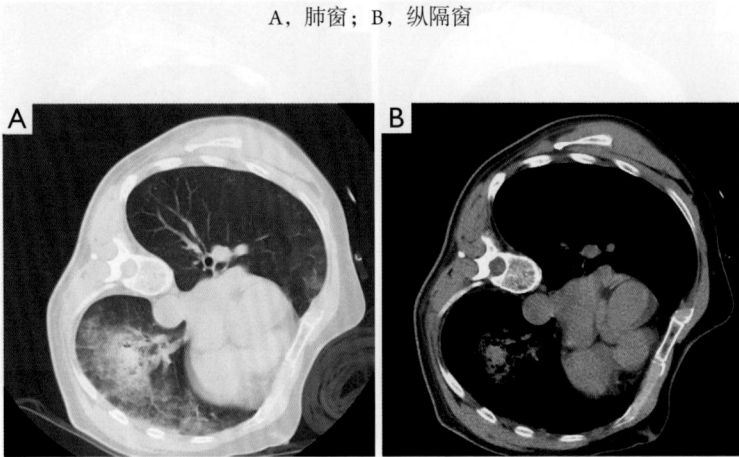

图7-18　术后即刻（2018年7月24日）

A，肺窗；B，纵隔窗

第二节　肺癌术后肺内寡复发

一、肺叶切除术后

病例1

患者李××，男，85岁。因左下肺癌左下肺楔形切除术后11年，病理为中分化腺癌。复查胸部CT发现左下肺占位5个月；SPECT检查见左肺下叶阴影可见高代谢，T/Nmax=1.35，分期检查无远处转移，肿瘤标志物阴性。心脏彩超：室间隔基底段增厚，左室壁节段性运动异常，左室舒张功能减低，左室射血分数正常，主动脉瓣钙化伴轻度反流，二、三尖瓣轻度反流。术前诊断左下肺癌术后，左下肺转移。2013年3月25日行肺穿刺活检及CT引导下射频消融，肿瘤大小约4 cm×3 cm，使用StarBurst®Talon型射频电极，开针3 cm，消融16.5 min。术后病理诊断为中分化腺癌，口服吉非替尼并定期复查。2017年2月行左下肺病灶穿刺病理检查未见肿瘤细胞（图7-19~图7-45）。

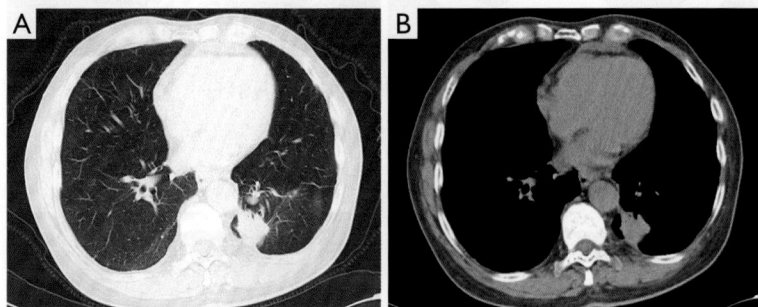

图7-19　术前28个月（2010年11月27日）
A，肺窗；B，纵隔窗

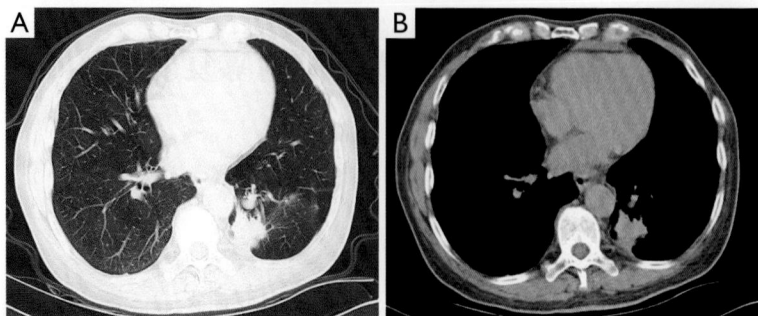

图7-20　术前18个月（2011年11月16日）

A，肺窗；B，纵隔窗

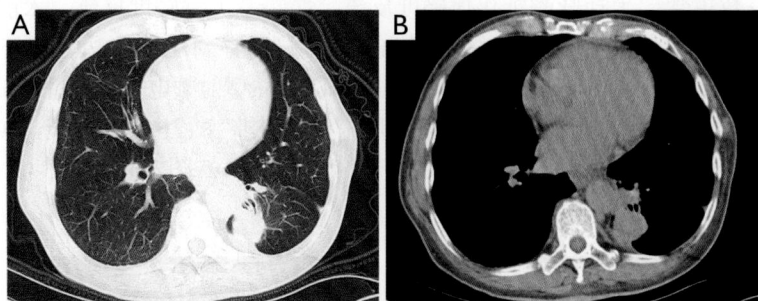

图7-21　术前5个月（2012年10月31日）

A，肺窗；B，纵隔窗

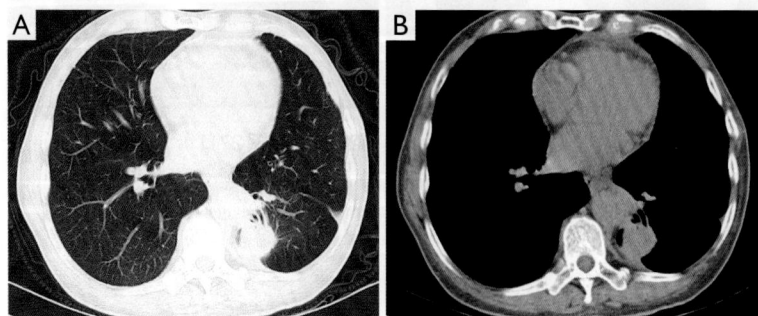

图7-22　术前4个月（2012年12月17日）

A，肺窗；B，纵隔窗

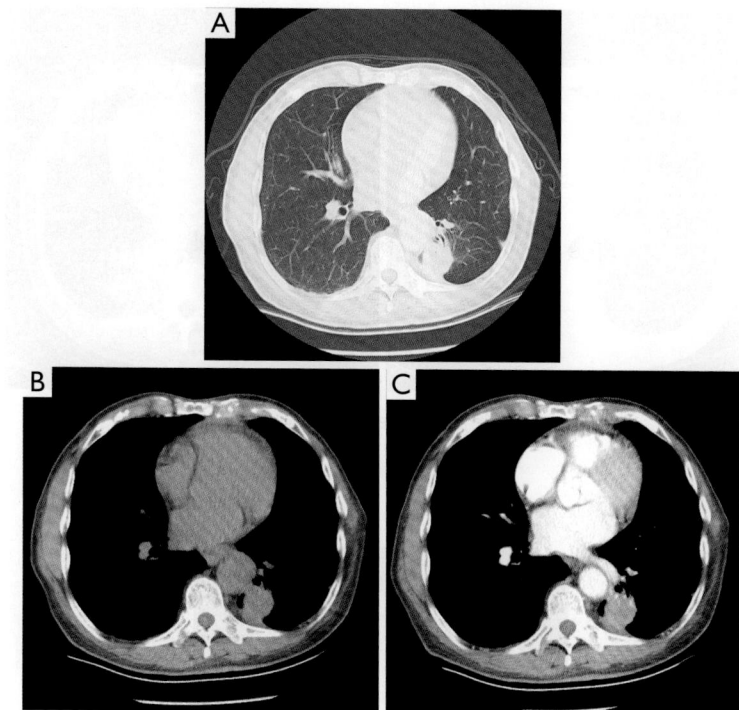

图7-23　术前2周（2013年3月6日）
A，肺窗；B，纵隔窗；C，强化

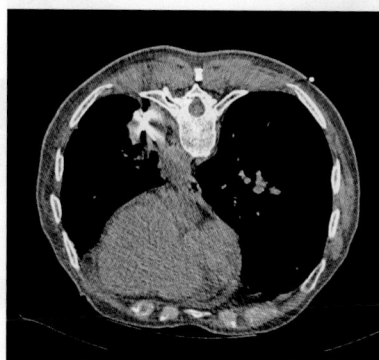

图7-24　术中（2013年3月25日）

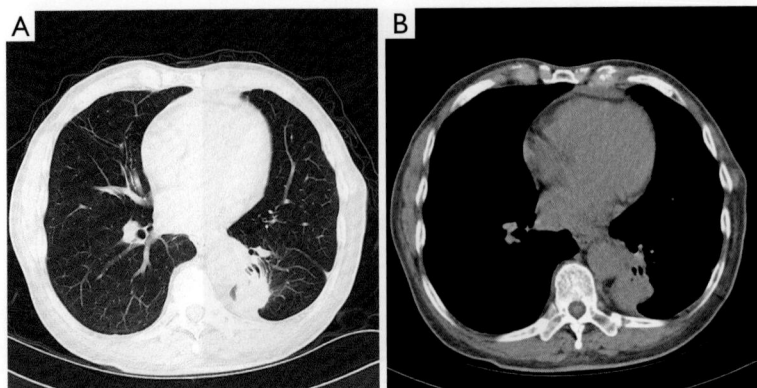

图7-25　术后1.5个月（2013年5月10日）
A，肺窗；B，纵隔窗

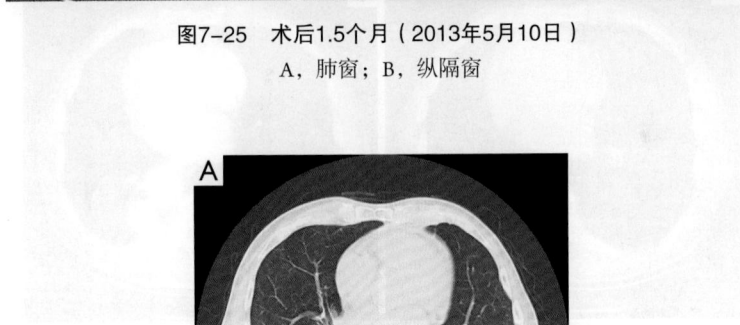

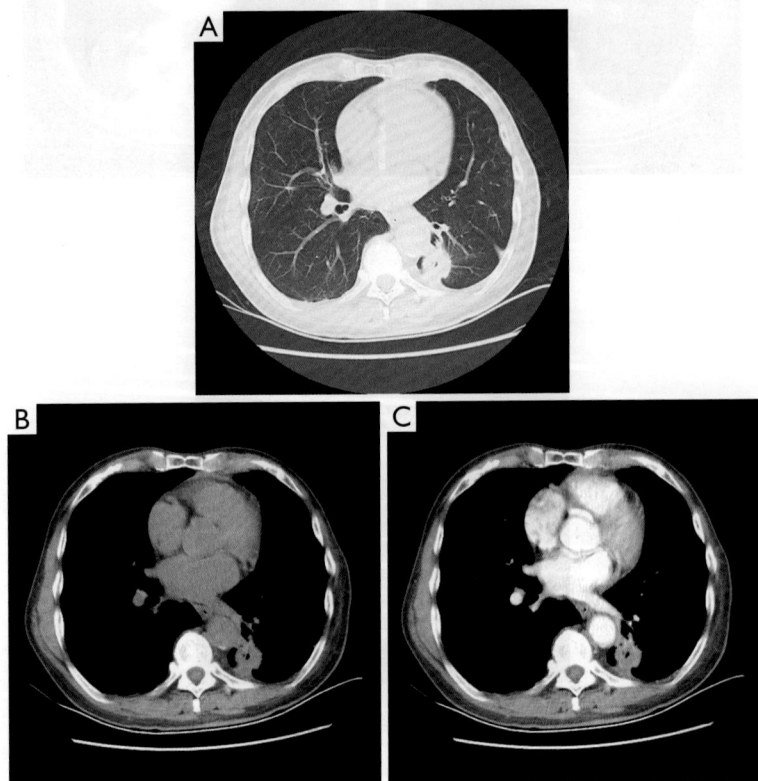

图7-26　术后3个月（2013年6月28日）
A，肺窗；B，纵隔窗；C，强化

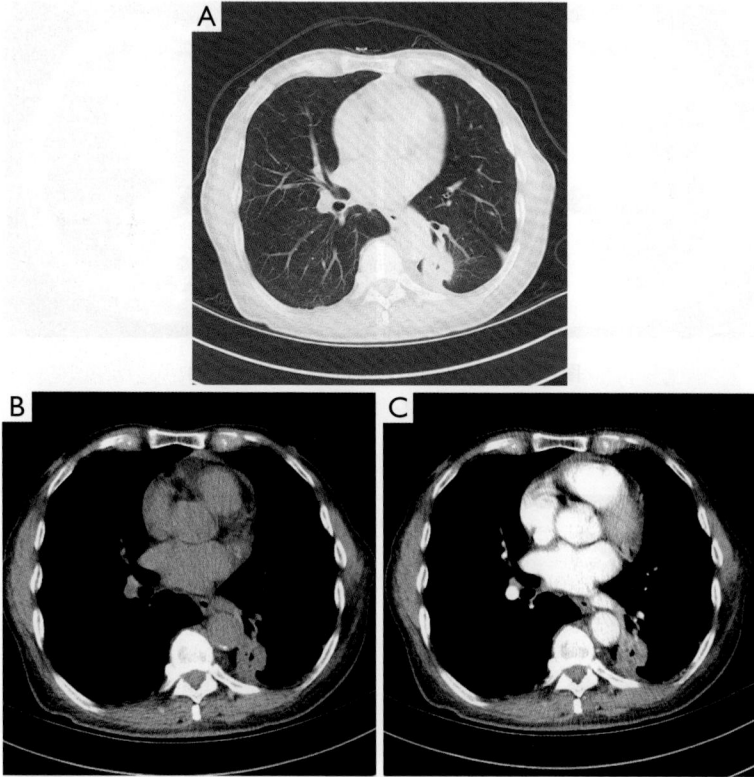

图7-27　术后7个月（2013年10月16日）

A，肺窗；B，纵隔窗；C，强化

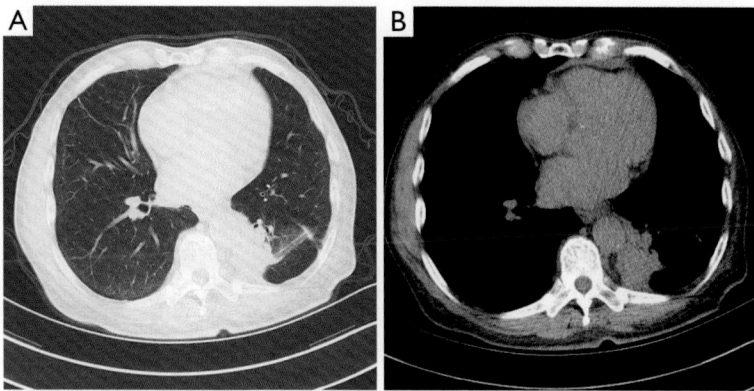

图7-28　术后12个月（2014年4月3日）

A，肺窗；B，纵隔窗

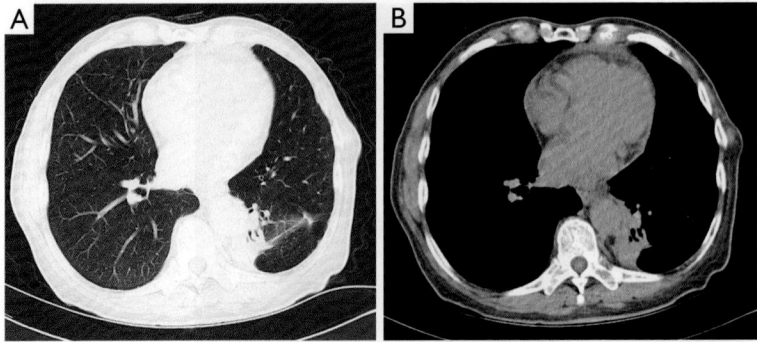

图7-29　术后14个月（2014年5月23日）

A，肺窗；B，纵隔窗

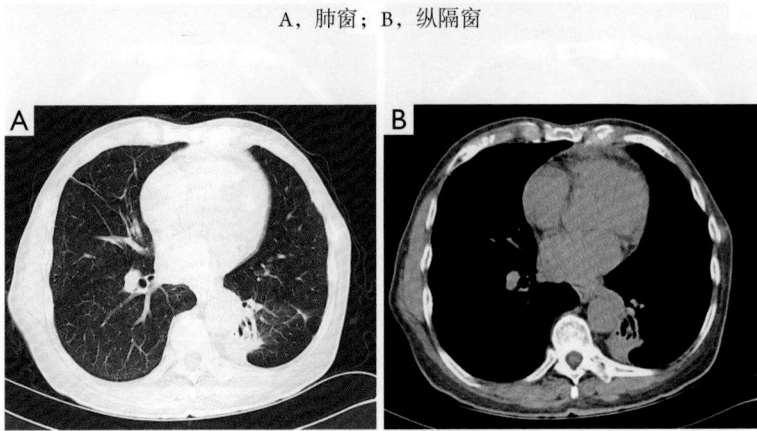

图7-30　术后16个月（2014年7月18日）

A，肺窗；B，纵隔窗

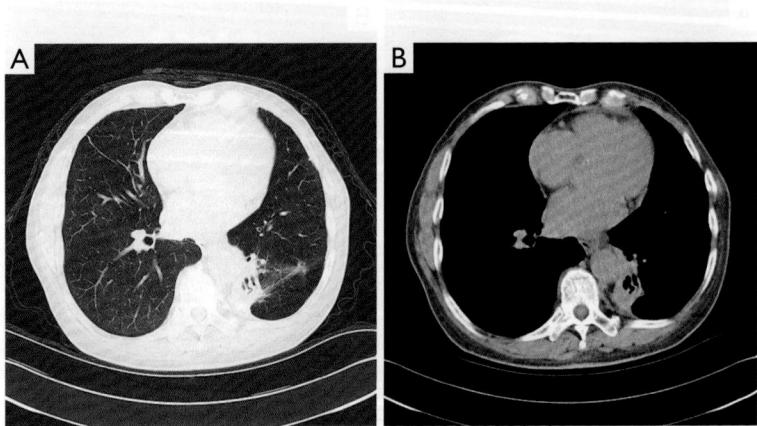

图7-31　术后18个月（2014年10月9日）

A，肺窗；B，纵隔窗

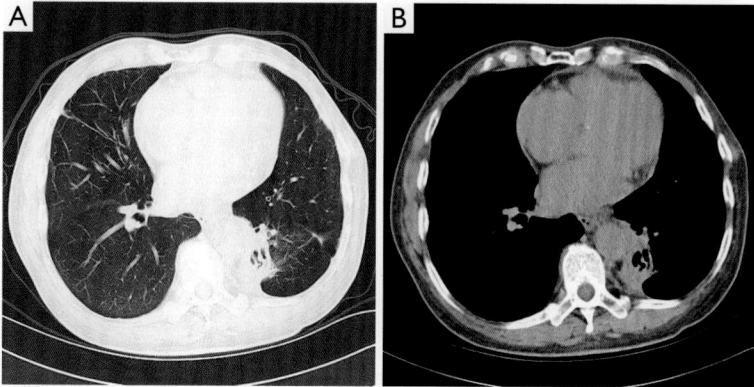

图7-32 术后21个月（2015年1月7日）

A，肺窗；B，纵隔窗

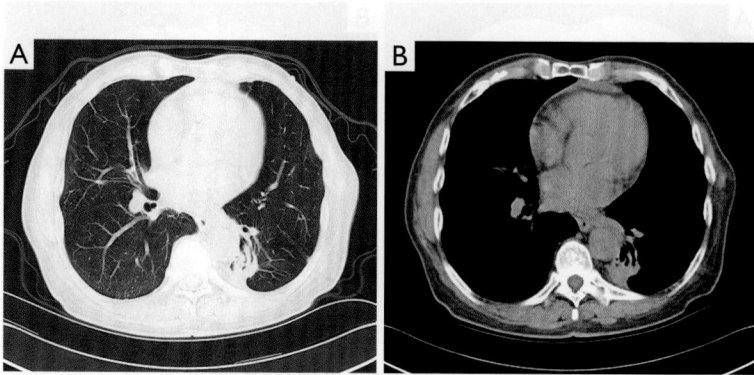

图7-33 术后23个月（2015年2月26日）

A，肺窗；B，纵隔窗

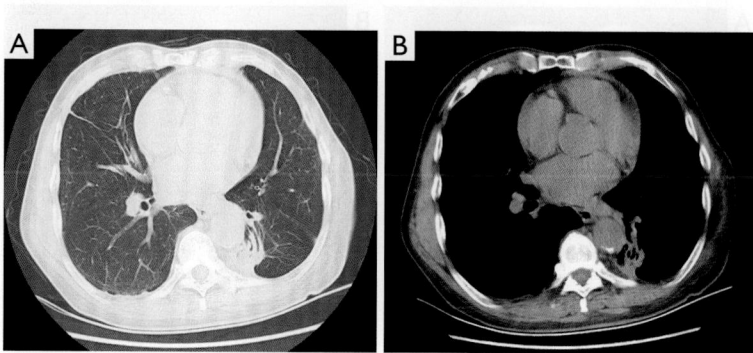

图7-34 术后25个月（2015年5月6日）

A，肺窗；B，纵隔窗

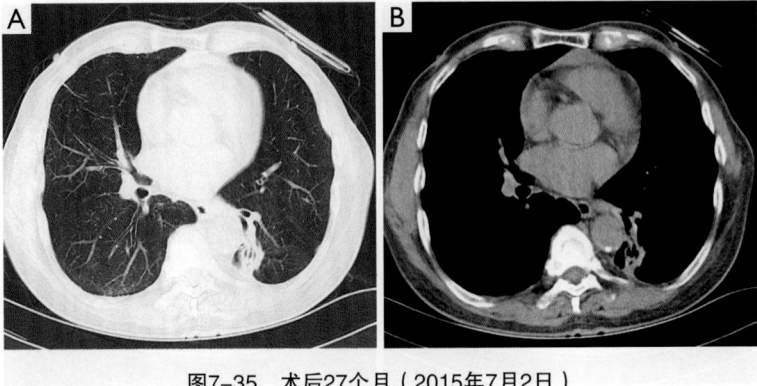

图7-35　术后27个月（2015年7月2日）

A，肺窗；B，纵隔窗

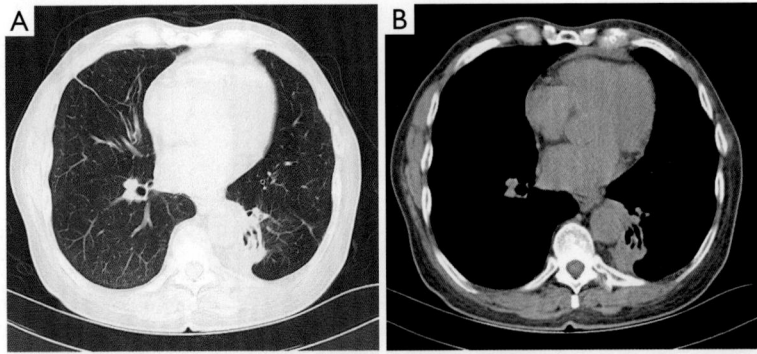

图7-36　术后29个月（2015年9月6日）

A，肺窗；B，纵隔窗

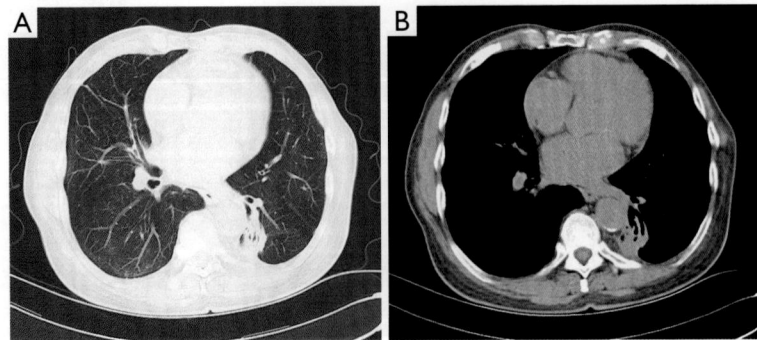

图7-37　术后31个月（2015年11月4日）

A，肺窗；B，纵隔窗

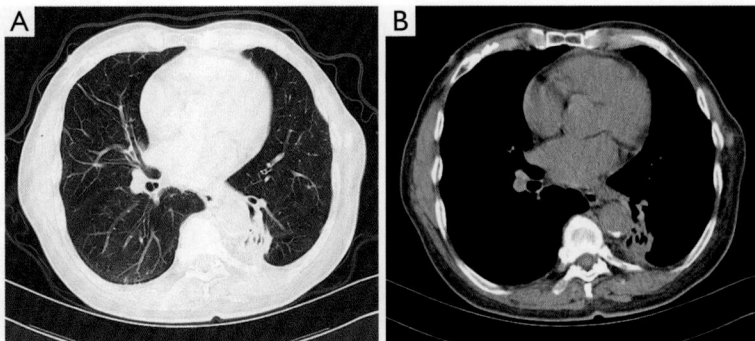

图7-38　术后33个月（2016年1月4日）
A，肺窗；B，纵隔窗

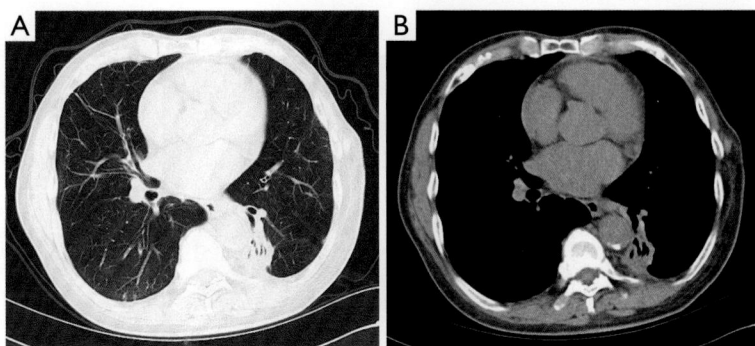

图7-39　术后35个月（2016年3月2日）
A，肺窗；B，纵隔窗

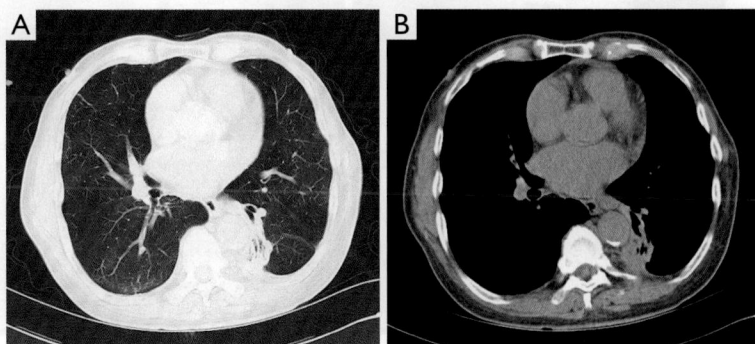

图7-40　术后37个月（2016年5月4日）
A，肺窗；B，纵隔窗

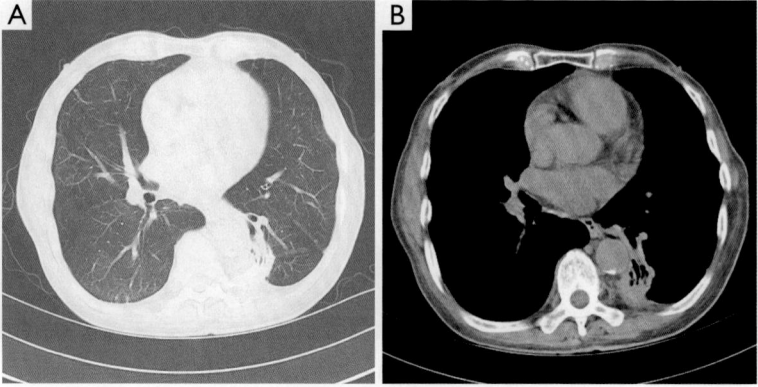

图7-41　术后41个月（2016年8月31日）

A，肺窗；B，纵隔窗

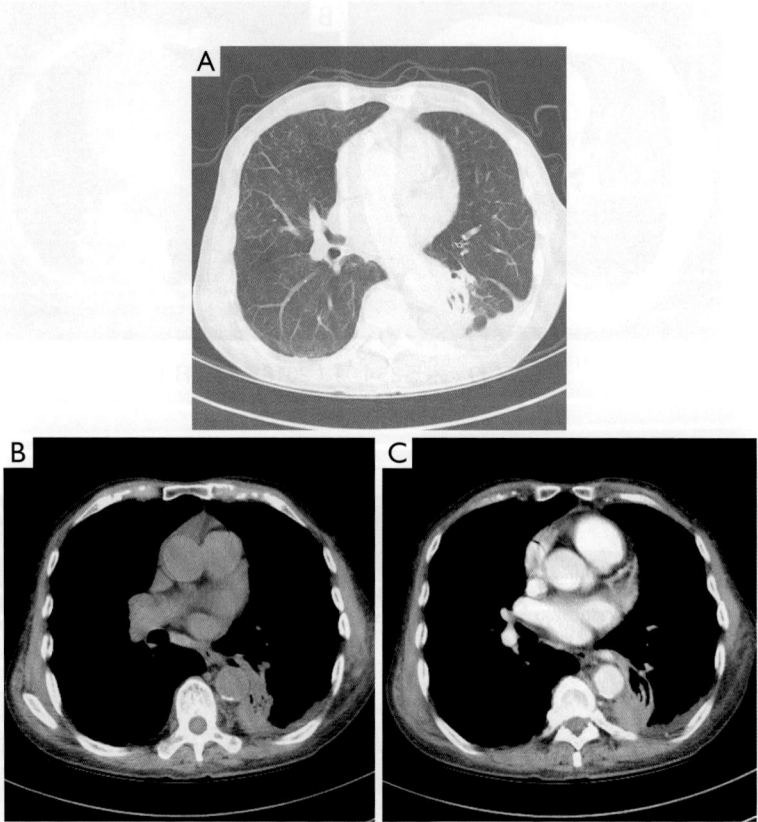

图7-42　术后43个月（2016年10月20日）

A，肺窗；B，纵隔窗；C，强化

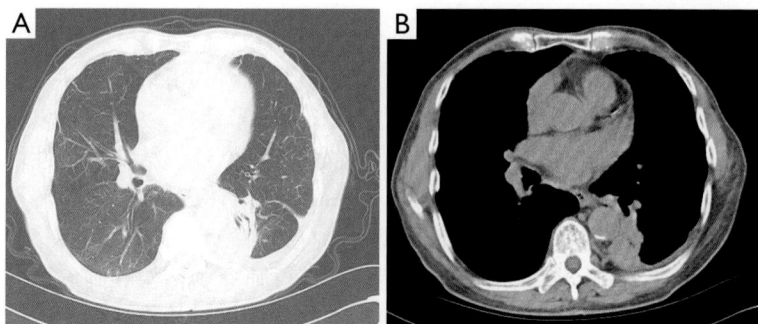

图7-43　术后45个月（2016年12月28日）

A，肺窗；B，纵隔窗

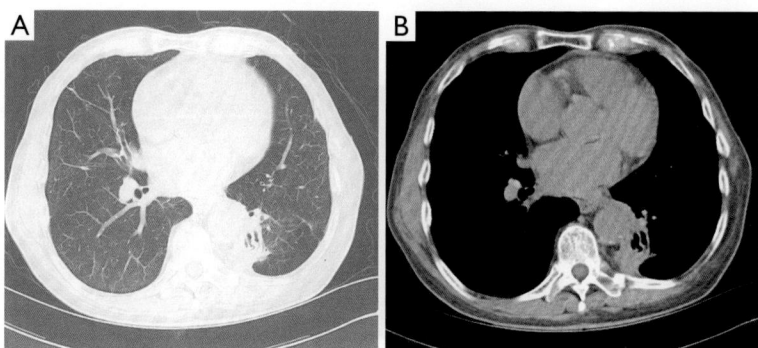

图7-44　术后51个月（2017年6月14日）

A，肺窗；B，纵隔窗

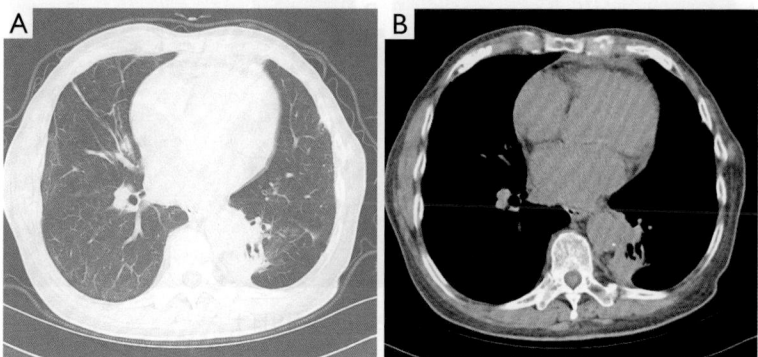

图7-45　术后57个月（2017年12月15日）

A，肺窗；B，纵隔窗

病例2

患者史××，男，64岁。因右肺癌行右肺中叶、下叶切除术后1年余，病理诊断为鳞癌，因出现间质性肺炎未行化疗，长期激素治疗。9个月前复查胸部CT提示左肺下叶之前小结节较前增大，抗痨治疗1个月，结节进行性增大，遂来我院就诊。肿瘤标志物：CEA 8.4 ng/mL；分期检查未见远处转移。既往高血压病、颈动脉狭窄病史。术前诊断：右肺鳞癌术后，左肺转移可能性大，合并高血压，颈动脉狭窄。2018年8月9日行肺穿刺活检和肺癌微波消融术：采用18G全自动活检枪取得4条组织标本并送病理学检查，将水冷微波天线（VisonMedical 150 mm）沿设计路线穿刺至病变内，单针进行消融，共完成2个位点消融，工作参数：功率40 W，总时间9 min。术后病理为鳞癌，中-低分化。目前门诊随诊中（图7-46~图7-48）。

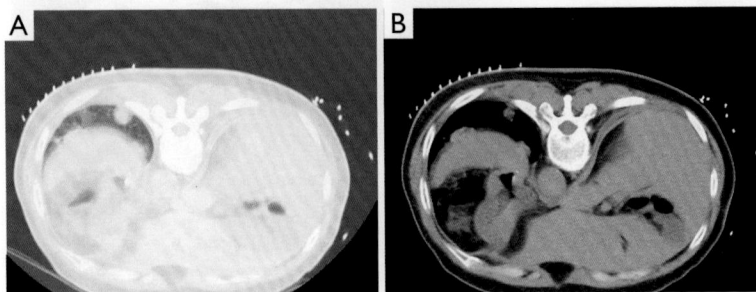

图7-46　术前（2018年8月9日）

A，肺窗；B，纵隔窗

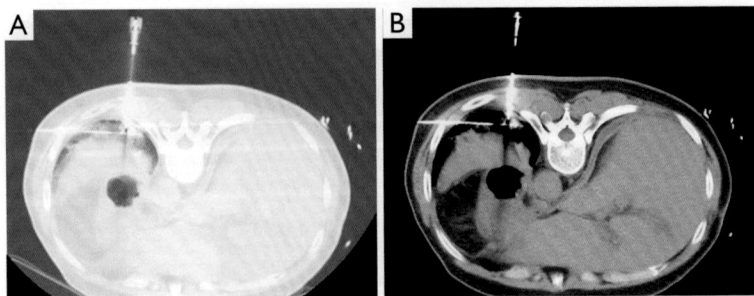

图7-47　术中（2018年8月9日）

A，肺窗；B，纵隔窗

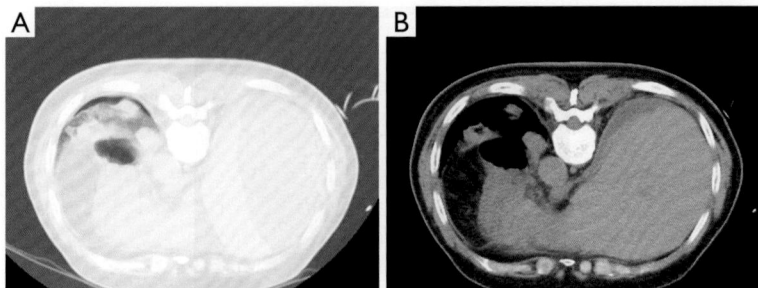

图7-48　术后即刻（2018年8月9日）
A，肺窗；B，纵隔窗

二、亚肺叶切除术后

病例

　　张××，男，74岁。2011年10月因咳嗽咳痰在外院诊断为双侧肺癌，2011年11月和12月分别在我院分别行右上肺楔形切除和左下肺楔形切除，术后病理诊断分别为中分化腺癌和高分化腺癌，术后在外院化疗4个周期。2014年4月因胸痛行胸部CT检查发现双侧肺内结节，转移可能；肿瘤标志物：CEA为7.92 ng/mL。心脏彩超：左室壁节段性运动异常，左室舒张功能减低，左室射血分数62%，主动脉瓣钙化伴中度反流，二尖瓣钙化伴轻度反流，肺动脉瓣轻度反流。术前诊断：双侧肺癌术后局部复发。2014年4月15日行CT引导下射频消融治疗左下肺结节，肿瘤大小约1.2 cm × 1.2 cm，使用StarBurst®Talon型射频电极，开针2 cm，消融11.5 min，术后未做辅助治疗，定期复查。2014年11月25日行CT引导下射频消融治疗右下肺结节，肿瘤大小约3 cm × 1.5 cm，使用StarBurst®Talon型射频电极，开针4 cm，消融21.5 min，术后3个月复查胸部CT，提示射频消融治疗的结节缩小，但左肺出现新发病灶，给予吉西他滨加卡铂化疗：吉西他滨1.8 mg，第1、8天，卡铂350 mg，第2天，21天方案，4个周期。口服埃克替尼治疗。2018年7月去世（图7-49~图7-81）。

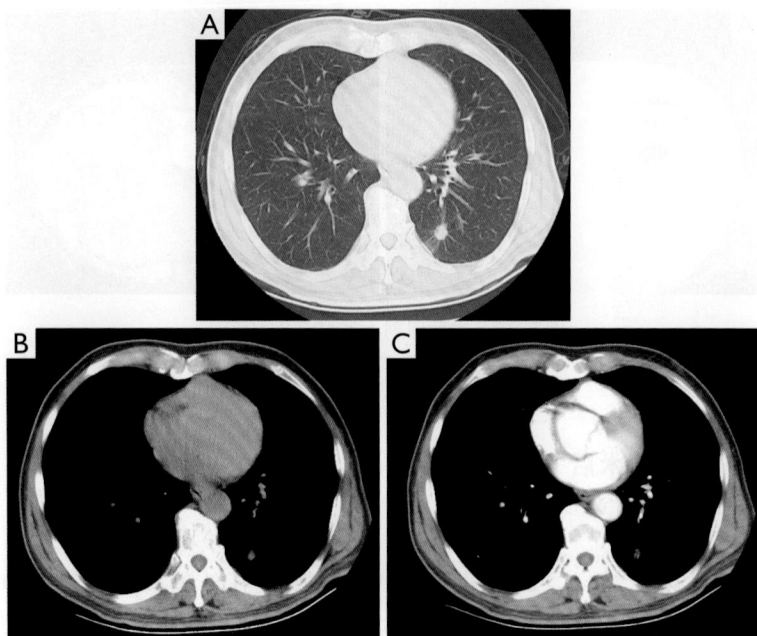

图7-49　术前30个月（2011年10月28日）

A，肺窗；B，纵隔窗；C，强化

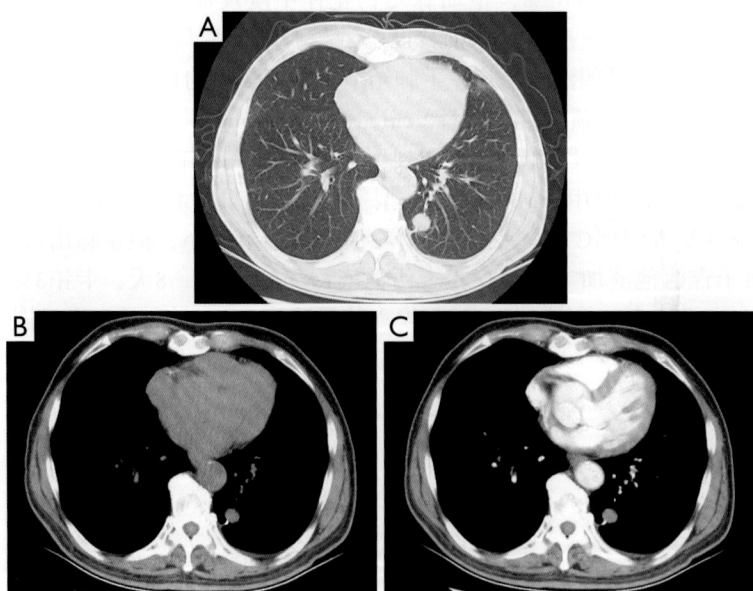

图7-50　术前（2014年4月13日）

A，肺窗；B，纵隔窗；C，强化

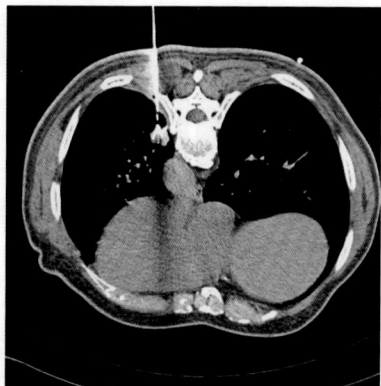

图7-51 术中（2014年4月15日）

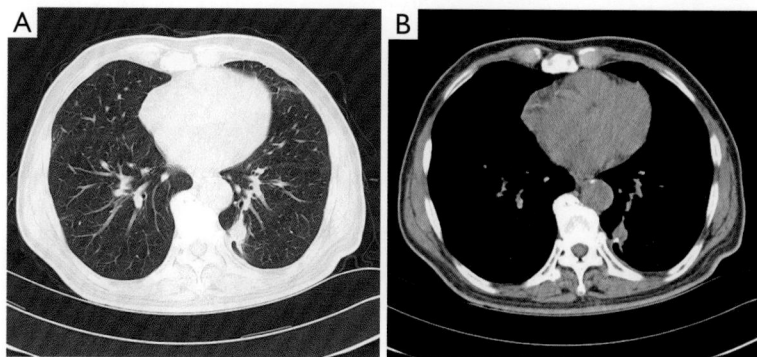

图7-52 术后2个月（2014年6月10日）
A，肺窗；B，纵隔窗

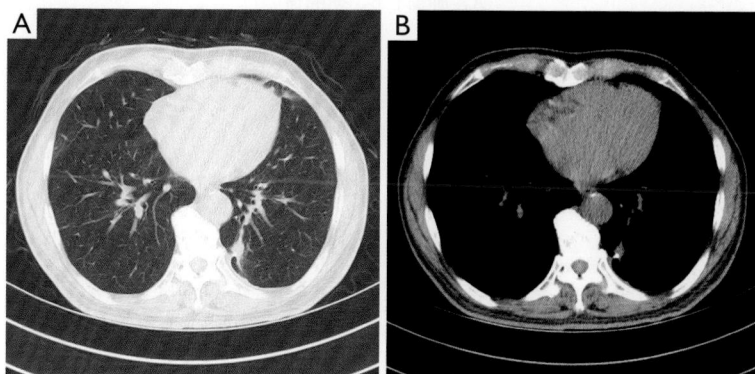

图7-53 术后5个月（2014年9月18日）
A，肺窗；B，纵隔窗

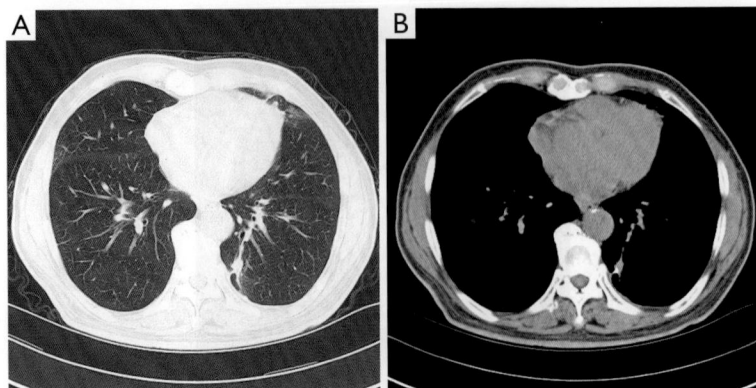

图7-54　术后7个月（2014年11月14日）

A，肺窗；B，纵隔窗

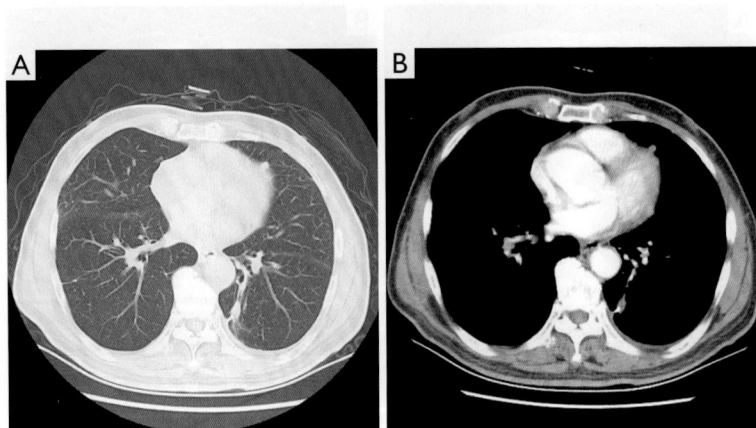

图7-55　术后7.5个月（2014年11月26日）

A，肺窗；B，纵隔窗

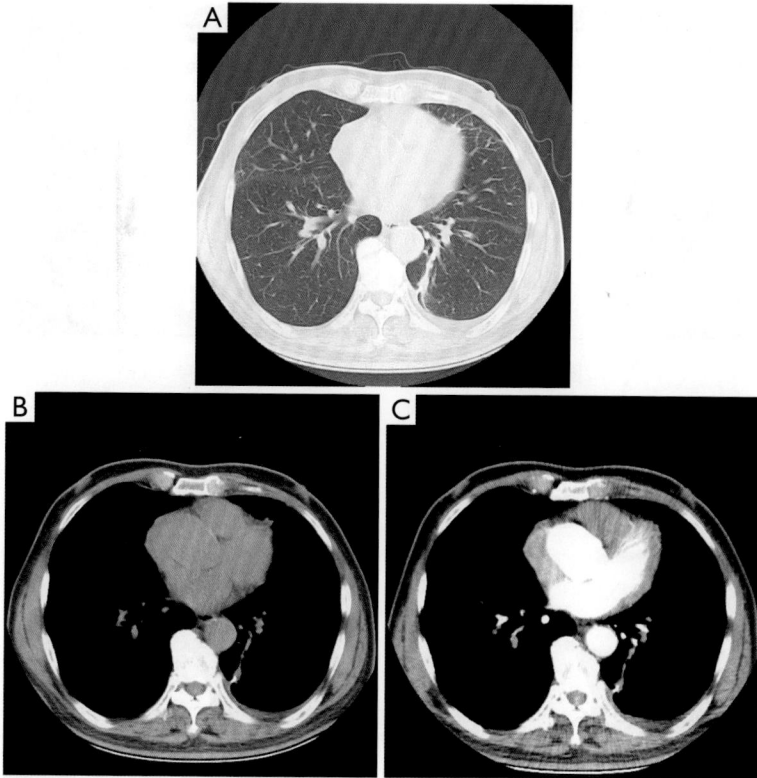

图7-56　术后11个月（2015年3月4日）

A，肺窗；B，纵隔窗；C，强化

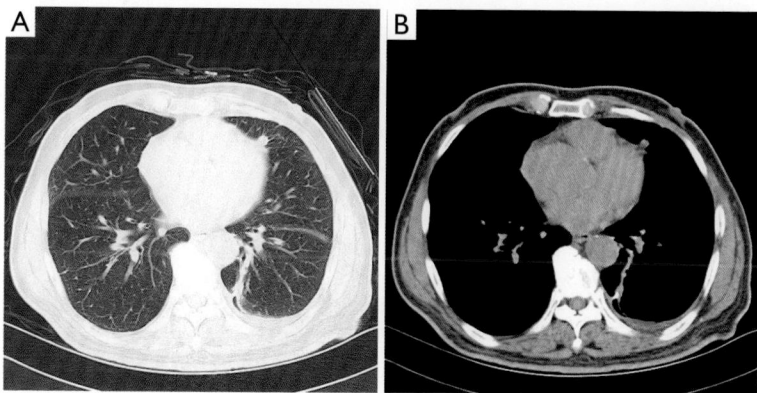

图7-57　术后12个月（2015年4月24日）

A，肺窗；B，纵隔窗

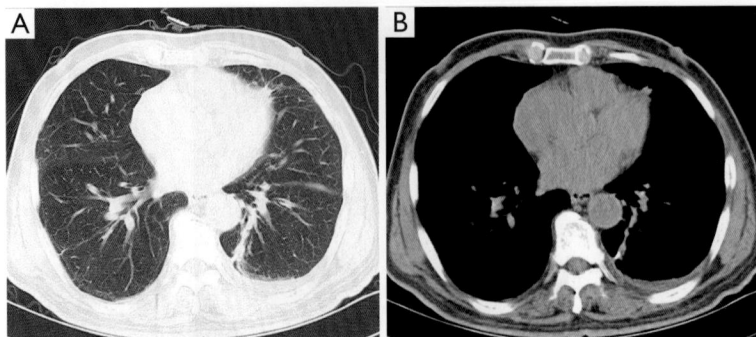

图7-58　术后14个月（2015年6月12日）
A，肺窗；B，纵隔窗

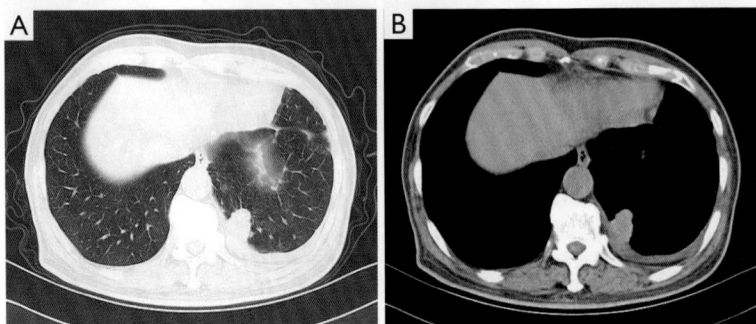

图7-59　术后20.5个月（2015年12月31日）
A，肺窗；B，纵隔窗

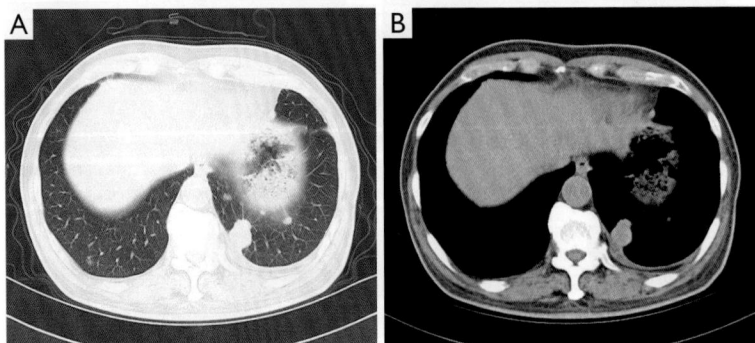

图7-60　术后23个月（2016年3月22日）
A，肺窗；B，纵隔窗

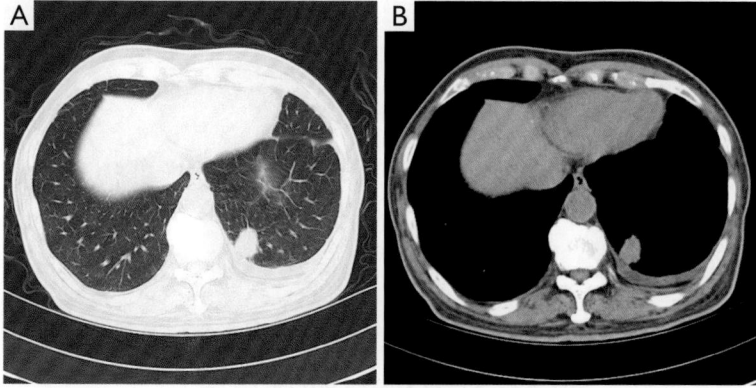

图7-61 术后24个月（2016年4月26日）
A，肺窗；B，纵隔窗

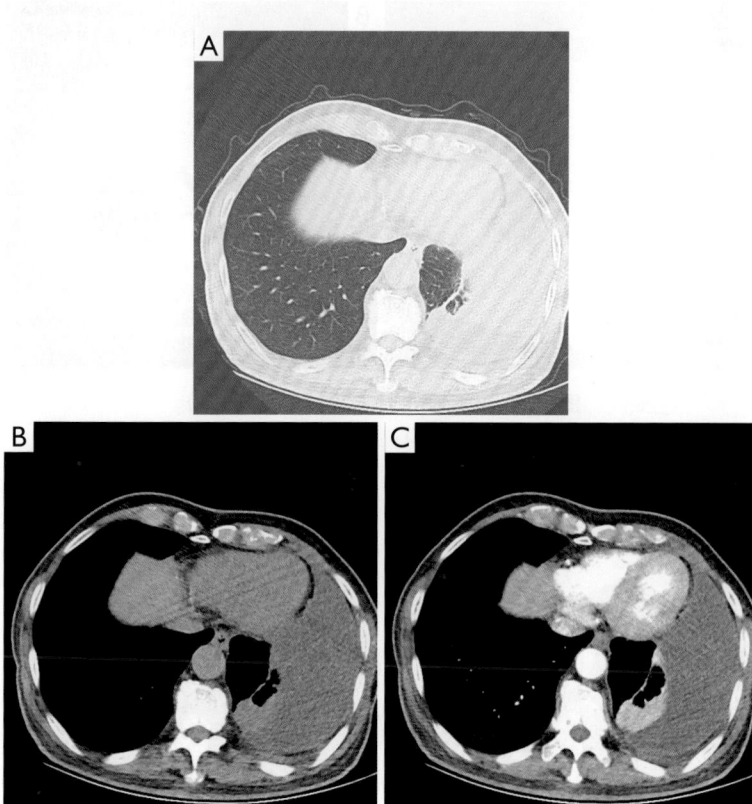

图7-62 术后31.5个月（2016年11月30日）
A，肺窗；B，纵隔窗；C，强化

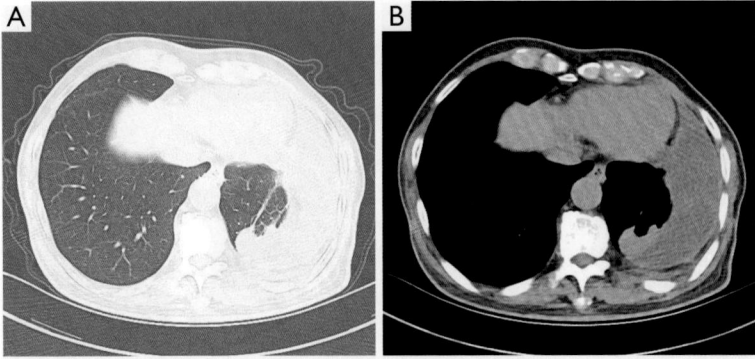

图7-63　术后33.5个月（2017年2月7日）
A，肺窗；B，纵隔窗

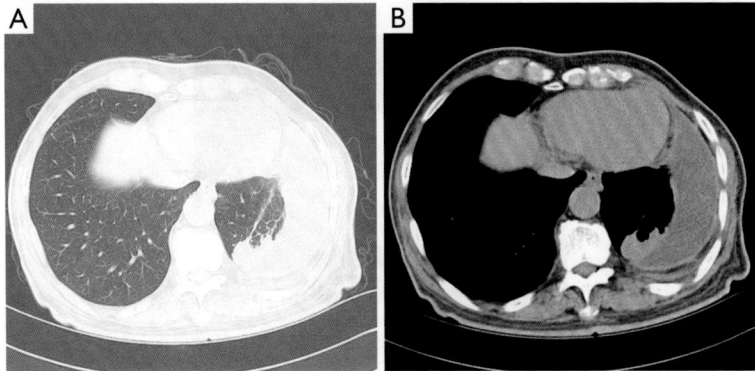

图7-64　术后36个月（2017年4月25日）
A，肺窗；B，纵隔窗

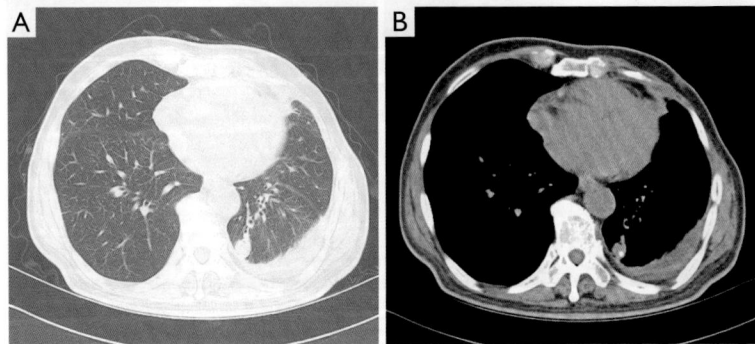

图7-65　术后39个月（2017年7月25日）
A，肺窗；B，纵隔窗

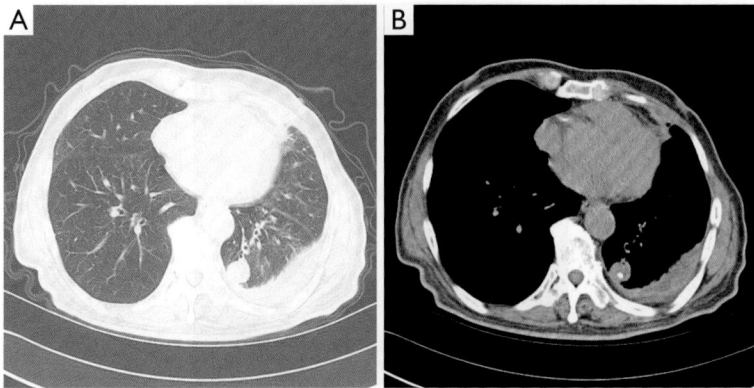

图7-66　术后43个月（2017年11月15日）
A，肺窗；B，纵隔窗

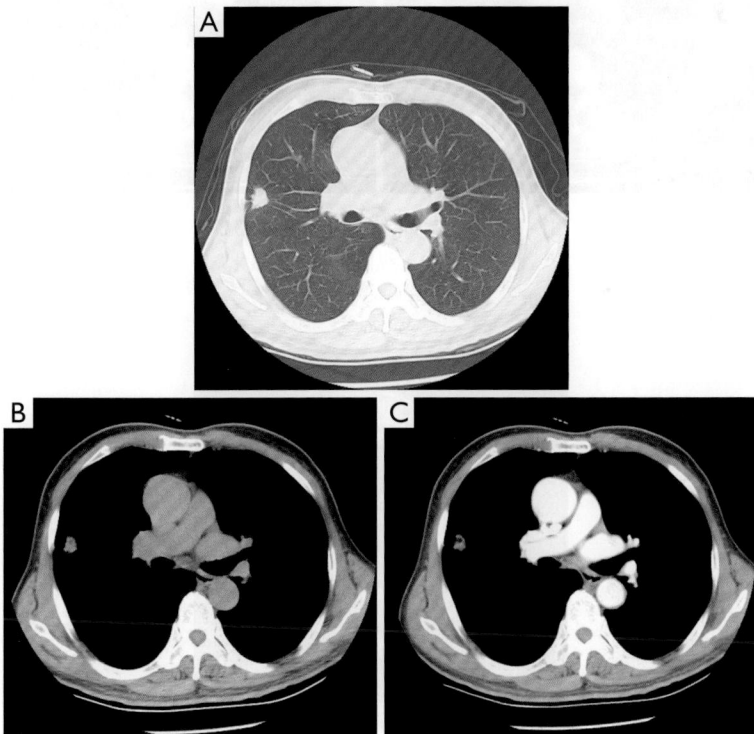

图7-67　术前35个月（2011年10月28日）
A，肺窗；B，纵隔窗；C，强化

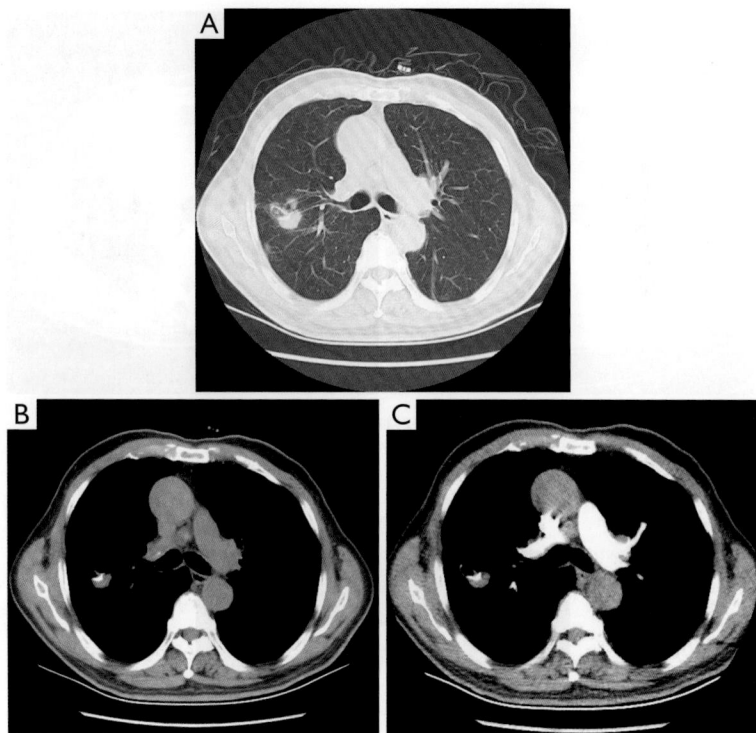

图7-68　术前1周（2014年11月20日）

A，肺窗；B，纵隔窗；C，强化

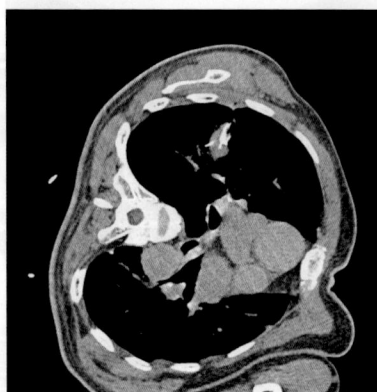

图7-69　术中（2014年11月25日）

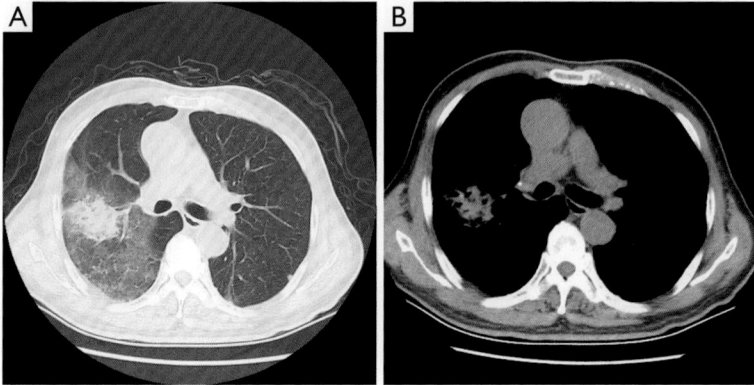

图7-70　术后24 h（2014年11月26日）

A，肺窗；B，纵隔窗

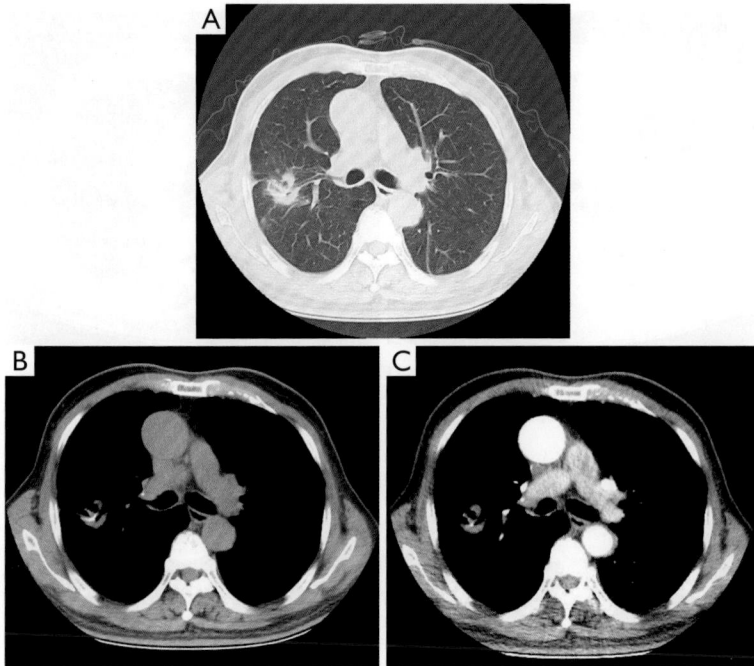

图7-71　术后3个月（2015年3月4日）

A，肺窗；B，纵隔窗；C，强化

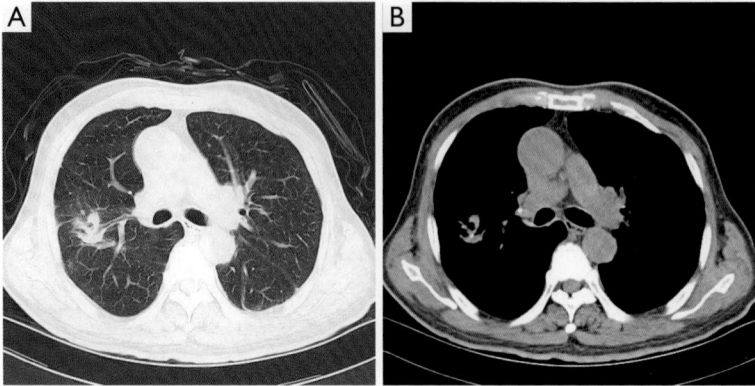

图7-72　术后5个月（2015年4月24日）

A，肺窗；B，纵隔窗

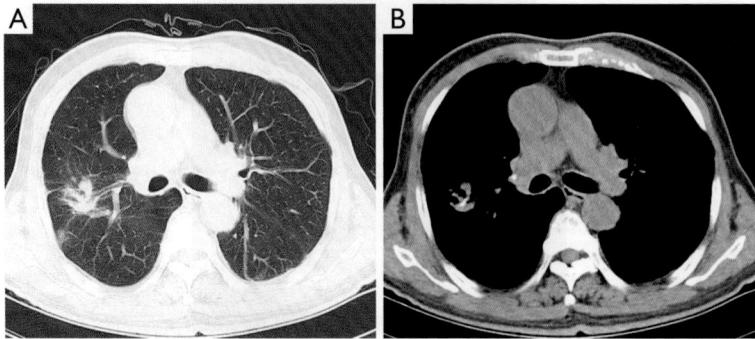

图7-73　术后7个月（2015年6月12日）

A，肺窗；B，纵隔窗

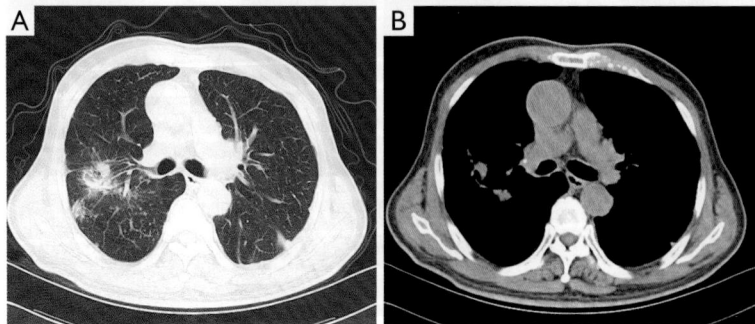

图7-74　术后13个月（2015年12月31日）

A，肺窗；B，纵隔窗

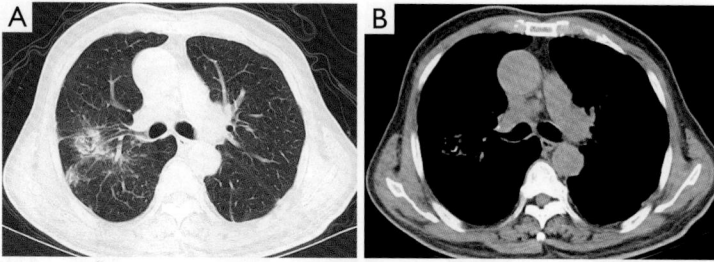

图7-75　术后16个月（2016年3月22日）
A，肺窗；B，纵隔窗

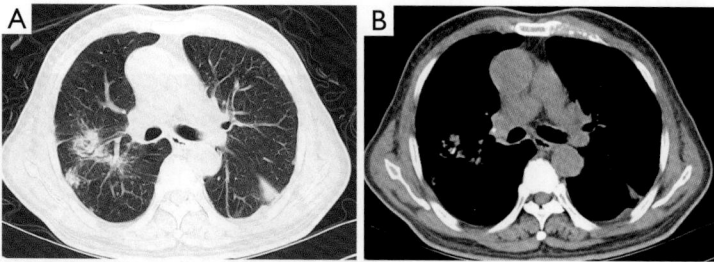

图7-76　术后17个月（2016年4月26日）
A，肺窗；B，纵隔窗

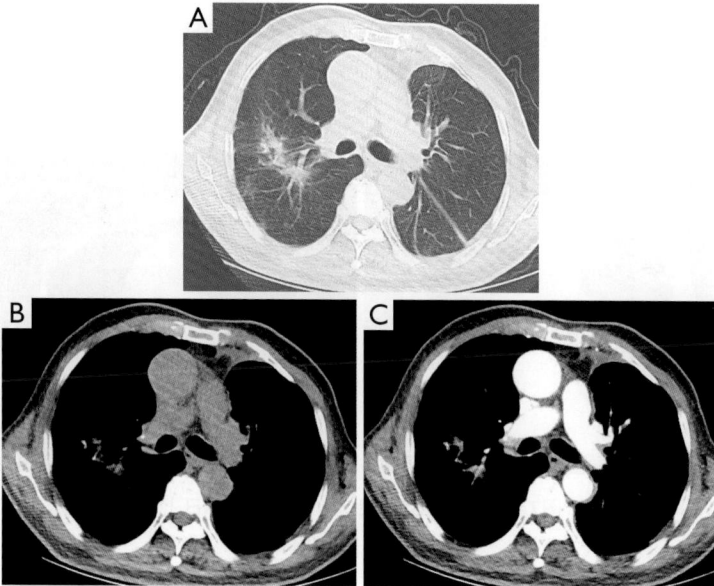

图7-77　术后24个月（2016年11月30日）
A，肺窗；B，纵隔窗；C，强化

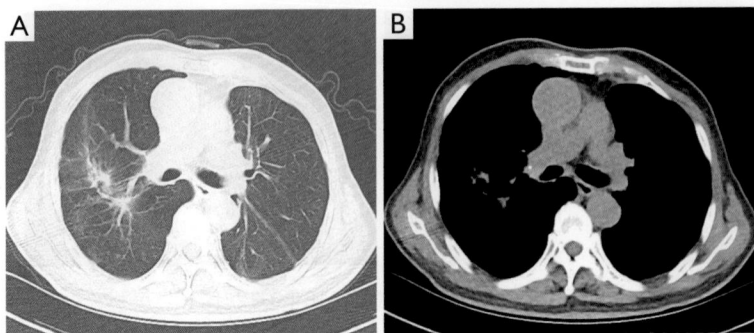

图7-78　术后26个月（2017年2月7日）

A，肺窗；B，纵隔窗

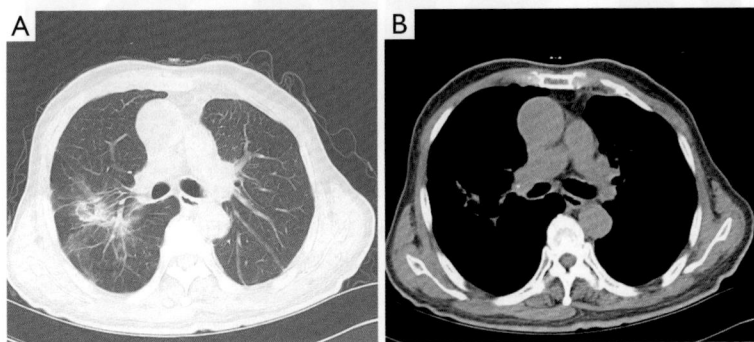

图7-79　术后29个月（2017年4月25日）

A，肺窗；B，纵隔窗

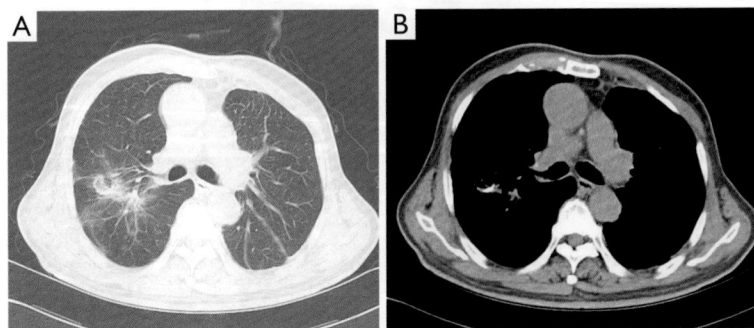

图7-80　术后32个月（2017年7月25日）

A，肺窗；B，纵隔窗

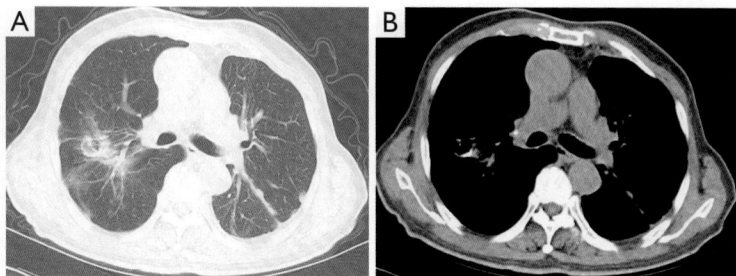

图7-81 术后36个月（2017年11月15日）

A，肺窗；B，纵隔窗

三、全肺切除术后

病例

患者刘××，男，59岁。因右肺中心型低分化鳞癌，右全肺切除术后7年，并予放疗；升结肠缩窄型溃疡型中低分化腺癌切除术4年，胸部CT发现左下肺占位8天。SPECT检查见左肺下叶阴影可见高代谢，T/Nmax=1.60；分期检查无远处转移；肿瘤标志物：CEA为52.15 ng/mL，CYFRA21-1为17.05 ng/mL。肺功能检查FEV1占预计值38%，FEV1/FVC%为58%。术前诊断右肺鳞癌右全肺切除术后，左下肺占位，复发可能性大。2012年11月21日行CT引导下射频消融，肿瘤大小约5 cm×4 cm，使用StarBurst®XL型射频电极，开针4 cm，消融30 min，术后病理诊断为鳞癌。2013年2月死亡（图7-82~图7-83）。

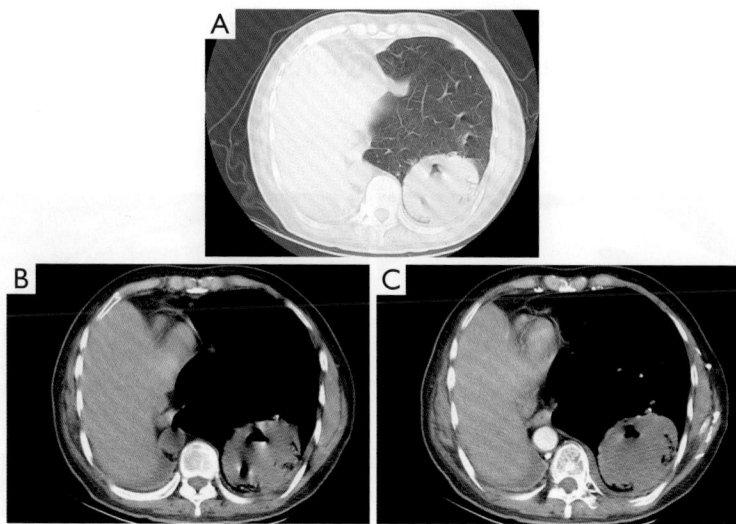

图7-82 术前（2012年11月18日）

A，肺窗；B，纵隔窗；C，强化

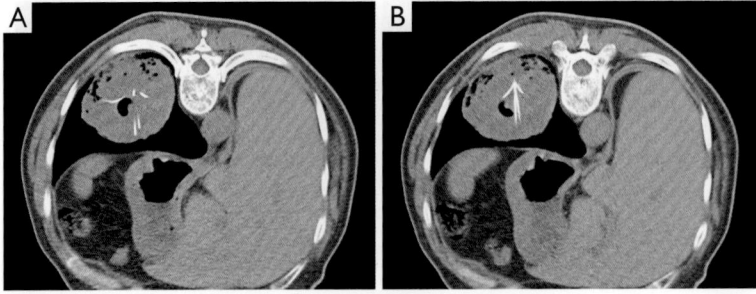

图7-83　术中（2012年11月21日）

A、B两点消融

四、合并恶性胸腔积液

一般在胸腔镜下胸膜活检固定术后，待胸腔闭式引流管拔除前或再次入院，进行CT引导下热消融。

病例1

患者赵××，女，67岁。因胸闷气短在外院检查胸部CT发现左侧胸腔积液。既往高血压病、左脑交通动脉瘤术后。入院后胸腔闭式引流，肺可复张。复查胸部CT提示左下肺占位；分期检查无远处转移；肿瘤标志物：CEA为246 ng/mL、CYFRA21-1为9.98 ng/mL。术前诊断：左下肺腺癌，左侧胸腔积液，分期为T2NxM1。2012年4月27日全麻下电视胸腔镜下左侧胸膜活检固定术，术后病理诊断为腺癌。2012年5月2日行CT引导下射频消融，肿瘤大小约3.5 cm ×3 cm，使用StarBurst®XL型射频电极消融，开针3 cm，消融时间27 min（图7-84~图7-90）。

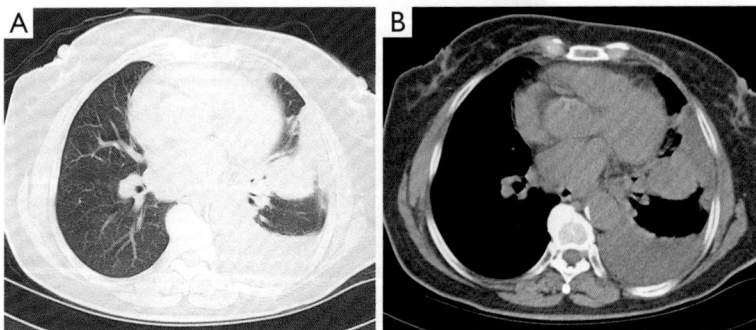

图7-84　术前1个月（2012年4月1日）

A，肺窗；B，纵隔窗

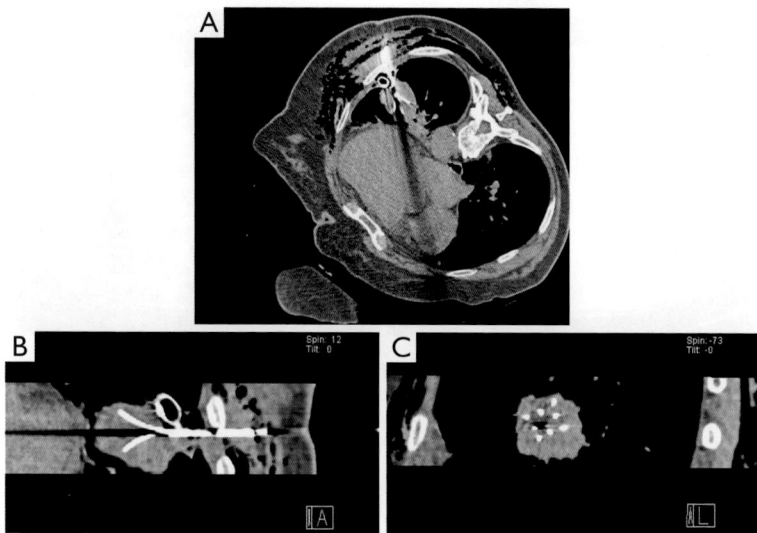

图7-85 术中（2012年5月2日）

A，横断面；B，矢状面；C，冠状面

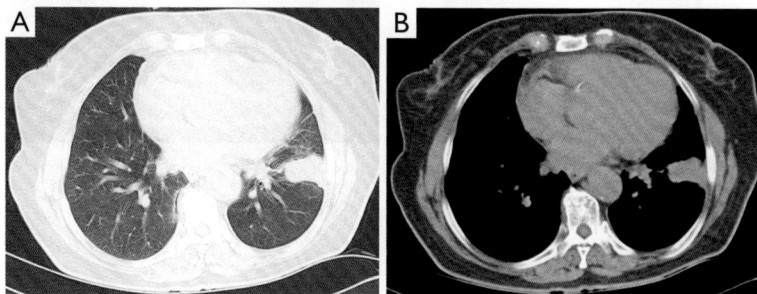

图7-86 术后3.5个月（2012年8月16日）

A，肺窗；B，纵隔窗

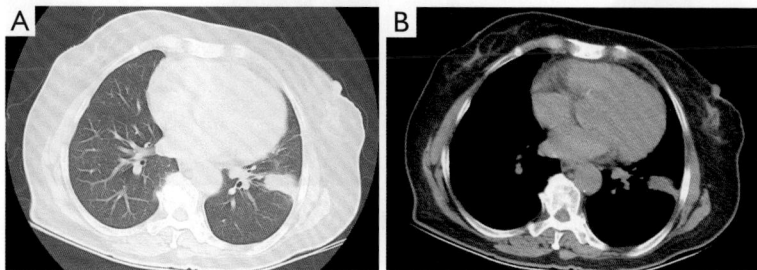

图7-87 术后5.5个月（2012年10月18日）

A，肺窗；B，纵隔窗

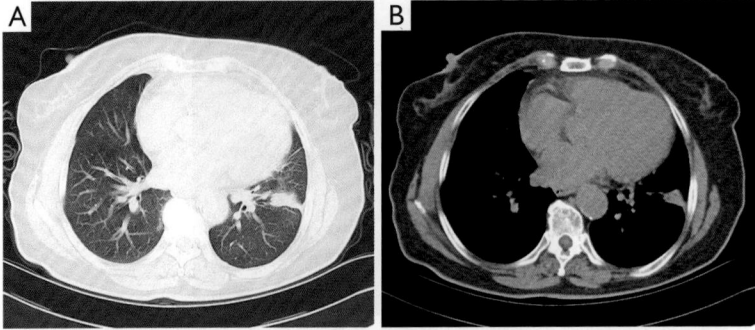

图7-88　术后10.5个月（2013年3月15日）

A，肺窗；B，纵隔窗

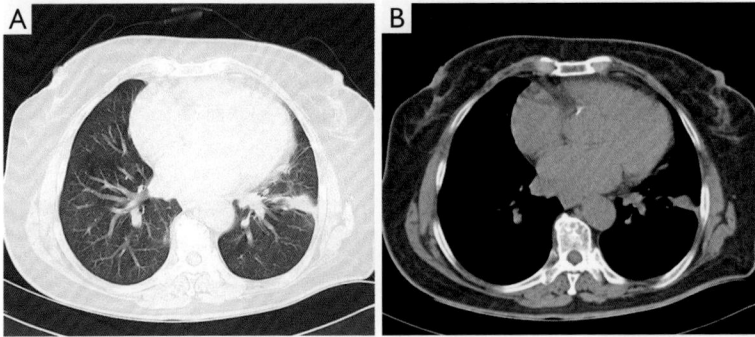

图7-89　术后12.5个月（2013年5月14日）

A，肺窗；B，纵隔窗

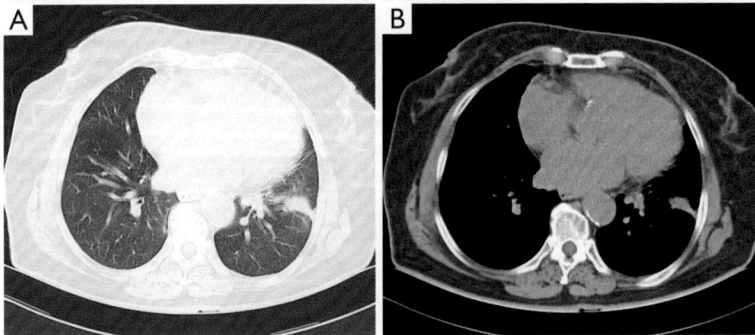

图7-90　术后14个月（2013年7月12日）

A，肺窗；B，纵隔窗

病例2

患者范××，男，62岁。间断性胸闷气短半个月，胸部CT发现右下肺占位，右侧胸腔积液。既往糖尿病2年。SPECT检查见右肺下叶阴影可见高代谢，T/Nmax=4.45，肺门纵隔淋巴结高代谢，T/Nmax=2.73；分期检查无远处转移；肿瘤标志物：NSE为37.68 ng/mL，CYFRA21-1为12.77 ng/mL。肺功能检查：中度通气功能障碍，通气储备82%。术前诊断右下肺占位，右胸腔积液，分期为T2N2M1。2013年7月3日全麻下行胸膜活检固定术，术后病理诊断为低分化腺癌。2013年7月9日行CT引导下射频消融，肿瘤大小约4 cm×3 cm，使用StarBurst®Talon型射频电极，开针4 cm，消融21.5 min。2014年患有膀胱癌（图7-91~图7-95）。

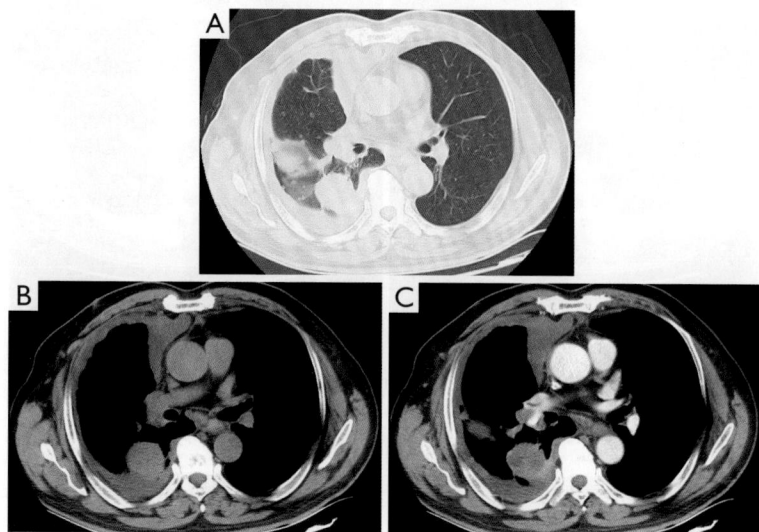

图7-91　术前1周（2013年6月30日）
A，肺窗；B，纵隔窗；C，强化

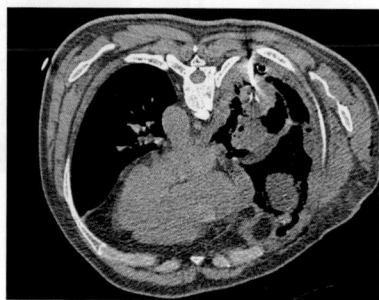

图7-92　术中（2013年7月9日）

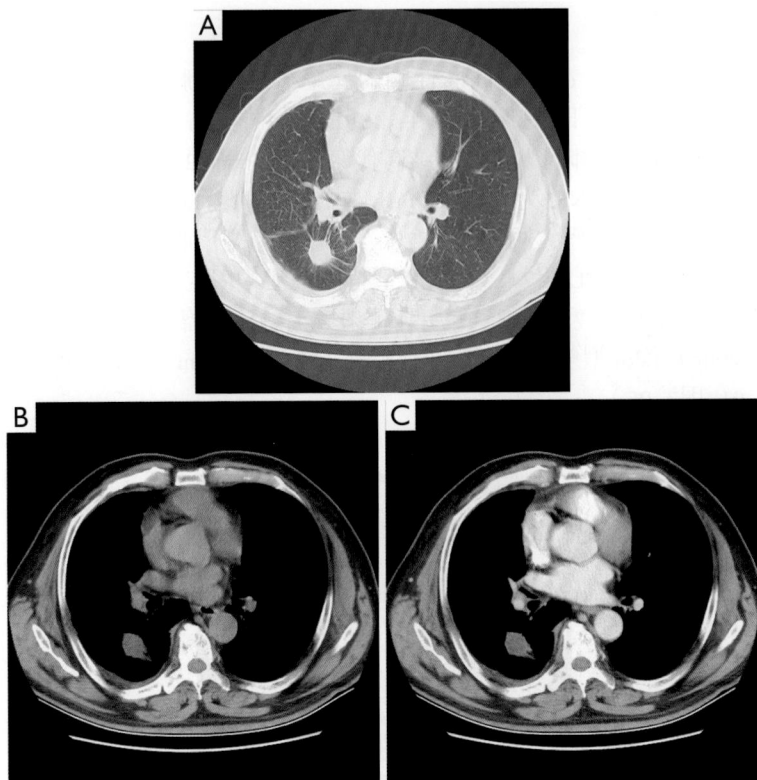

图7-93　术后3个月（2013年10月10日）

A，肺窗；B，纵隔窗；C，强化

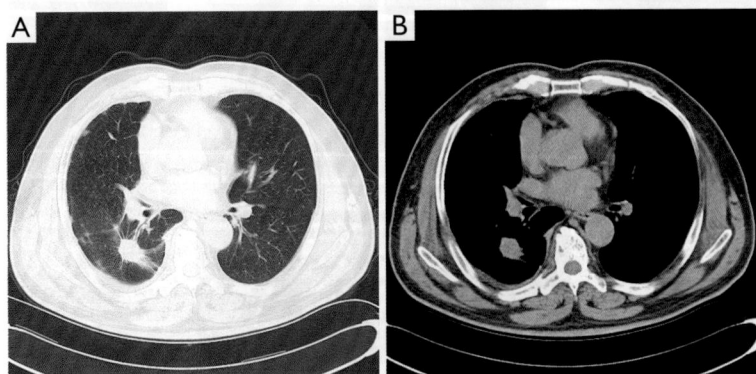

图7-94　术后5个月（2013年12月3日）

A，肺窗；B，纵隔窗

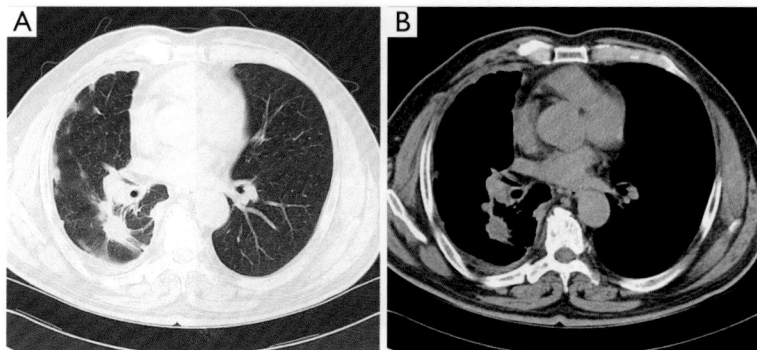

图7-95　术后7.5个月（2014年2月19日）
A，肺窗；B，纵隔窗

病例3

患者张××，女，60岁。因咳嗽咳痰1个月，在当地医院胸部CT发现右上肺占位，右侧胸腔积液，行胸腔镜下胸膜活检术，病理为腺癌，给予口服吉非替尼，但是胸腔积液没有控制。既往高血压、糖尿病。入院后行胸腔闭式引流术，分期检查无远处转移；肿瘤标志物：CYFRA21-1为3.51 ng/mL。术前诊断为右上肺癌，胸膜转移，胸腔积液，分期为T2NxM1。2014年7月1日行肺穿刺活检及CT引导下射频消融术，肿瘤大小约3 cm×2.5 cm，使用StarBurst®Talon型射频电极，开针4 cm，消融21.5 min，术后第2天拔除引流管出院。穿刺病理做EGFR检测没有突变，术后1个月行培美曲塞加卡铂化疗：培美曲塞750 mg，第1天，卡铂400 mg，第2天，21天方案，6个周期；培美曲塞750 mg维持治疗4周期，复查无远处转移。随后口服埃克替尼，以及采用吉西他滨加卡铂化疗（图7-96~图7-111）。

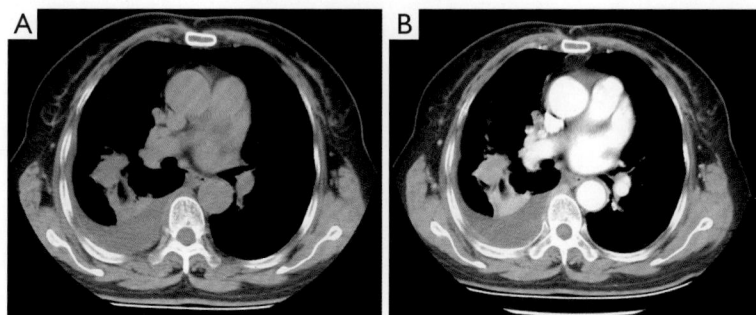

图7-96　术前（2014年6月27日）
A，纵隔窗；B，强化

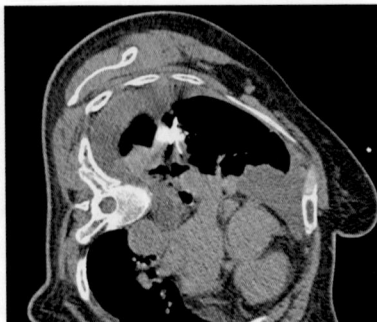

图7-97　术中（2014年7月1日）

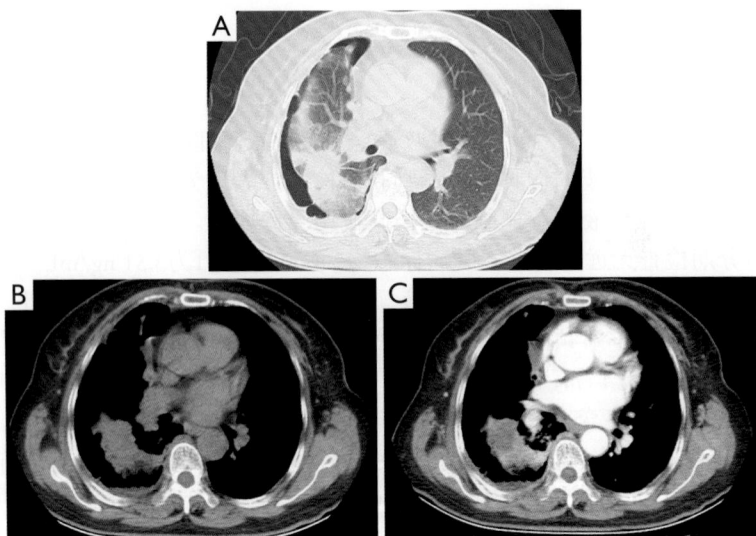

图7-98　术后48 h（2014年7月3日）
A，肺窗；B，纵隔窗；C，强化

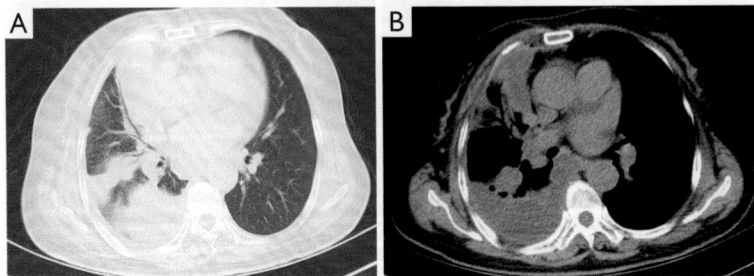

图7-99　术后1.5个月（2014年8月12日）
A，肺窗；B，纵隔窗

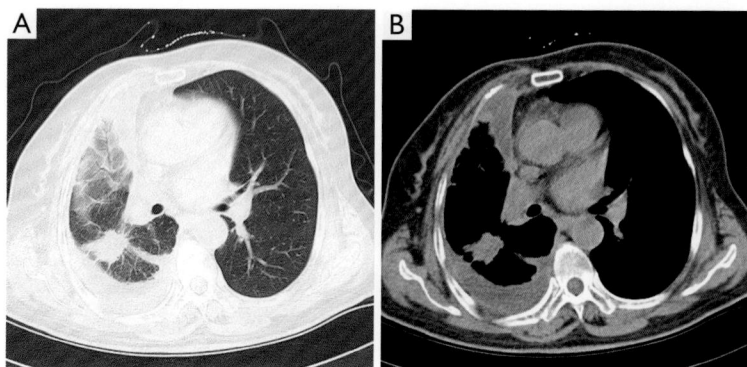

图7-100　术后3个月（2014年9月28日）

A，肺窗；B，纵隔窗

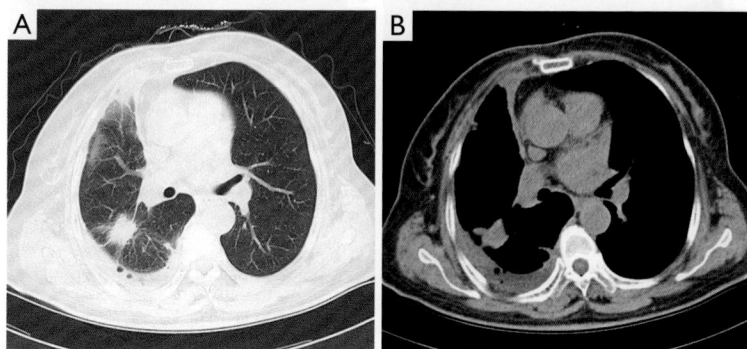

图7-101　术后5个月（2014年11月22日）

A，肺窗；B，纵隔窗

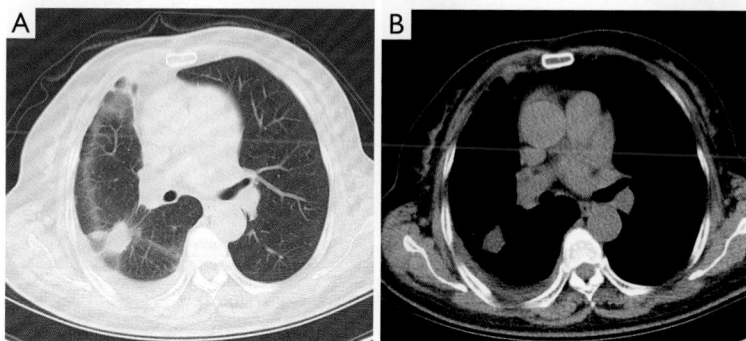

图7-102　术后8个月（2015年2月28日）

A，肺窗；B，纵隔窗

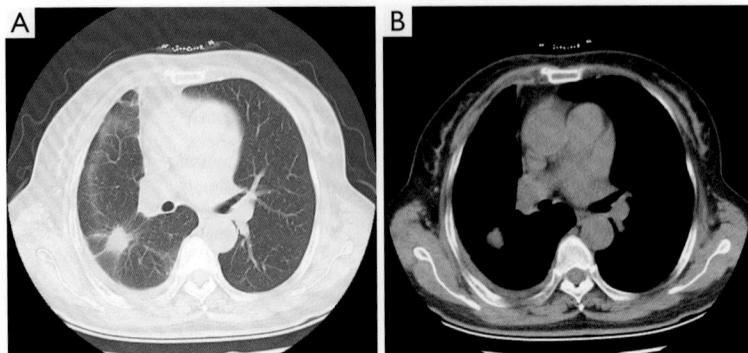

图7-103　术后10个月（2015年5月10日）

A，肺窗；B，纵隔窗

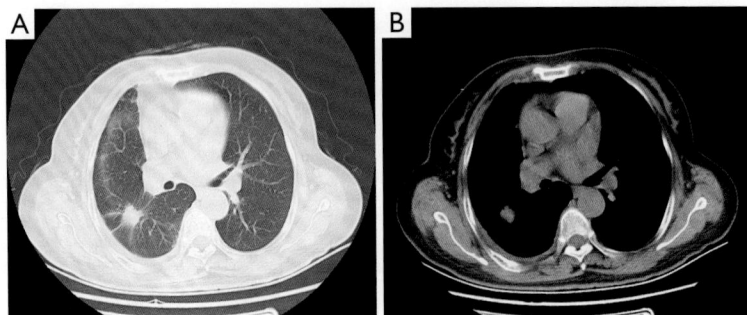

图7-104　术后12.5个月（2015年7月23日）

A，肺窗；B，纵隔窗

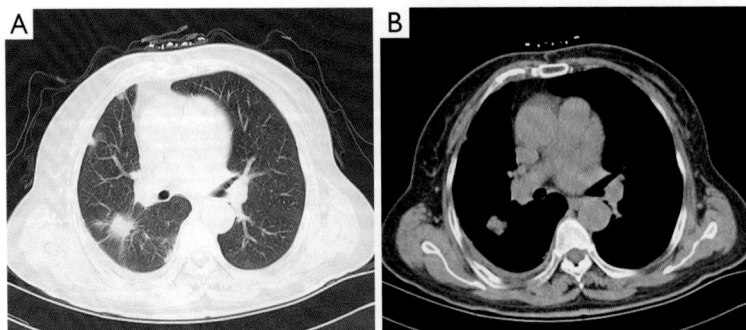

图7-105　术后15个月（2015年10月9日）

A，肺窗；B，纵隔窗

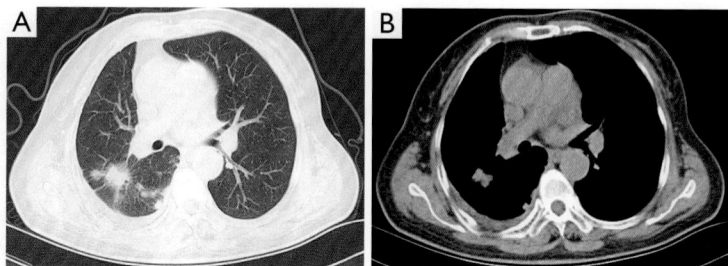

图7-106　术后17个月（2015年12月1日）
A，肺窗；B，纵隔窗

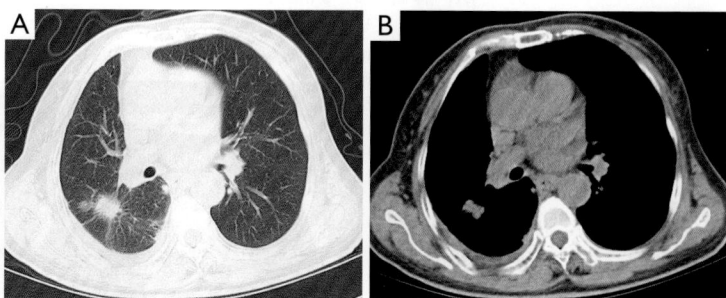

图7-107　术后18.5个月（2016年1月19日）
A，肺窗；B，纵隔窗

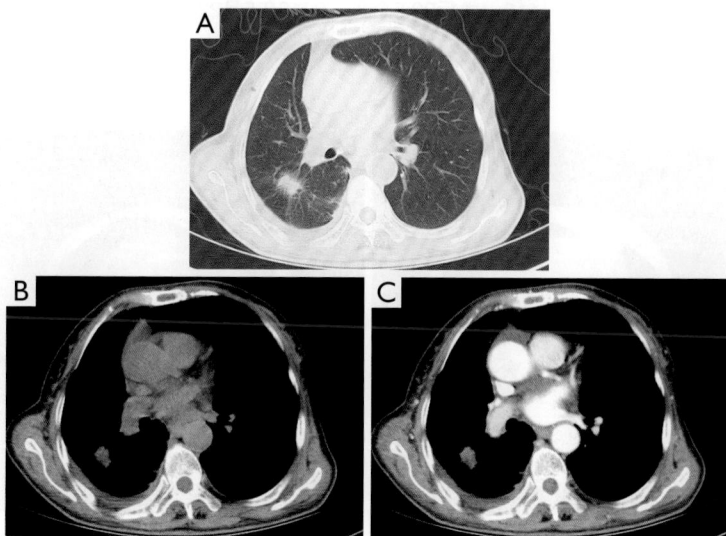

图7-108　术后20个月（2016年3月4日）
A，肺窗；B，纵隔窗；C，强化

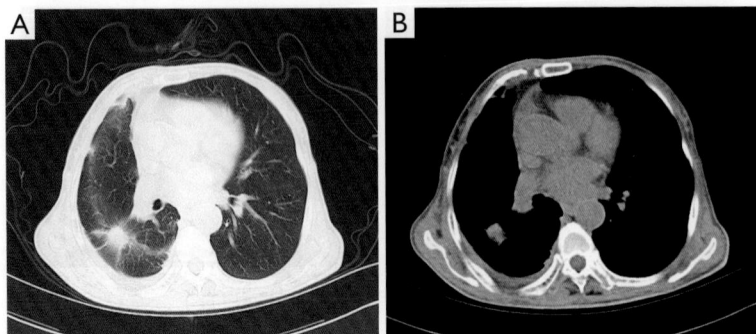

图7-109　术后21个月（2016年4月5日）

A，肺窗；B，纵隔窗

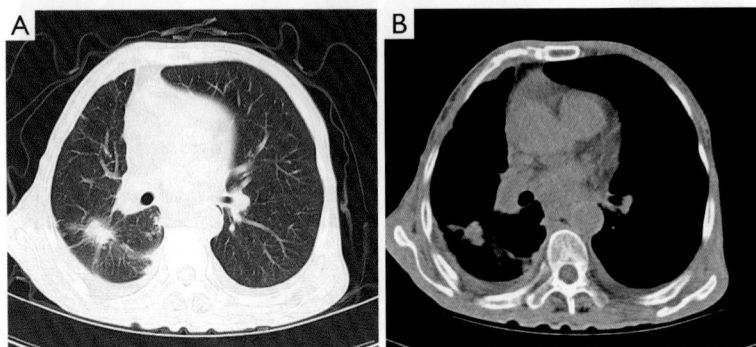

图7-110　术后22.5个月（2016年5月22日）

A，肺窗；B，纵隔窗

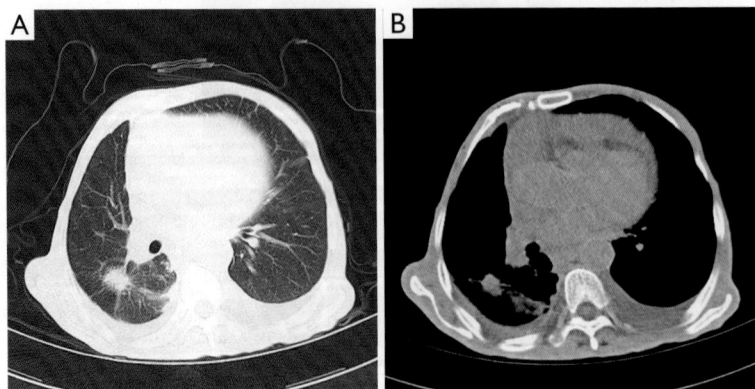

图7-111　术后24个月（2016年6月29日）

A，肺窗；B，纵隔窗

病例4

患者孙××，男，78岁。胸闷2个月，咯血1个月余。既往高血压20年，糖尿病18年。入院后胸部CT检查提示右上肺周围型肺癌可能性大；分期检查没有发现远处转移；肿瘤标志物：CEA为359.10 ng/mL、CYFRA21-1为5.28 ng/mL。心脏彩超：左房扩大，左室舒张功能减低，左室射血分数61%，主动脉瓣钙化。术前诊断为右上肺占位，肺癌可能性大，右侧胸腔积液，分期为T2N2M1。2014年7月31日全麻下行电视胸腔镜下胸膜活检固定术，病理诊断报告为腺癌。于2014年8月5日行CT引导下肺癌射频消融，肿瘤大小约3 cm × 4 cm，使用StarBurst®Talon型射频电极，开针4 cm，消融22.5 min。术后口服埃克替尼并定期复查（图7-112~图7-127）。

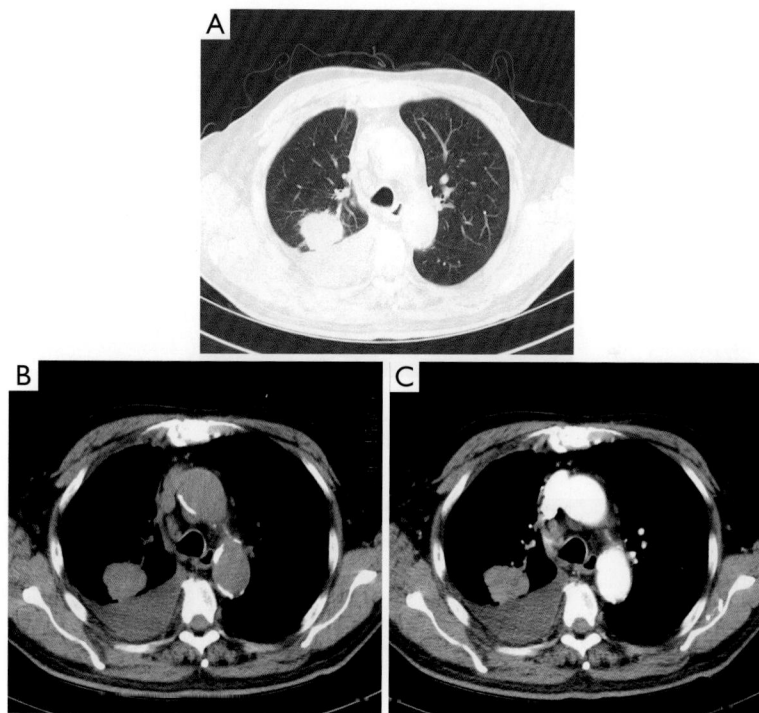

图7-112　术前1周（2014年7月29日）

A，肺窗；B，纵隔窗；C，强化

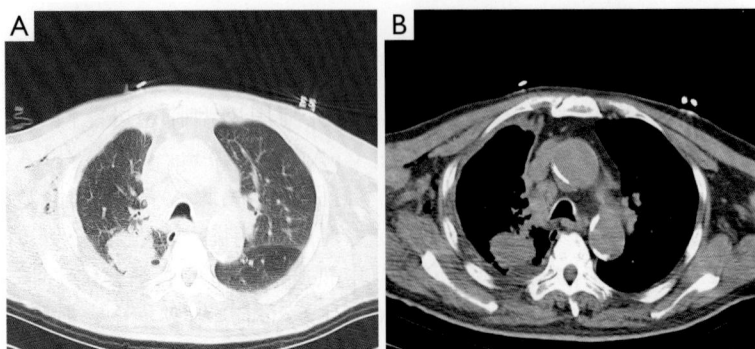

图7-113　术前（2014年8月5日）

A，肺窗；B，纵隔窗

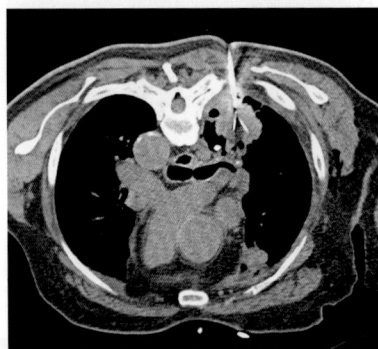

图7-114　术中（2014年8月5日）

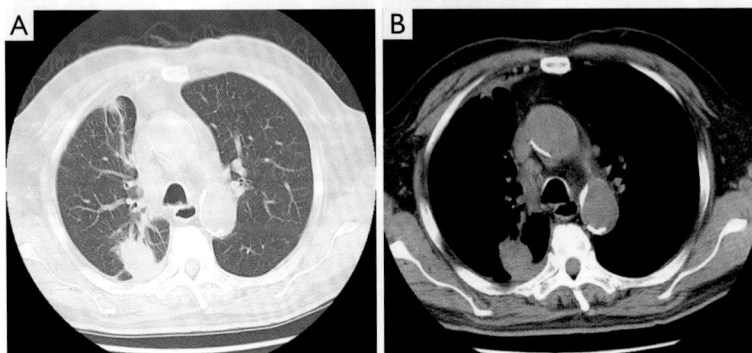

图7-115　术后2个月（2014年10月9日）

A，肺窗；B，纵隔窗

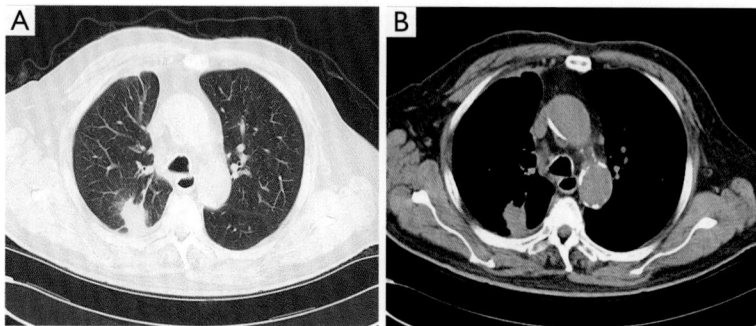

图7-116　术后4个月（2014年12月5日）

A，肺窗；B，纵隔窗

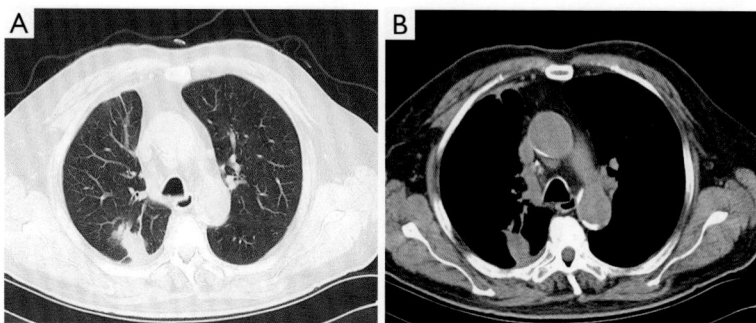

图7-117　术后7.5个月（2015年3月20日）

A，肺窗；B，纵隔窗

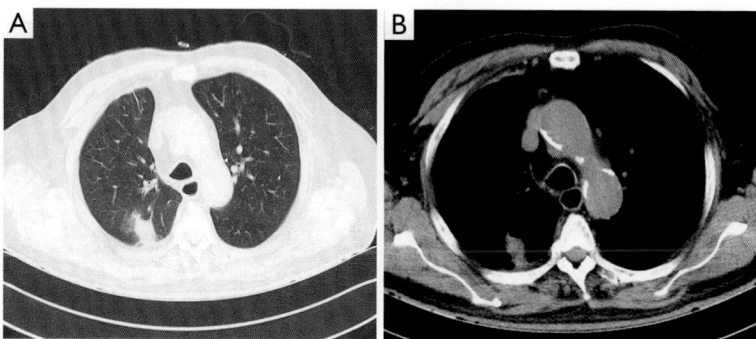

图7-118　术后9.5个月（2015年5月22日）

A，肺窗；B，纵隔窗

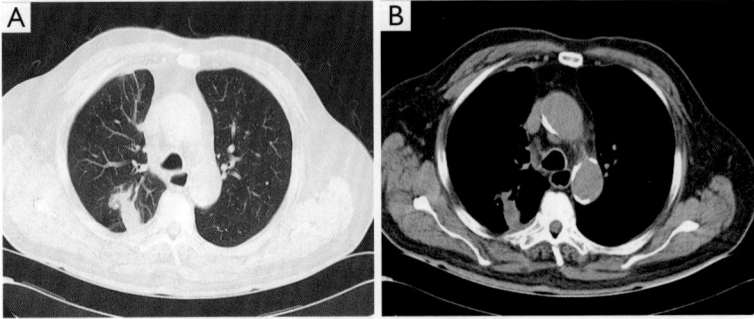

图7-119　术后12个月（2015年8月13日）
A，肺窗；B，纵隔窗

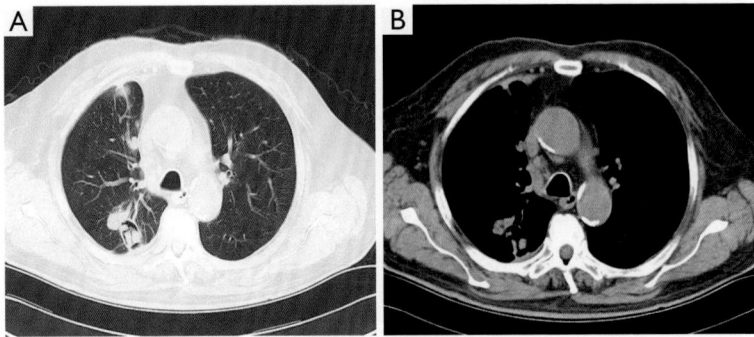

图7-120　术后15个月（2015年11月2日）
A，肺窗；B，纵隔窗

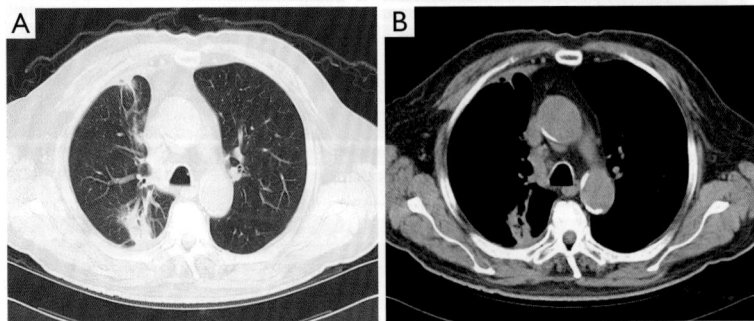

图7-121　术后18个月（2016年1月29日）
A，肺窗；B，纵隔窗

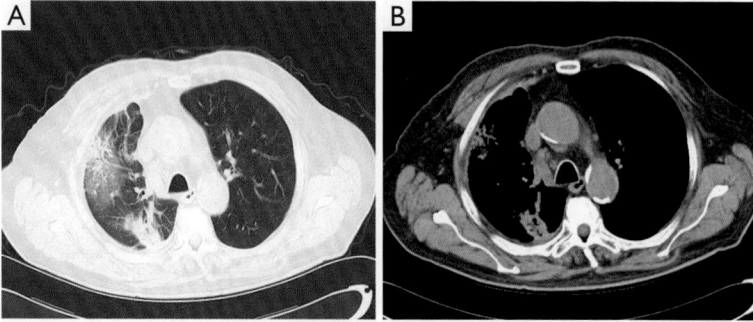

图7-122　术后20.5个月（2016年4月21日）

A，肺窗；B，纵隔窗

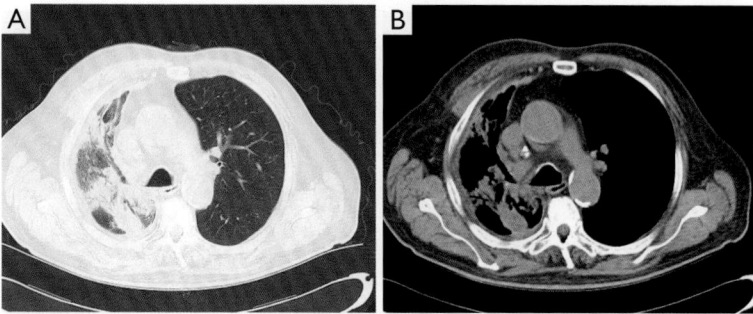

图7-123　术后23个月（2016年7月14日）

A，肺窗；B，纵隔窗

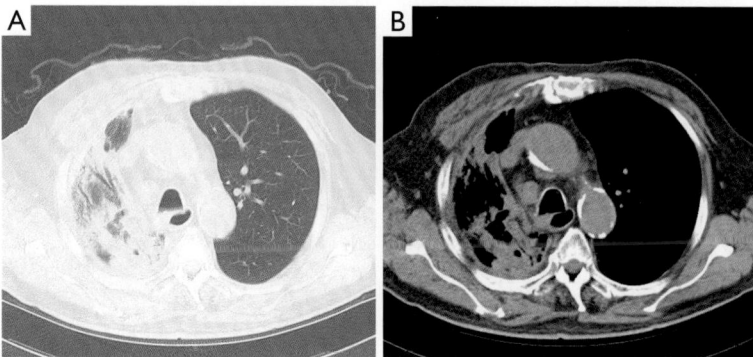

图7-124　术后26个月（2016年10月13日）

A，肺窗；B，纵隔窗

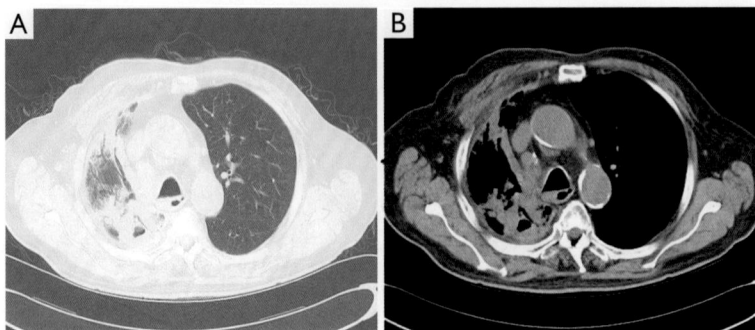

图7-125　术后27.5个月（2016年12月22日）

A，肺窗；B，纵隔窗

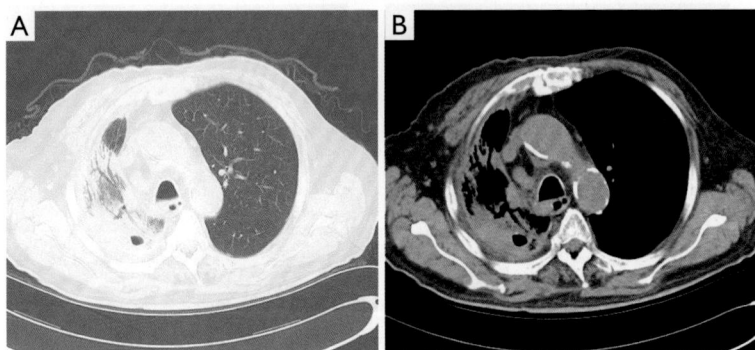

图7-126　术后32个月（2017年3月27日）

A，肺窗；B，纵隔窗

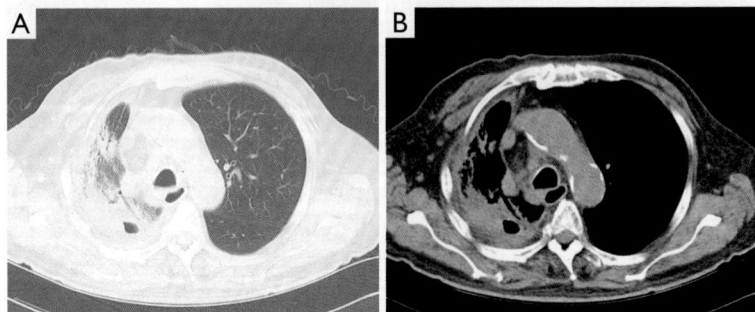

图7-127　术后35个月（2017年6月26日）

A，肺窗；B，纵隔窗

病例5

患者张××，男，78岁。患者4天前因胸闷憋气于门诊就诊，行胸部CT提示：左肺软组织肿块，与邻近肋胸膜及胸主动脉界限不清；全身PET/CT提示：左肺下叶肺门处软组织肿块，直径约2.5 cm，代谢活性增高，SUVmax 13.5，左侧纵隔胸膜及肋胸膜多发软组织结节及增厚，SUVmax 11.1，部分肋骨骨质破坏，纵隔4区高代谢淋巴结，短径约0.4 cm；胸水细胞学发现腺癌细胞。肿瘤标志物：CEA为2.9 ng/mL。既往2017年10月左侧桥脑梗死病史。术前诊断：左肺腺癌，恶性胸腔积液，分期T4N2M1，合并左侧桥脑梗死。2018年4月28日行肺穿刺活检和肺癌微波消融术：采用16G全自动活检枪取得3条组织标本并送病理学检查，将水冷微波天线（VisonMedical 150 mm）沿设计路线穿刺至病变内，单针进行消融，共完成2个位点消融，工作参数：功率40 W，总时间6 min。术后病理诊断为腺癌，中-低分化。目前门诊随诊中（图7-128~图7-130）。

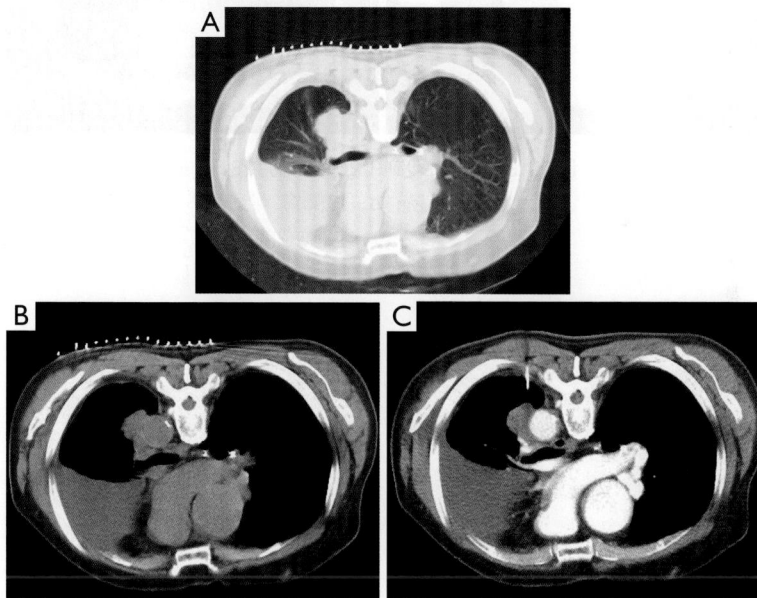

图7-128　术前（2018年4月28日）
A，肺窗；B，纵隔窗；C，增强

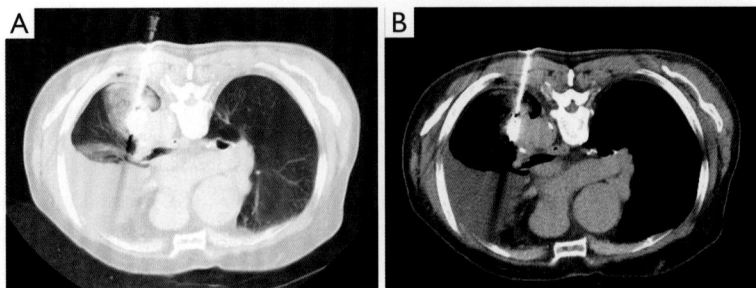

图7-129　术中（2018年4月28日）

A，肺窗；B，纵隔窗

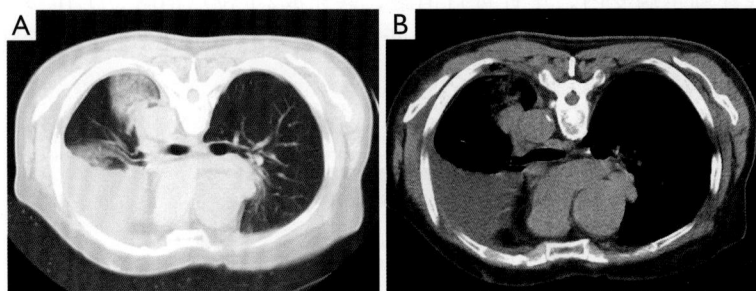

图7-130　术后即刻（2018年4月28日）

A，肺窗；B，纵隔窗

第三节 肺癌热消融后肺内寡复发

一、氩氦刀

病例

患者吴××，男，82岁。咳嗽咳痰1年余，加重伴气喘2个月。既往体健。在外院胸部CT诊断为左下肺占位，行肺穿刺活检病理诊断为低分化鳞癌，2012年12月和2013年7月两次氩氦刀治疗，2013年9月气喘加重，SPECT检查见左肺下叶阴影可见高代谢，T/Nmax=6.88，分期检查不除外骨转移，肿瘤标志物：NSE为17.52 ng/mL、CYFRA21-1为11.28 ng/mL。心脏彩超：左室舒张功能减低，左室射血分数正常，主动脉瓣轻度反流，升主动脉扩张，二、三尖瓣轻度反流。术前诊断：左下中心型肺癌，氩氦刀治疗后，分期为T3N2M1。2013年11月21日行CT引导下射频消融术，使用StarBurst®XL型射频电极，两点消融，分别开针3 cm，消融40 min。术后恢复良好，2015年7月复查CT：左肺不张（图7-131~图7-135）。

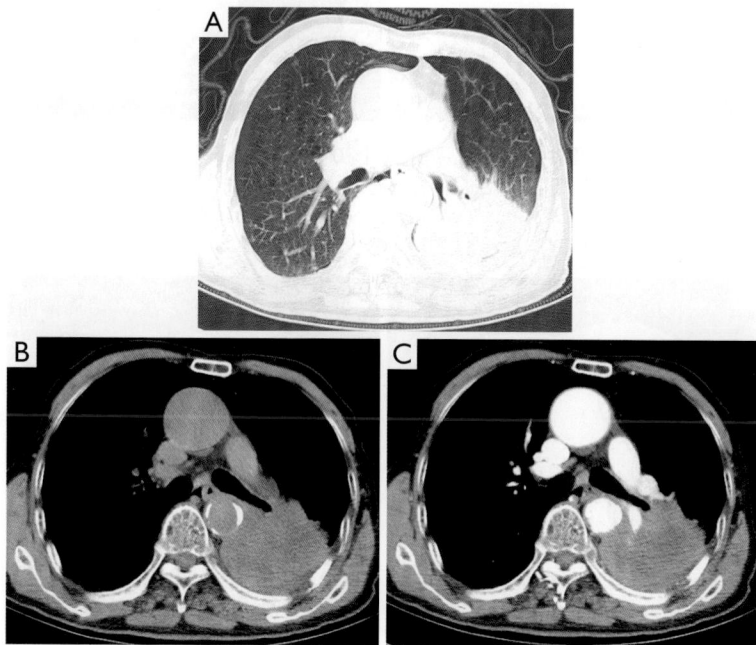

图7-131 术前1周（2013年11月14日）
A，肺窗；B，纵隔窗；C，强化

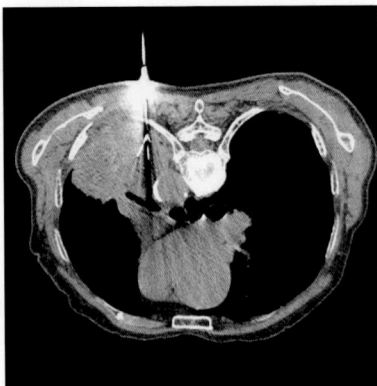

图7-132　术中（2013年11月21日）

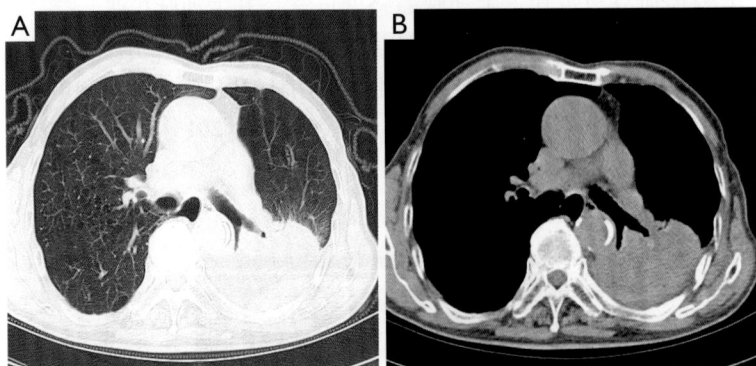

图7-133　术后4个月（2014年3月11日）

A，肺窗；B，纵隔窗

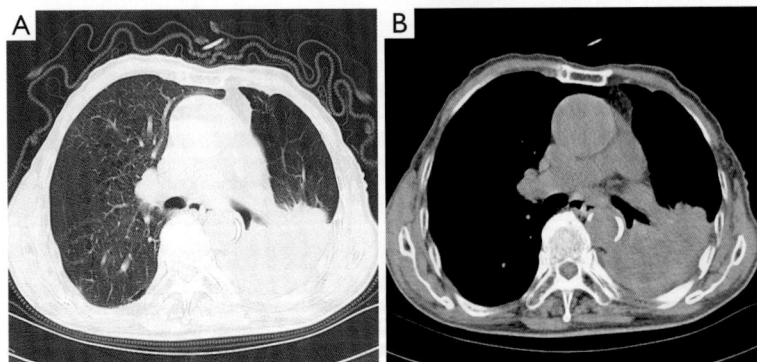

图7-134　术后12个月（2014年11月18日）

A，肺窗；B，纵隔窗

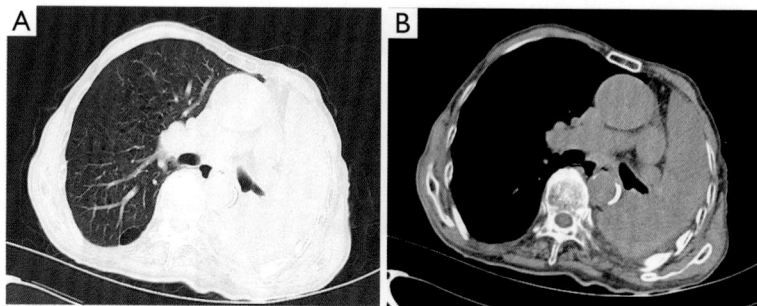

图7-135 术后20个月（2015年7月27日）

A，肺窗；B，纵隔窗

二、射频消融

病例1

患者李××，男，76岁。患者因左侧眼睑下垂，复视，检查发现右下肺占位。既往体健。入院后检查胸部CT可见右下肺病变，伴有肺气肿改变；SPECT检查见右下肺叶后内基底段可见高代谢影，T/NTmax=5.3，双侧肺门纵隔多发肿大淋巴结可见高代谢影；分期检查不除外骨转移；肿瘤标志物阴性。2012年6月行肺穿刺活检，病理诊断为低分化鳞癌。术前诊断右下肺鳞癌，分期为T1N3M1，合并COPD。2012年6月28日行CT引导下射频消融，肿瘤大小约2.5 cm×2 cm，使用StarBurst®XL型射频电极，开针2 cm，消融18 min。术后定期复查，术后2个月左眼睑下垂和复视明显改善。患者拒绝化疗。2013年4月复查胸部CT提示病灶增大，SPECT检查见右下肺叶结节可见高代谢，T/Nmax=4.93，双侧肺门纵隔多发肿大淋巴结可见高代谢，T/Nmax=2.20；肿瘤标志物阴性。2013年4月11日第二次行CT引导下射频消融术，肿瘤大小约3 cm×3 cm，使用StarBurst®Talon型射频电极，开针3 cm，消融16.5 min。术后定期复查，2013年11月复查胸部CT提示病灶增大；SPECT检查见右下肺叶结节可见高代谢，T/Nmax=3.53，双侧肺门纵隔多发肿大淋巴结可见高代谢，T/Nmax=2.83；肿瘤标志物：NSE为24.49 ng/mL，CYFRA21-1为3.73 ng/mL。2013年11月25日第三次行CT引导下射频消融术，使用StarBurst®Talon型射频电极，两点串型消融，分别开针3 cm和4 cm，消融35 min。术后定期复查，2014年6月复查胸部CT提示病灶增大，伴双肺多发转移；SPECT检查见右下肺叶结节可见高代谢，T/Nmax=2.47，双侧肺门纵隔多发肿大淋巴结可见高代谢，T/Nmax=5.44；肿瘤标志物：CEA为6.75 ng/mL，NSE为17.27 ng/mL，CYFRA21-1为4.60 ng/mL。2014年6月17日第四次行CT引导下射频消融术，肿瘤大小约3 cm×2 cm，使用StarBurst®Talon型射频电极，开针3 cm，消融16.5 min，术后定期复查（图7-136~图7-144）。

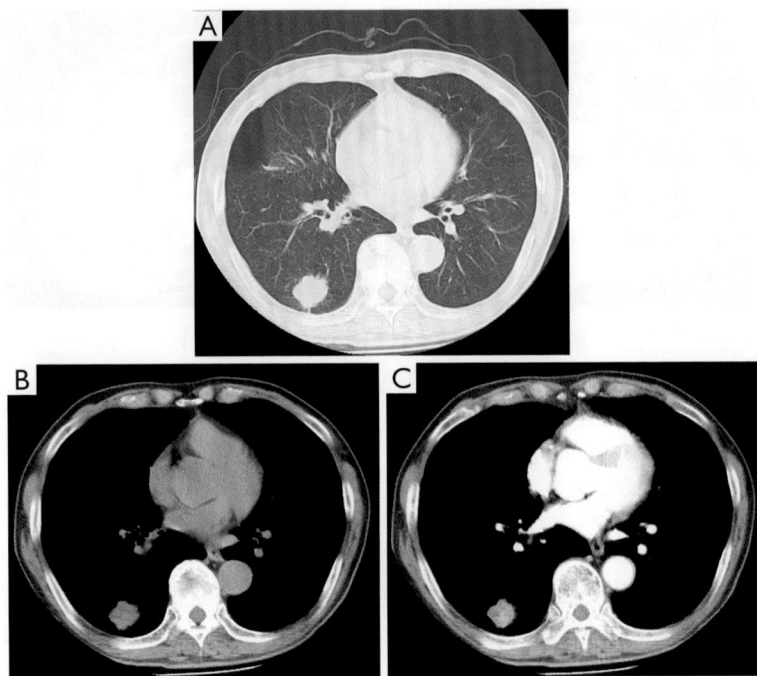

图7-136　术前2周（2012年6月13日）
A，肺窗；B，纵隔窗；C，强化

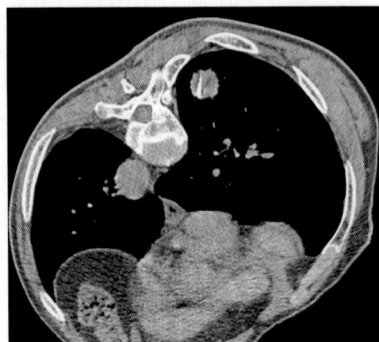

图7-137　术中（2012年6月28日）

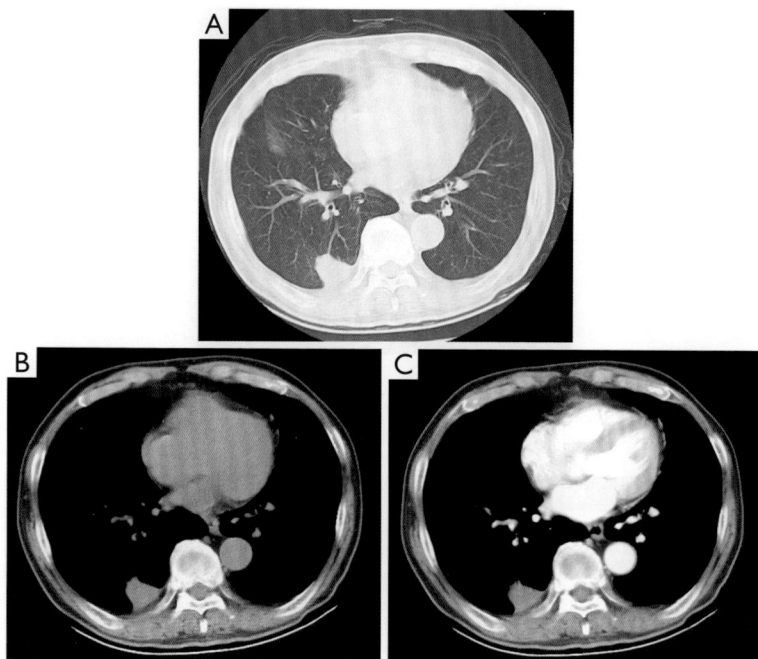

图7-138　术后3个月（2012年9月25日）

A，肺窗；B，纵隔窗；C，强化

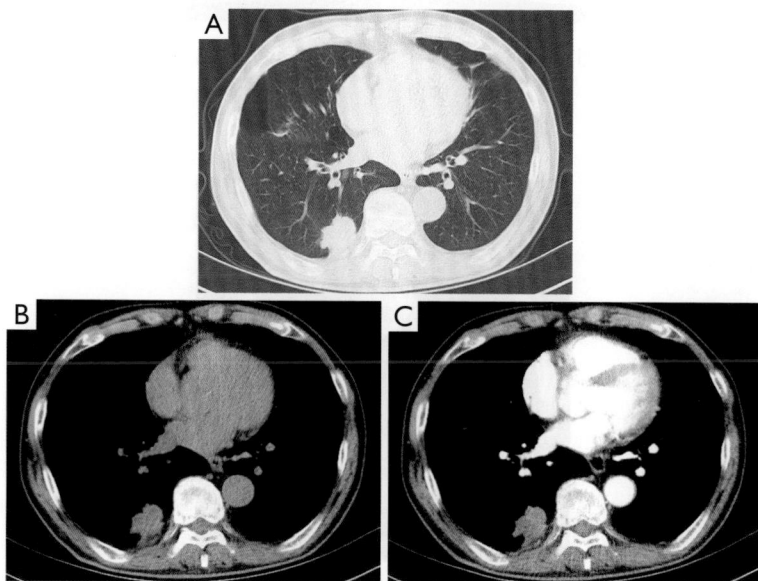

图7-139　术后9.5个月（2013年4月10日）

A，肺窗；B，纵隔窗；C，强化

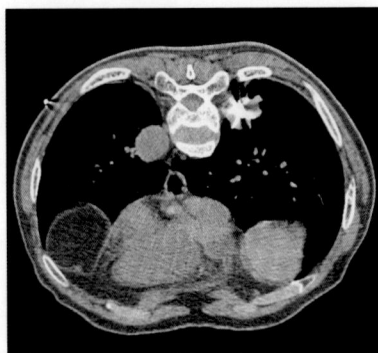

图7-140　术中（2013年4月12日）

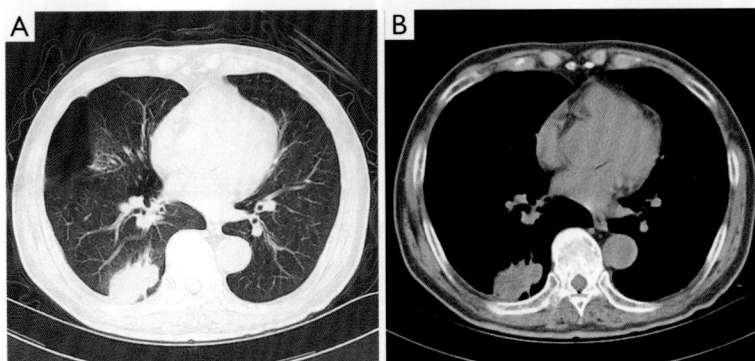

图7-141　术后17个月（2013年11月20日）
A，肺窗；B，纵隔窗

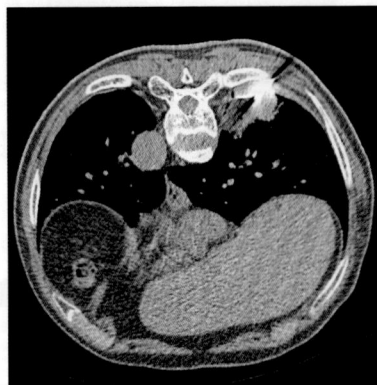

图7-142　术中（2013年11月25日）

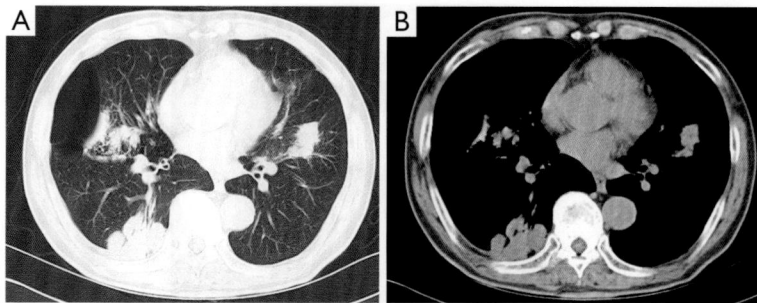

图7-143　术后24个月（2014年6月11日）
A，肺窗；B，纵隔窗

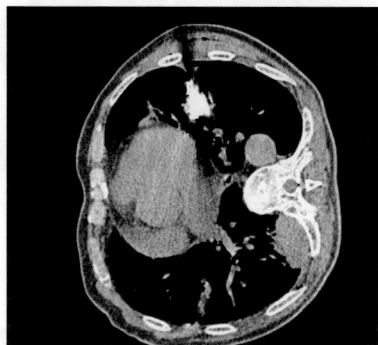

图7-144　术中（2014年6月17日）

病例2

患者丁××，男，79岁。痰中带血1周，在外院行胸部CT检查发现右肺中叶阴影。既往有高血压、糖尿病病史。入院后检查胸部CT可见右肺中叶病变，伴有肺气肿改变；SPECT检查见右肺中叶可见高代谢，T/Nmax=2.91，分期检查无远处转移；肿瘤标志物阴性。2012年9月12日行肺穿刺活检，病理诊断为腺癌。术前诊断右肺中叶肺癌，分期为T2NxM0。2012年9月17日行CT引导下射频消融，肿瘤大小约4 cm×3 cm，使用StarBurst®XL型射频电极，开针3 cm，消融18.5 min，术后口服厄洛替尼并定期复查。2013年1月复查胸部CT提示病灶增大；SPECT检查见右肺中叶结节可见高代谢，T/Nmax=1.92，肿瘤标志物阴性。2013年1月16日再次行CT引导下射频消融术，肿瘤大小约5 cm×4 cm，使用StarBurst®XL型射频电极，两点消融，分别开针5 cm和3 cm，消融40 min，术后口服厄洛替尼并定期复查。2013年3月复查胸部CT提示病灶增大，且出现肺内转移，无远处转移，肿瘤标志物：CEA为7.22 ng/mL，NSE为18.89 ng/mL，建议口服分子靶向药物。2015年3月因心肌梗死死亡（图7-145~图7-151）。

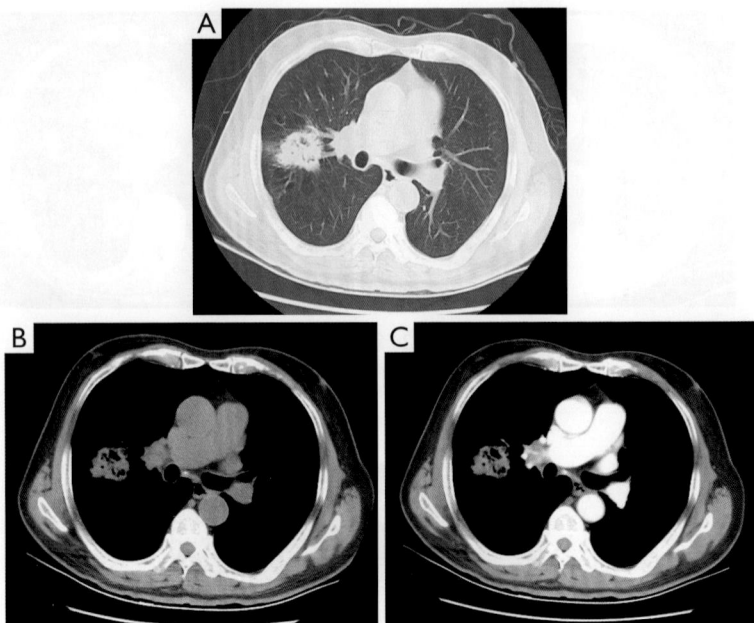

图7-145　术前1周（2012年9月10日）

A，肺窗；B，纵隔窗；C，强化

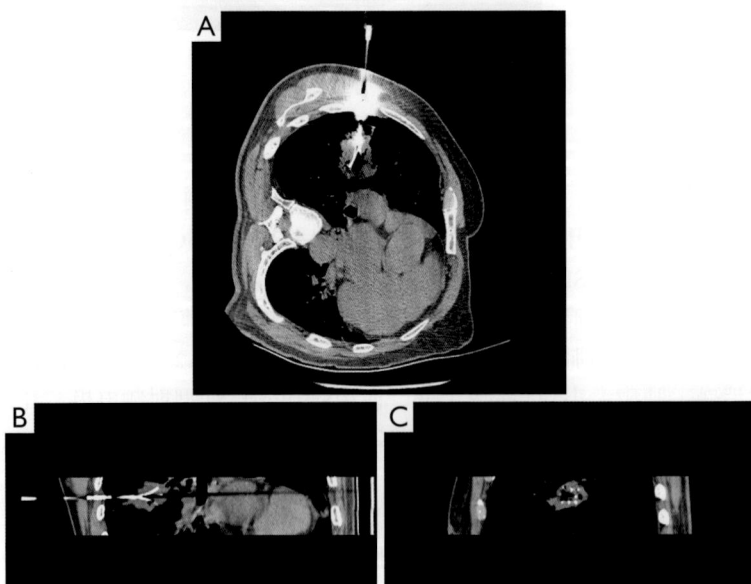

图7-146　术中（2012年9月17日）

A，横断面；B，矢状面；C，冠状面

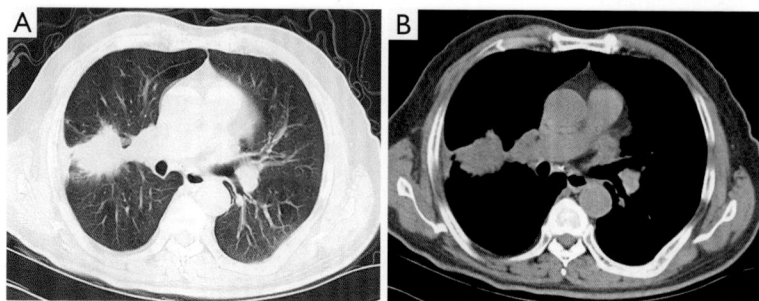

图7-147 术后1个月（2012年10月18日）
A，肺窗；B，纵隔窗

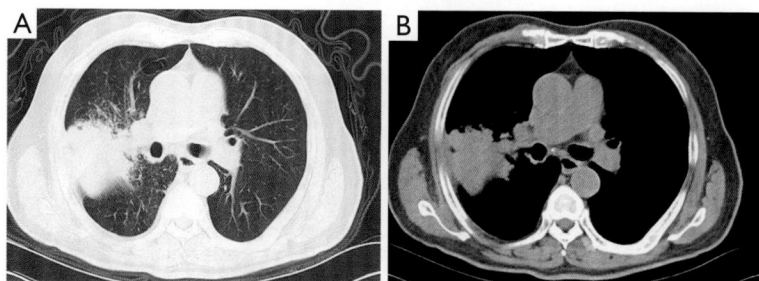

图7-148 术后4个月（2013年1月9日）
A，肺窗；B，纵隔窗。

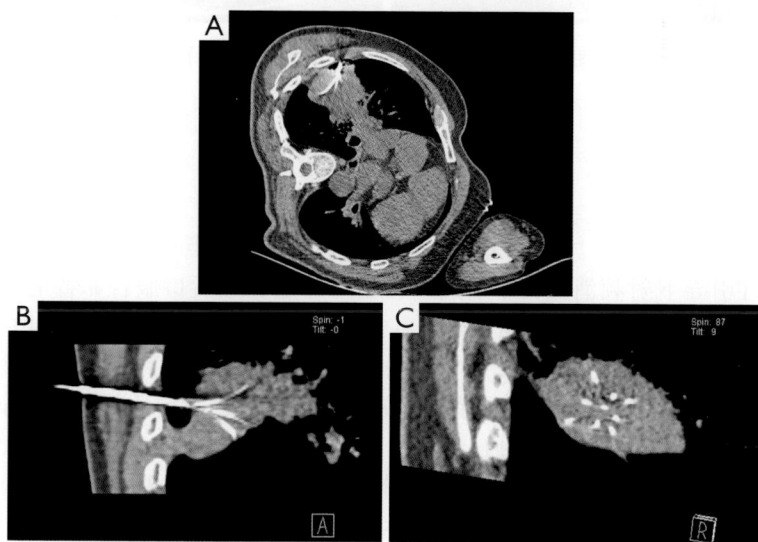

图7-149 术中（2013年1月16日）
A，横断面；B，矢状面；C，冠状面。

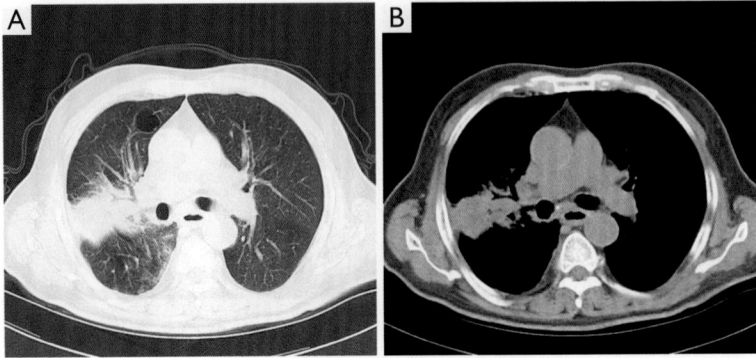

图7-150　术后7个月（2013年4月26日）

A，肺窗；B，纵隔窗

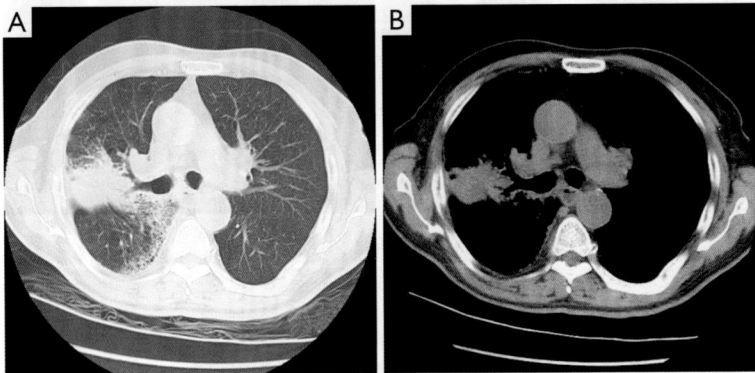

图7-151　术后10个月（2013年7月25日）

A，肺窗；B，纵隔窗

病例3

　　患者王××，女，78岁。患者体检发现左上肺结节半年，在外院肺穿刺活检及CT引导下射频消融，术后病理诊断为腺癌，术后口服吉非替尼。定期复查，CT提示左上肺结节增大。既往左乳癌根治术后7年。入院后SPECT检查见左上肺结节可见高代谢，T/Nmax=2.57，左肺门分期可见高代谢影，T/Nmax=1.98；分期检查无远处转移；肿瘤标志物阴性。术前诊断：左上肺癌，分期为T3N0M0。2014年4月18日再次行CT引导下射频消融术，肿瘤大小约1.5 cm×1 cm，使用StarBurst®Talon型射频电极，开针2 cm，消融11.5 min，术后继续口服吉非替尼并定期复查（图7-152～图7-167）。

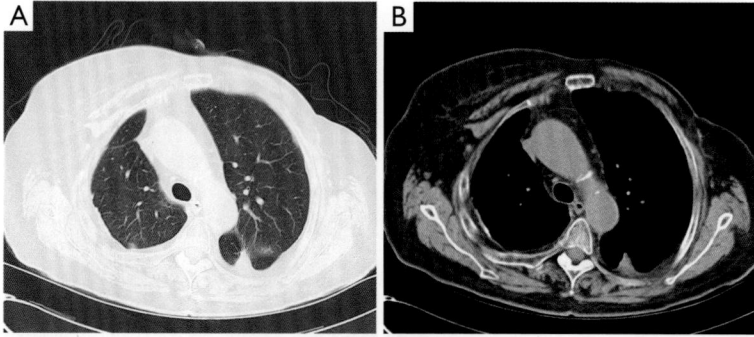

图7-152 术前1周（2014年4月7日）

A，肺窗；B，纵隔窗

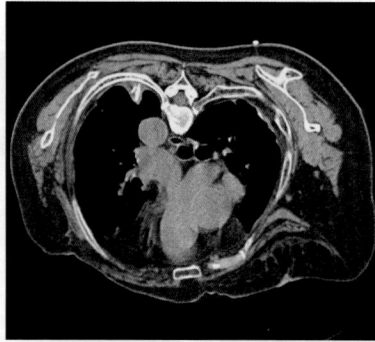

图7-153 术中（2014年4月18日）

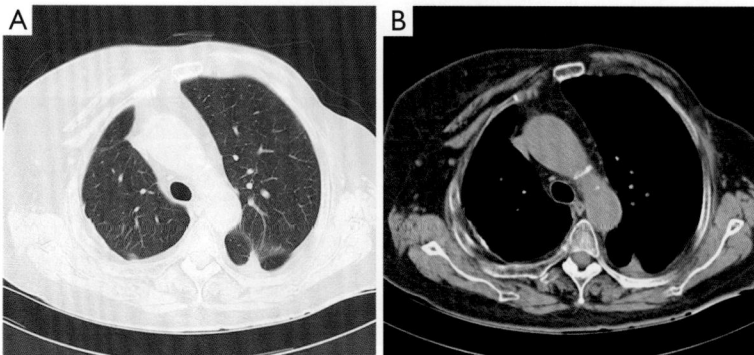

图7-154 术后2.5个月（2014年7月2日）

A，肺窗；B，纵隔窗

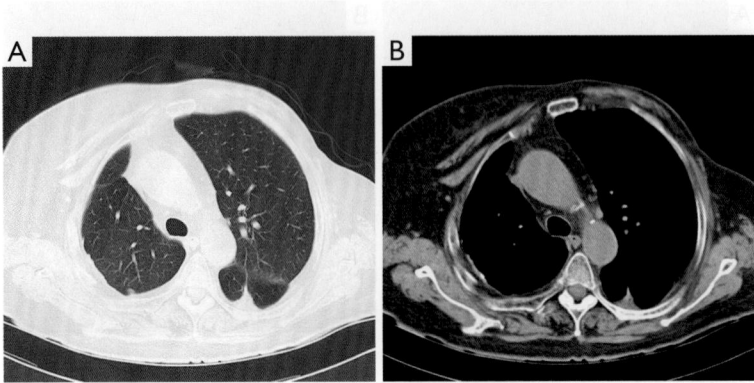

图7-155　术后4.5个月（2014年8月29日）

A，肺窗；B，纵隔窗

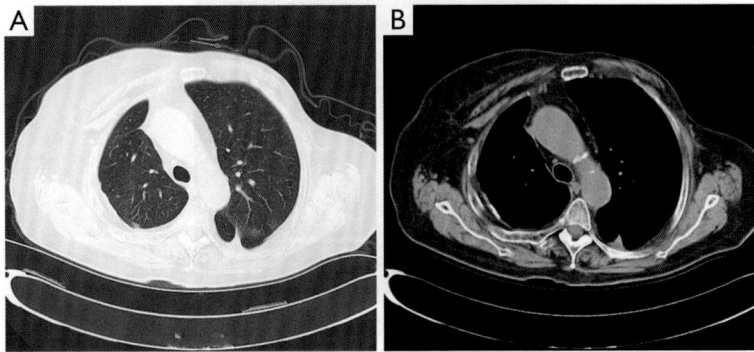

图7-156 术后6.5个月（2014年10月31日）

A，肺窗；B，纵隔窗

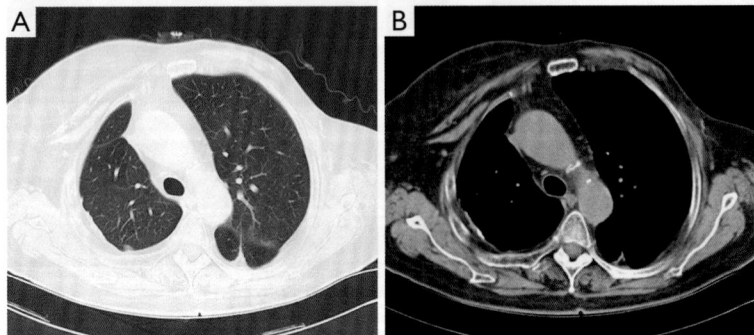

图7-157　术后8个月（2014年12月22日）

A，肺窗；B，纵隔窗

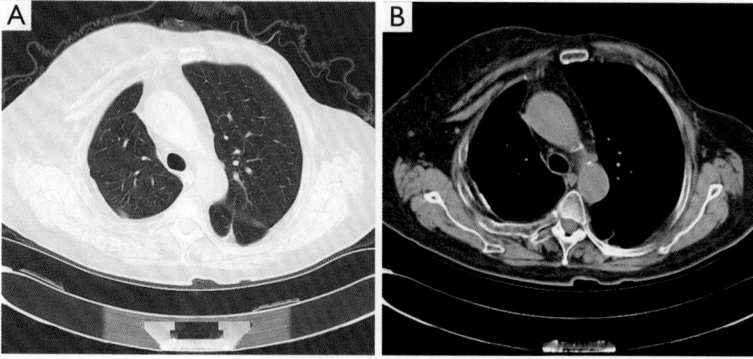

图7-158　术后10个月（2015年2月9日）
A，肺窗；B，纵隔窗

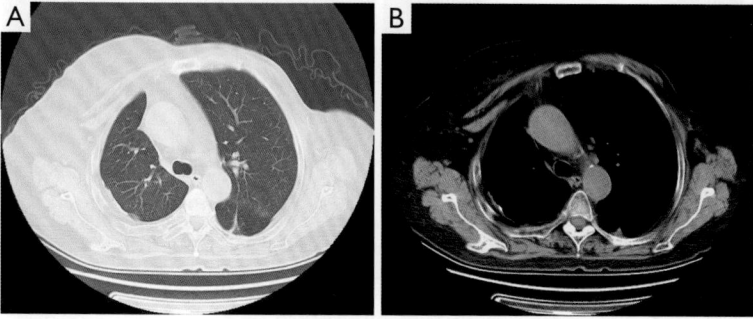

图7-159　术后12个月（2015年4月13日）
A，肺窗；B，纵隔窗

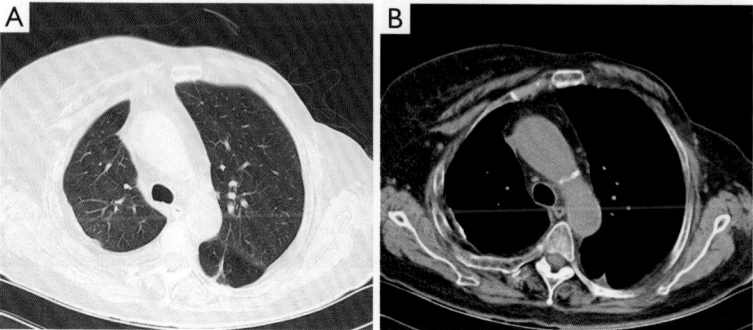

图7-160　术后14个月（2015年6月8日）
A，肺窗；B，纵隔窗

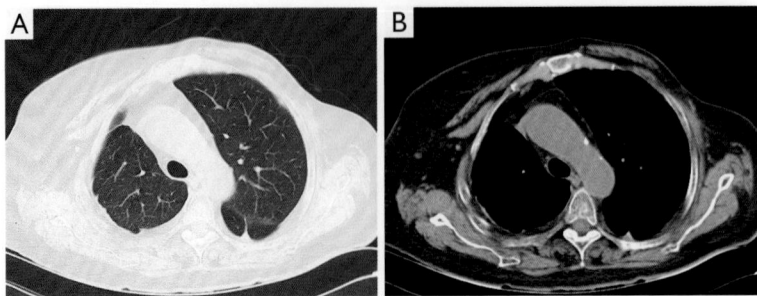

图7-161　术后16个月（2015年8月10日）
A，肺窗；B，纵隔窗

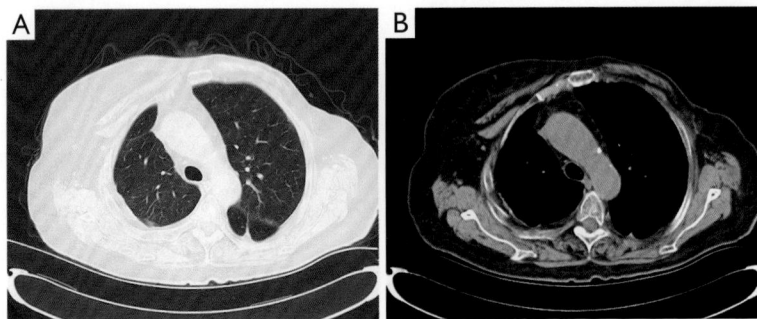

图7-162　术后17个月（2015年9月28日）
A，肺窗；B，纵隔窗

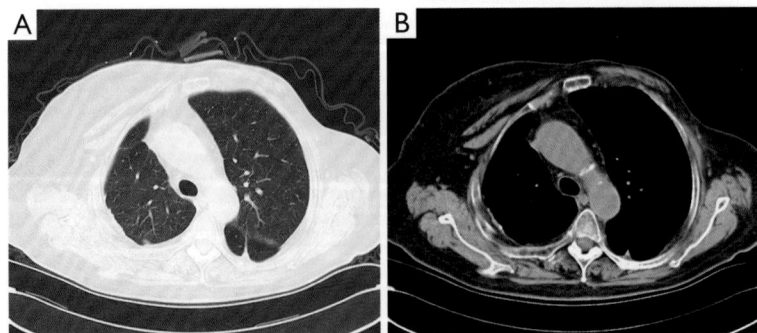

图7-163　术后20个月（2015年12月7日）
A，肺窗；B，纵隔窗

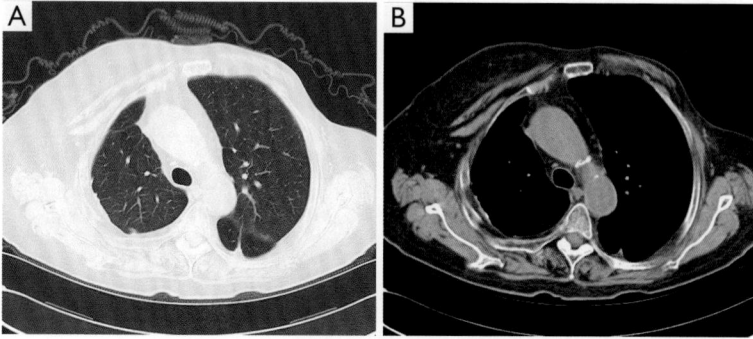

图7-164 术后21.5个月（2016年2月1日）
A，肺窗；B，纵隔窗

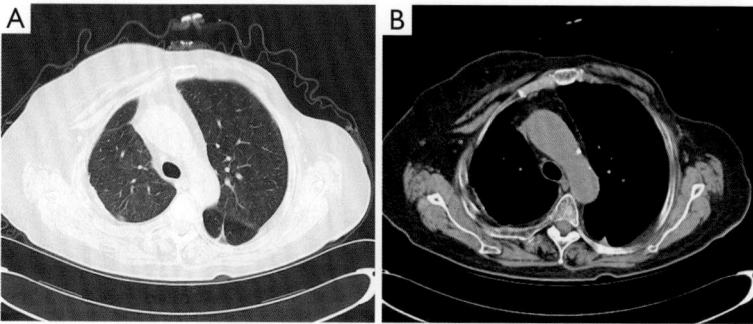

图7-165 术后23个月（2016年3月28日）
A，肺窗；B，纵隔窗

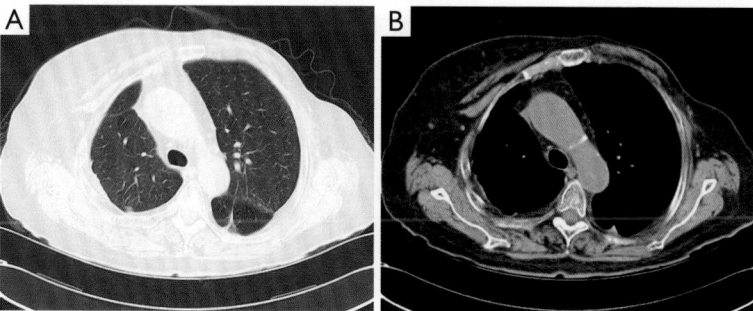

图7-166 术后25个月（2016年5月23日）
A，肺窗；B，纵隔窗

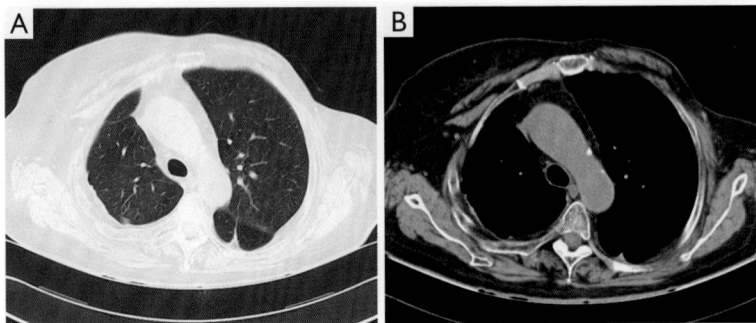

图7-167　术后27个月（2016年7月18日）

A，肺窗；B，纵隔窗

病例4

患者张××，男，66岁。因胸闷喘憋，在当地医院检查胸部CT发现右上肺阴影45天。既往哮喘20年。入院后行胸部CT检查提示右上肺肿物，肺气肿；SPECT检查可见右上叶阴影高代谢，T/NTmax=3.47，右肺门可见高代谢影，T/NTmax=1.83；分期检查无远处转移；肿瘤标志物：NSE为21.49 ng/mL，CYFRA21-1为4.43 ng/mL。2014年4月15日行肺穿刺活检，病理诊断为肿瘤细胞。肺功能检查：FEV1=0.66 L，FEV1/FVC=53%，换气功能降低，通气储备48%。术前诊断：右上肺癌，分期为T1N1M0，合并哮喘。2014年4月22日局麻CT引导下射频消融，肿瘤大小约1.5 cm×1.5 cm，使用StarBurst®Talon型射频电极，开针2 cm，消融12.5 min。术后口服吉非替尼并定期复查。2014年12月出现胸闷、胸痛，胸部CT提示肿瘤增大；SPECT检查可见右上叶阴影高代谢，T/NTmax=4.60，右肺门可见高代谢影；肿瘤标志物：CYFRA21-1为4.27 ng/mL。2015年3月10日再次肺穿刺活检和射频消融，肿瘤大小约2 cm×2 cm，使用StarBurst®Talon型射频电极，开针4 cm，消融22.5 min。术后病理诊断为鳞癌，开始吉西他滨加卡铂化疗：吉西他滨2000 mg，第1、8天，卡铂450 mg，第2天，21天方案，计1个周期。2015年6月出现右侧自发性气胸，经胸腔闭式引流后出院，未再化疗，放疗10天后因呼吸困难而终止。2015年9月复查，发现病灶增大，再次行射频消融治疗（图7-168~图7-181）。

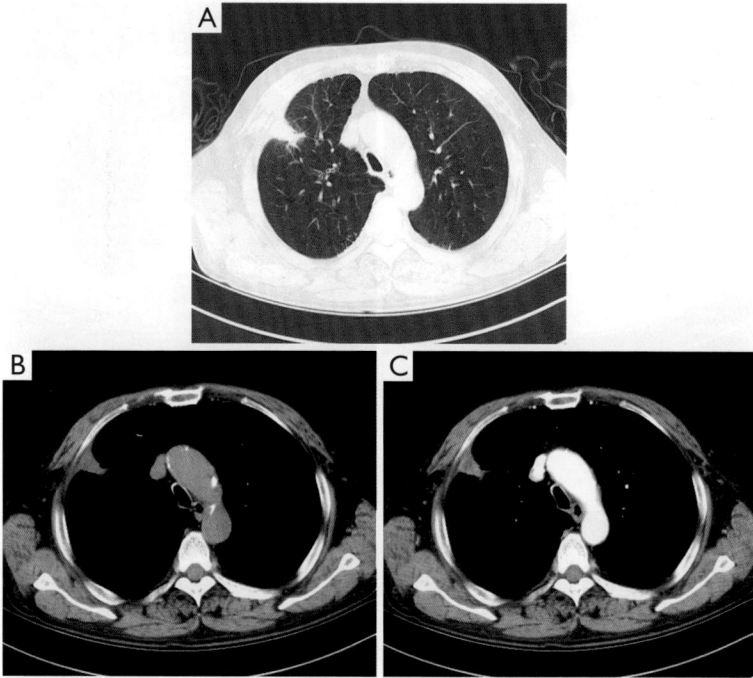

图7-168　术前2周（2014年4月10日）
A，肺窗；B，纵隔窗；C，强化

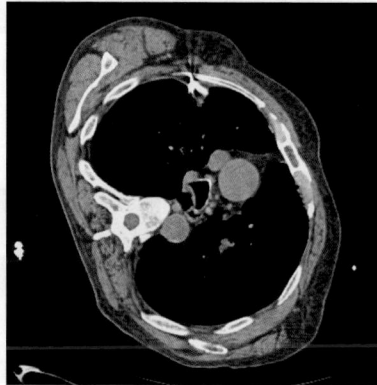

图7-169　术中（2014年4月22日）

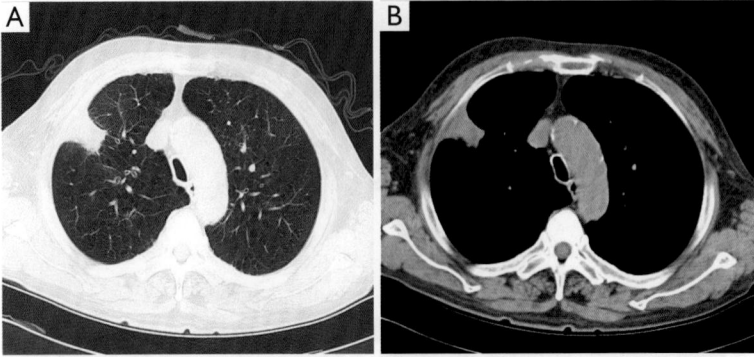

图7-170　术后1个月（2014年5月14日）
A，肺窗；B，纵隔窗。

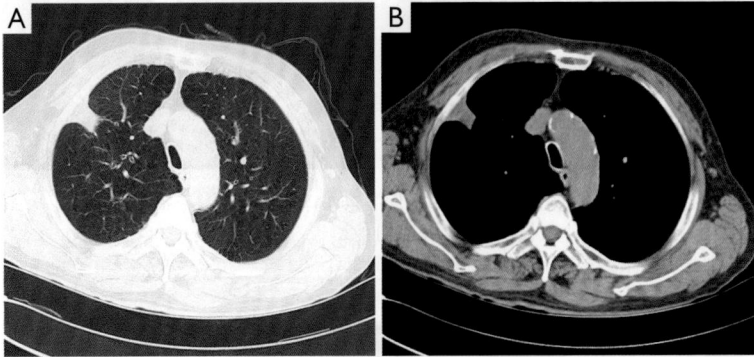

图7-171　术后3个月（2014年7月16日）
A，肺窗；B，纵隔窗

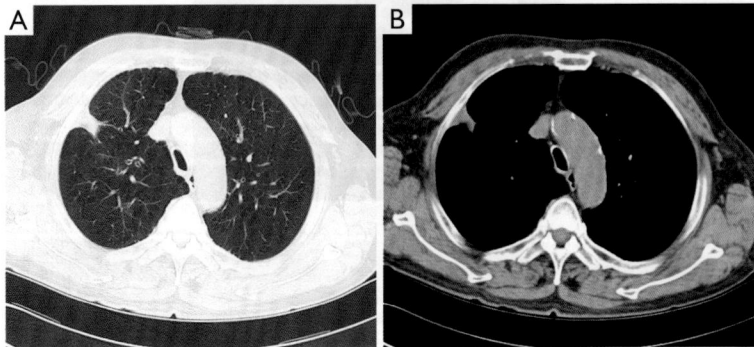

图7-172　术后5个月（2014年9月19日）
A，肺窗；B，纵隔窗

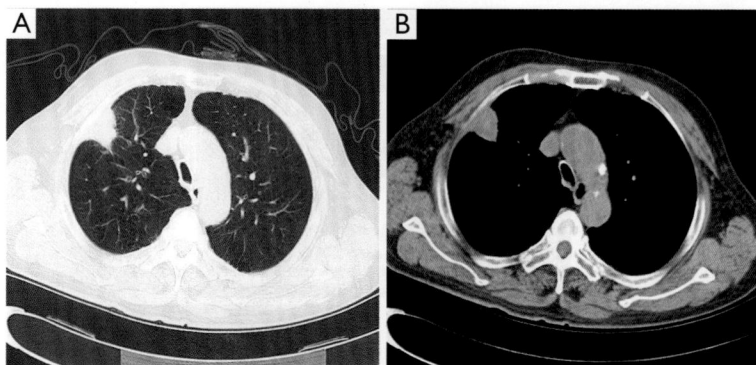

图7-173　术后6个月（2014年12月17日）

A，肺窗；B，纵隔窗

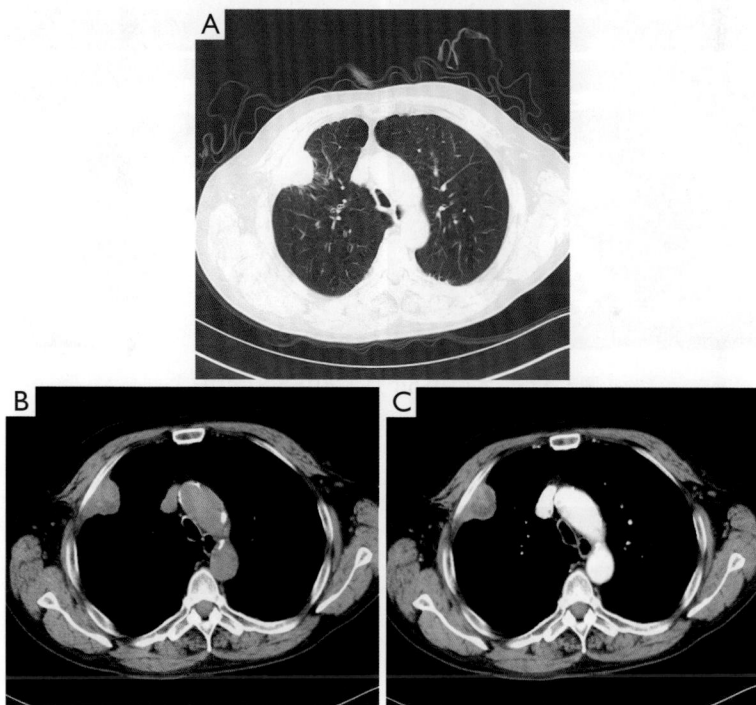

图7-174　术后10.5个月（2015年3月4日）

A，肺窗；B，纵隔窗；C，强化

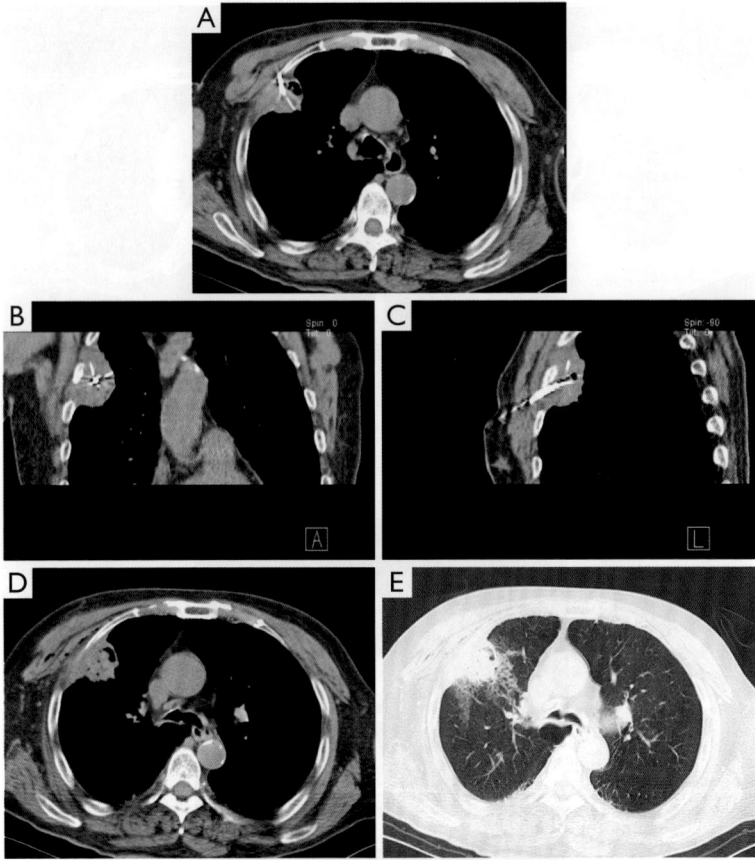

图7-175　术后10.5个月（2015年3月10日）

A，横断面；B，矢状面；C，冠状面；D，消融后纵隔窗；E，消融后肺窗

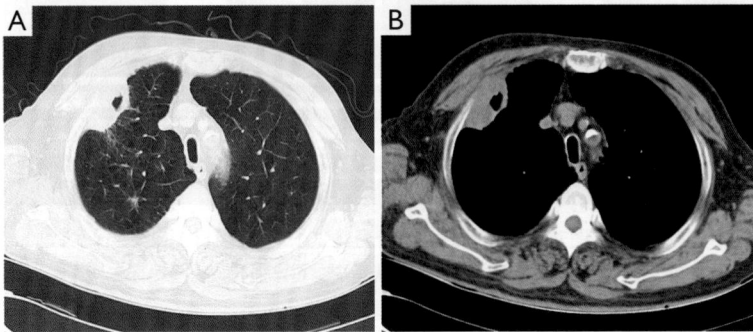

图7-176　术后14个月（2015年6月27日）

A，肺窗；B，纵隔窗

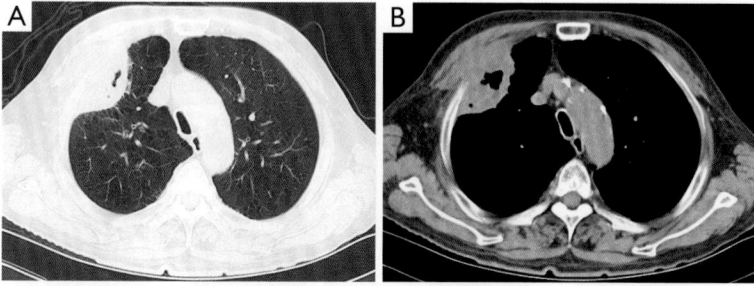

图7-177 术后18个月（2015年11月2日）

A，肺窗；B，纵隔窗

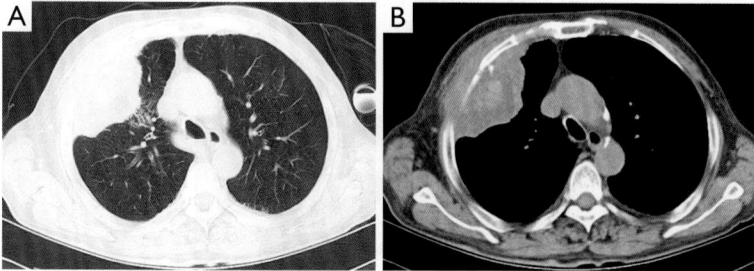

图7-178 术后20.5个月（2016年1月7日）

A，肺窗；B，纵隔窗

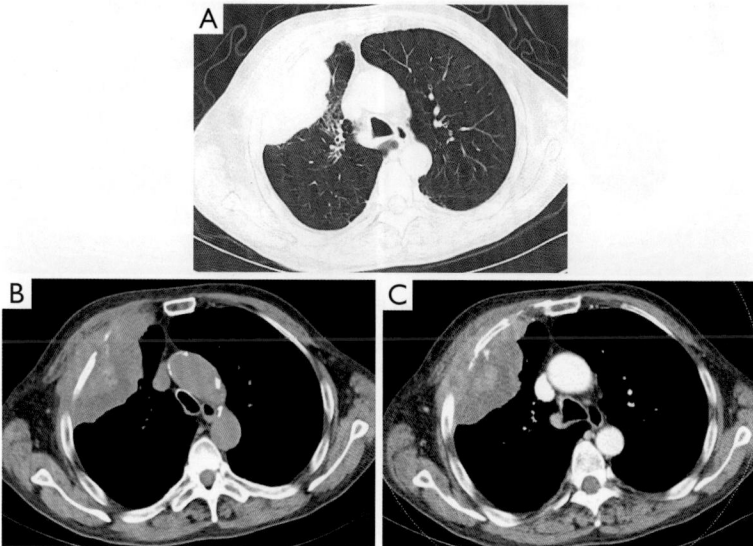

图7-179 术后21个月（2016年1月24日）

A，肺窗；B，纵隔窗；C，强化

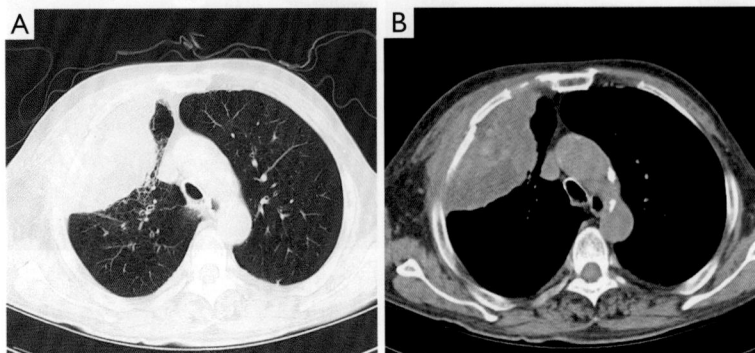

图7-180　术后22个月（2016年2月20日）
A，肺窗；B，纵隔窗

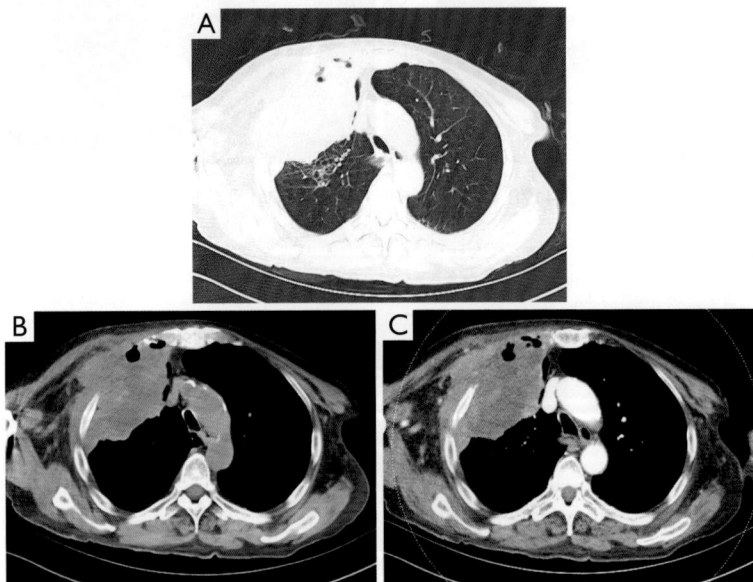

图7-181　术后24个月（2016年4月17日）
A，肺窗；B，纵隔窗；C，强化

第四节　化疗后肺内寡复发

一、静脉化疗

针对不存在基因突变的患者接受化疗后，在全身病情控制稳定，原发灶没有缩小或增大的情况下，可以选择热消融治疗，部分病例可以获益。

病例1

患者毛××，女，49岁。患者因右下肺癌，右侧胸膜转移在我院行胸腔镜下胸膜活检固定术，术后病理诊断考虑为大细胞未分化癌，多形性细胞肿瘤。术后给予长春瑞滨加卡铂加重组人血管内皮抑素化疗：长春瑞滨40 mg，第1天，卡铂300 mg，第2天，重组人血管内皮抑素15 mg，第1~14天，21天方案，计4个周期；后改为多西紫杉醇加卡铂化疗：多西紫杉醇120 mg，第1天，卡铂300 mg，第2天，21天方案，计3个周期。复查肿瘤增大，25个月前口服厄洛替尼，2个月前自行停药，1周前复查胸部CT提示右下肺肿物增大。2010年7月2日行CT引导下射频消融，肿瘤大小约2 cm×2.5 cm，使用StarBurst®XL型射频电极，开针2 cm，消融13.2 min。术后定期复查，2011年2月检查全身PET-CT发现右肾上腺转移、胰腺转移。开始单药吉西他滨化疗：吉西他滨1800 mg，第1、8天，21天方案。2012年复查发现脑转移、双肺转移（图7-182~图7-186）。

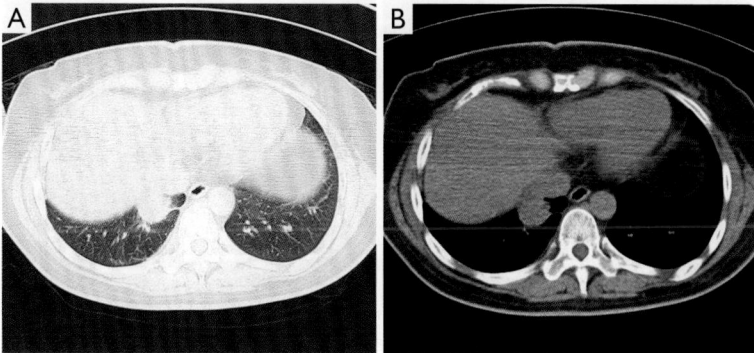

图7-182　术前（2010年7月2日）
A，肺窗；B，纵隔窗

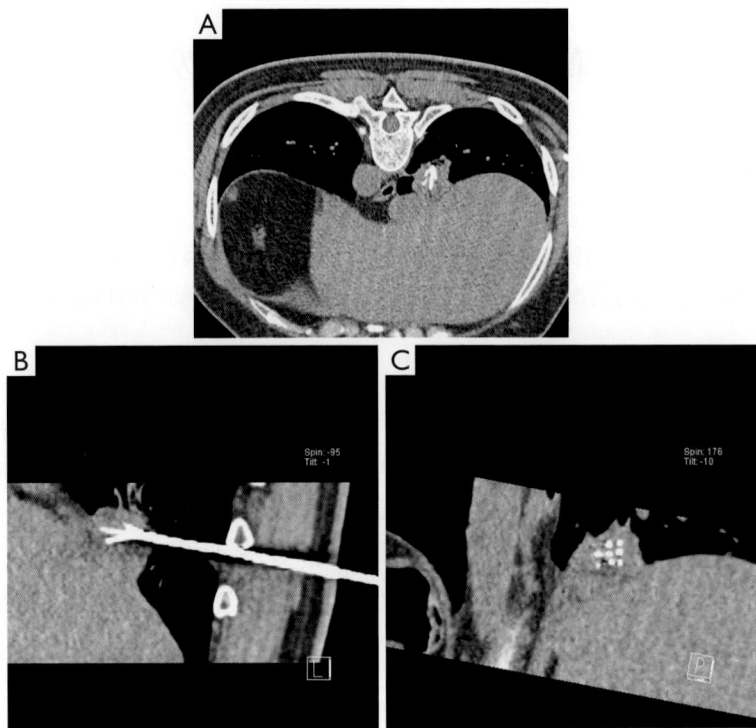

图7-183　术中（2010年7月2日）

A，横断面；B，矢状面；C，冠状面

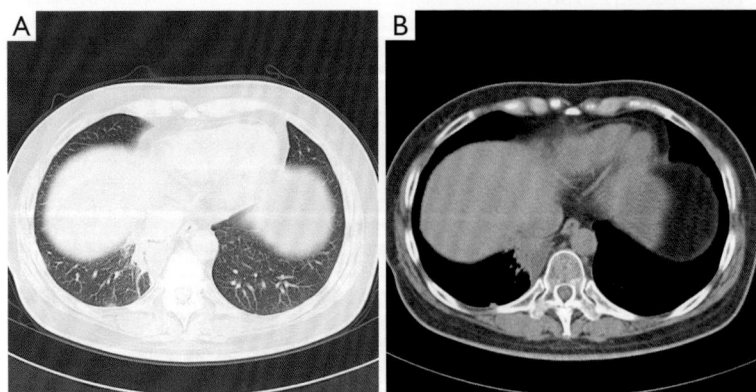

图7-184　术后9个月（2011年4月6日）

A，肺窗；B，纵隔窗

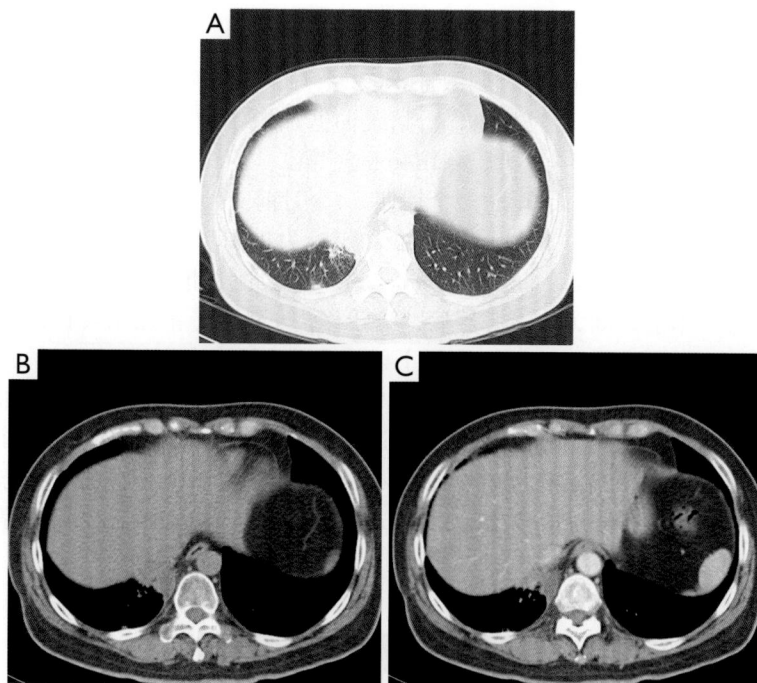

图7-185 术后11个月（2011年6月2日）

A，肺窗；B，纵隔窗；C，强化

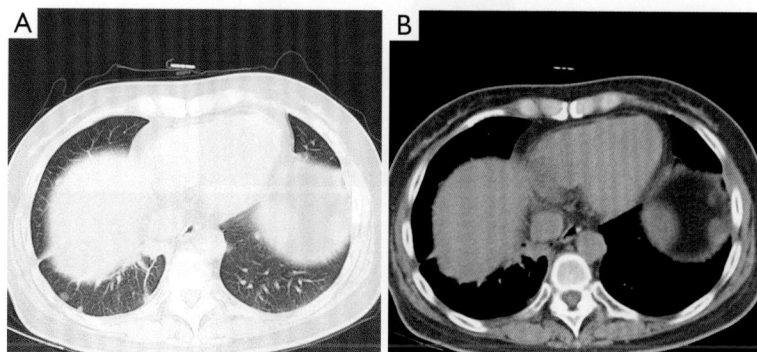

图7-186 术后17.5个月（2011年12月19日）

A，肺窗；B，纵隔窗

病例2

患者黄××，女，61岁。刺激性干咳2个月，在外院行胸部CT检查提示左肺周围型肺癌，病理为腺癌，行培美曲塞加顺铂加重组人血管内皮抑素化疗：培美曲塞0.8 g，第1天，顺铂40 mg，第2、3天，重组人血管内皮抑素15 mg，第1~14天，21天方案，2个周期。1个月前头颅MR发现多发脑转移，在外院行伽玛刀治疗。既往高脂血症20年。为进一步诊治入院，肿瘤标志物：CEA为19.39 ng/mL，NSE为17.71 ng/mL。左锁骨上淋巴结活检，考虑为肺腺癌转移。术前诊断为左下肺腺癌，脑转移，左锁骨上淋巴结转移，分期为T1N3M1。2012年1月18日行CT引导下射频消融，肿瘤大小约5 cm×4 cm，使用StarBurst®XL型射频电极，开针5 cm，消融34 min。术后给予培美曲塞加奈达铂化疗：培美曲塞700 mg，第1天，奈达铂110 mg，第1天，21天方案，计6个周期，评价为SD，给予单药培美曲塞维持化疗，3个周期，复查肿瘤标志物：CEA为261.70 ng/mL，NSE为17.38 ng/mL。改口服吉非替尼、AZD9291等，并定期复查（图7-187~图7-206）。

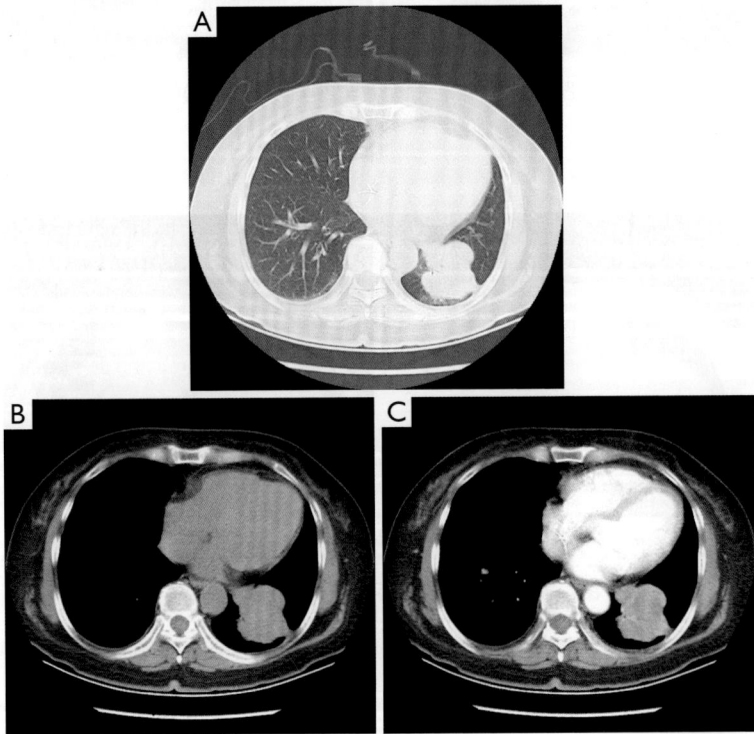

图7-187　术前1周（2012年1月12日）
A，肺窗；B，纵隔窗；C，强化

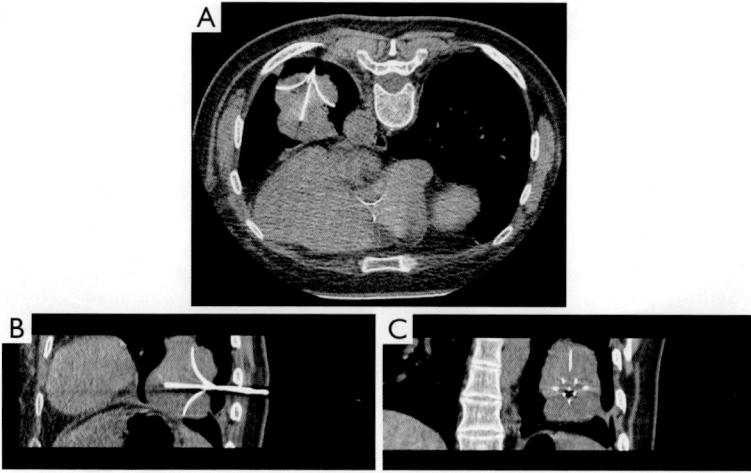

图7-188 术中（2012年1月18日）

A，横断面；B，矢状面；C，冠状面

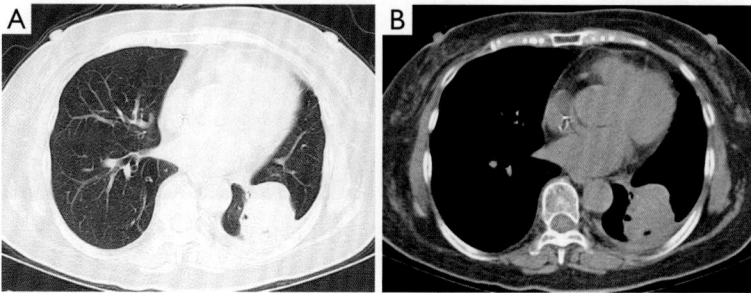

图7-189 术后2.5个月（2012年4月6日）

A，肺窗；B，纵隔窗

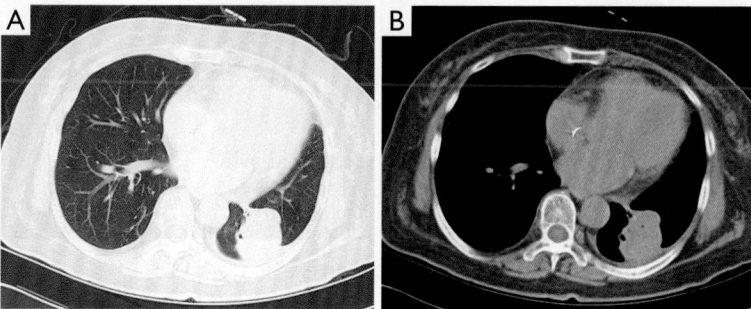

图7-190 术后4个月（2012年5月21日）

A，肺窗；B，纵隔窗

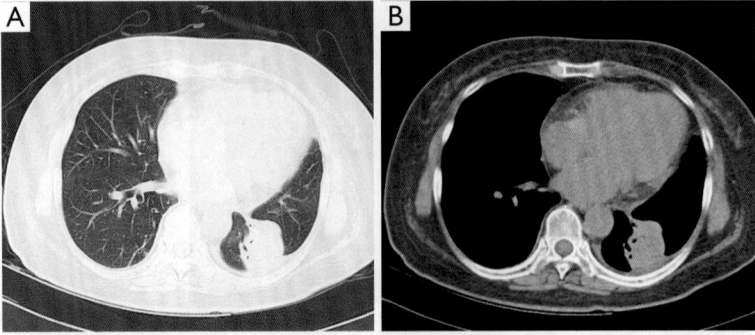

图7-191　术后6个月（2012年7月14日）

A，肺窗；B，纵隔窗

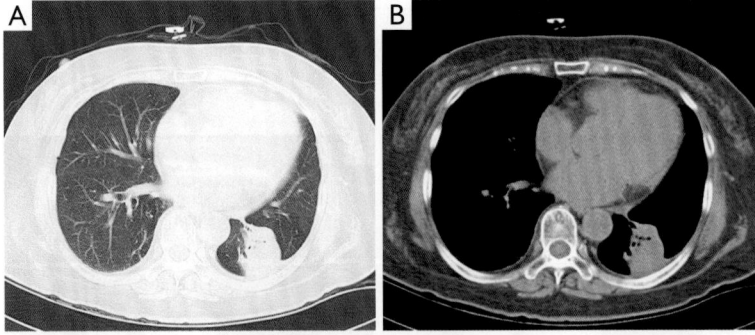

图7-192　术后9个月（2012年10月10日）

A，肺窗；B，纵隔窗

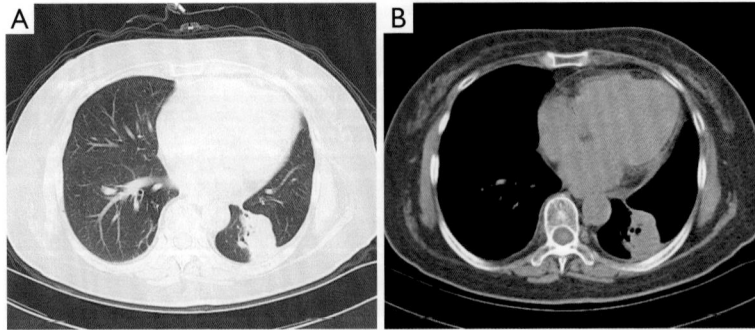

图7-193　术后11个月（2012年12月25日）

A，肺窗；B，纵隔窗

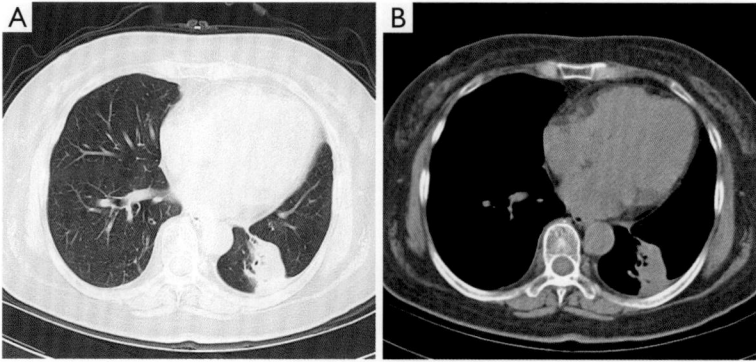

图7-194 术后14个月（2013年3月4日）
A，肺窗；B，纵隔窗

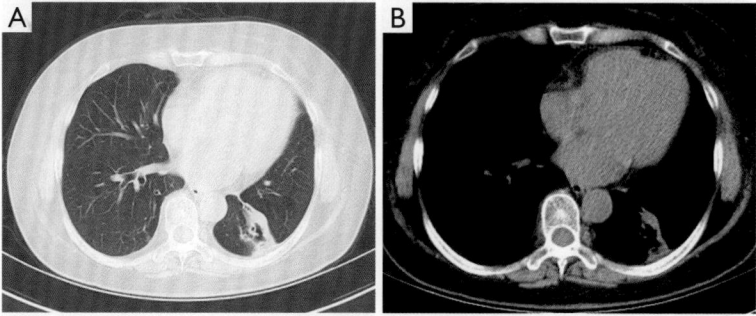

图7-195 术后40个月（2015年5月14日）
A，肺窗；B，纵隔窗

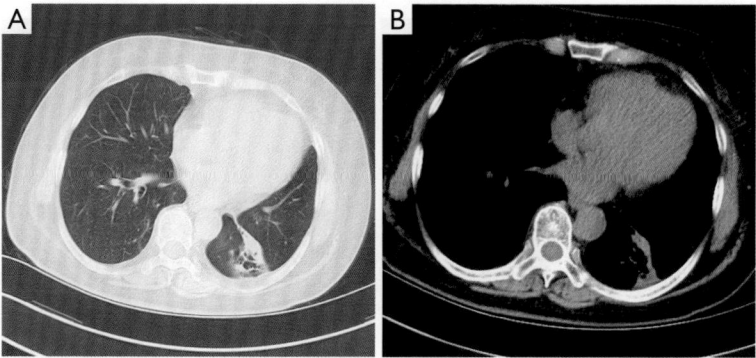

图7-196 术后42.5个月（2015年7月9日）
A，肺窗；B，纵隔窗

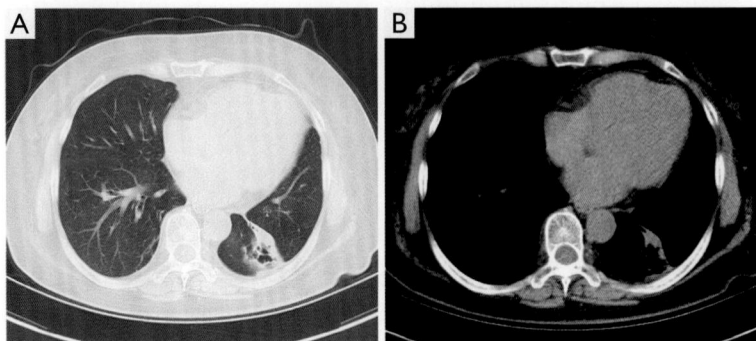

图7-197　术后46个月（2015年11月12日）

A，肺窗；B，纵隔窗

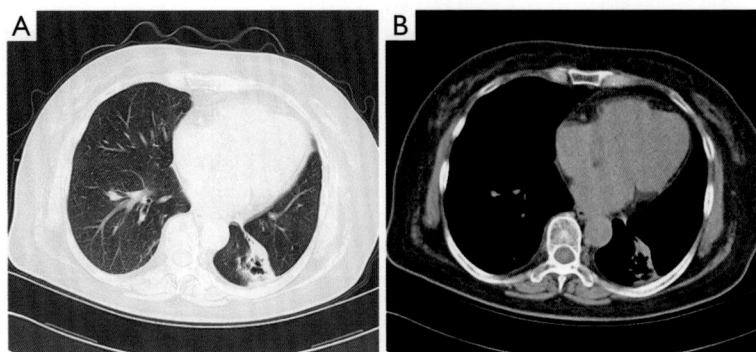

图7-198　术后50个月（2016年3月9日）

A，肺窗；B，纵隔窗

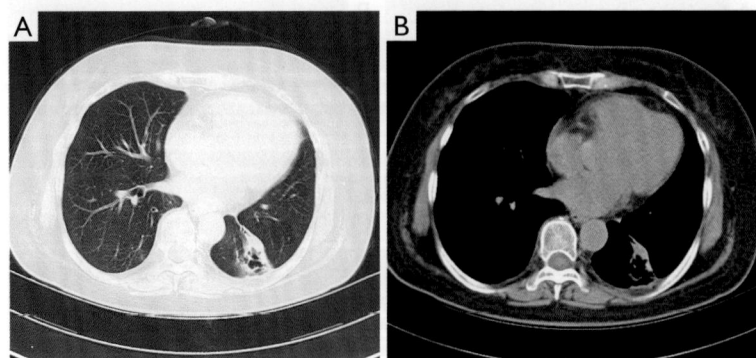

图7-199　术后54个月（2016年7月13日）

A，肺窗；B，纵隔窗

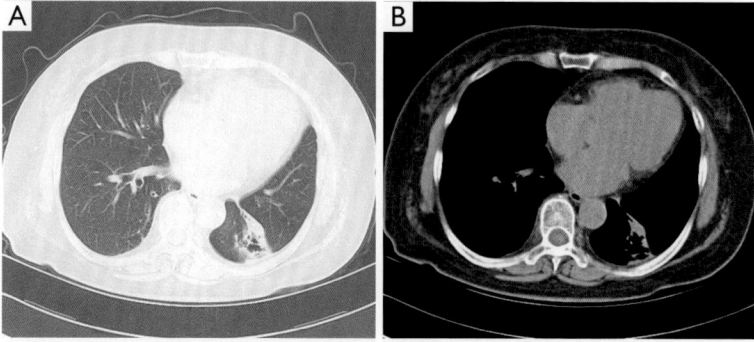

图7-200 术后58个月（2016年11月9日）

A，肺窗；B，纵隔窗

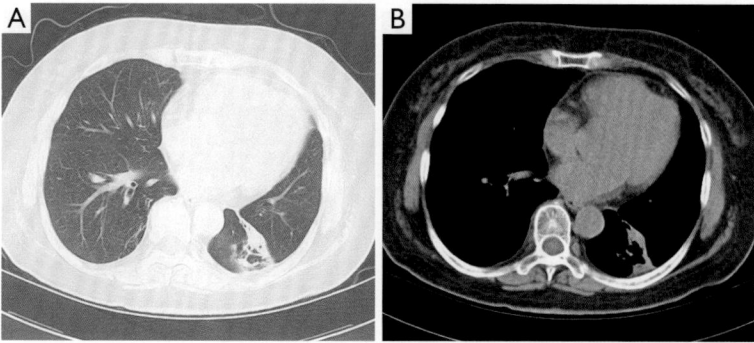

图7-201 术后62个月（2017年3月8日）

A，肺窗；B，纵隔窗

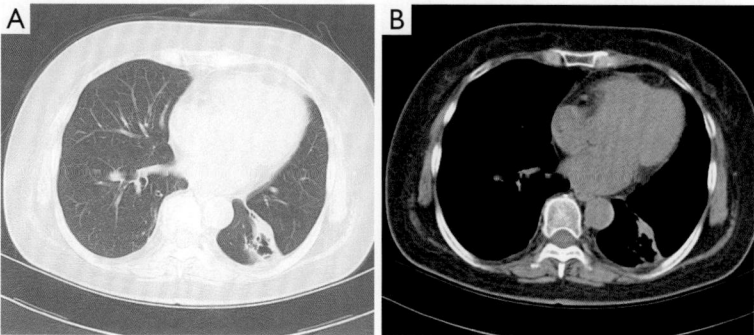

图7-202 术后64个月（2017年5月18日）

A，肺窗；B，纵隔窗

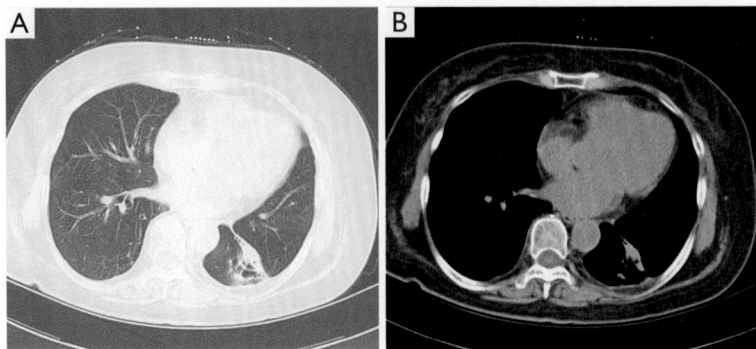

图7-203　术后68个月（2017年9月20日）
A，肺窗；B，纵隔窗

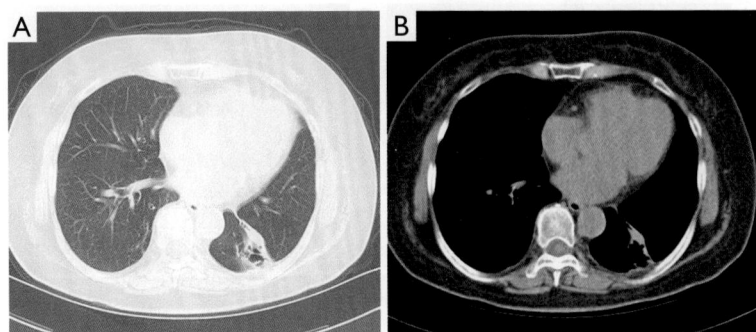

图7-204　术后71个月（2017年12月19日）
A，肺窗；B，纵隔窗

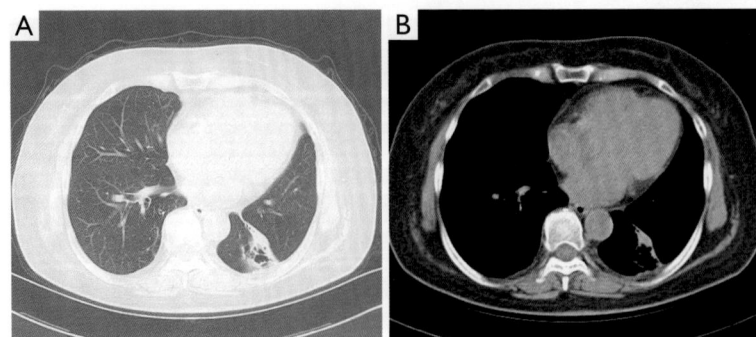

图7-205　术后74个月（2018年3月7日）
A，肺窗；B，纵隔窗

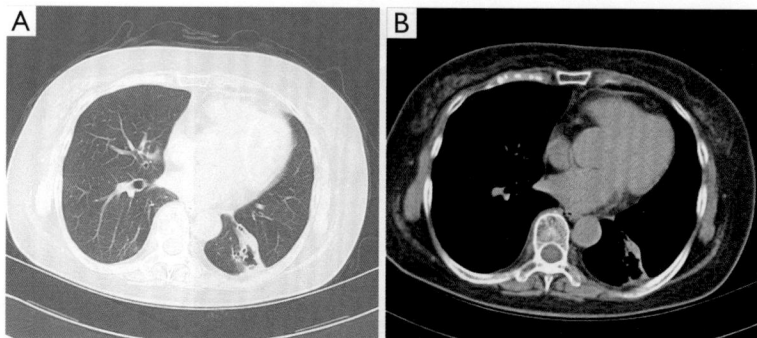

图7-206 术后78个月（2018年7月10日）

A，肺窗；B，纵隔窗

病例3

患者高××，女，48岁。发热、咳嗽咳痰，在外院胸部CT检查发现右肺中叶结节，气管镜检查病理报告为腺癌，培美曲塞加顺铂化疗4个周期，复查肿瘤无变化；分期检查无远处转移；肿瘤标志物：CEA为43.58 ng/mL，CYFRA21-1为5.13 ng/mL。术前诊断：右肺中叶腺癌，分期T4NxM1。2014年2月28日行肺穿刺活检及CT引导下射频消融术，肿瘤大小约3 cm × 2.5 cm，使用StarBurst®Talon型射频电极，开针4 cm，消融21.5 min。病理做EGFR基因检测有突变，口服埃克替尼13个月、培美曲塞加奈达铂化疗，并定期复查（图7-207~图7-218）。

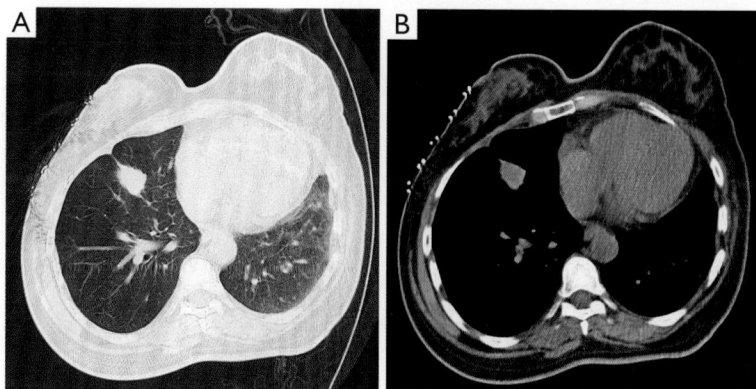

图7-207 术前（2014年2月28日）

A，肺窗；B，纵隔窗

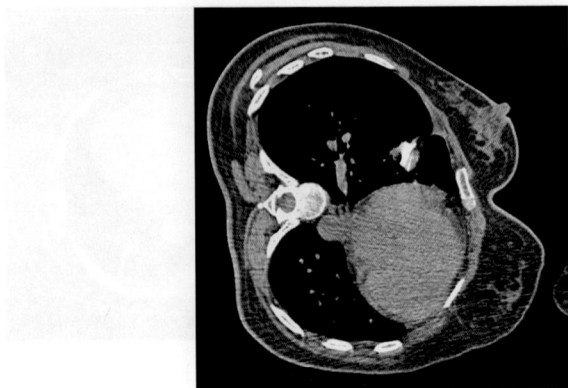

图7-208　术中（22014年2月28日）

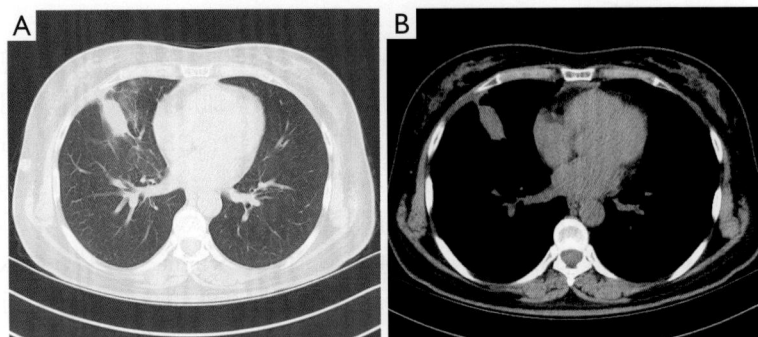

图7-209　术后2.5个月（2014年5月8日）

A，肺窗；B，纵隔窗

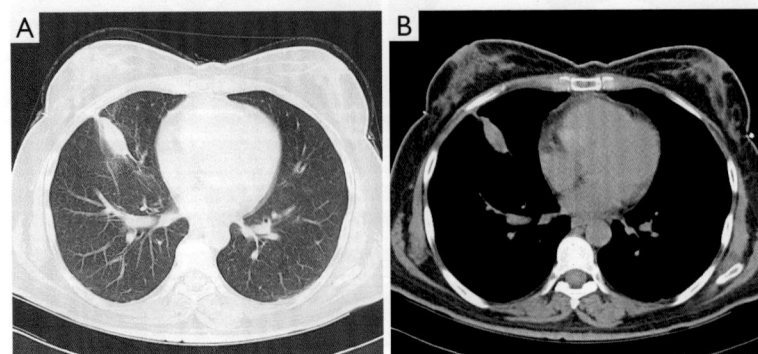

图7-210　术后4个月（2014年7月4日）

A，肺窗；B，纵隔窗

266

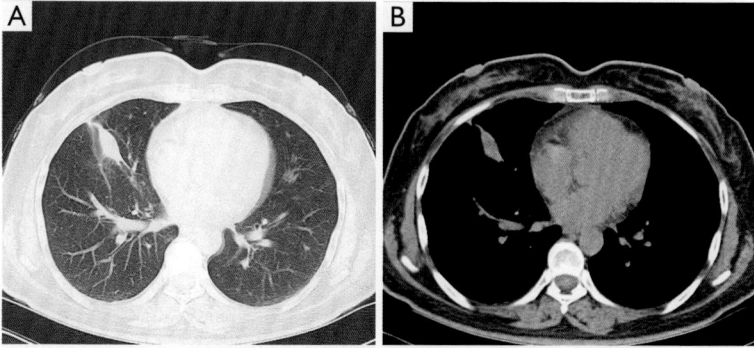

图7-211　术后6个月（2014年9月1日）
A，肺窗；B，纵隔窗

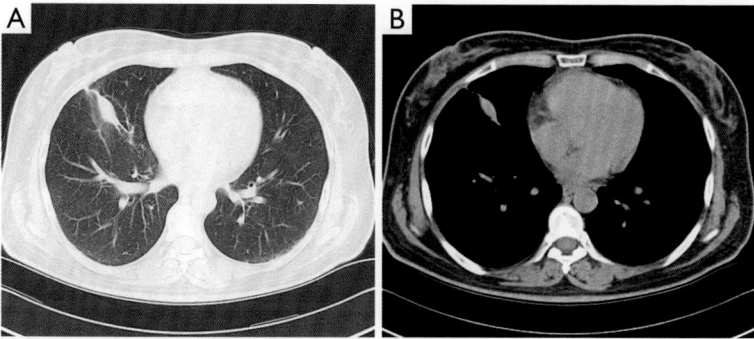

图7-212　术后8个月（2014年10月27日）
A，肺窗；B，纵隔窗

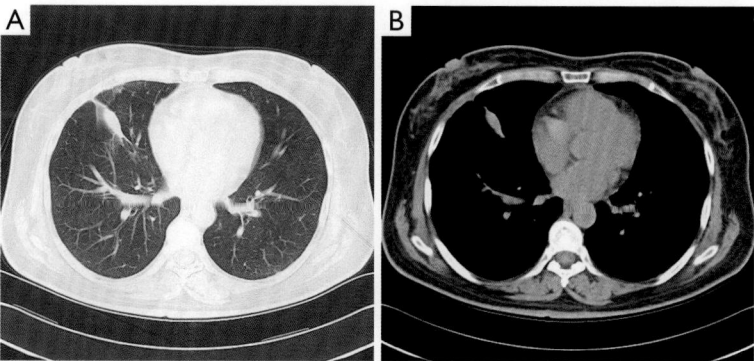

图7-213　术后10个月（2015年1月5日）
A，肺窗；B，纵隔窗

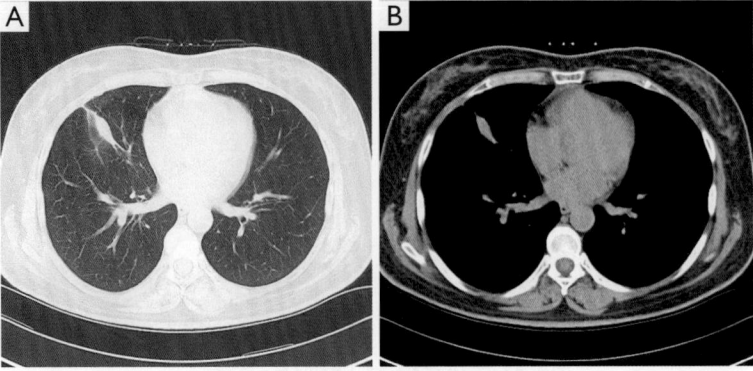

图7-214　术后12个月（2015年2月26日）

A，肺窗；B，纵隔窗

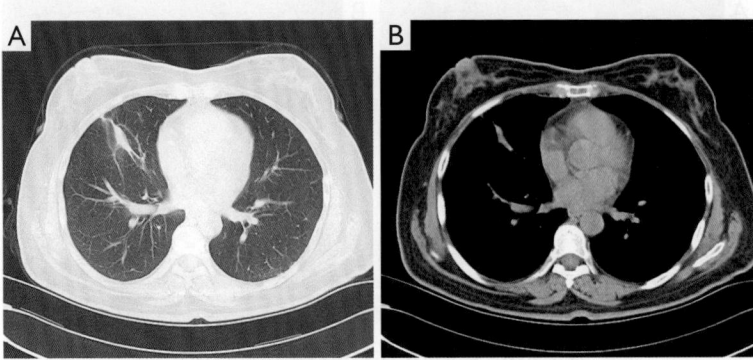

图7-215　术后14个月（2015年4月30日）

A，肺窗；B，纵隔窗

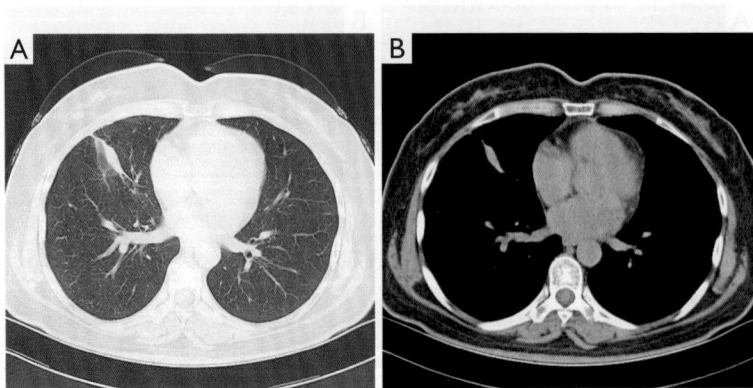

图7-216　术后16个月（2015年6月25日）

A，肺窗；B，纵隔窗

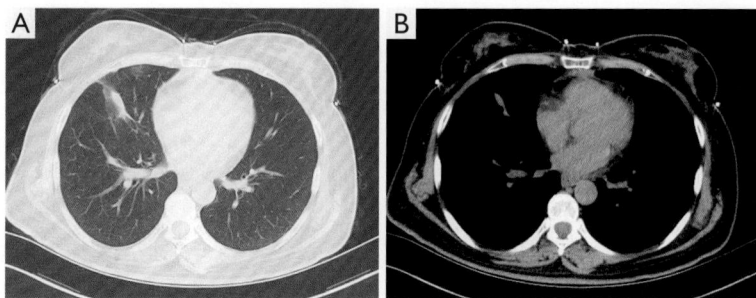

图7-217　术后18个月（2015年9月1日）

A，肺窗；B，纵隔窗

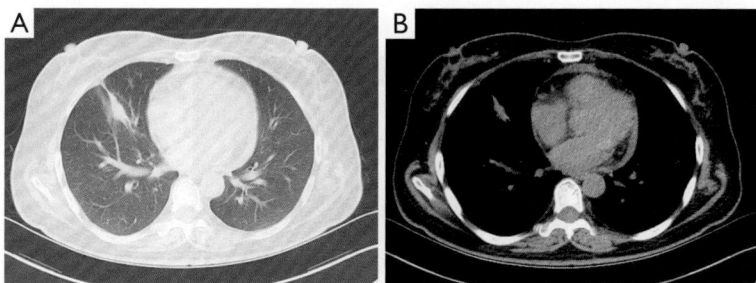

图7-218　术后19.5个月（2015年10月15日）

A，肺窗；B，纵隔窗

病例4

患者杨××，女，54岁。1年前因咳嗽咳痰，在外院检查发现右下肺结节伴右侧大量胸腔积液，反复穿刺抽液找到腺癌细胞，并开始给予培美曲塞加顺铂化疗2个周期，由于不能耐受化疗不良反应，改用培美曲塞加奈达铂化疗4个周期，复查评价SD。入院后检查胸部CT发现右下肺占位伴胸腔积液；SPECT检查提示右下肺高代谢，T/NTmax=3.01，右后上胸膜可见高代谢影，右肺门可见2个高代谢影，T/Nmax=1.69；分期检查无远处转移；肿瘤标志物：CEA为14.83 ng/mL，CYFRA21-1为10.09 ng/mL。术前诊断为：右下肺腺癌，胸膜转移，双肺转移，分期为T2N1M1。2014年3月4日行肺穿刺活检和CT引导下射频消融术，肿瘤大小约3 cm×3 cm，使用StarBurst®Talon型射频电极，开针3 cm，消融16.5 min。术后病理诊断为腺癌，基因检测EGFR突变，口服埃克替尼1年。2015年2月复查肺部病灶进展，改为培美曲塞加奈达铂化疗：培美曲塞1.0 g，第1天，奈达铂140 mg，第1天，21天方案，3个周期。2015年3月复查肿瘤标志物：CEA为5.35 ng/mL（图7-219~图7-230）。

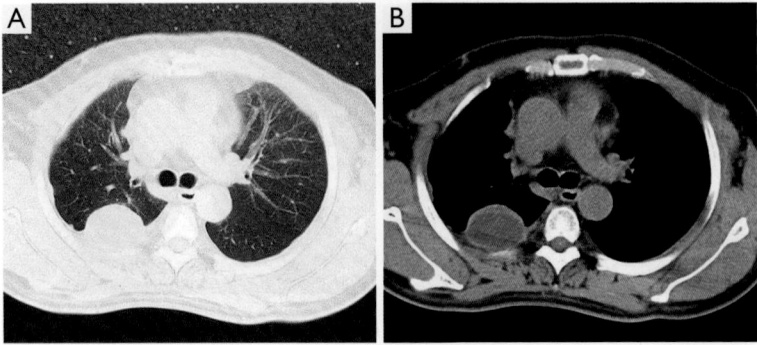

图7-219　术前（2014年3月4日）

A，肺窗；B，纵隔窗

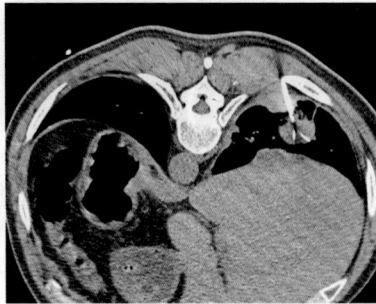

图7-220　术中（2014年3月4日）

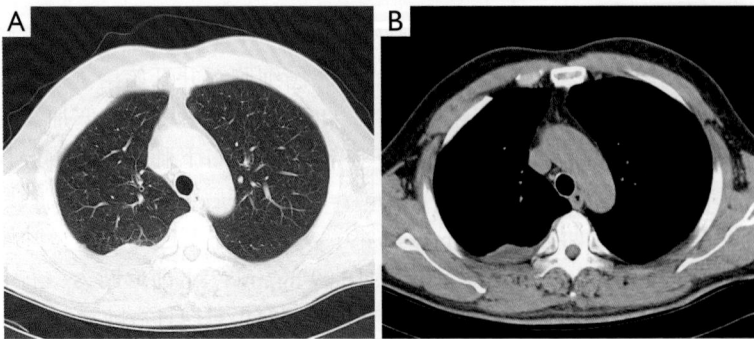

图7-221　术后5.5个月（2014年8月18日）

A，肺窗；B，纵隔窗

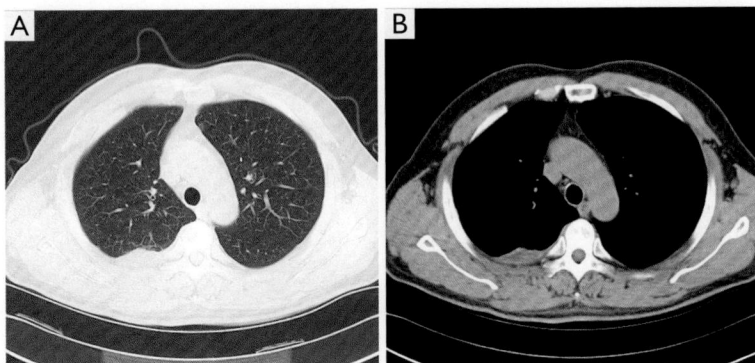

图7-222 术后8个月（2014年11月3日）
A，肺窗；B，纵隔窗

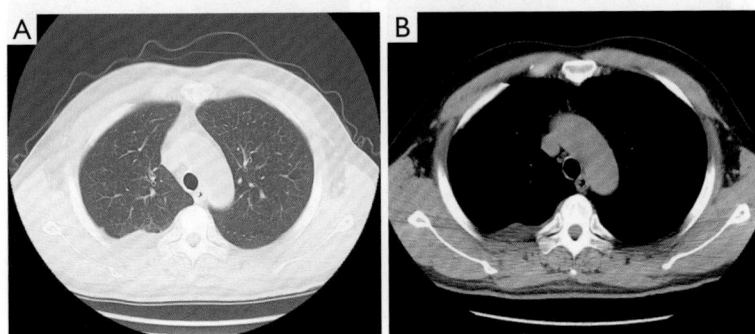

图7-223 术后11个月（2015年1月26日）
A，肺窗；B，纵隔窗

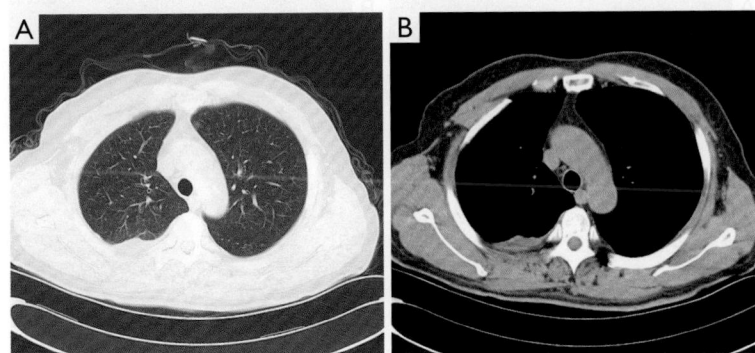

图7-224 术后12.5个月（2015年3月23日）
A，肺窗；B，纵隔窗

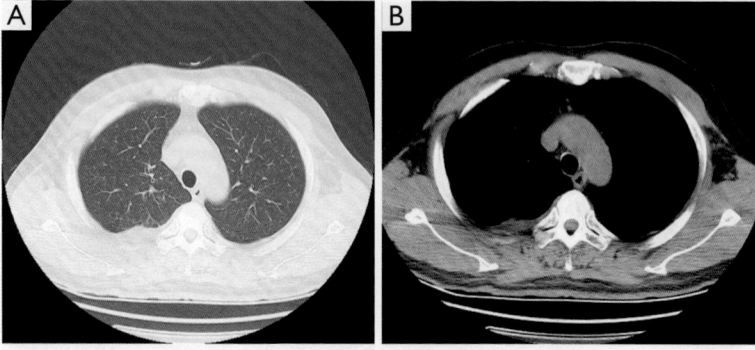

图7-225　术后14个月（2015年4月27日）
A，肺窗；B，纵隔窗

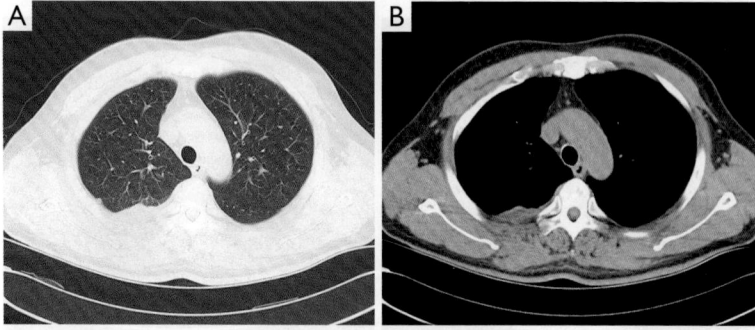

图7-226　术后16.5个月（2015年7月20日）
A，肺窗；B，纵隔窗

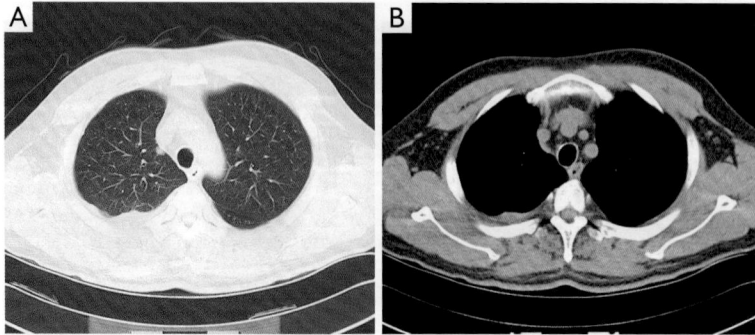

图7-227　术后19个月（2015年10月12日）
A，肺窗；B，纵隔窗

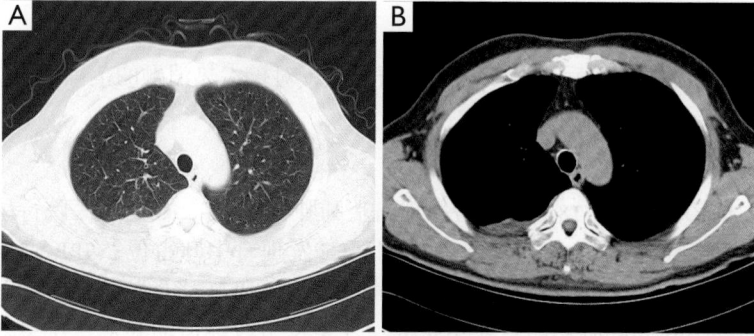

图7-228　术后22个月（2016年1月4日）
A，肺窗；B，纵隔窗

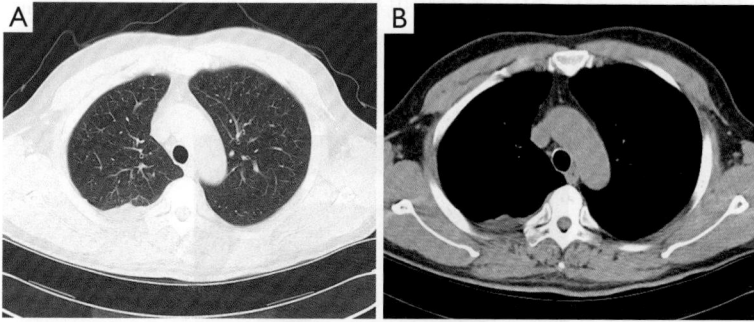

图7-229　术后25个月（2016年4月11日）
A，肺窗；B，纵隔窗

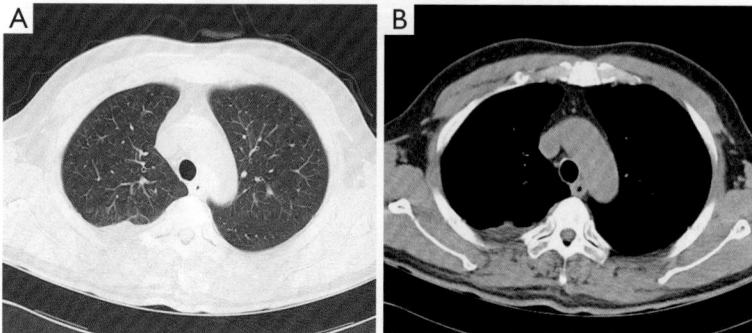

图7-230　术后28个月（2016年6月29日）
A，肺窗；B，纵隔窗

二、动脉化疗

局部动脉化疗以后，可以减少肿瘤血流，对扩大热消融的范围有益。

病例

患者王××，男，78岁。体检发现右上肺肿物3个月，在当地医院行局部动脉灌注化疗2次。既往体健。入院后胸部CT发现右中叶占位；SPECT检查提示右上肺高代谢，$T/NTmax=1.56$；分期检查无远处转移；肿瘤标志物：CEA为12.54 ng/mL。心脏彩超：左室扩大，左室壁节段性运动异常，左室射血分数50%，主动脉瓣钙化伴轻度反流，肺动脉瓣轻度反流，二、三尖瓣轻度反流，双室舒张功能减低。术前诊断为右上肺癌动脉化疗后，分期为T1N0M0。2011年10月21日行肺穿刺活检和CT引导下射频消融术，肿瘤大小约3 cm × 2 cm，使用StarBurst®UniBlate型射频电极消融，消融范围3 cm × 2.5 cm，消融17.5 min。术后无后续治疗（图7-231~图7-232）。

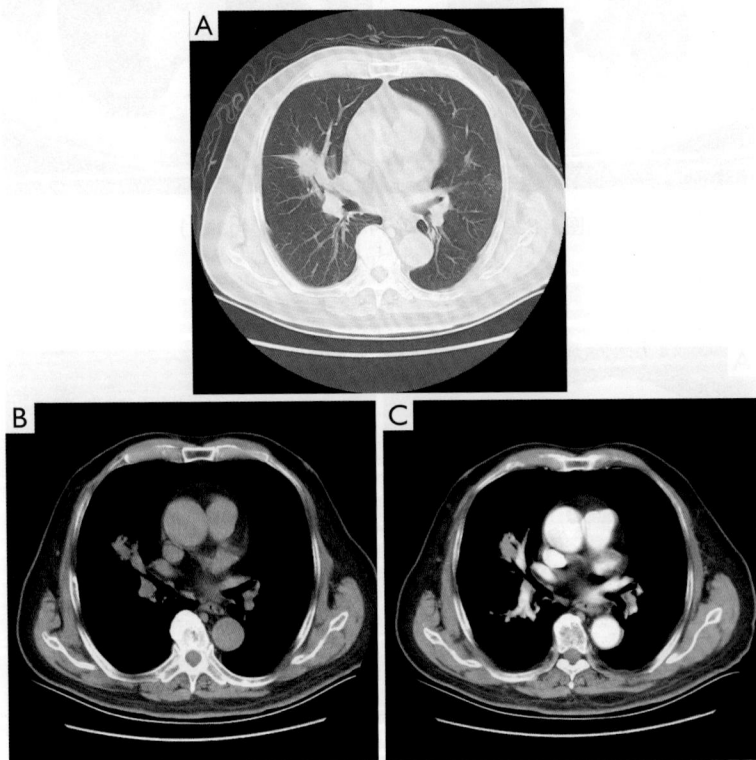

图7-231 术前（2011年10月20日）
A，肺窗；B，纵隔窗；C，强化

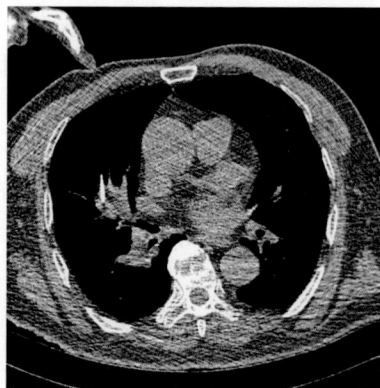

图7-232 术中（2011年10月21日）

第五节　分子靶向药物治疗后肺内寡复发

　　针对存在基因突变且有可选择的分子靶向药物治疗后，全身病情控制稳定，原发灶没有缩小或增大的情况，可以选择热消融治疗，部分耐药的病例可以获益。

病例1

　　患者马××，女，67岁。因右下肺腺癌，2年前在我院行胸膜活检固定术，术后病理诊断为腺癌，口服吉非替尼。定期复查，近日来复查CT检查提示右下肺肿物增大，2011年6月21日行CT引导下射频消融，肿瘤大小分别约2 cm×2 cm，使用StarBurst®XL型射频电极消融，开针3 cm，消融23 min，术中疼痛，靶温度设定为70 ℃。术后继续口服吉非替尼并定期复查。1周前复查胸部CT检查提示右下肺肿物增大；SPECT检查见右肺下叶结节可见高代谢，T/Nmax=4.25；分期检查无远处转移；肿瘤标志物：CYFRA21-1为4.72 ng/mL。2013年6月27日再次行CT引导下射频消融，肿瘤大小约2.5 cm×2 cm，使用StarBurst®Talon型射频电极消融，开针4 cm，消融21.5 min。术后继续口服吉非替尼治疗，2013年11月复查发现骨转移、脑转移（图7-233~图7-243）。

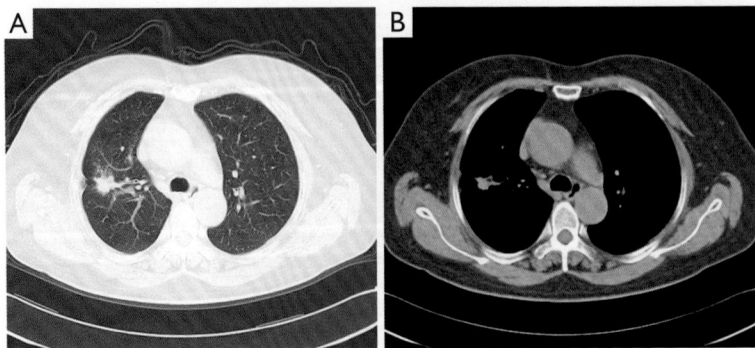

图7-233　术前7个月（2010年11月26日）
A，肺窗；B，纵隔窗

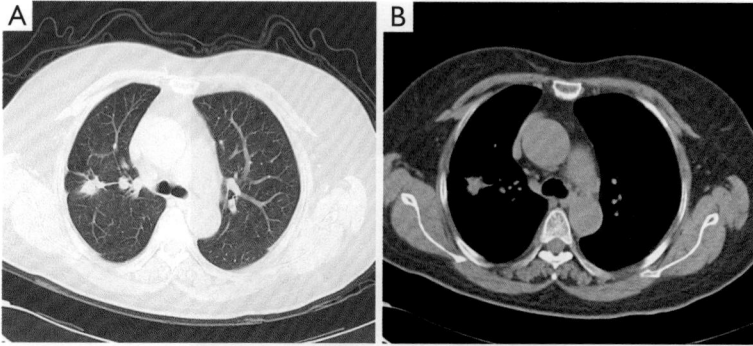

图7-234　术前5个月（2011年1月26日）

A，肺窗；B，纵隔窗

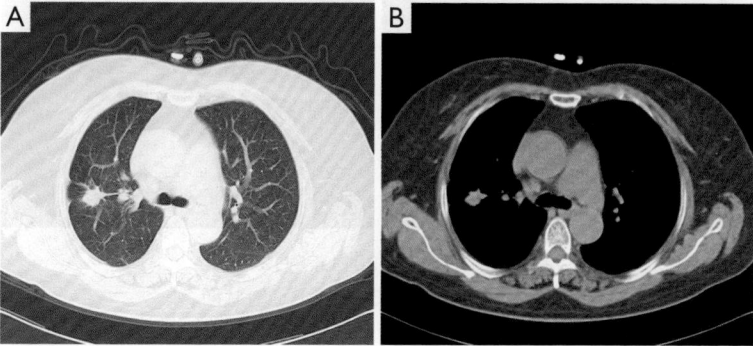

图7-235　术前3个月（2011年3月23日）

A，肺窗；B，纵隔窗

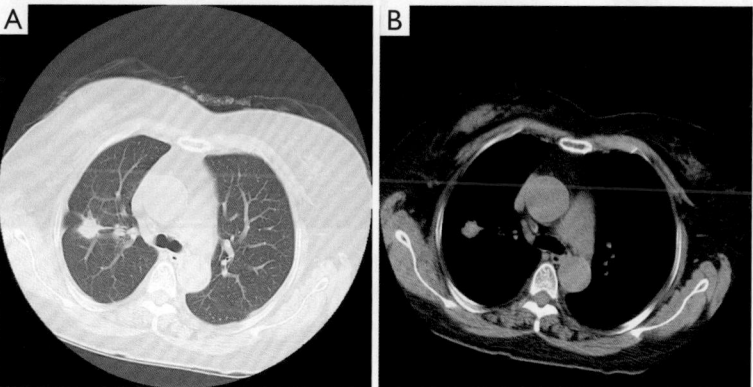

图7-236　术前1个月（2011年5月26日）

A，肺窗；B，纵隔窗

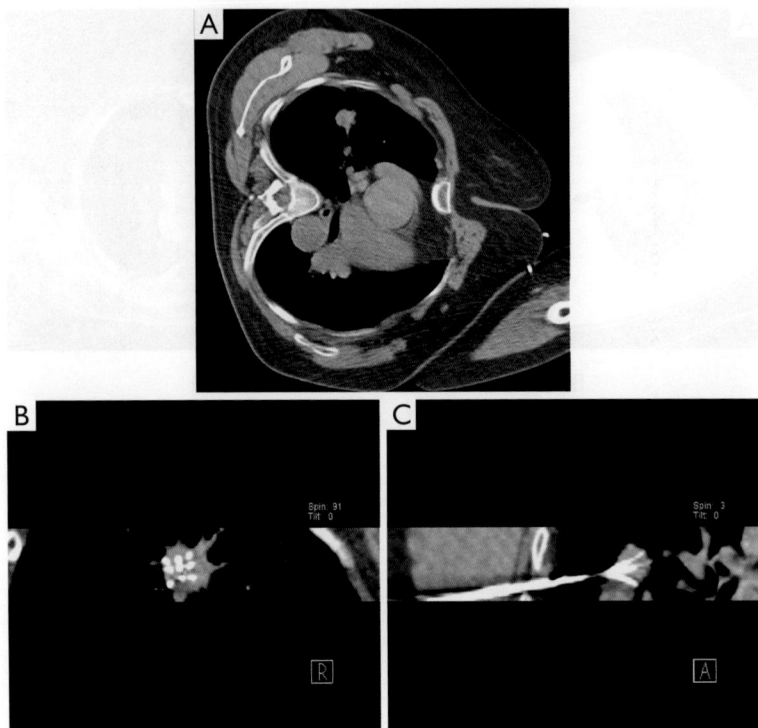

图7-237　术中（2011年6月21日）

A，横断面；B，矢状面；C，冠状面

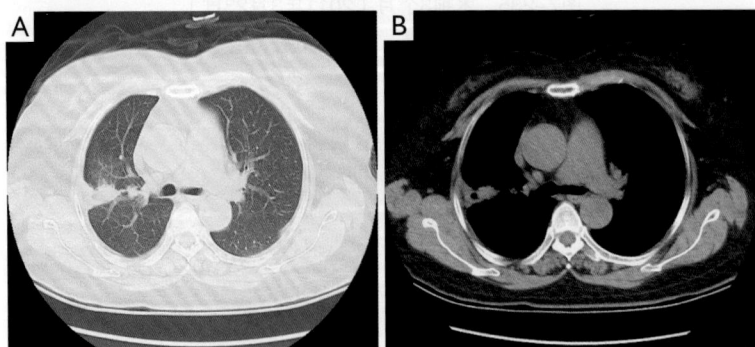

图7-238　术后3个月（2011年9月20日）

A，肺窗；B，纵隔窗

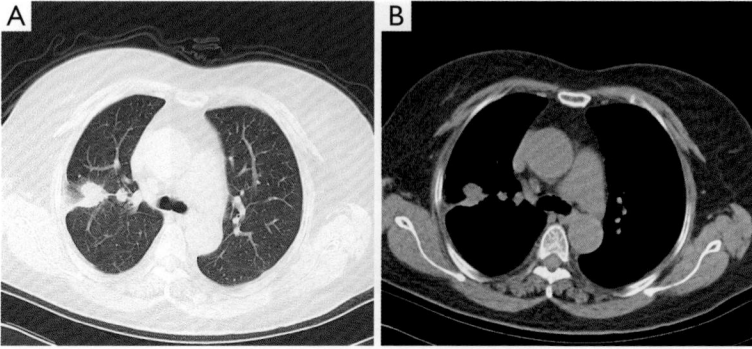

图7-239 术后7个月（2012年1月18日）
A，肺窗；B，纵隔窗

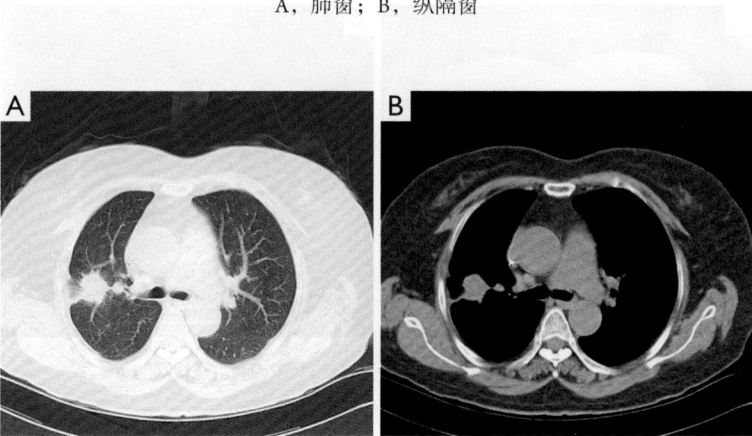

图7-240 术后11个月（2012年5月25日）
A，肺窗；B，纵隔窗

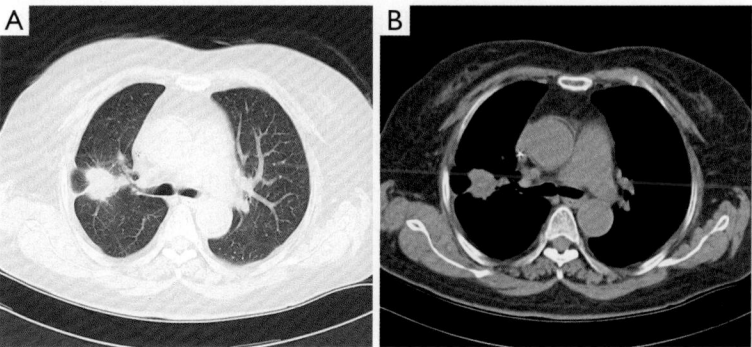

图7-241 术后15个月（2012年9月20日）
A，肺窗；B，纵隔窗

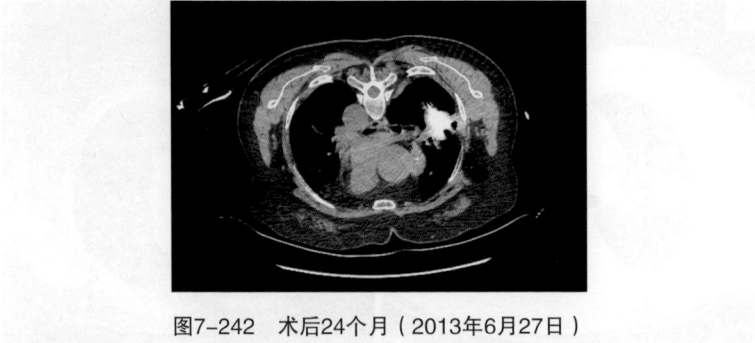

图7-242　术后24个月（2013年6月27日）

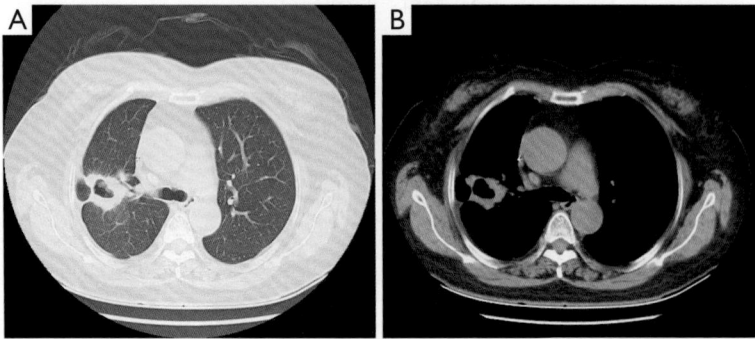

图7-243　术后26.5个月（2013年9月10日）
A，肺窗；B，纵隔窗

病例2

患者周××，女，81岁。间断咳嗽、痰中带血，在我院行胸部CT检查发现右上肺结节，考虑肺癌而口服吉非替尼，症状好转后停药，近日来症状加重。入院后复查胸部CT提示右上肺占位，双肺多发结节；分期检查无远处转移；肿瘤标志物：CEA为47.06 ng/mL。术前诊断为右上肺癌，双肺转移，分期为T4NxM1。2012年6月15日行肺穿刺活检和CT引导下射频消融术，肿瘤大小分别约4.8 cm×4.5 cm，使用StarBurst®XL型射频电极消融，开针5 cm，消融40 min。术后病理诊断为腺癌，继续口服吉非替尼并定期复查（图7-244~图7-257）。

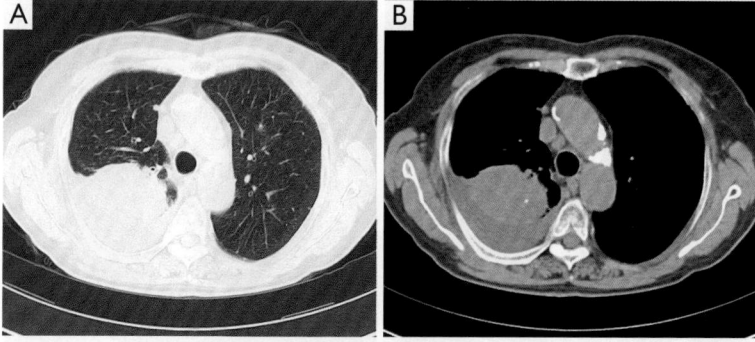

图7-244　术前11.5个月（2011年7月3日）
A，肺窗；B，纵隔窗

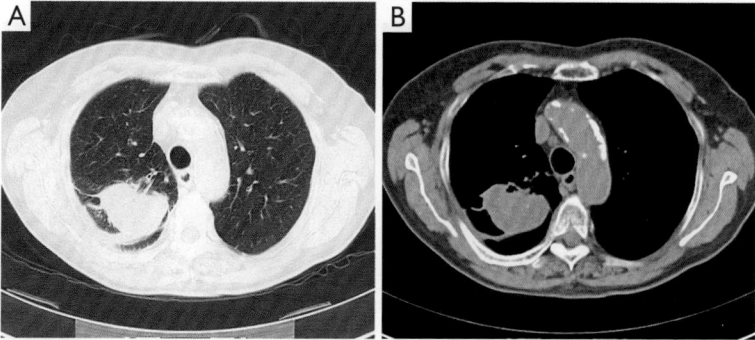

图7-245　术前10个月（2011年8月11日）
A，肺窗；B，纵隔窗

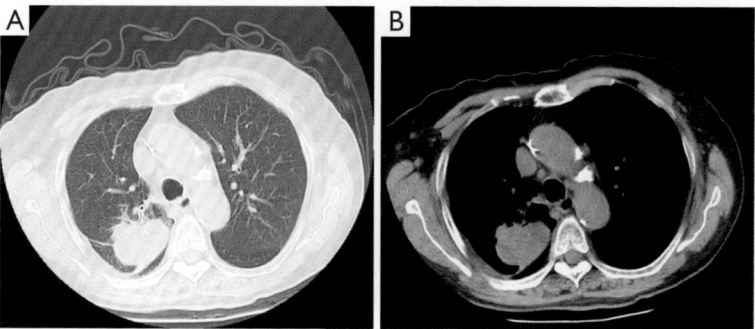

图7-246　术前6个月（2011年12月24日）
A，肺窗；B，纵隔窗

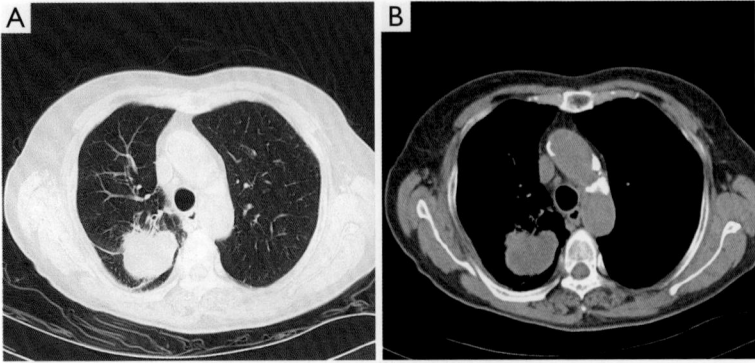

图7-247　术前2个月（2012年4月6日）
A，肺窗；B，纵隔窗

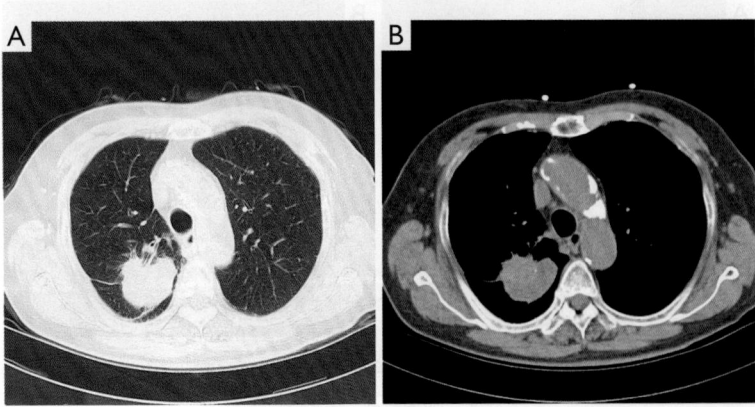

图7-248　术前（2012年6月11日）
A，肺窗；B，纵隔窗

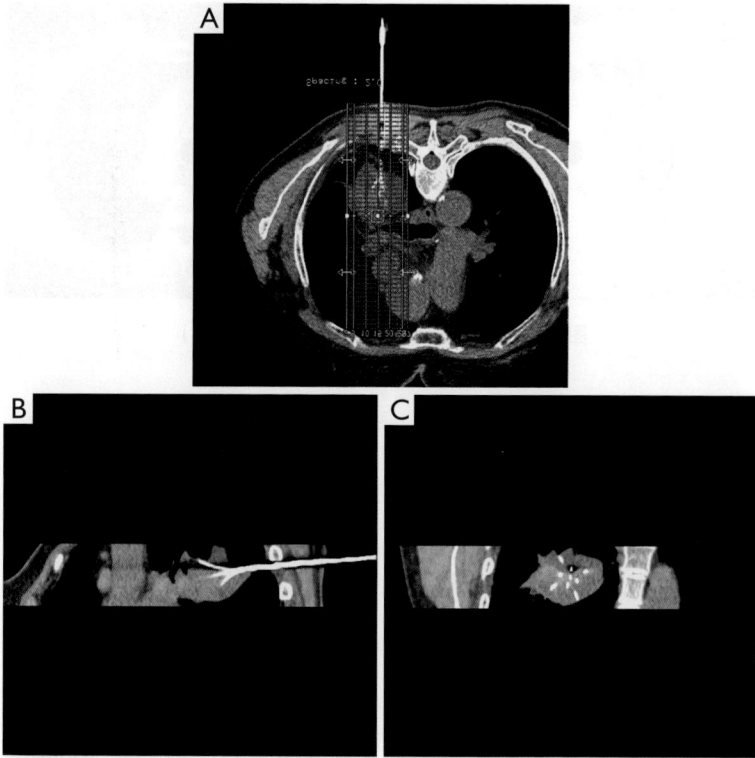

图7-249　术中（2012年6月15日）

A，横断面；B，矢状面；C，冠状面

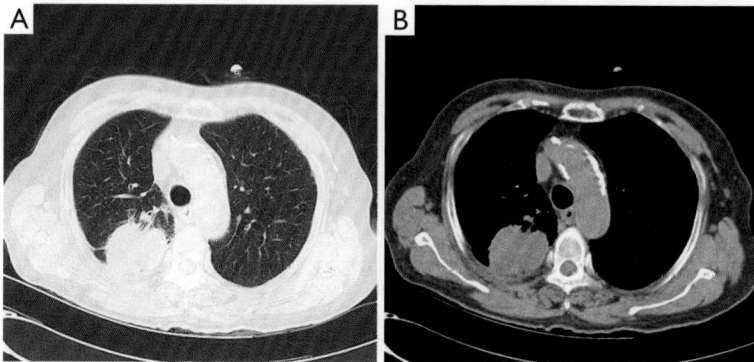

图7-250　术后2个月（2012年8月8日）

A，肺窗；B，纵隔窗

283

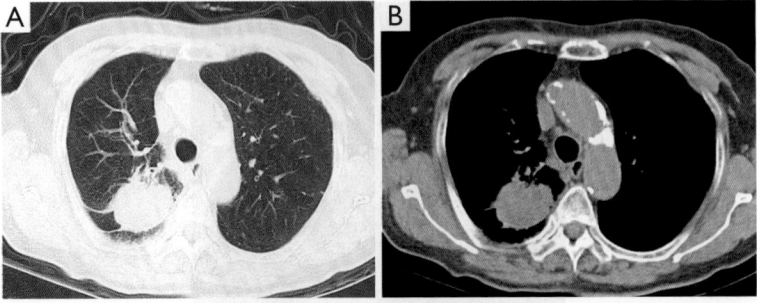

图7-251　术后6个月（2012年12月12日）

A，肺窗；B，纵隔窗

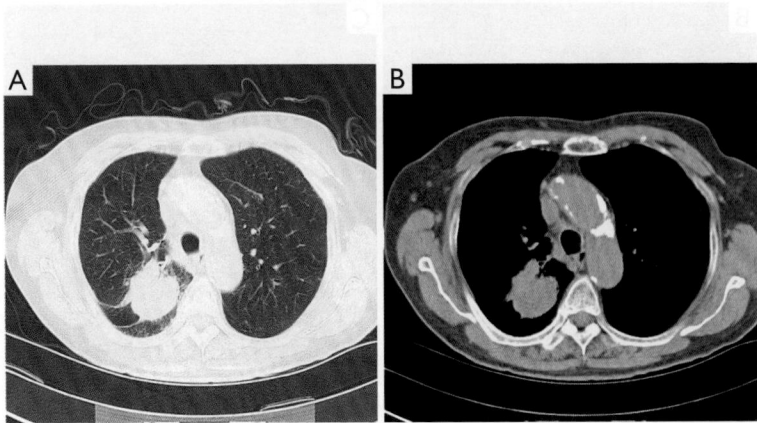

图7-252　术后12个月（2013年6月4日）

A，肺窗；B，纵隔窗

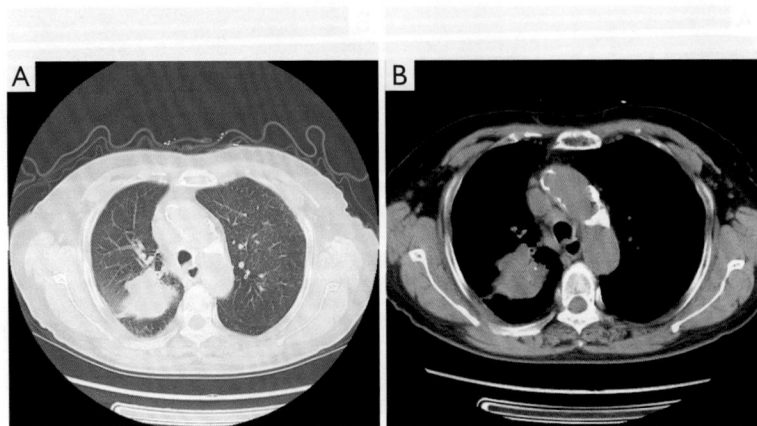

图7-253　术后16个月（2013年10月22日）

A，肺窗；B，纵隔窗

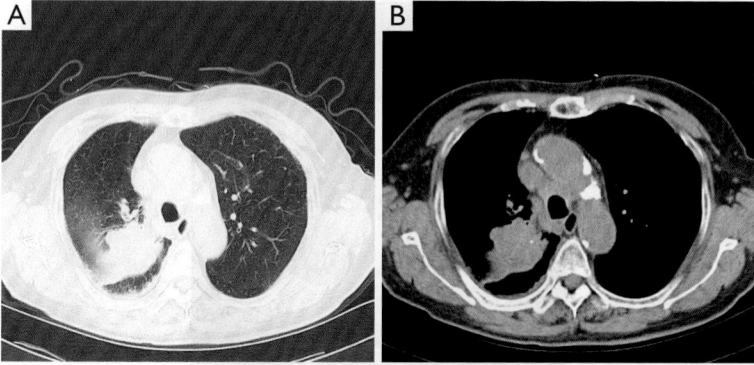

图7-254 术后20个月（2014年2月20日）
A，肺窗；B，纵隔窗

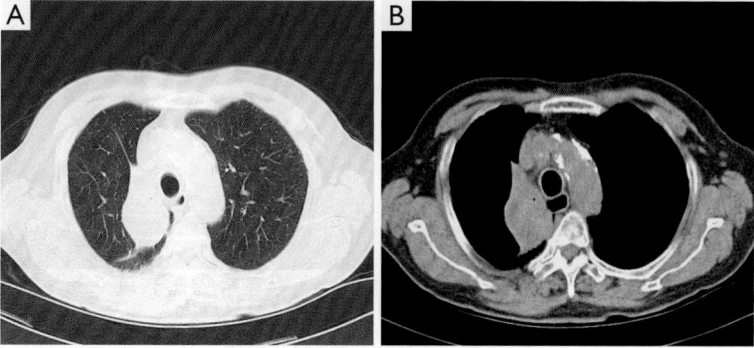

图7-255 术后22个月（2014年4月30日）
A，肺窗；B，纵隔窗

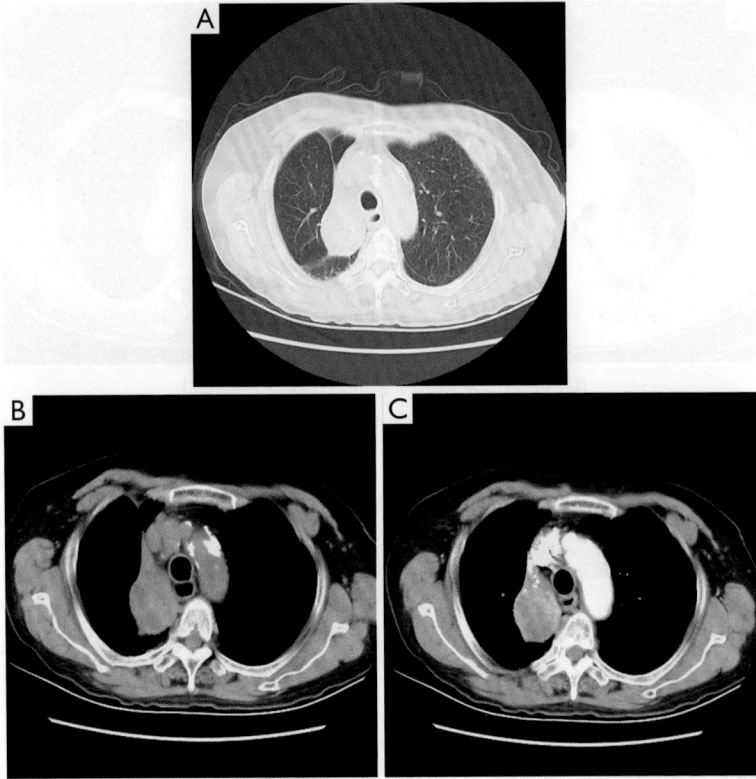

图7-256 术后25个月（2014年7月17日）

A，肺窗；B，纵隔窗；C，强化

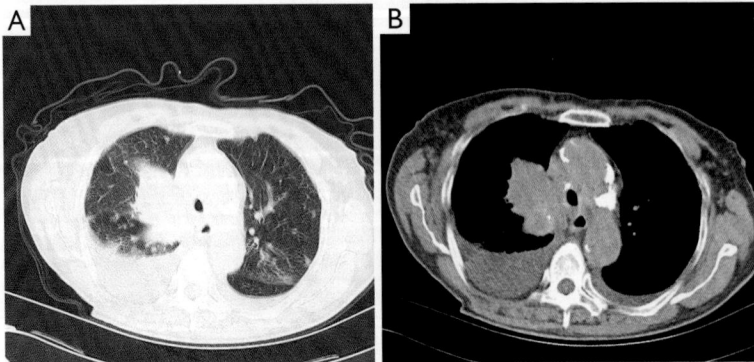

图7-257 术后40.5个月（2015年11月4日）

A，肺窗；B，纵隔窗

病例3

患者刘××，女，66岁。体检发现右上肺病变，胸部CT检查提示右肺上叶占位，伴纵隔淋巴结肿大，右锁骨上淋巴结肿大；SPECT检查见右肺上叶结节可见高代谢，T/Nmax=5.37，右肺门和纵隔内淋巴结可见高代谢，T/Nmax=2.85；分期检查没有发现远处转移；肿瘤标志物：CEA为11.41 ng/mL、CYFRA21-1为4.11 ng/mL。2014年5月15日局麻下右锁骨上淋巴结活检，病理诊断报告为腺癌。术前诊断：右上肺腺癌，右锁骨上淋巴结转移，分期T1N3M0。2014年5月26日行CT引导下射频消融，肿瘤大小约3 cm×2 cm，使用StarBurst®Talon型射频电极消融，开针4 cm，消融21.5 min。术后病理诊断为腺癌，做EGFR基因检测有突变，开始口服吉非替尼持续1年11个月。定期复查，病灶明显缩小，肿瘤标志物阴性，出现骨转移（图7-258~图7-275）。

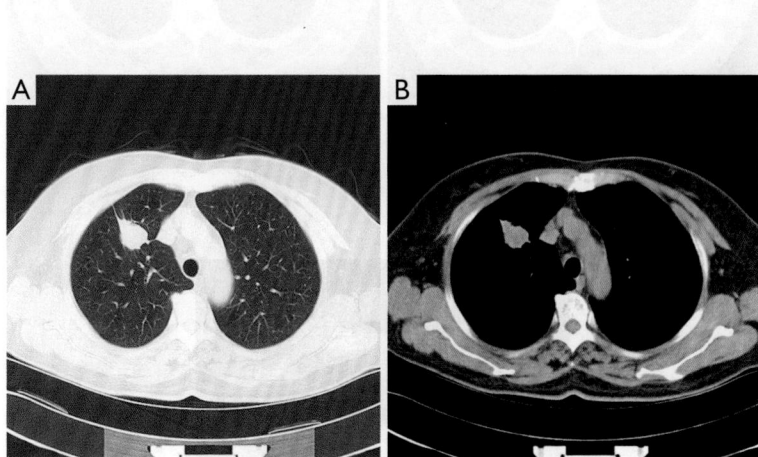

图7-258　术前1个月（2014年4月25日）
A，肺窗；B，纵隔窗

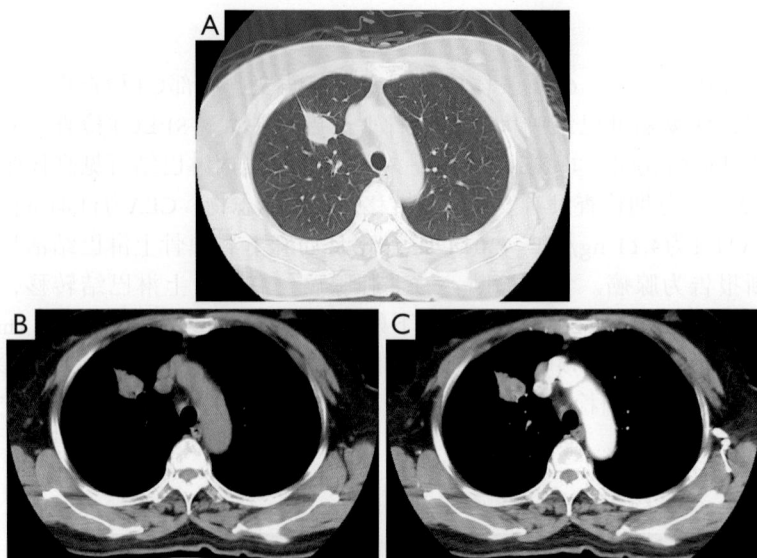

图7-259 术前3周（2014年5月5日）
A，肺窗；B，纵隔窗；C，强化

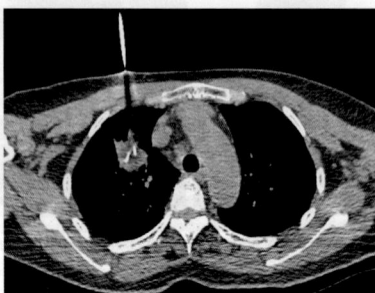

图7-260 术中（2014年5月26日）

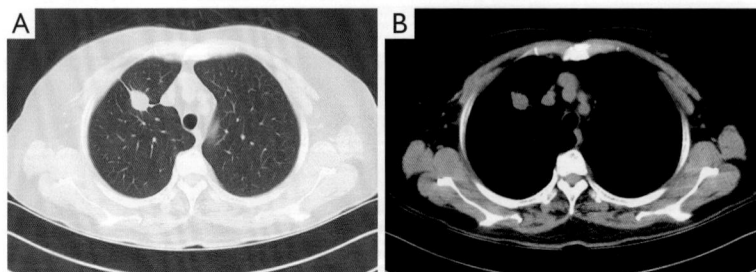

图7-261 术后1个月（2014年7月3日）
A，肺窗；B，纵隔窗

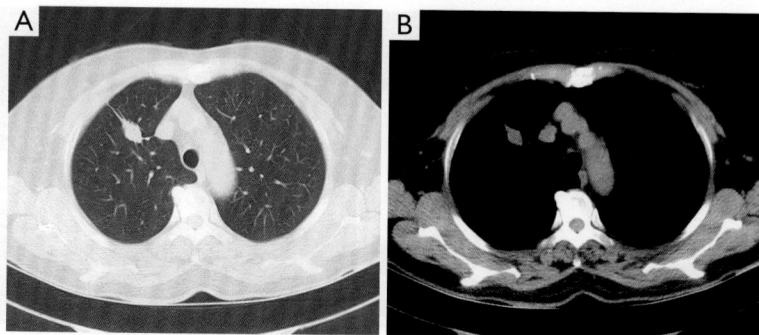

图7-262　术后3个月（2014年8月28日）
A，肺窗；B，纵隔窗

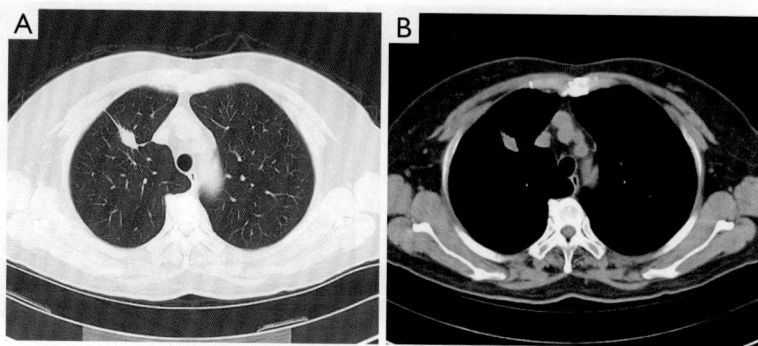

图7-263　术后5个月（2014年10月21日）
A，肺窗；B，纵隔窗

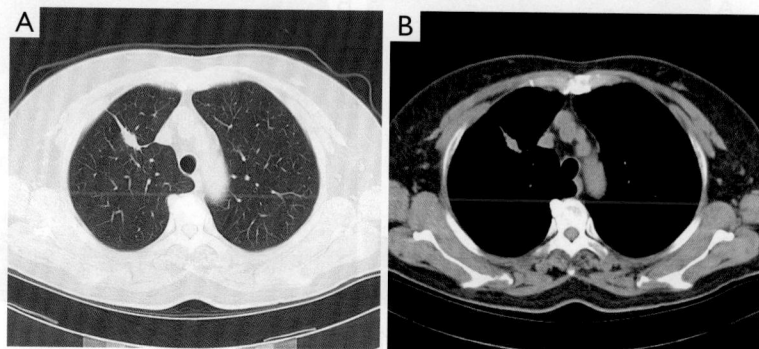

图7-264　术后7.5个月（2015年1月7日）
A，肺窗；B，纵隔窗

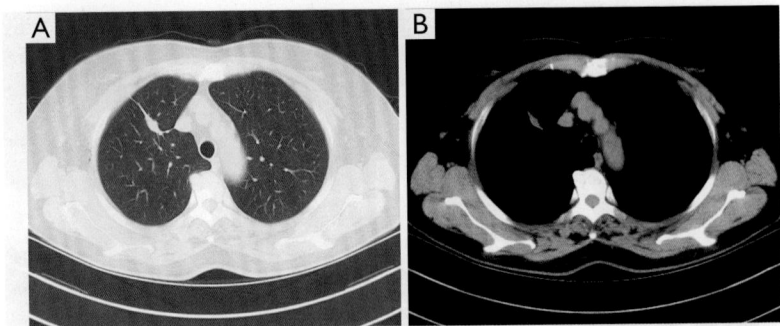

图7-265　术后10.5个月（2015年4月9日）

A，肺窗；B，纵隔窗

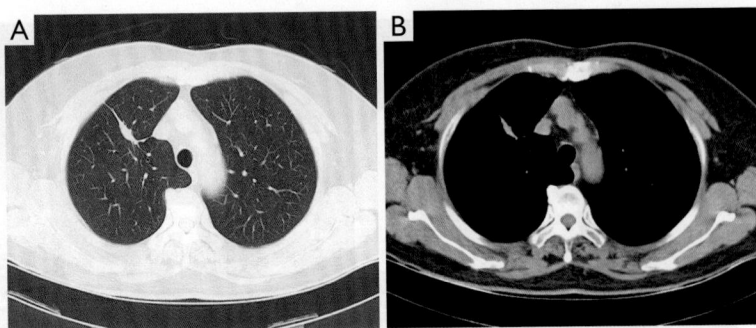

图6-266　术后13个月（2015年7月1日）

A，肺窗；B，纵隔窗

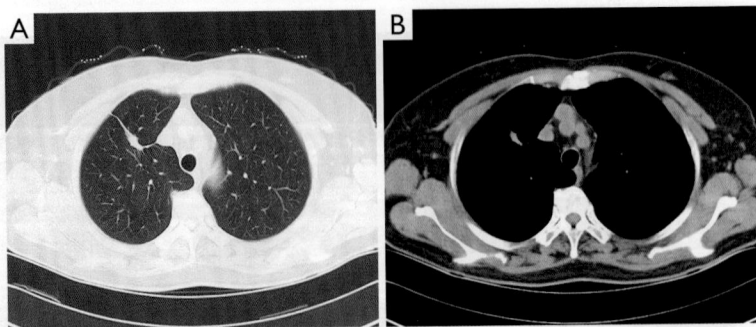

图7-267　术后16个月（2015年9月23日）

A，肺窗；B，纵隔窗

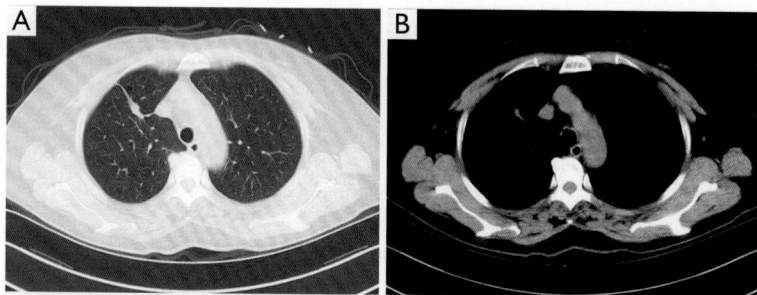

图7-268　术后19个月（2015年12月16日）
A，肺窗；B，纵隔窗

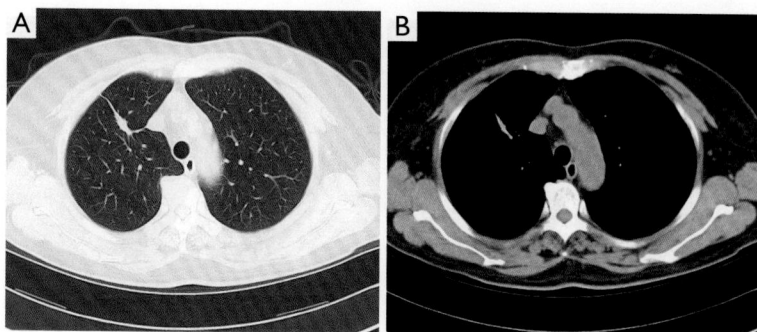

图7-269　术后22个月（2016年3月16日）
A，肺窗；B，纵隔窗

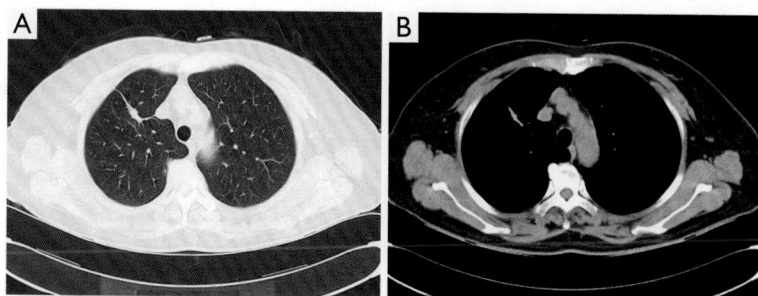

图7-270　术后24个月（2016年6月8日）
A，肺窗；B，纵隔窗

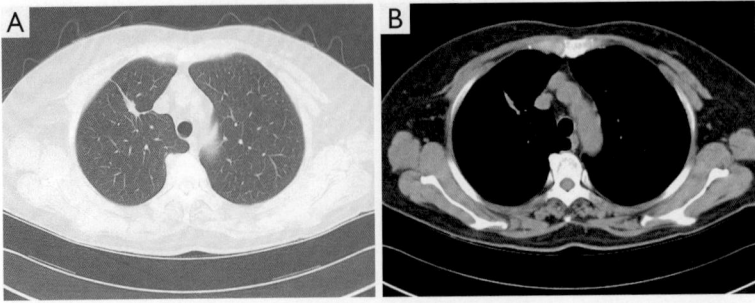

图7-271　术后27个月（2016年8月31日）

A，肺窗；B，纵隔窗

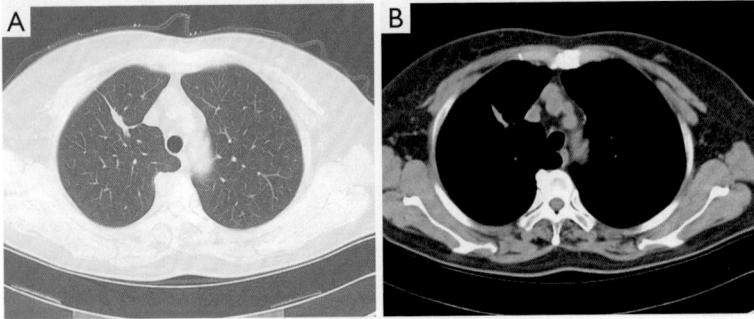

图7-272　术后33个月（2017年3月8日）

A，肺窗；B，纵隔窗

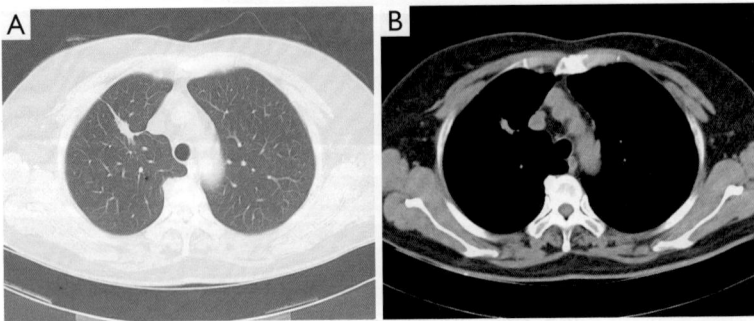

图7-273　术后36个月（2017年5月31日）

A，肺窗；B，纵隔窗

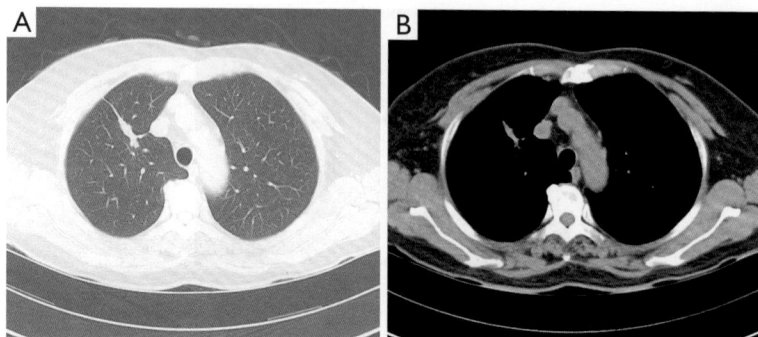

图7-274　术后39个月（2017年8月23日）

A，肺窗；B，纵隔窗

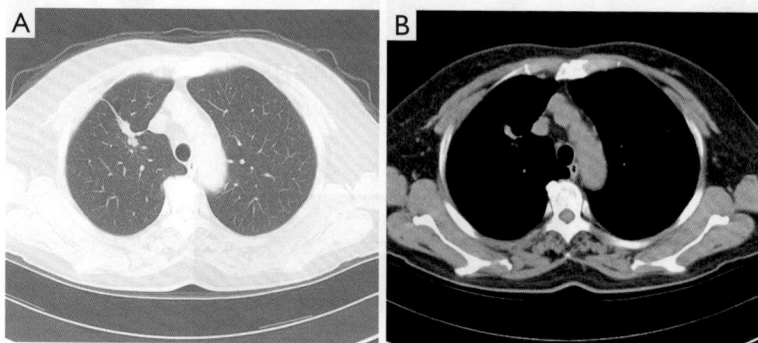

图7-275　术后42个月（2017年11月15日）

A，肺窗；B，纵隔窗

病例4

患者王××，男，78岁。诊断左下肺癌，双肺转移，骨转移1年，纤维支气管镜活检病理诊断为腺癌，EGFR基因检测突变，口服厄洛替尼至今，复查发现脑转移半年。既往体健。入院后检查胸部CT发现左上肺占位伴双肺多发转移可能；分期检查发现多发骨转移；肿瘤标志物：CEA为15.09 ng/mL，NSE为26.81 ng/mL，CYFRA21-1为5.14 ng/mL。术前诊断为左下肺癌，双肺转移，脑转移，骨转移，分期为T4NxM1。2014年6月10日行CT引导下射频消融术，肿瘤大小分别约3.5 cm × 2.5 cm，使用StarBurst®Talon型射频电极消融，开针3 cm，消融16.5 min。术后继续口服厄洛替尼、吉西他滨化疗等治疗并定期复查（图7-276~图7-279）。

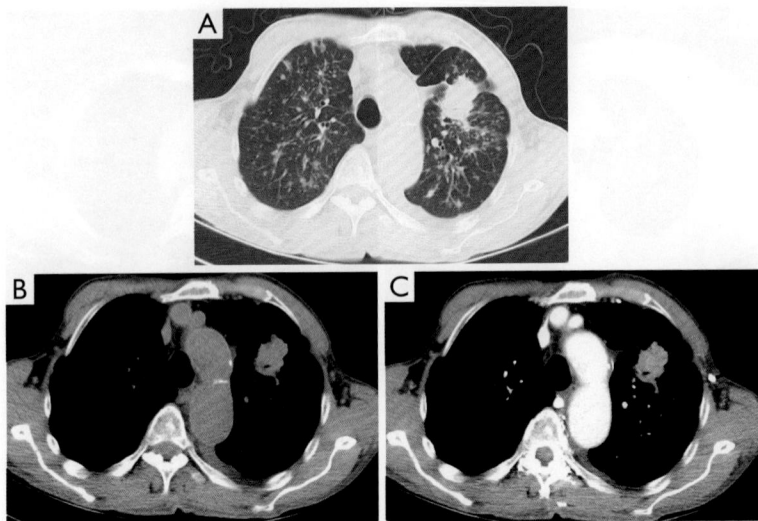

图7-276　术前（2014年6月5日）

A，肺窗；B，纵隔窗；C，强化

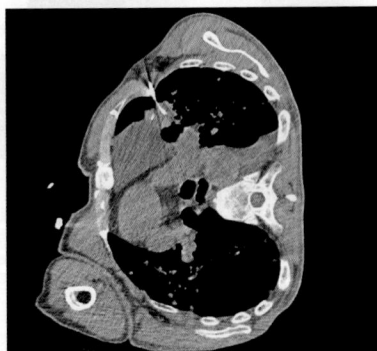

图7-277　术中（2014年6月10日）

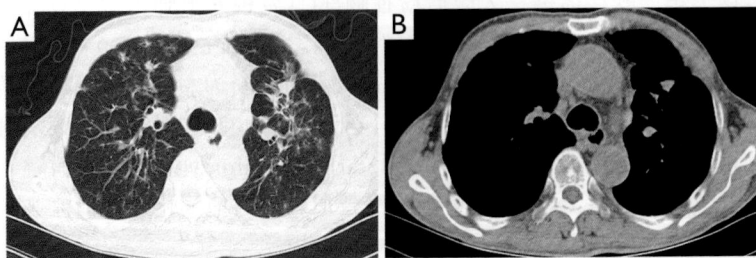

图7-278　术后10.5个月（2015年4月27日）

A，肺窗；B，纵隔窗

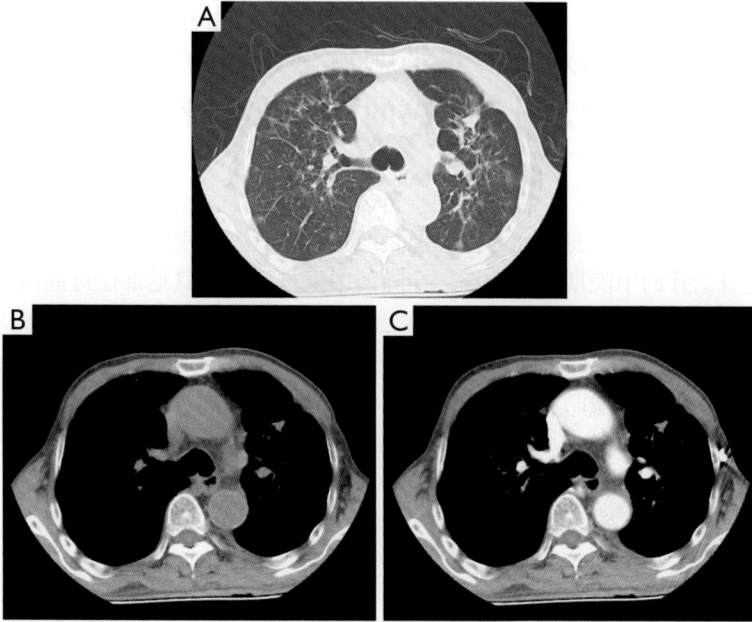

图7-279　术后14个月（2015年8月7日）
A，肺窗；B，纵隔窗；C，强化

第六节　热消融后全身治疗：
后续无针对肺癌的局部或全身治疗

中晚期肺癌以全身治疗为主，但是经过临床观察发现，经过热消融治疗后接受全身治疗的中晚期肺癌患者，在随访中发现，尽管其他部位可能出现新发病灶，但是经过热消融的病灶依然稳定或缩小，对延长无病生存期和减少肺部症状有益，因此，笔者建议热消融提前到全身治疗之前，因为在热消融之前可以同时取病理，以便制定全身治疗方案，减轻患者的痛苦。

部分患者由于各种原因没有在热消融后接受局部放疗或全身治疗。

病例

患者崔××，男，67岁。体检发现右上肺阴影1周，在医院行胸部CT检查发现右上肺结节；SPECT检查提示右上肺结节可见高代谢影，T/NTmax=4.05，纵隔肺门淋巴结高代谢影，T/NTmax=1.90；分期检查无远处转移；肿瘤标志物：CEA为6.07 ng/mL。术前诊断为右上肺腺癌，双侧肺门纵隔淋巴结转移，分期为T1N3M0。2012年5月24日行肺穿刺活检和CT引导下射频消融术，肿瘤大小约2 cm×2 cm，使用StarBurst®XL型射频电极消融，开针2 cm，消融17.5 min。术后病理诊断为鳞癌（图7-280~图7-312）。

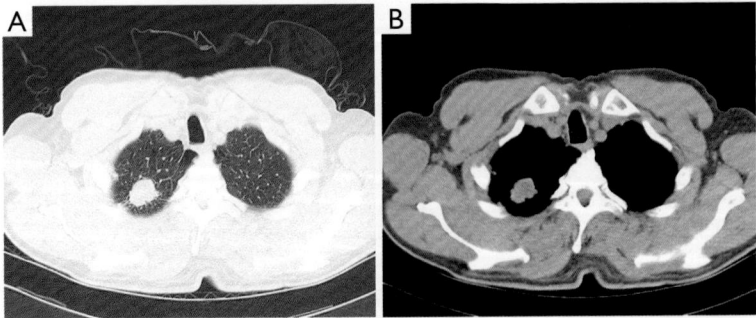

图7-280　术前2周（2012年5月8日）

A，肺窗；B，纵隔窗

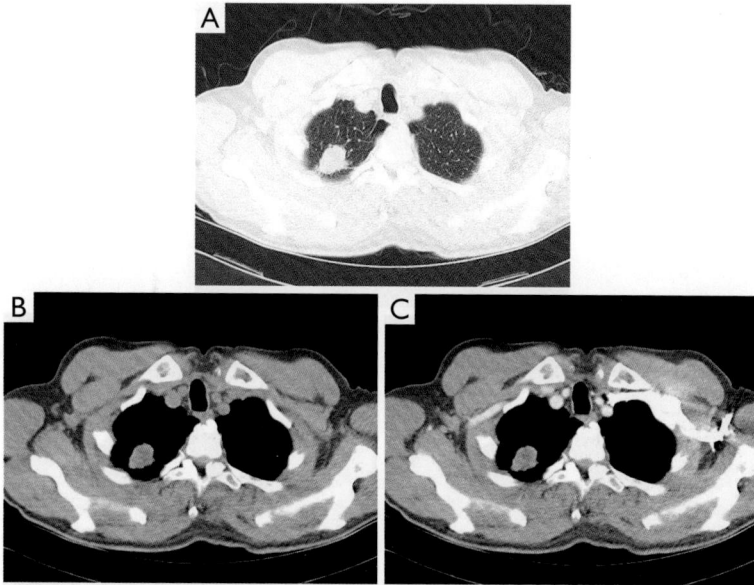

图7-281　术前10天（2012年5月13日）

A，肺窗；B，纵隔窗；C，强化

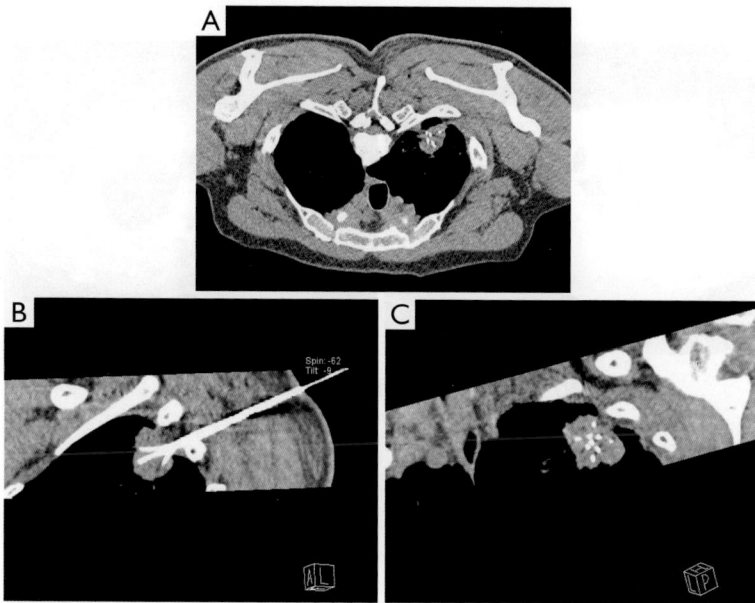

图7-282 术中（2012年5月24日）

A，横断面；B，矢状面；C，冠状面

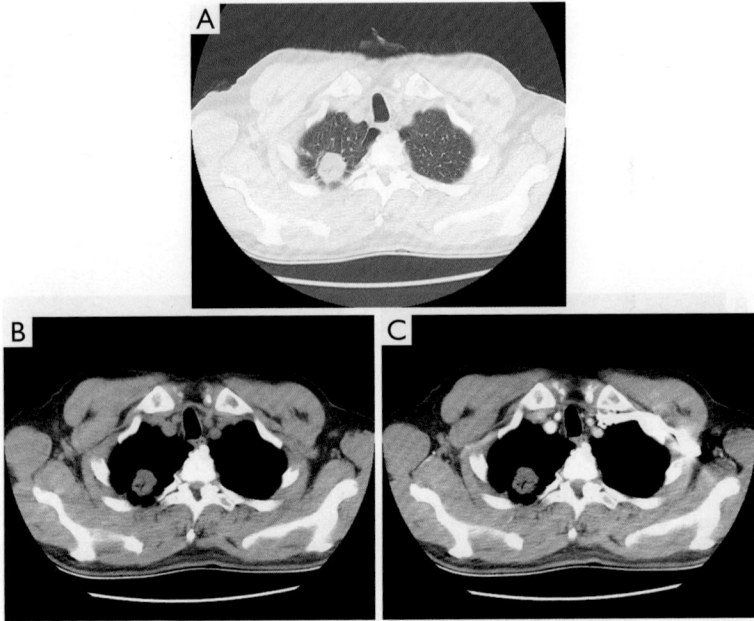

图7-283 术后2.5个月（2012年8月6日）

A，肺窗；B，纵隔窗；C，强化

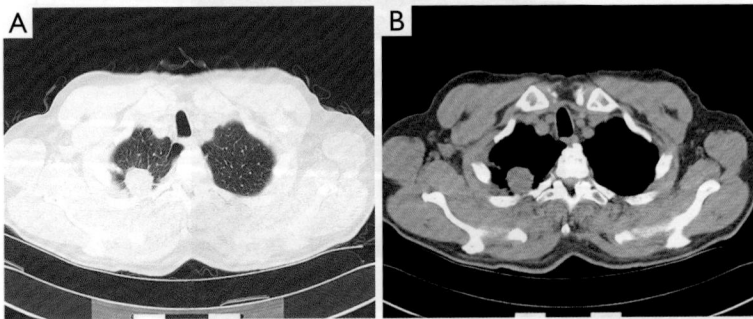

图7-284 术后4.5个月（2012年10月8日）

A，肺窗；B，纵隔窗

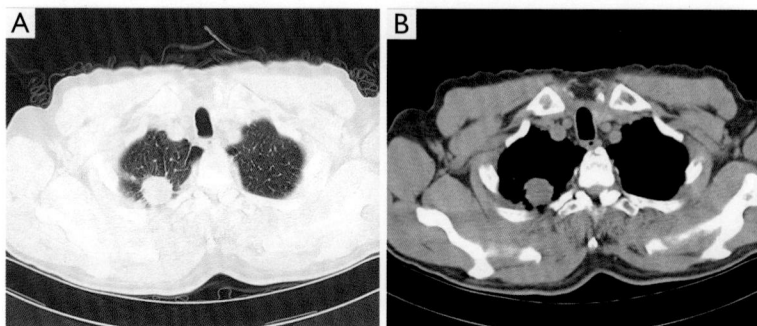

图7-285 术后6个月（2012年11月22日）

A，肺窗；B，纵隔窗

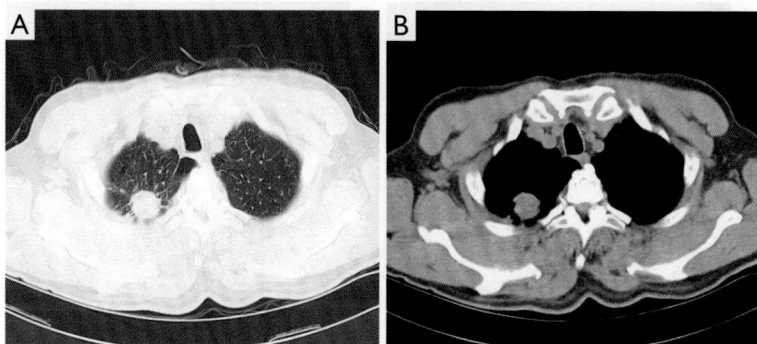

图7-286 术后7.5个月（2013年1月6日）

A，肺窗；B，纵隔窗

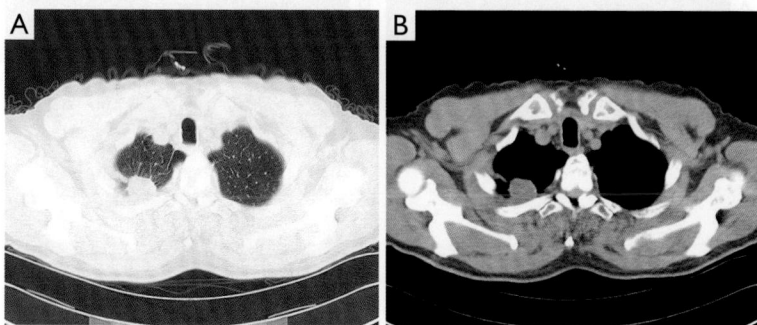

图7-287 术后9个月（2013年2月28日）

A，肺窗；B，纵隔窗

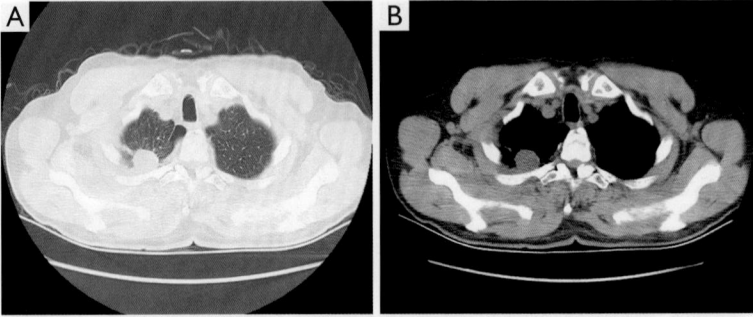

图7-288　术后11个月（2013年5月2日）

A，肺窗；B，纵隔窗

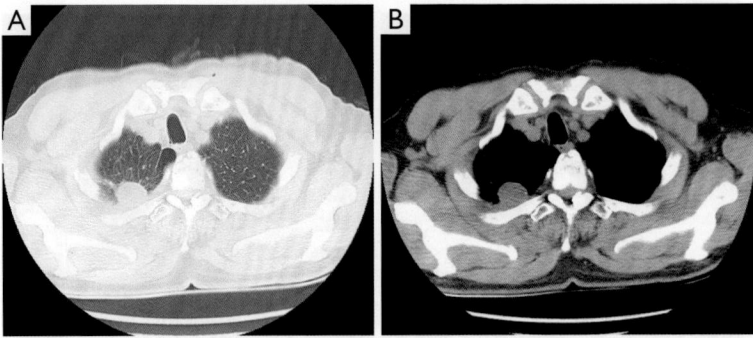

图7-289　术后13个月（2013年6月18日）

A，肺窗；B，纵隔窗

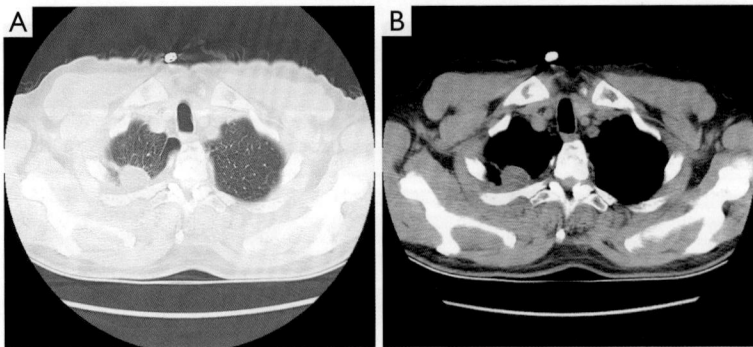

图7-290　术后15个月（2013年8月15日）

A，肺窗；B，纵隔窗

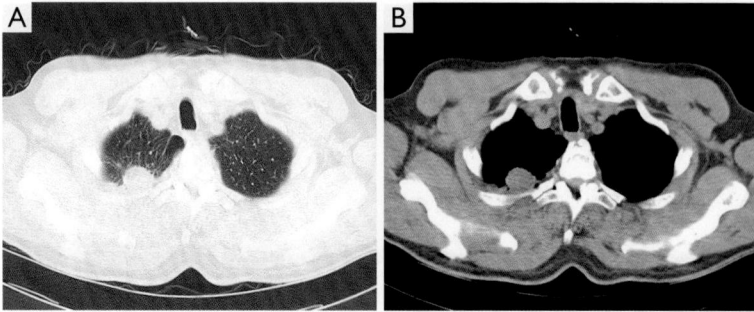

图7-291 术后17个月（2013年10月14日）
A，肺窗；B，纵隔窗

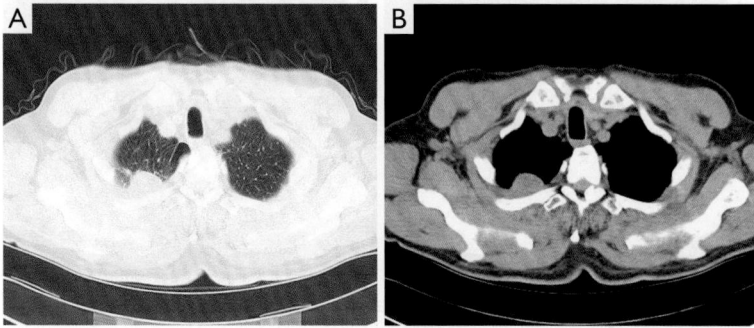

图7-292 术后18个月（2013年12月6日）
A，肺窗；B，纵隔窗

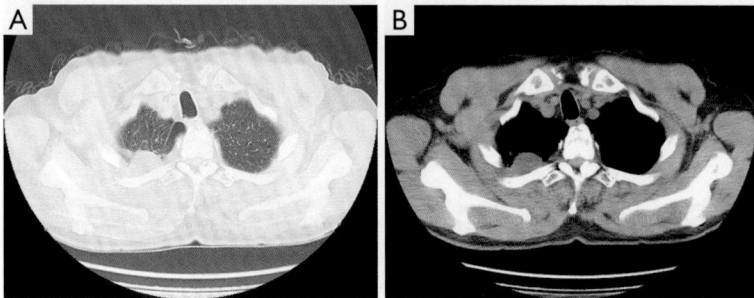

图7-293 术后20.5个月（2014年2月7日）
A，肺窗；B，纵隔窗

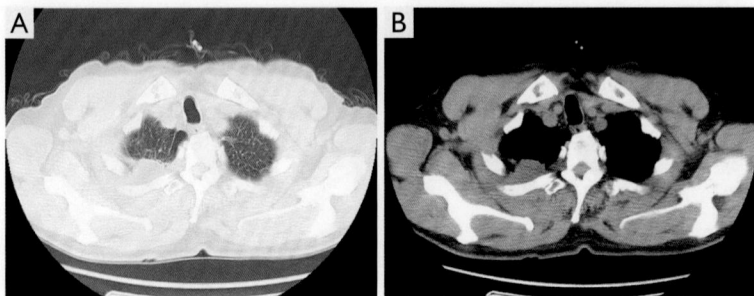

图7-294　术后22个月（2014年4月3日）

A，肺窗；B，纵隔窗

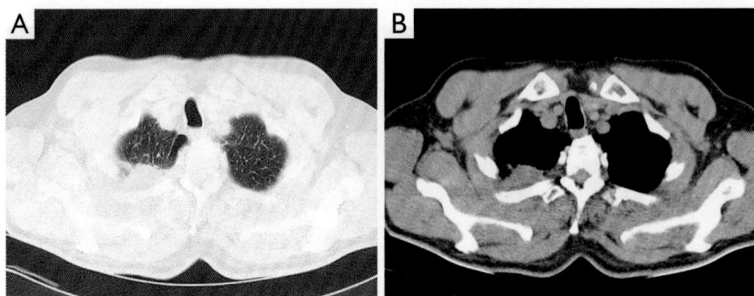

图7-295　术后24个月（2014年5月26日）

A，肺窗；B，纵隔窗

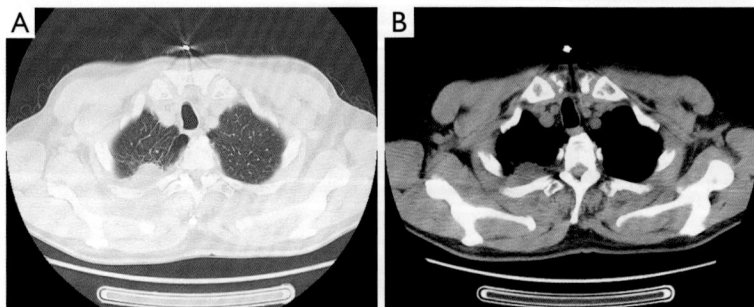

图7-296　术后26个月（2014年7月24日）

A，肺窗；B，纵隔窗

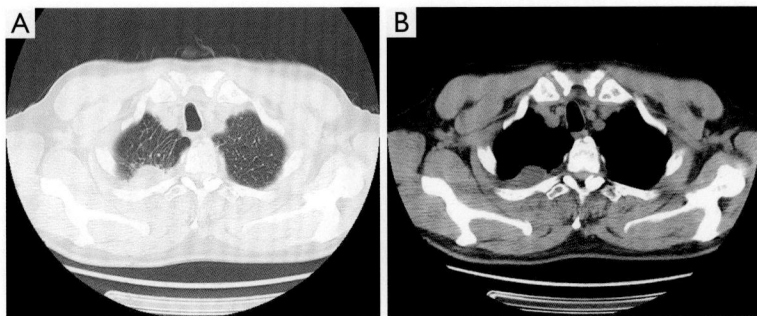

图7-297　术后28个月（2014年9月28日）
A，肺窗；B，纵隔窗

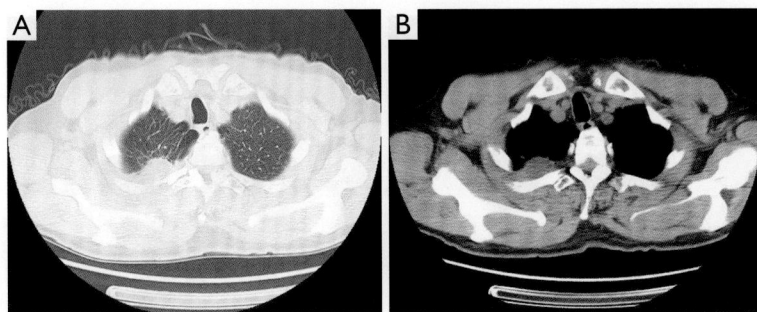

图7-298 术后29.5个月（2014年11月6日）
A，肺窗；B，纵隔窗

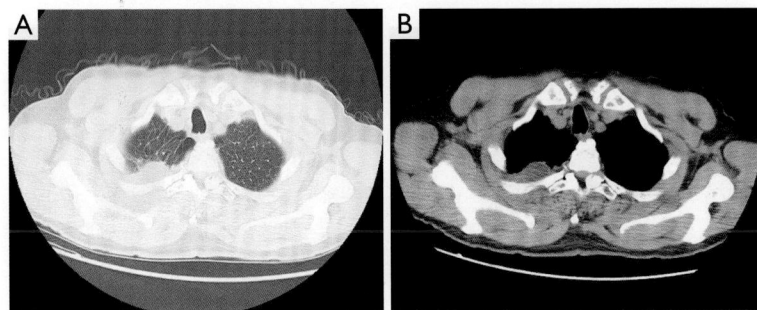

图7-299　术后31.5个月（2015年1月9日）
A，肺窗；B，纵隔窗

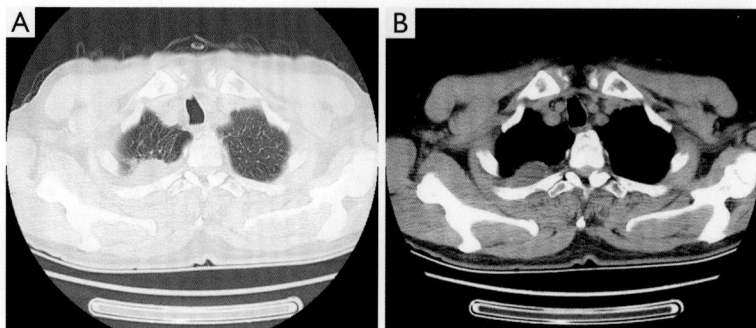

图7-300　术后34个月（2015年4月2日）
A，肺窗；B，纵隔窗

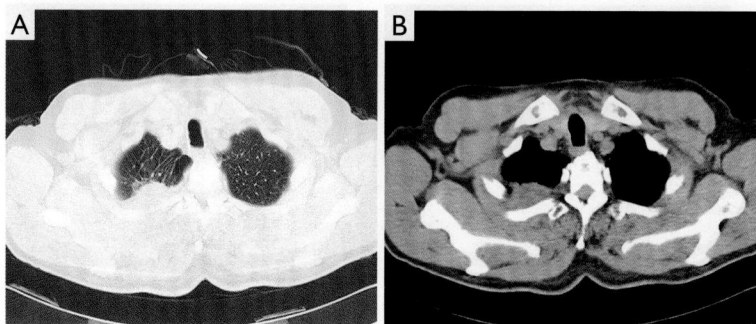

图7-301　术后37个月（2015年6月25日）
A，肺窗；B，纵隔窗

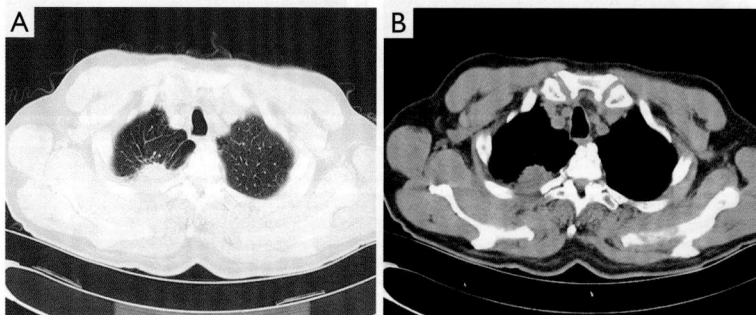

图7-302　术后40个月（2015年9月14日）
A，肺窗；B，纵隔窗

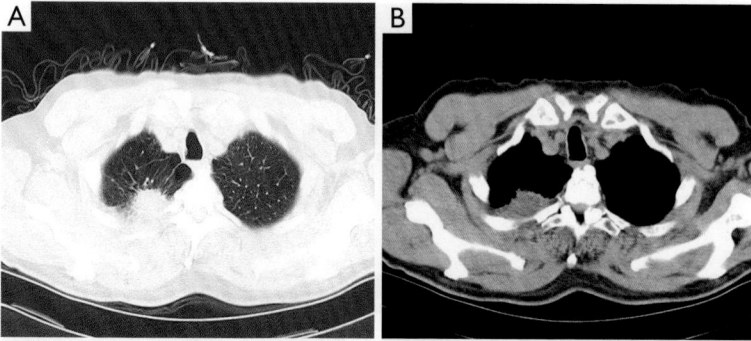

图7-303　术后42个月（2015年12月4日）

A，肺窗；B，纵隔窗

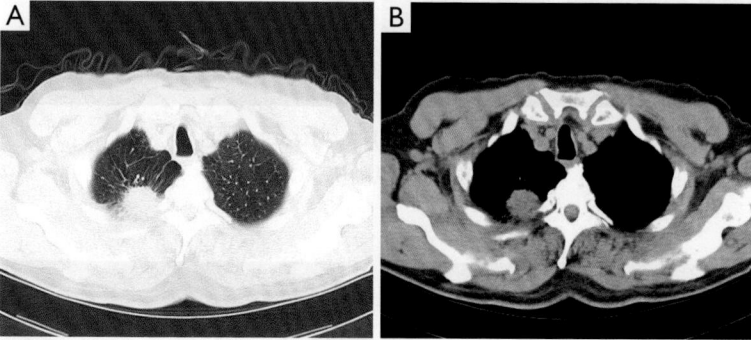

图7-304　术后45个月（2016年2月25日）

A，肺窗；B，纵隔窗

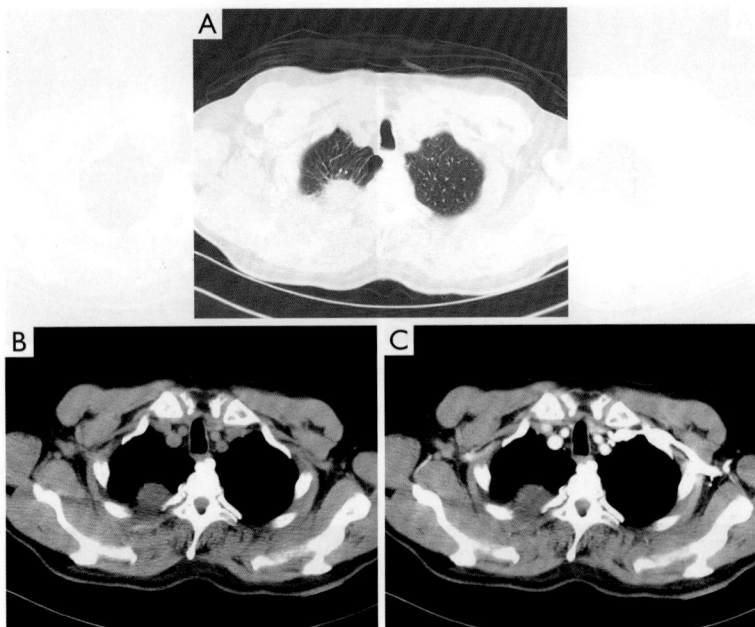

图7-305　术后48个月（2016年6月1日）

A，肺窗；B，纵隔窗；C，强化

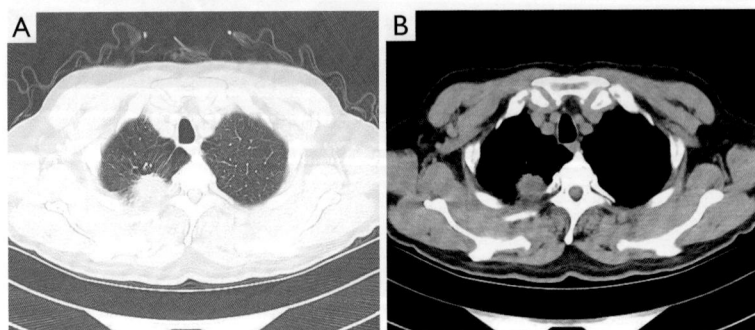

图7-306　术后54个月（2016年11月17日）

A，肺窗；B，纵隔窗

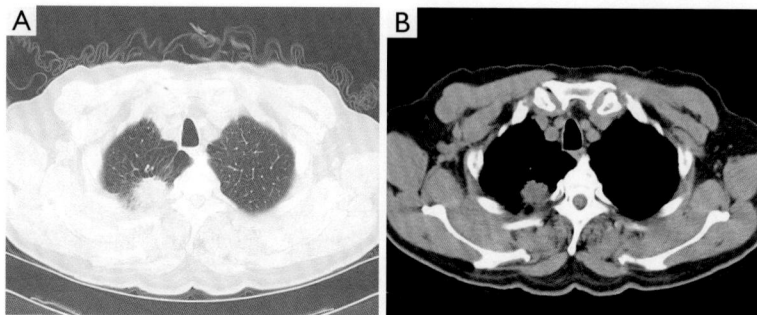

图7-307 术后57个月（2017年2月16日）

A，肺窗；B，纵隔窗

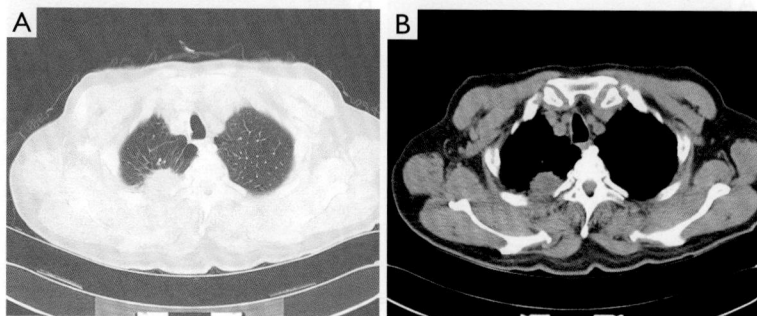

图7-308 术后60个月（2017年5月9日）

A，肺窗；B，纵隔窗

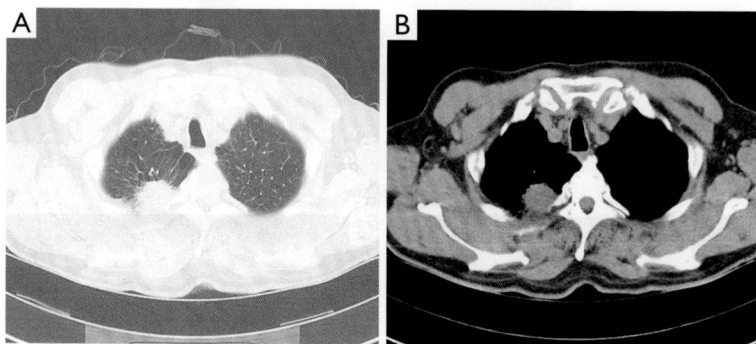

图7-309 术后62个月（2017年7月31日）

A，肺窗；B，纵隔窗

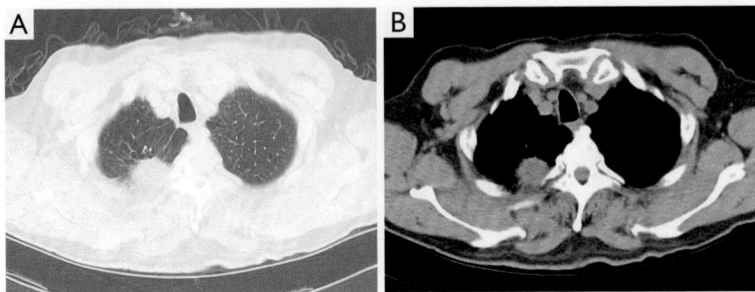

图7-310　术后65个月（2017年10月24日）
A，肺窗；B，纵隔窗

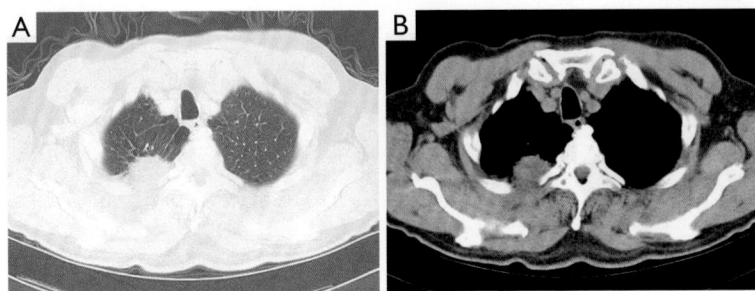

图7-311　术后68个月（2017年1月11日）
A，肺窗；B，纵隔窗

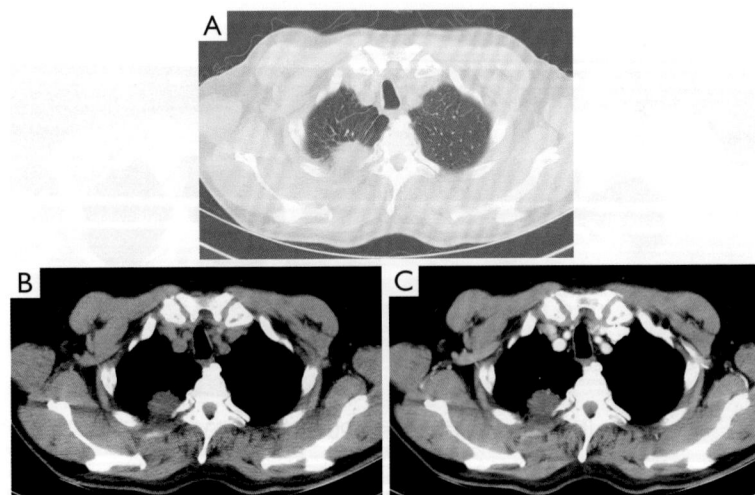

图7-312　术后74个月（2017年7月6日）
A，肺窗；B，纵隔窗；C，强化

第七节 热消融后全身治疗：补充放疗

病例1

患者肖××，男，75岁。体检发现右下肺肿物1个月，咳嗽、咳痰10 d。入院后胸部CT检查发现右下肺占位；SPECT检查提示右下肺占位可见高代谢影，T/NT=3.76，纵隔肺门淋巴结高代谢影，T/NT=2.05；分期检查可疑骨转移。2010年9月27日行肺穿刺活检，病理诊断为腺癌。心脏彩超：左室舒张功能减低，左室射血分数正常，主动脉瓣钙化伴轻度反流。术前诊断为右下肺腺癌，纵隔淋巴结转移，骨转移，分期为T2N2M1。2010年10月18日行CT引导下射频消融术，肿瘤大小约3.6 cm × 2.8 cm，使用StarBurst®XL型射频电极消融，开针3 cm，消融25 min，由于疼痛，靶温度设定由70 ℃开始逐渐升温至90 ℃。术后补充放疗，2012年11月以后失访（图7-313~图7-316）。

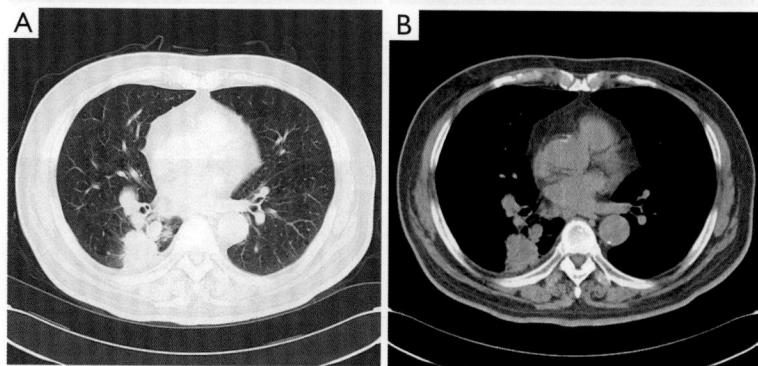

图7-313 术前（2011年10月18日）
A，肺窗；B，纵隔窗

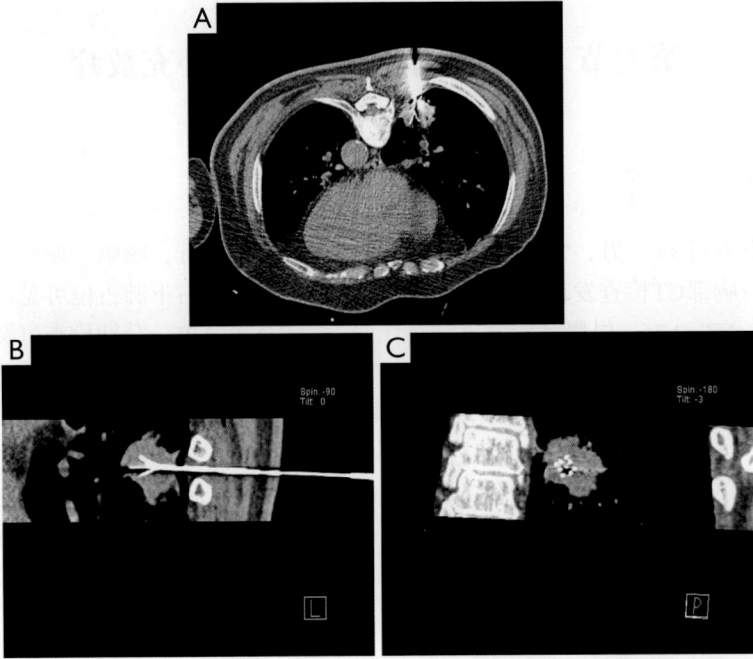

图7-314　术中（2010年10月18日）
A，横断面；B，矢状面；C，冠状面

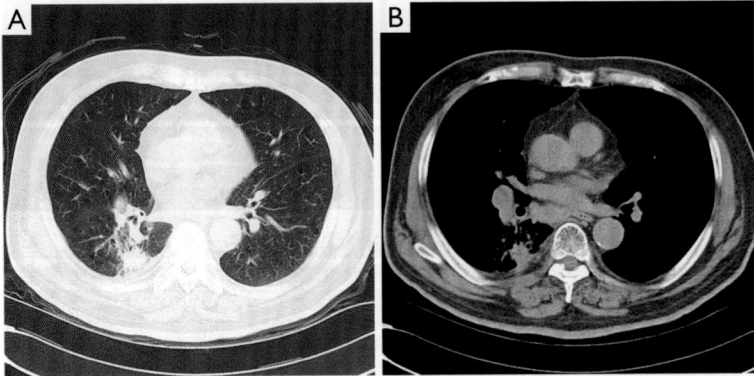

图7-315　术后16个月（2012年2月14日）
A，肺窗；B，纵隔窗

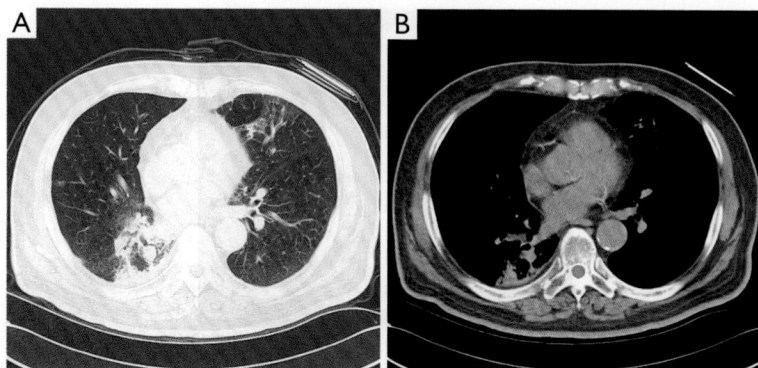

图7-316 术后24.5个月（2012年11月1日）
A，肺窗；B，纵隔窗

病例2

患者王××，女，79岁。因体检发现肺部阴影2个月，咳嗽、痰中带血10余天。既往有脑膜瘤。入院后行胸部CT检查发现右下肺5 cm肿块，右上肺1 cm结节，纵隔淋巴结增大；分期检查无远处转移；肿瘤标志物：NSE为19.20 ng/mL。心脏彩超：左室舒张功能减低，左室壁节段性运动异常，左室射血分数正常，肺动脉瓣轻度反流，三尖瓣轻度反流。术前诊断为右下肺癌，纵隔淋巴结转移，肺内转移不除外，分期为T4N2M0。2012年2月22日行肺穿刺活检和CT引导下射频消融术，肿瘤大小约3 cm × 2 cm，使用StarBurst®XL型射频电极消融，开针3 cm，消融28 min，由于疼痛，靶温度设定由70 ℃开始逐渐升温至90 ℃。术后病理诊断为低分化鳞癌，并补充放疗。2015年7月复查发现骨转移（图7-317~图7-326）。

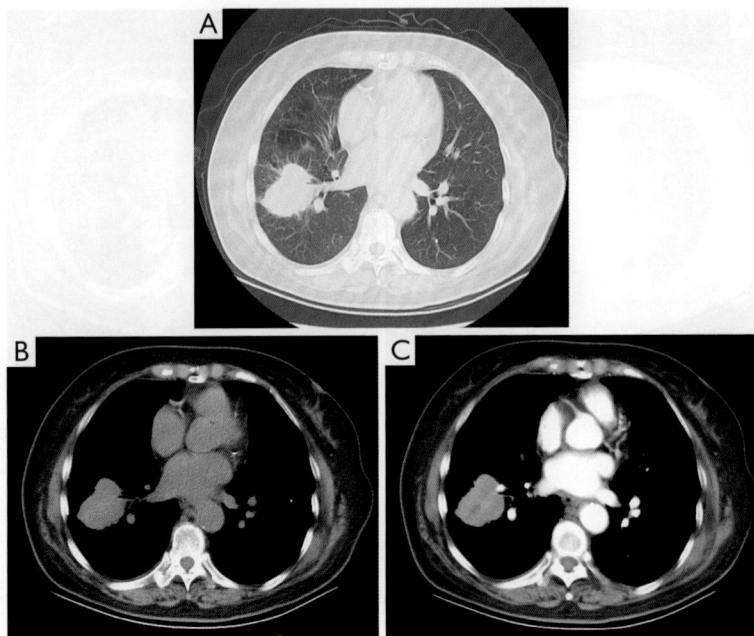

图7-317　术前（2012年2月20日）

A，肺窗；B，纵隔窗；C，强化

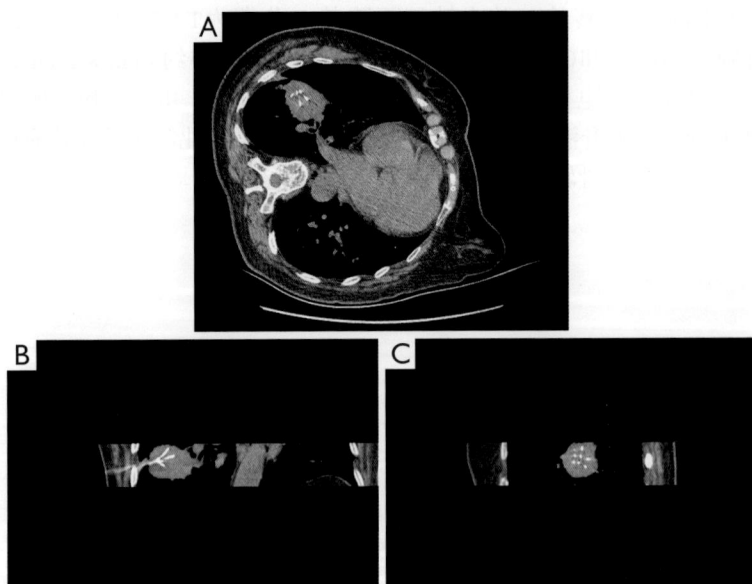

图7-318　术中（2012年2月22日）

A，横断面；B，矢状面；C，冠状面

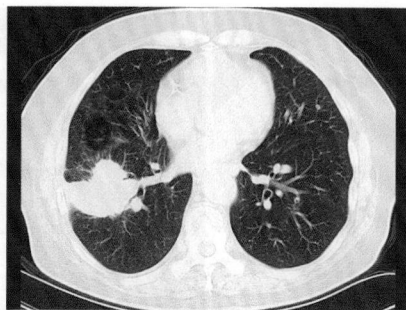

图7-319 术后1个月（2012年3月26日）

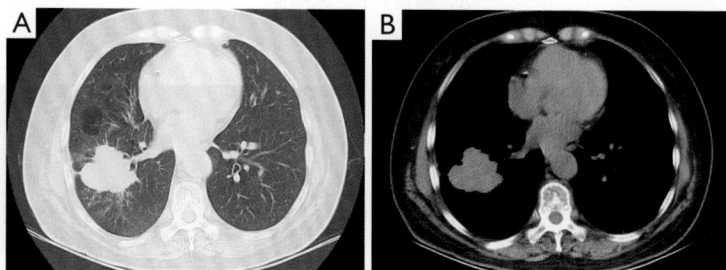

图7-320 术后3.5个月（2012年6月7日）
A，肺窗；B，纵隔窗

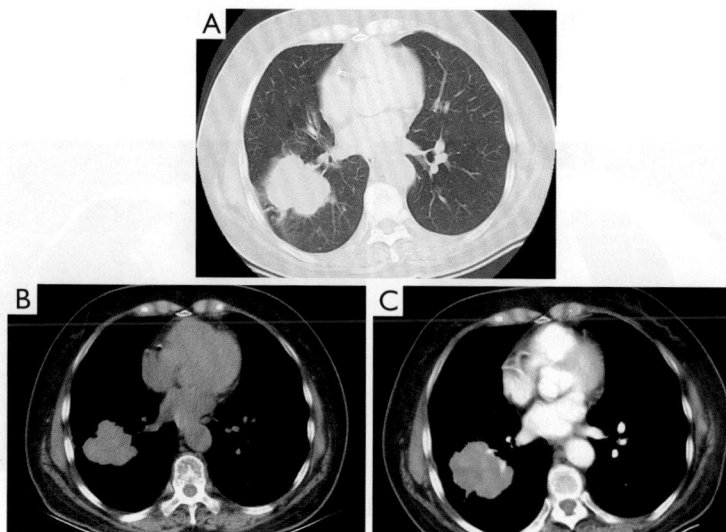

图7-321 术后7个月（2012年9月27日）
A，肺窗；B，纵隔窗；C，强化

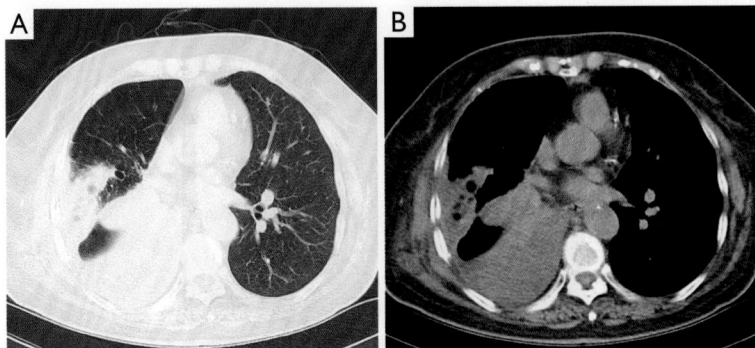

图7-322　术后30个月（2014年8月15日）

A，肺窗；B，纵隔窗

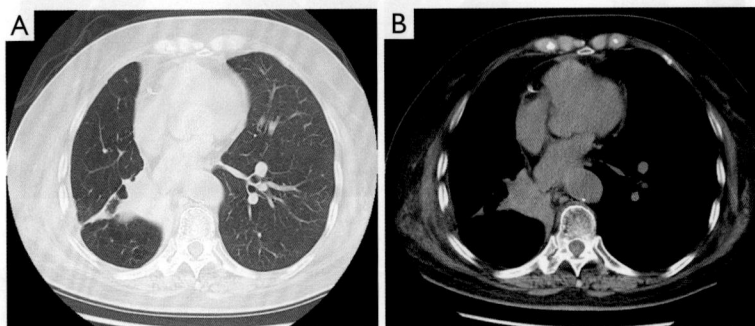

图7-323　术后30.5个月（2014年9月1日）

A，肺窗；B，纵隔窗

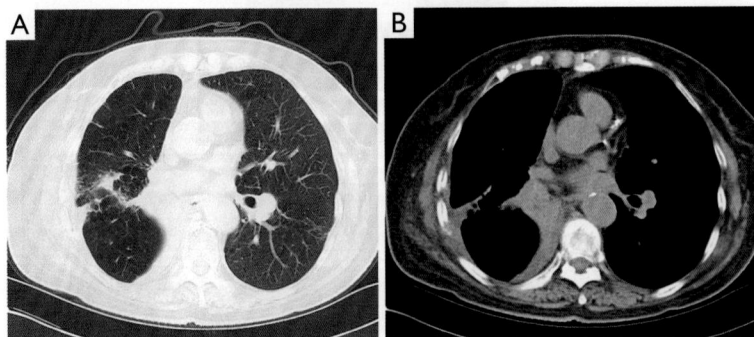

图7-324　术后32个月（2014年10月27日）

A，肺窗；B，纵隔窗

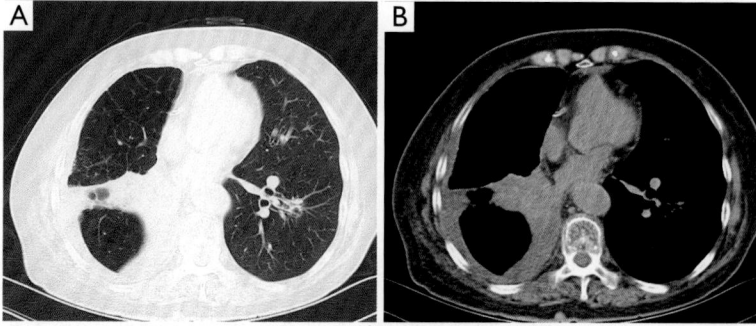

图7-325　术后39个月（2015年6月3日）

A，肺窗；B，纵隔窗

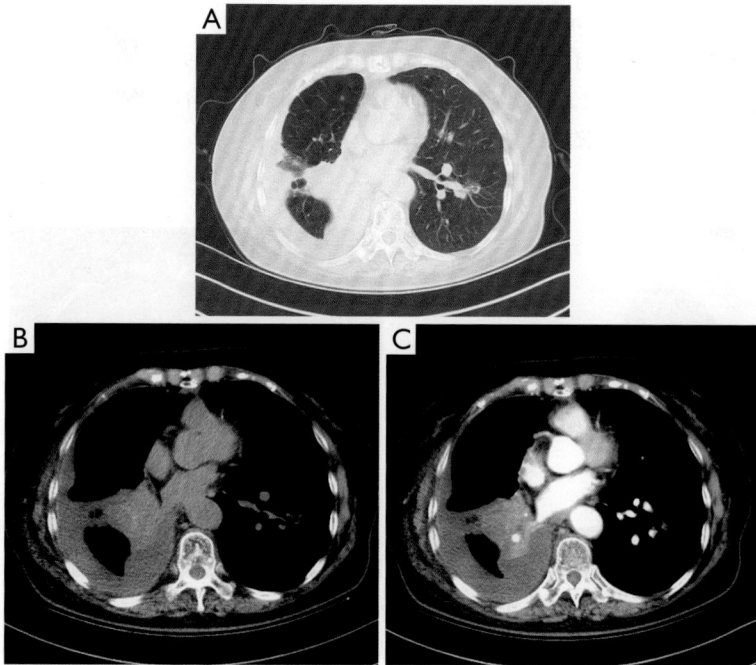

图7-326　术后50个月（2016年4月22日）

A，肺窗；B，纵隔窗；C，强化

第八节　热消融后全身治疗：化疗

不存在基因突变的患者，在热消融治疗后选择静脉化疗。

病例1

患者王××，女，57岁。刺激性咳嗽1个月余，在外院胸部CT检查发现右下肺阴影，伴纵隔淋巴结肿大，双侧肺转移；分期检查发现多发脑转移，多发骨转移；肿瘤标志物：CEA为12.91 ng/mL。2010年12月22日行肺穿刺活检和CT引导下射频消融，肿瘤大小约2.5 cm×2 cm，使用StarBurst®XL型射频电极消融，分别开针4 cm，消融时间25 min，因为疼痛，降低靶温度为75 ℃。病理诊断为腺癌，给予培美曲塞加卡铂化疗：培美曲塞900 mg，第1天，卡铂400 mg，第2天，21天方案，计4个周期；2011年2月开始口服吉非替尼，双膦酸盐抗骨转移治疗（图7-327~图7-336）。

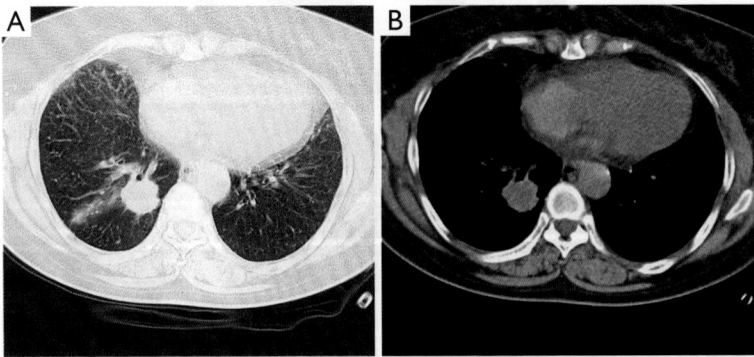

图7-327　术前（2010年12月22日）
A，肺窗；B，纵隔窗

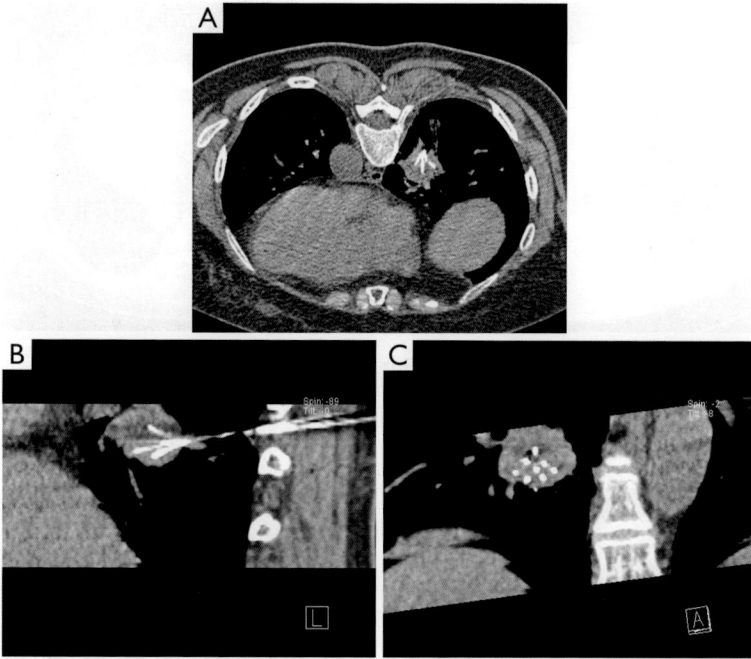

图7-328 术中（2010年12月22日）
A，横断面；B，矢状面；C，冠状面

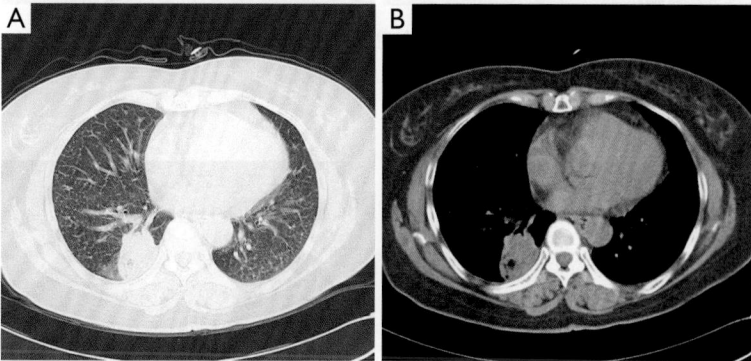

图7-329 术后1个月（2011年1月18日）
A，肺窗；B，纵隔窗

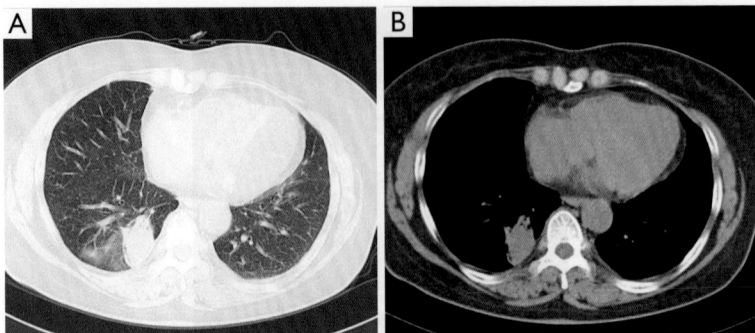

图7-330　术后2.5个月（2011年3月7日）
A，肺窗；B，纵隔窗

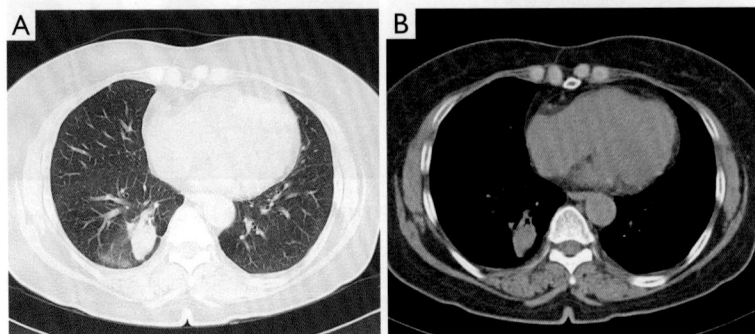

图7-331　术后5个月（2011年5月12日）
A，肺窗；B，纵隔窗

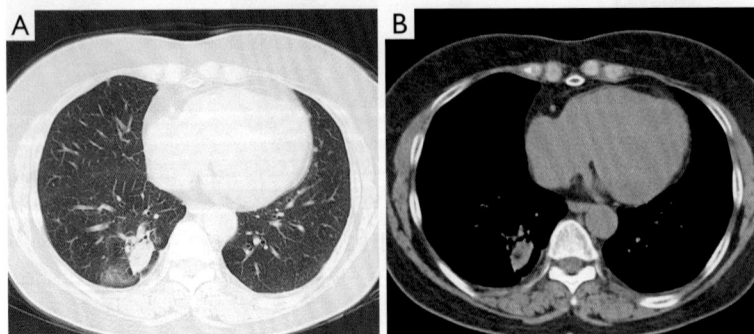

图7-332　术后7个月（2011年7月15日）
A，肺窗；B，纵隔窗

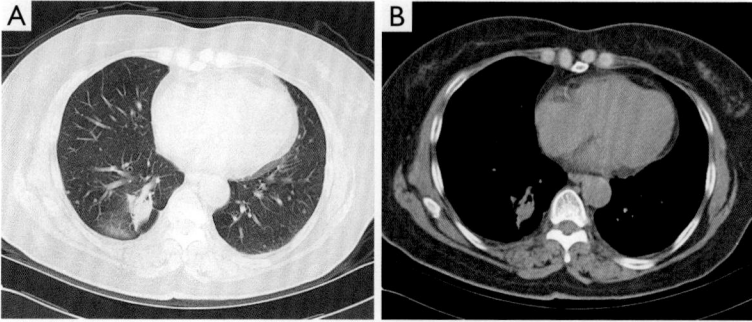

图7-333　术后10个月（2011年10月24日）
A，肺窗；B，纵隔窗

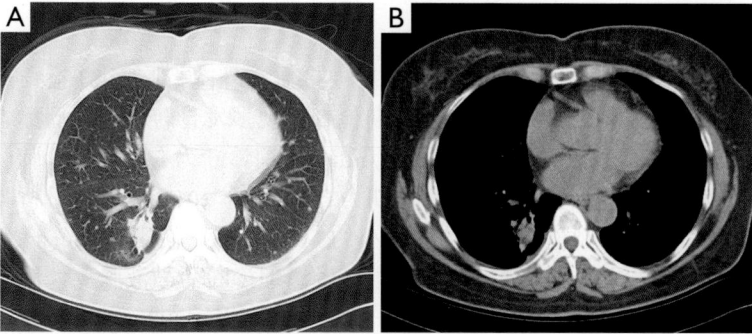

图7-334　术后12个月（2011年12月16日）
A，肺窗；B，纵隔窗

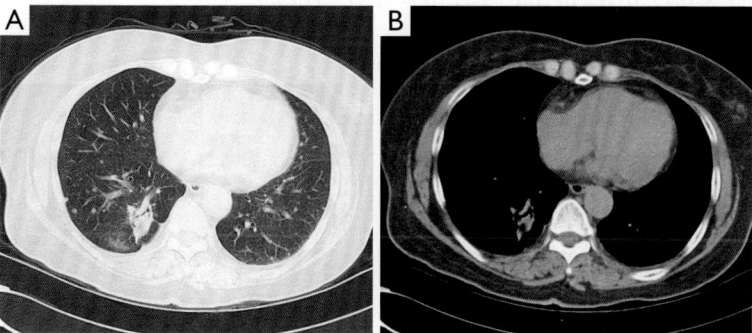

图7-335　术后14个月（2012年2月15日）
A，肺窗；B，纵隔窗

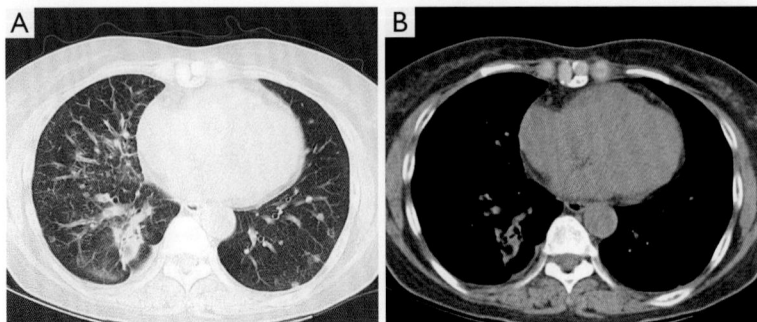

图7-336　术后19个月（2012年7月25日）

A，肺窗；B，纵隔窗

病例2

患者伽××，女，61岁。因咳嗽、痰中带血在外院行胸部CT检查发现右上肺占位，双肺多发结节。入院后分期检查发现多发骨转移；肿瘤标志物：CEA为120 ng/mL，CYFRA21-1为5.8 ng/mL。术前诊断为右上肺癌，肺门纵隔淋巴结转移，双肺转移，骨转移，分期为T4N2M1。2011年4月25日行肺穿刺活检和CT引导下射频消融术，肿瘤大小约5 cm×4 cm，使用StarBurst®XL型射频电极消融，开针5 cm，消融32 min。术后病理诊断为黏液腺癌，给予吉西他滨加卡铂化疗：吉西他滨1 800 mg，第1、8天，卡铂300 mg，第2天，21天方案，计6个周期；择泰抗骨转移治疗。2011年11月行多西紫杉醇单药化疗：120 mg，第1天，21天方案。计5个周期。2012年5月因头痛、头晕、言语不清，头颅MR检查发现多发脑转移，开始口服吉非替尼。2012年11月复查肿瘤标志物：CEA为67.92 ng/ml（图7-337~图7-345）。

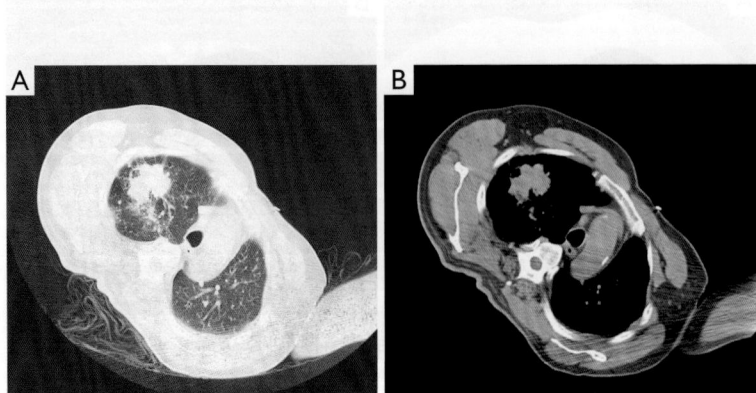

图7-337　术前（2011年4月25日）

A，肺窗；B，纵隔窗

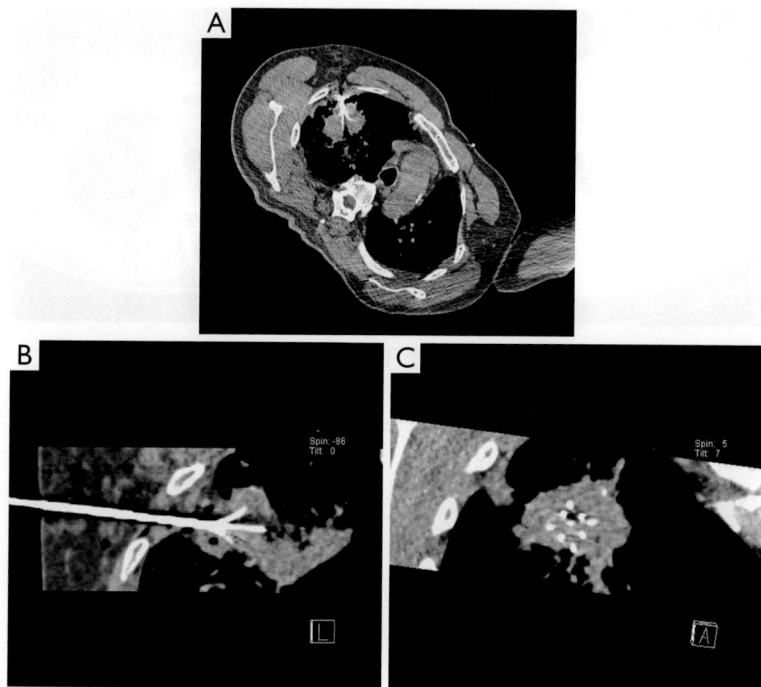

图7-338　术中（2011年4月25日）

A，横断面；B，矢状面；C，冠状面

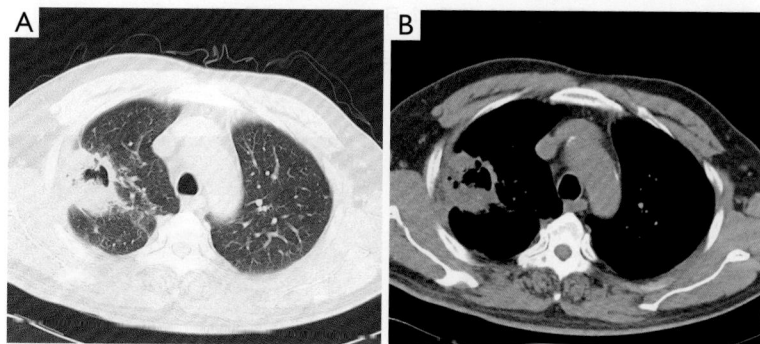

图7-339　术后2.5个月（2011年7月8日）

A，肺窗；B，纵隔窗

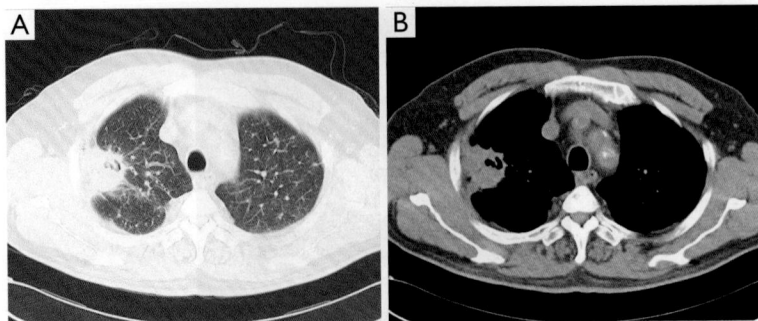

图7-340　术后4个月（2011年8月27日）
A，肺窗；B，纵隔窗

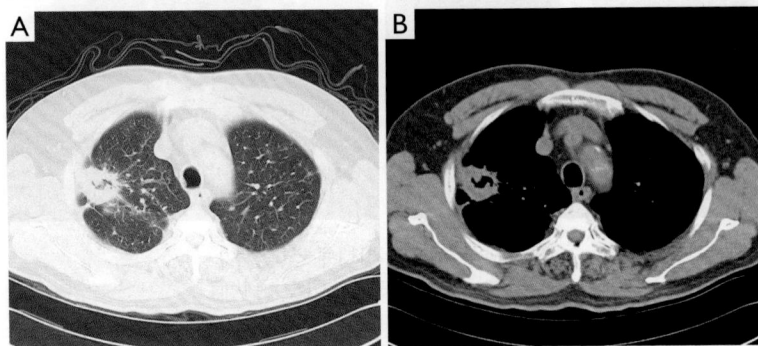

图7-341　术后6个月（2011年11月4日）
A，肺窗；B，纵隔窗

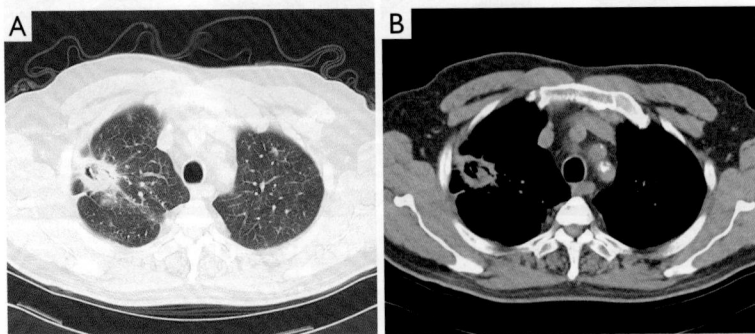

图7-342　术后8个月（2012年1月5日）
A，肺窗；B，纵隔窗

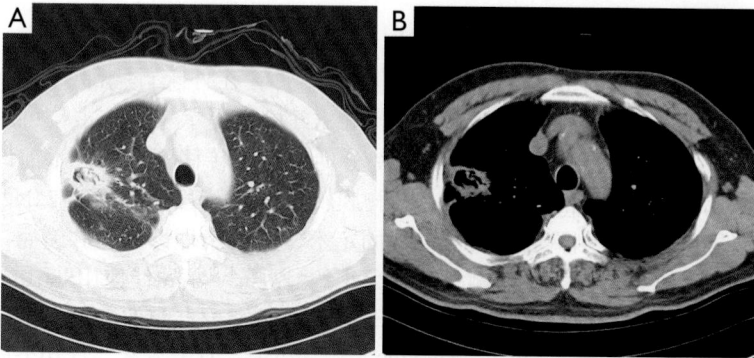

图7-343 术后10个月（2012年2月29日）

A，肺窗；B，纵隔窗

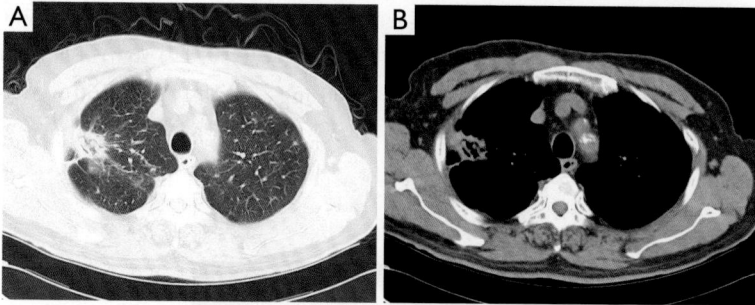

图7-344 术后13个月（2012年6月4日）

A，肺窗；B，纵隔窗

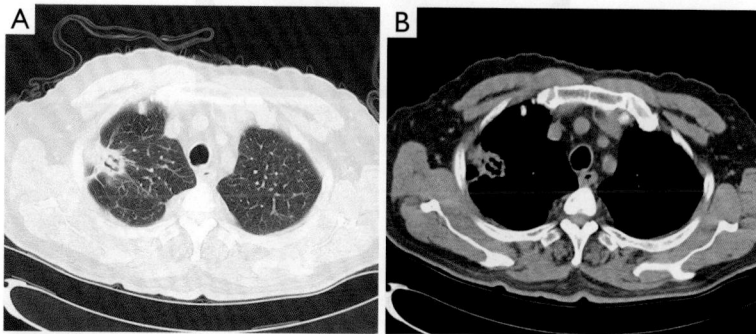

图7-345 术后17.5个月（2012年10月12日）

A，肺窗；B，纵隔窗

病例3

　　患者杨××，女，50岁。因间断性气短3个月，在外院行胸部CT检查发现右上肺占位，右侧胸腔积液。入院后行SPECT检查提示右上肺占位可见高代谢影，肺门纵隔淋巴结高代谢影；入院分期检查脑转移不除外。术前诊断为右上肺癌，肺门纵隔淋巴结转移，右胸膜转移，脑转移，分期为T2N2M1。2011年4月19日行右侧胸腔镜胸膜活检固定术，术后病理诊断为腺鳞癌。2011年5月9日行CT引导下射频消融，肿瘤大小约3.5 cm×3 cm，使用StarBurst®XL型射频电极消融，开针3 cm，消融19.6 min。术后给予吉西他滨加卡铂化疗：吉西他滨1 800 mg，第1、8天，卡铂300 mg，第2天，21天方案，计10个周期。2012年2月开始行单药吉西他滨维持化疗：1.6 g，第1、8天，21天方案，计3个周期。2012年4月复查，右侧胸膜转移瘤增大，2012年4月开始口服吉非替尼。2012年6月复查，右侧胸膜转移瘤增大，2012年6月开始多西紫杉醇加奈达铂化疗：多西紫杉醇：120 mg，第1天，奈达铂120 mg，第2天，21天方案，计4个周期。2012年9月复查发现多发肝转移，2012年10月开始培美曲塞加顺铂加重组人血管内皮抑素化疗：培美曲塞800 mg，第1天，顺铂60 mg，第2、3天，重组人血管内皮抑素15 mg，第1~14天，21天方案，计4个周期。2013年死亡（图7-346~图7-357）。

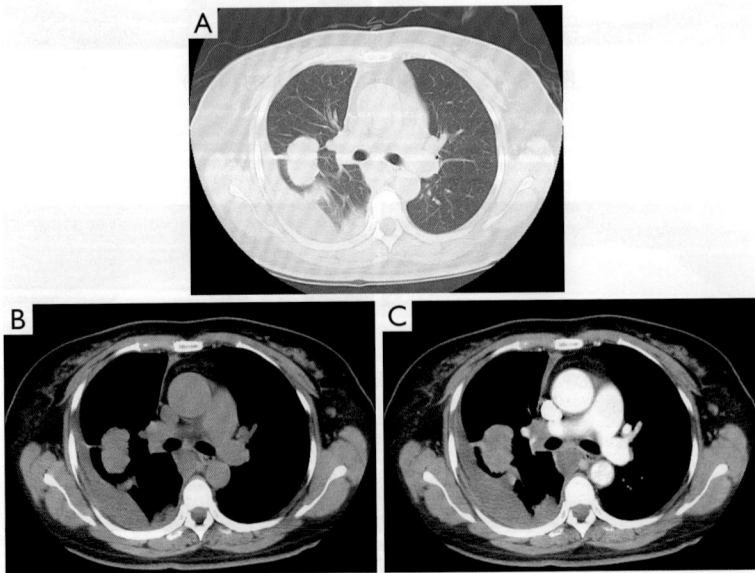

图7-346　术前3周（2011年4月15日）
A，肺窗；B，纵隔窗；C，强化

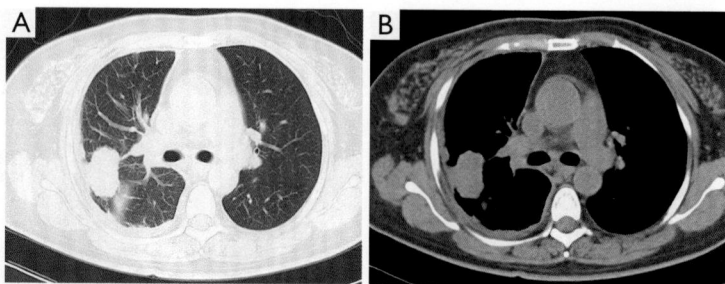

图7-347 术前（2011年5月6日）
A，肺窗；B，纵隔窗

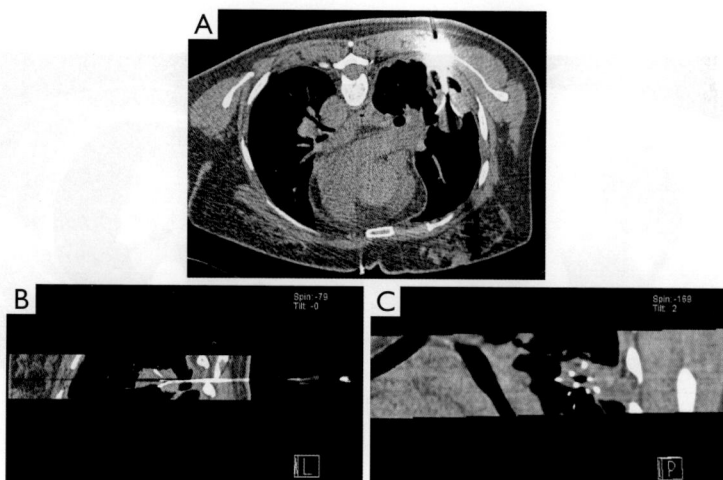

图7-348 术中（2011年5月9日）
A，横断面；B，矢状面；C，冠状面

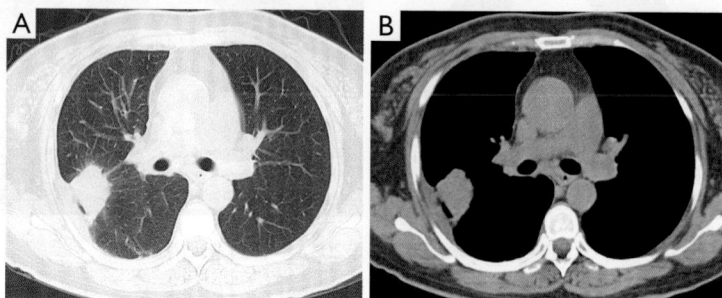

图7-349 术后2个月（2011年7月4日）
A，肺窗；B，纵隔窗

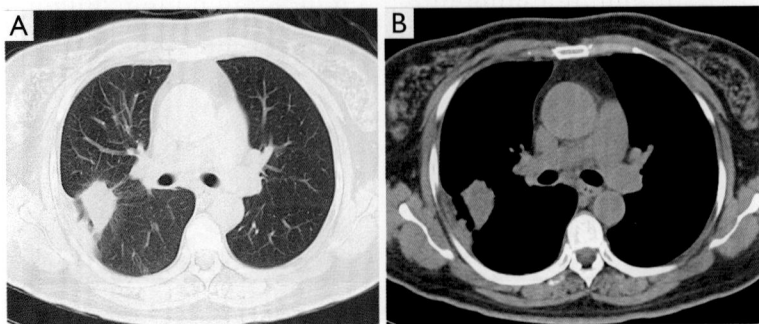

图7-350　术后3.5个月（2011年8月24日）
A，肺窗；B，纵隔窗

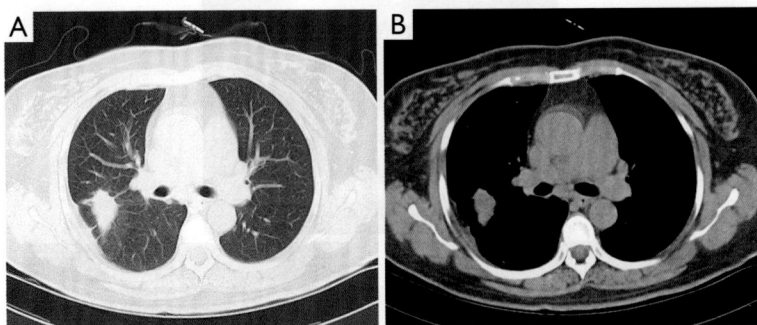

图7-351　术后6个月（2011年11月3日）
A，肺窗；B，纵隔窗

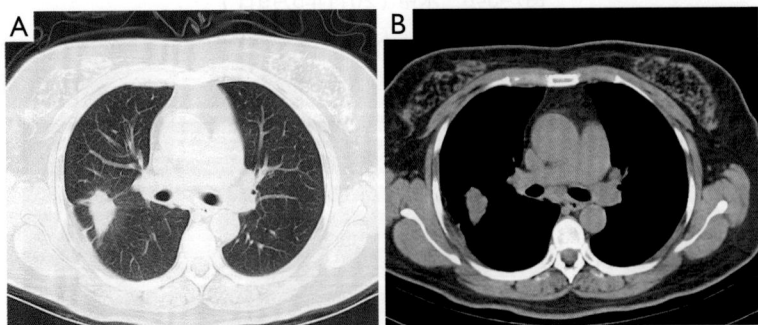

图7-352　术后7个月（2011年12月16日）
A，肺窗；B，纵隔窗

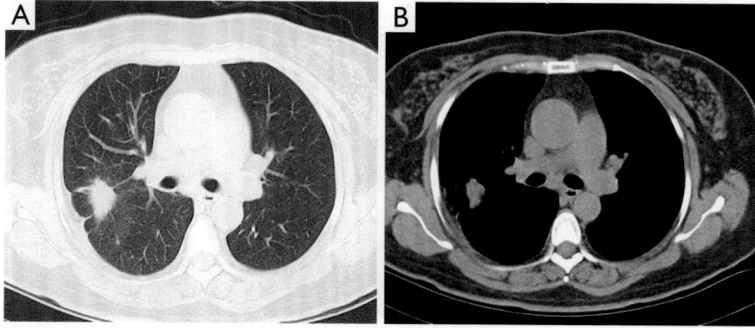

图7-353　术后9个月（2012年2月8日）

A，肺窗；B，纵隔窗

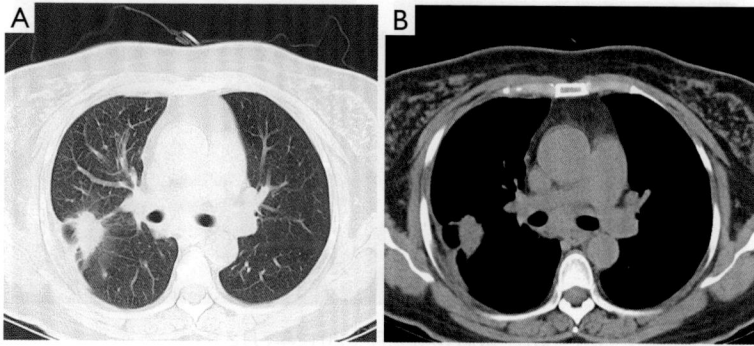

图7-354　术后11个月（2012年4月6日）

A，肺窗；B，纵隔窗

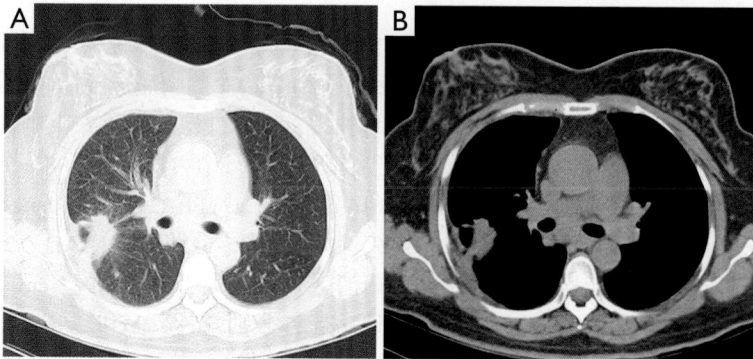

图7-355　术后12个月（2012年5月8日）

A，肺窗；B，纵隔窗

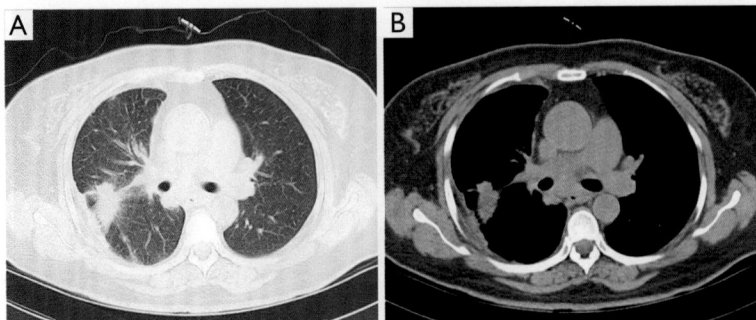

图7-356　术后13个月（2012年6月12日）
A，肺窗；B，纵隔窗

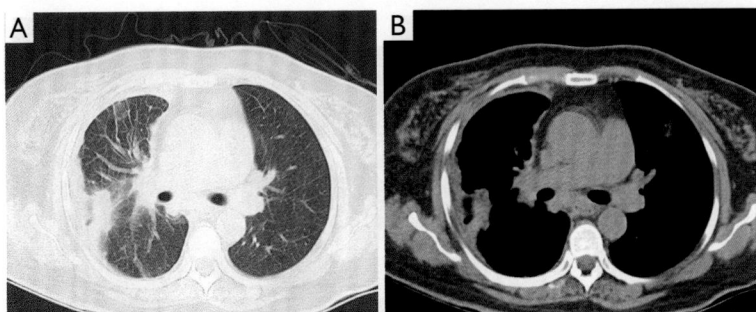

图7-357　术后14.5个月（2012年7月23日）
A，肺窗；B，纵隔窗

病例4

　　患者孟××，男，56岁。9个月前因自发性气胸在外院行胸腔闭式引流，术后复查胸部CT发现左上肺占位，双肺多发小结节，左侧胸痛1个月。入院后检查胸部CT发现左上肺占位伴纵隔淋巴结肿大；SPECT检查提示左上肺占位可见高代谢影，T/NTmax=9.76，纵隔淋巴结高代谢影，T/NTmax=3.88；分期检查无远处转移；肿瘤标志物：NSE为28.16 ng/mL，CYFRA21-1为5.91 ng/mL。术前诊断为左上肺癌，纵隔淋巴结转移，肺内转移，分期为T4N2M1。2011年11月23日行肺穿刺活检和CT引导下射频消融，肿瘤大小约4 cm×3 cm，使用StarBurst®XL型射频电极消融，消融两处病灶，分别开针4 cm和2 cm，消融时间44.7 min。术后病理诊断为鳞癌，给予多西紫杉醇加顺铂化疗：多西紫杉醇100 mg，第1天，顺铂50 mg，第2、3天，21天方案，计6个周期。已死亡（图7-358~图7-362）。

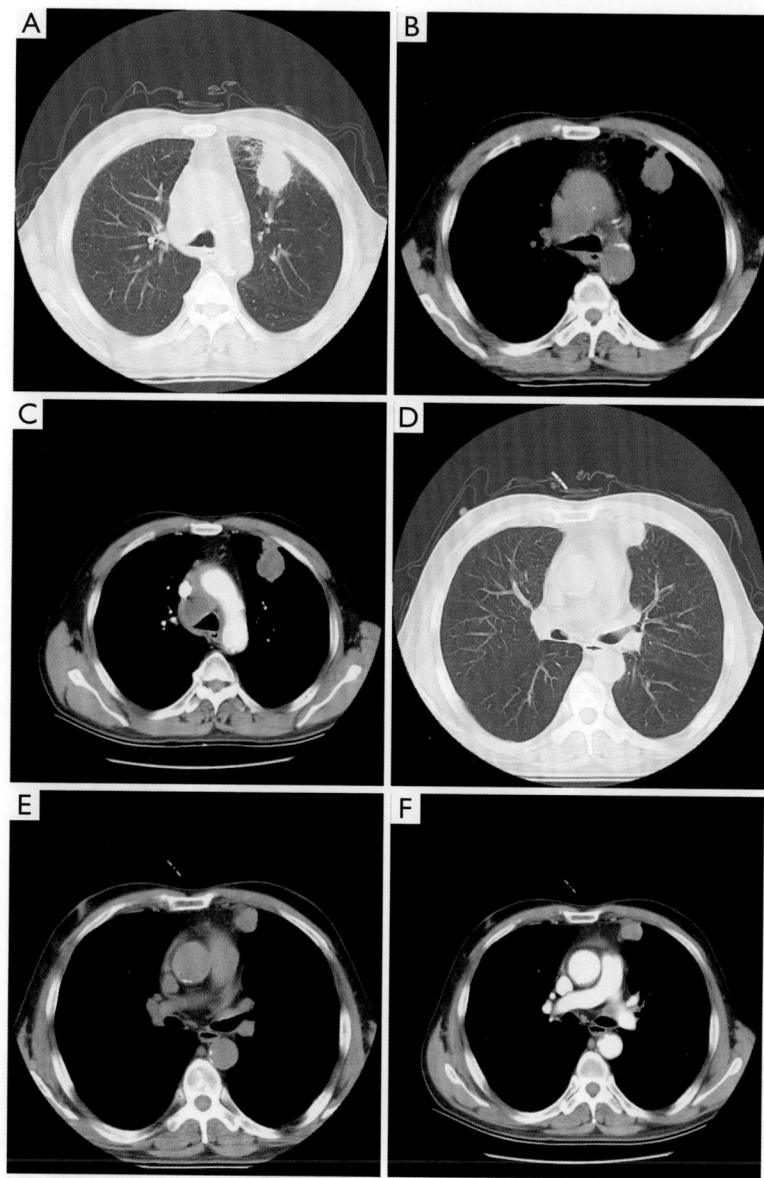

图7-358　术前1周（2011年11月15日）

A，左上肺肿瘤1肺窗；B，左上肺肿瘤1纵隔窗；C，左上肺肿瘤1强化；D，左上肺肿瘤2肺窗；E，左上肺肿瘤2纵隔窗；F，左上肺肿瘤2强化

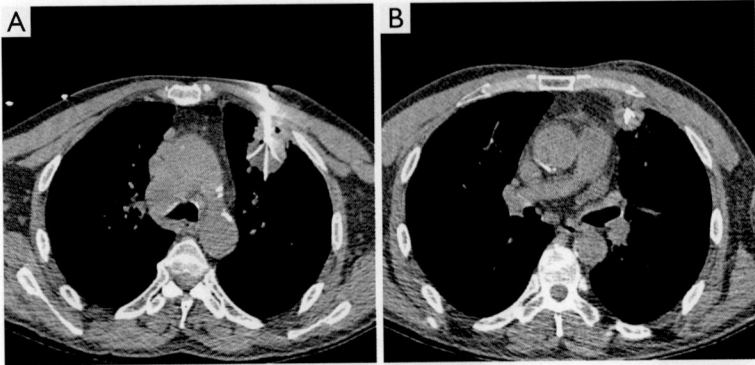

图7-359　术中（2011年11月23日）
A，左上肺肿瘤1横断面；B，左上肺肿瘤2横断面

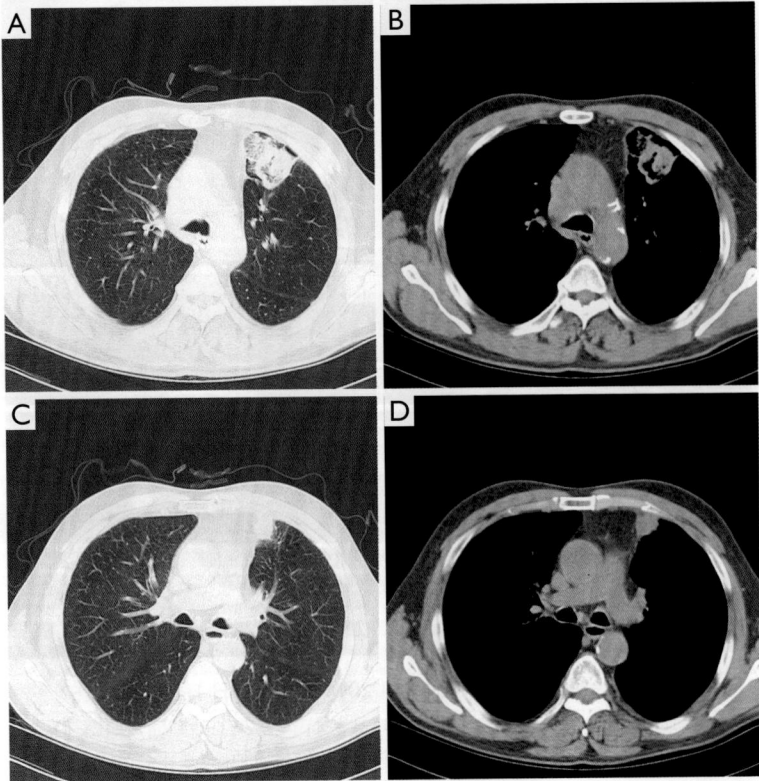

图7-360　术后2个月（2012年1月17日）
A，左上肺肿瘤1肺窗；B，左上肺肿瘤1纵隔窗；C，左上肺肿瘤2肺窗；D，左上肺肿瘤2纵隔窗

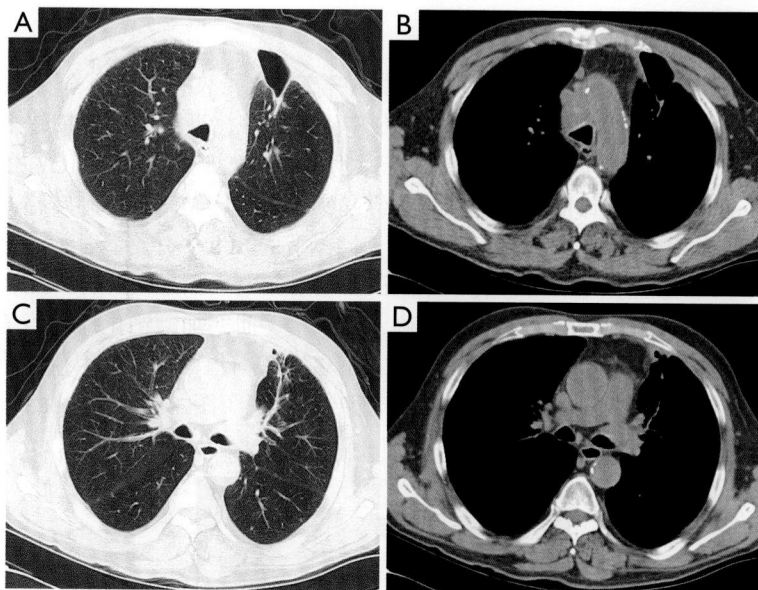

图7-361　术后4个月（2012年3月21日）

A，左上肺肿瘤1肺窗；B，左上肺肿瘤1纵隔窗；C，左上肺肿瘤2肺窗；D，左上肺肿瘤2纵隔窗

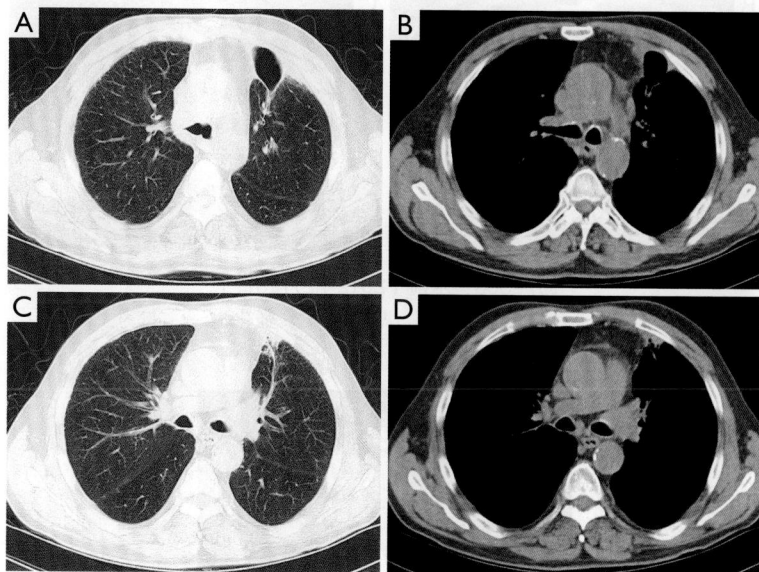

图7-362　术后6个月（2012年5月24日）：

A，左上肺肿瘤1肺窗；B，左上肺肿瘤1纵隔窗；C，左上肺肿瘤2肺窗；D，左上肺肿瘤2纵隔窗

病例5

　　患者刘××，女，59岁。体检发现CEA升高20余天，在外院行全身PET-CT检查发现左肺上叶高代谢影，两肺多发高代谢结节，纵隔肺门双锁骨上淋巴结高代谢影，骨多发高代谢影；肿瘤标志物：CEA为31.58 ng/mL，CYFRA21-2为3.94 ng/mL。术前诊断为左上肺癌，纵隔锁骨上淋巴结转移，肺转移，骨转移，分期为T4N3M1。2012年2月24日行肺穿刺活检和CT引导下射频消融术，肿瘤大小约2 cm × 2 cm，使用StarBurst®XL型射频电极消融，开针2 cm，消融12.5 min。术后病理诊断为腺泡型腺癌，给予培美曲塞加顺铂化疗：培美曲塞800 mg，第1天，顺铂60 mg，第2、3天，21天方案，计1个周期。因化疗不良反应大，患者拒绝化疗，2012年4月开始口服吉非替尼（图7-363~图7-383）。

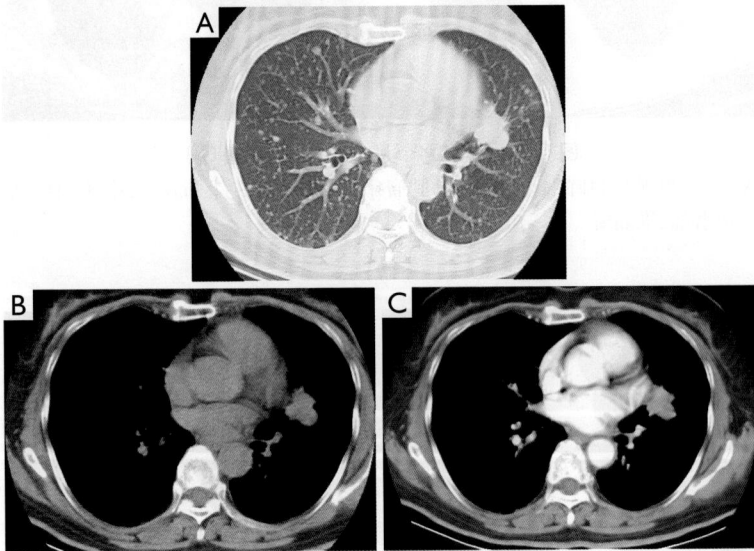

图7-363　术前（2012年2月23日）
A，肺窗；B，纵隔窗；C，强化

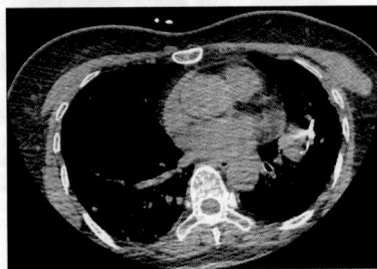

图7-364　术中（2012年2月24日）

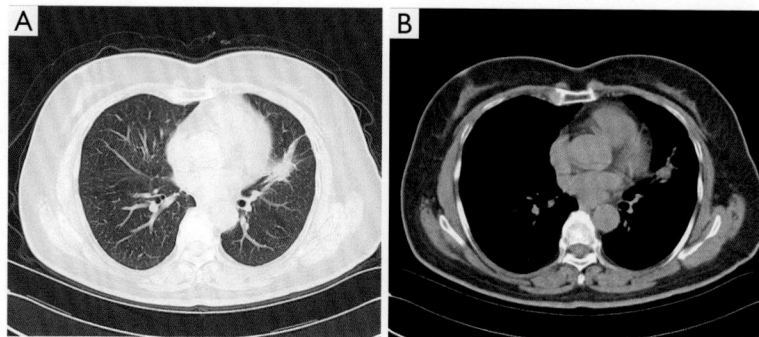

图7-365　术后12个月（2013年2月21日）
A，肺窗；B，纵隔窗

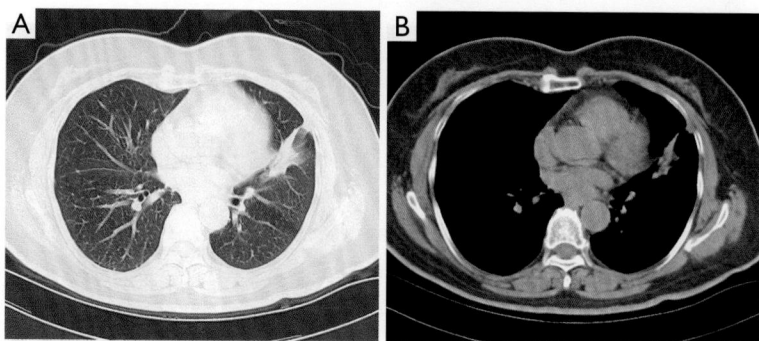

图7-366　术后14个月（2013年4月22日）
A，肺窗；B，纵隔窗

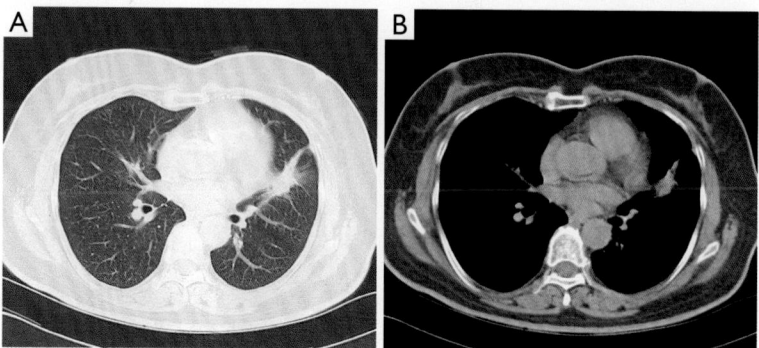

图7-367　术后16个月（2013年6月21日）
A，肺窗；B，纵隔窗

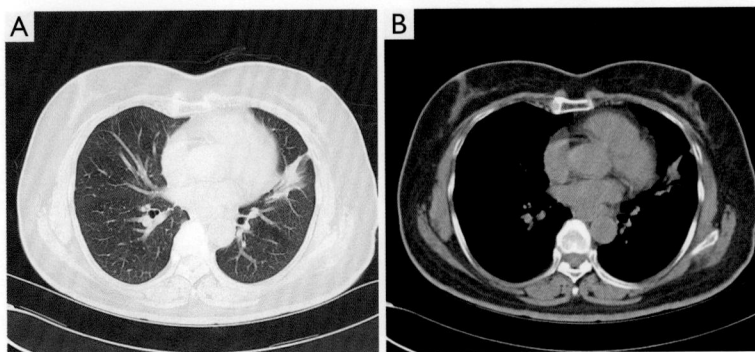

图7-368　术后18个月（2013年8月21日）

A，肺窗；B，纵隔窗

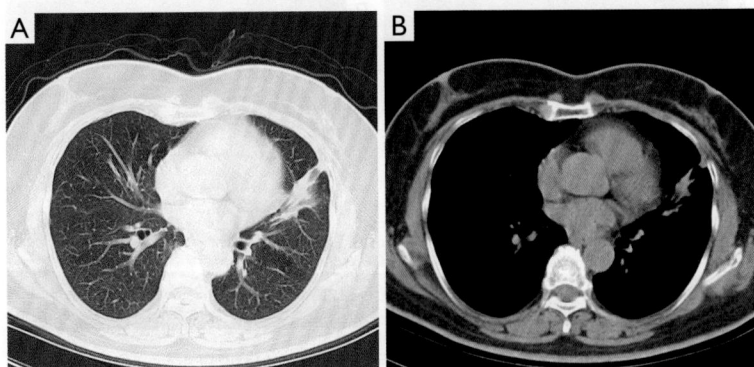

图7-369　术后20个月（2013年10月21日）

A，肺窗；B，纵隔窗

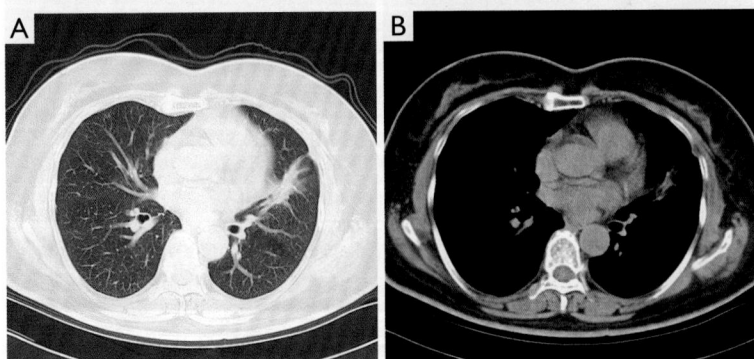

图7-370　术后22个月（2013年12月23日）

A，肺窗；B，纵隔窗

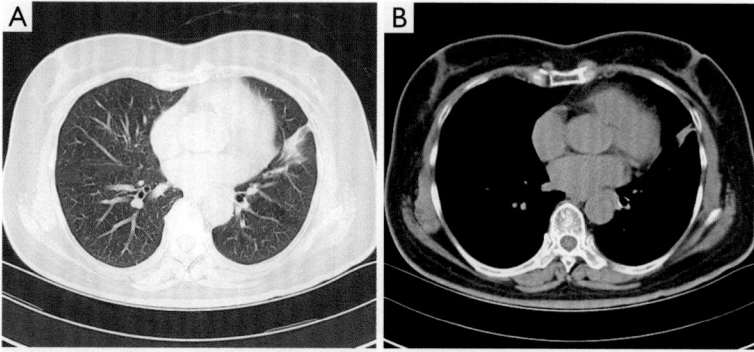

图7-371　术后42个月（2015年8月17日）

A，肺窗；B，纵隔窗

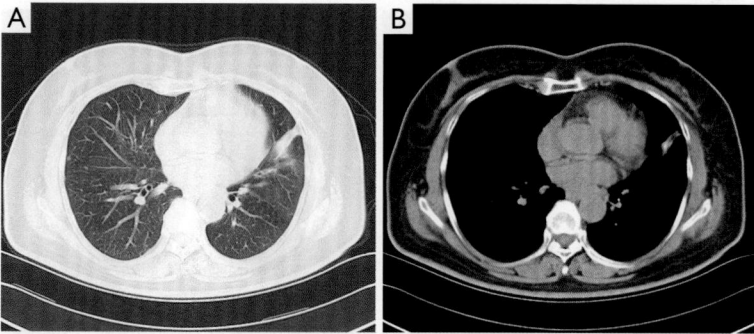

图7-372　术后46个月（2015年12月14日）

A，肺窗；B，纵隔窗

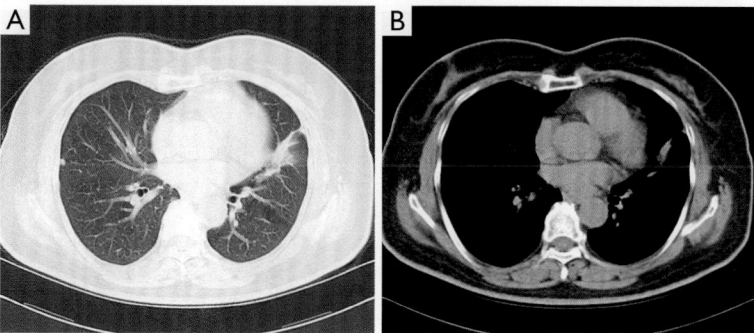

图7-373　术后49.5个月（2016年4月11日）

A，肺窗；B，纵隔窗

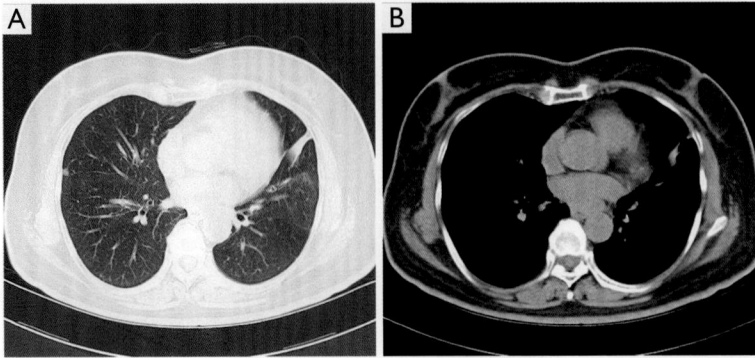

图7-374　术后53.5个月（2016年8月8日）

A，肺窗；B，纵隔窗

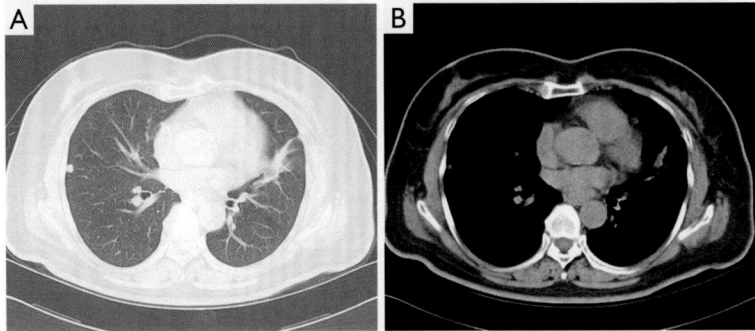

图7-375　术后57.5个月（2016年12月5日）

A，肺窗；B，纵隔窗

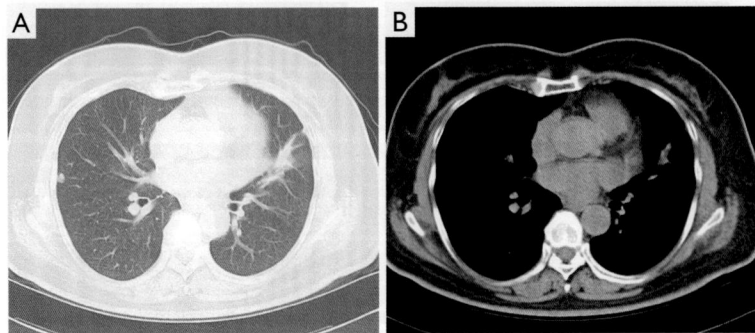

图7-376　术后59.5个月（2017年2月6日）

A，肺窗；B，纵隔窗

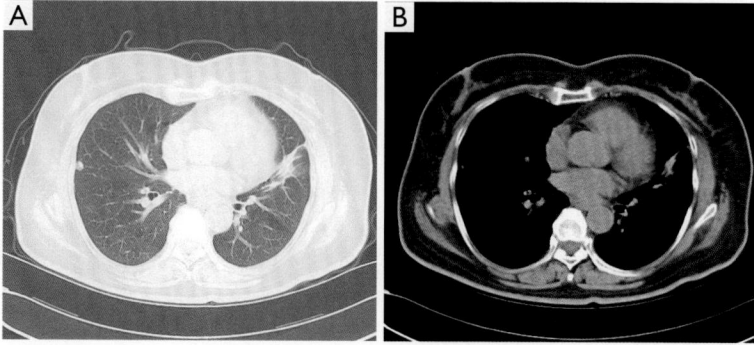

图7-377　术后61.5个月（2017年4月10日）

A，肺窗；B，纵隔窗

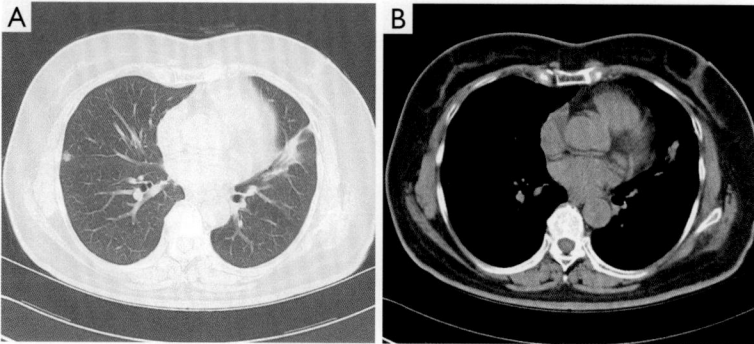

图7-378　术后65.5个月（2017年8月7日）

A，肺窗；B，纵隔窗

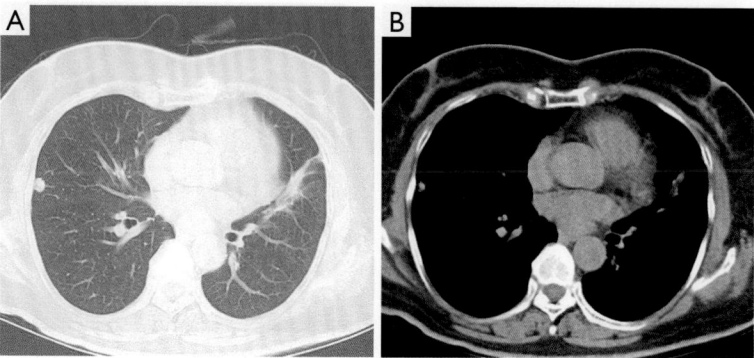

图7-379　术后67.5个月（2017年10月9日）

A，肺窗；B，纵隔窗

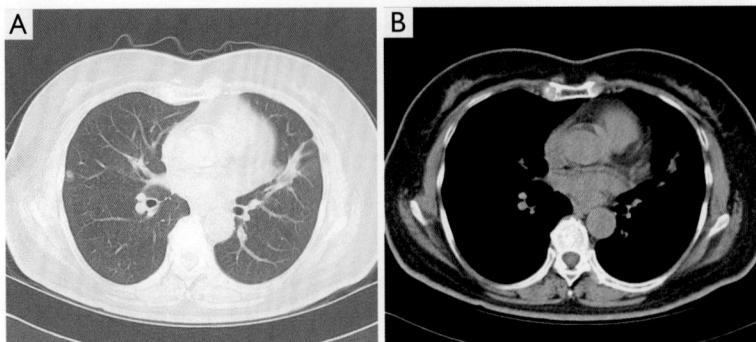

图7-380　术后69.5个月（2017年12月4日）

A，肺窗；B，纵隔窗

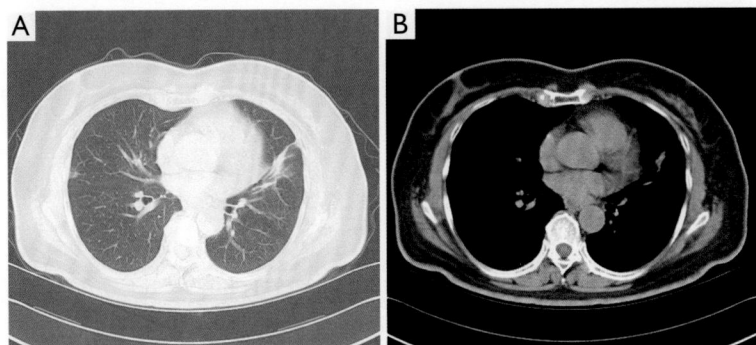

图7-381　术后72个月（2018年2月22日）

A，肺窗；B，纵隔窗

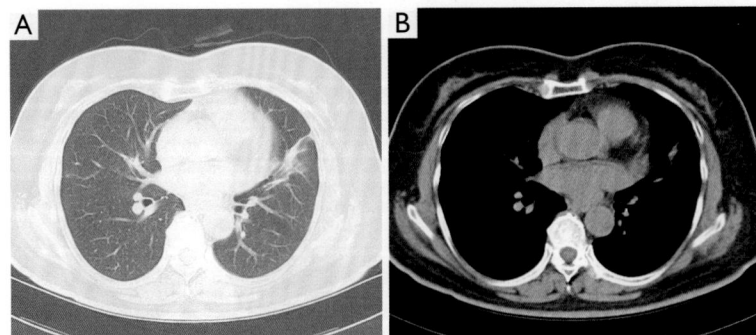

图7-382　术后74个月（2018年4月27日）

A，肺窗；B，纵隔窗

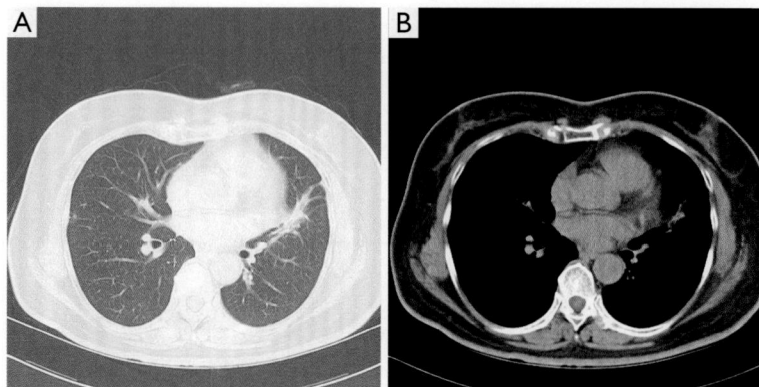

图7-383　术后77个月（2018年7月9日）

A，肺窗；B，纵隔窗

病例6

患者刘××，女，37岁。间断咳嗽咳痰3个月，在外院行胸部CT检查提示右肺占位；全身PET-CT检查提示右肺中叶外侧段和下叶外基底段各有一高代谢影，肺内多发结节，不除外转移，纵隔肺门淋巴结高代谢，第1骶骨高代谢影；肿瘤标志物：CEA为5.29 ng/mL，NSE为20.89 ng/mL。术前诊断为右上肺癌，肺内转移、肺门纵隔淋巴结转移，骨转移，分期为T4N2M1。2012年2月28日行肺穿刺活检和CT引导下射频消融，肿瘤大小约2 cm × 2 cm，使用StarBurst®XL型射频电极消融，开针3 cm，消融19 min。术后病理诊断为腺癌，做EGFR基因检测无突变，给予紫杉醇加卡铂化疗：紫杉醇120 mg，第1天，卡铂400 mg，第2天，21天方案，计5个周期。2012年9月复查颅脑MRI可疑脑转移，全脑放疗。2012年11月起口服厄洛替尼，并定期复查，2015年4月复查胸部CT提示右肺肿物较前增大，伴有胸腔积液，给予培美曲塞加奈达铂化疗（图7-384~图7-400）。

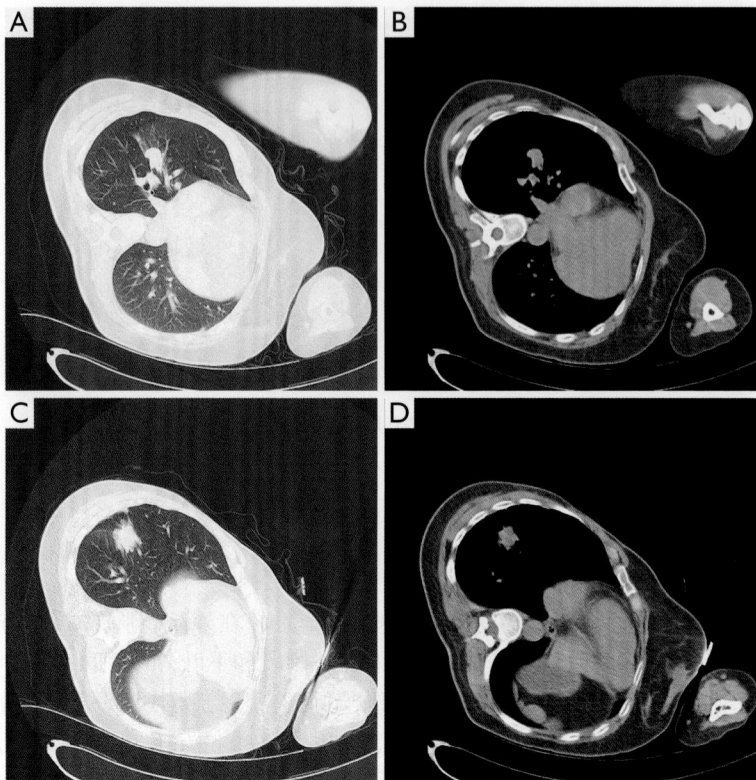

图7-384 术前1周（2012年2月22日）

A，右下肺肿瘤1肺窗；B，右下肺肿瘤1纵隔窗；C，右下肺肿瘤2肺窗；D，右
下肺肿瘤2纵隔窗

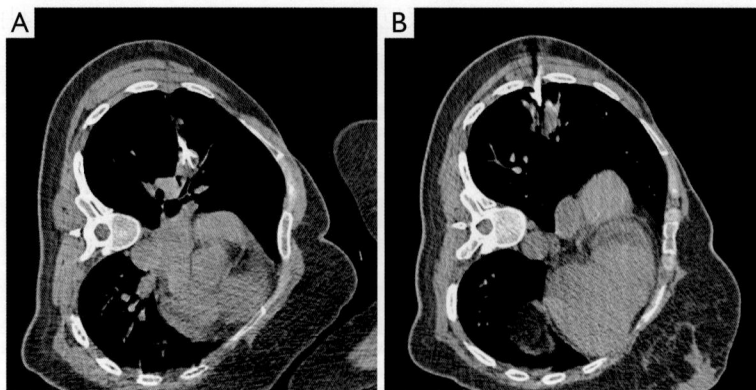

图7-385 术中（2012年2月28日）

A，右下肺肿瘤1横断面；B，右下肺肿瘤2横断面

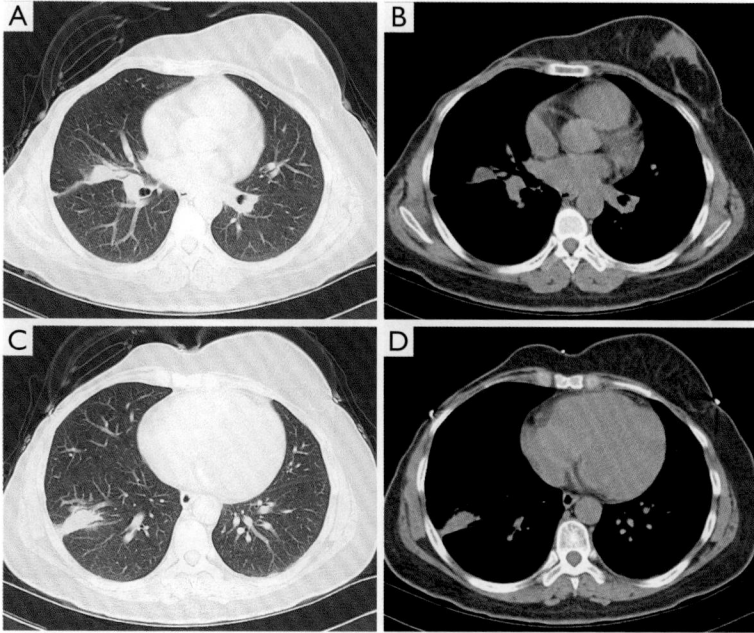

图7-386　术后4个月（2012年6月5日）

A，右下肺肿瘤1肺窗；B，右下肺肿瘤1纵隔窗；C，右下肺肿瘤2肺窗；D，右下肺肿瘤2纵隔窗

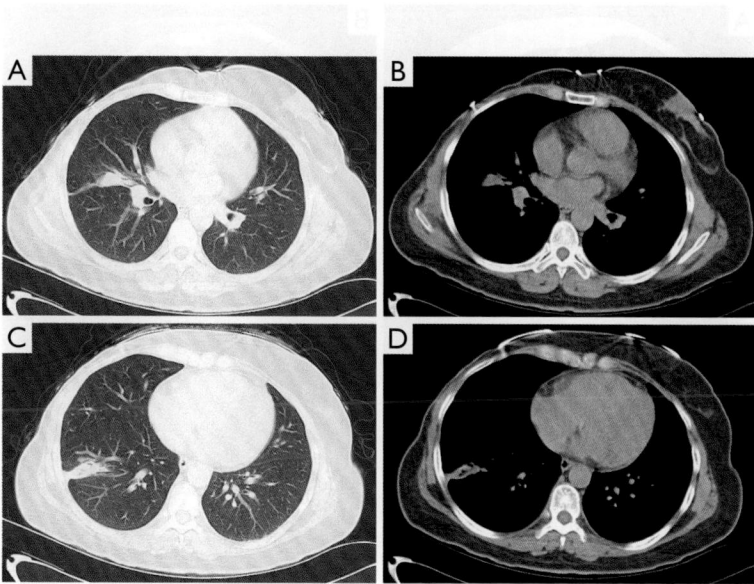

图7-387　术后5个月（2012年7月20日）

A，右下肺肿瘤1肺窗；B，右下肺肿瘤1纵隔窗；C，右下肺肿瘤2肺窗；D，右下肺肿瘤2纵隔窗

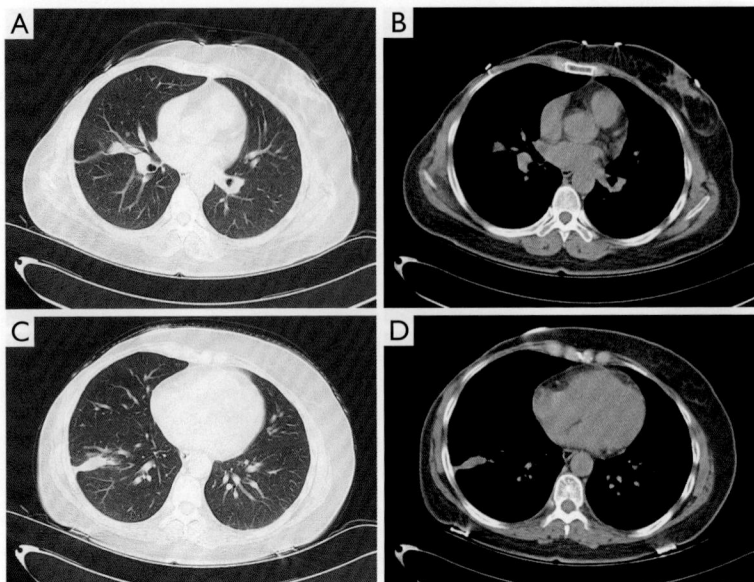

图7-388　术后8个月（2012年10月19日）

A，右下肺肿瘤1肺窗；B，右下肺肿瘤1纵隔窗；C，右下肺肿瘤2肺窗；D，右下肺肿瘤2纵隔窗

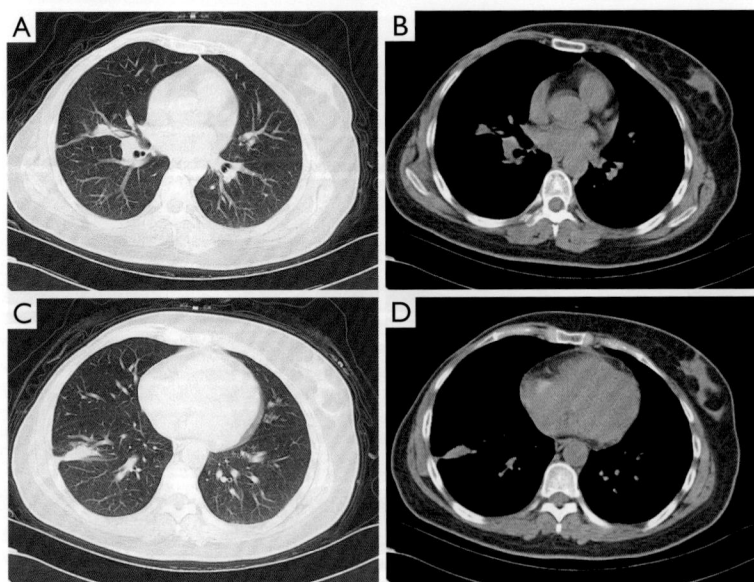

图7-389　术后10个月（2012年12月21日）

A，右下肺肿瘤1肺窗；B，右下肺肿瘤1纵隔窗；C，右下肺肿瘤2肺窗；D，右下肺肿瘤2纵隔窗

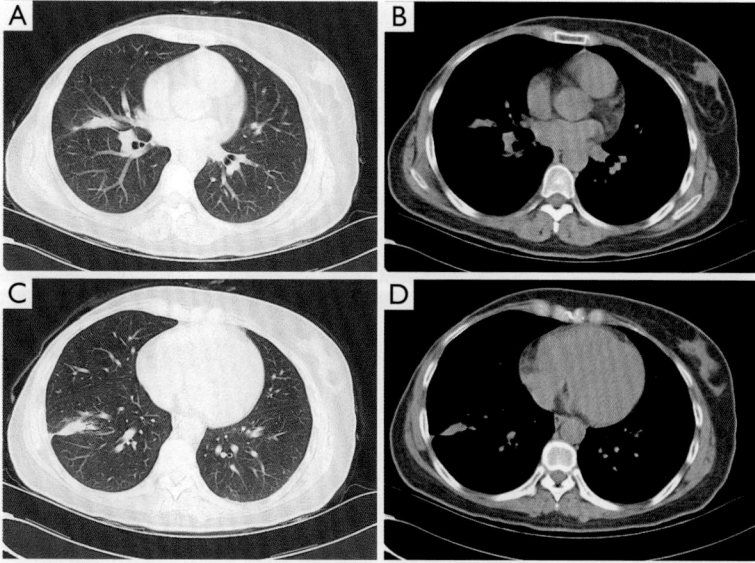

图7-390　术后12个月（2013年3月6日）

A，右下肺肿瘤1肺窗；B，右下肺肿瘤1纵隔窗；C，右下肺肿瘤2肺窗；D，右下肺肿瘤2纵隔窗

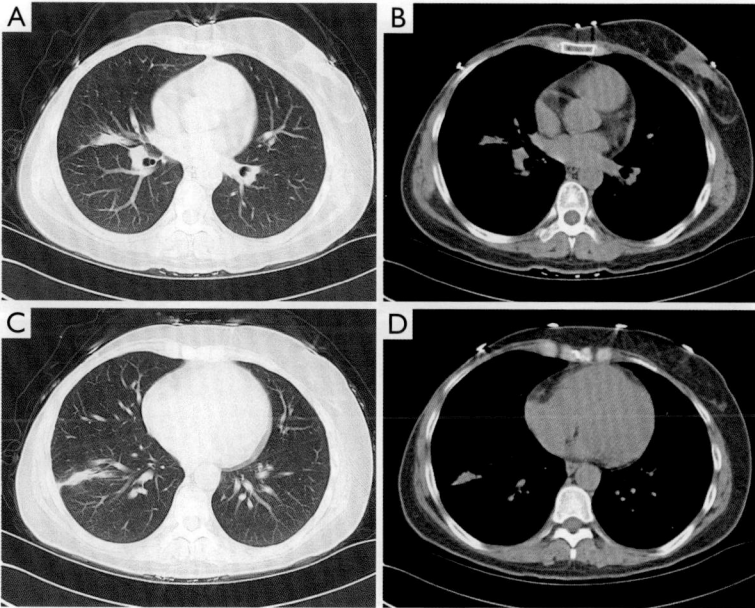

图7-391　术后16个月（2013年6月18日）

A，右下肺肿瘤1肺窗；B，右下肺肿瘤1纵隔窗；C，右下肺肿瘤2肺窗；D，右下肺肿瘤2纵隔窗

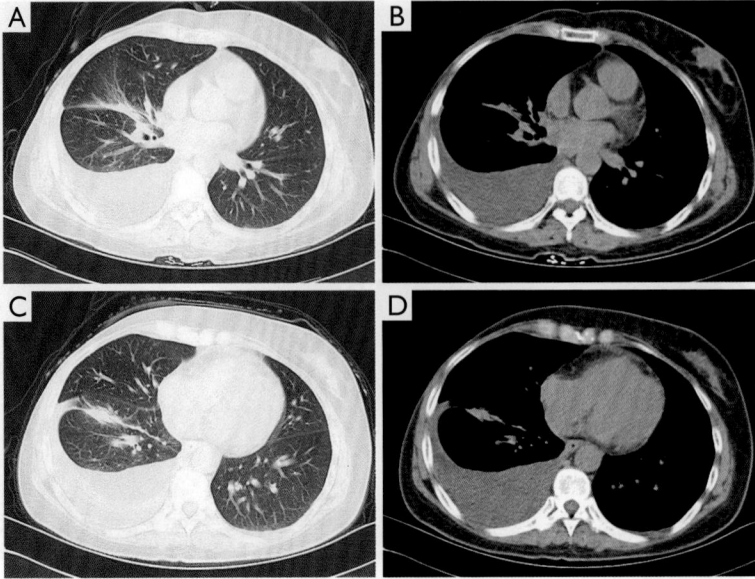

图7-392 术后40个月（2015年6月30日）

A，右下肺肿瘤1肺窗；B，右下肺肿瘤1纵隔窗；C，右下肺肿瘤2肺窗；D，右下肺肿瘤2纵隔窗

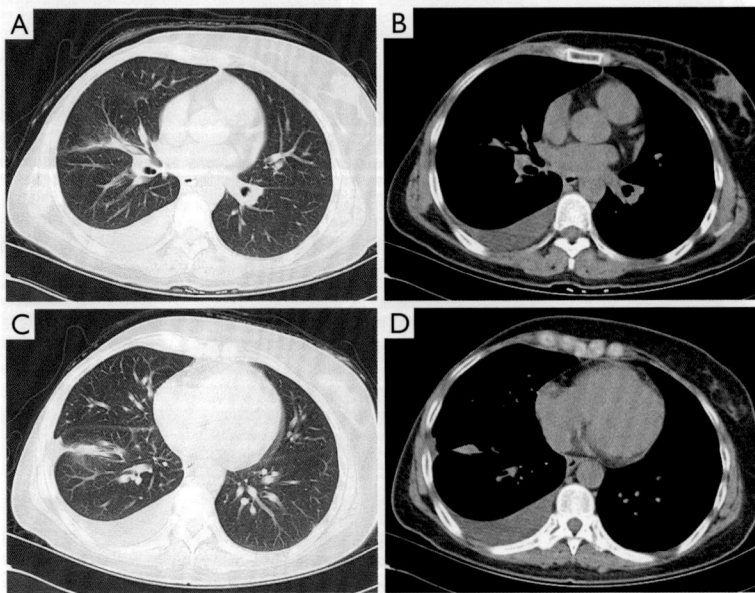

图7-393 术后43个月（2015年9月25日）

A，右下肺肿瘤1肺窗；B，右下肺肿瘤1纵隔窗；C，右下肺肿瘤2肺窗；D，右下肺肿瘤2纵隔窗

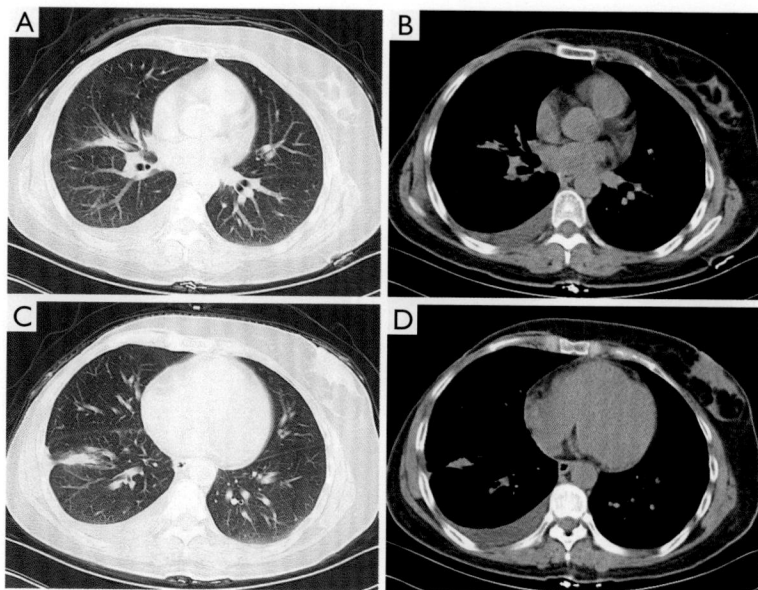

图7-394　术后45个月（2015年11月23日）

A，右下肺肿瘤1肺窗；B，右下肺肿瘤1纵隔窗；C，右下肺肿瘤2肺窗；D，右下肺肿瘤2纵隔窗

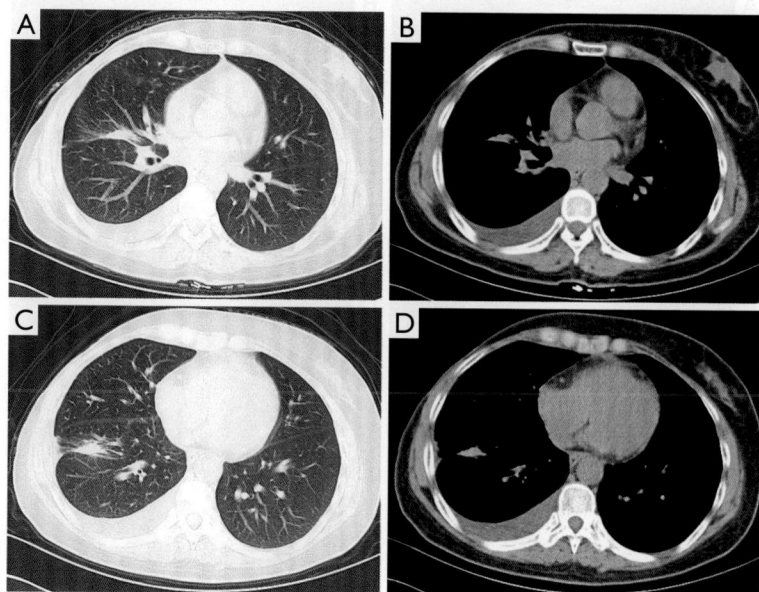

图7-395　术后46个月（2016年1月7日）

A，右下肺肿瘤1肺窗；B，右下肺肿瘤1纵隔窗；C，右下肺肿瘤2肺窗；D，右下肺肿瘤2纵隔窗

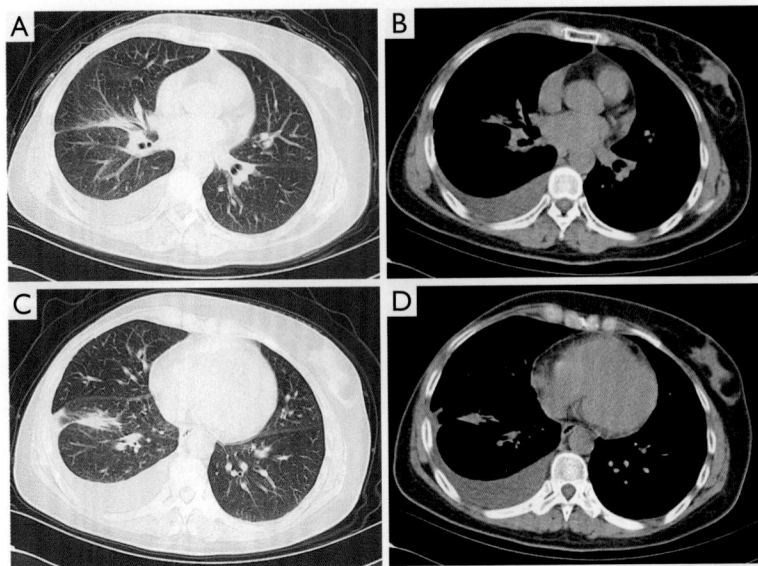

图7-396　术后48个月（2016年3月9日）

A，右下肺肿瘤1肺窗；B，右下肺肿瘤1纵隔窗；C，右下肺肿瘤2肺窗；D，右下肺肿瘤2纵隔窗

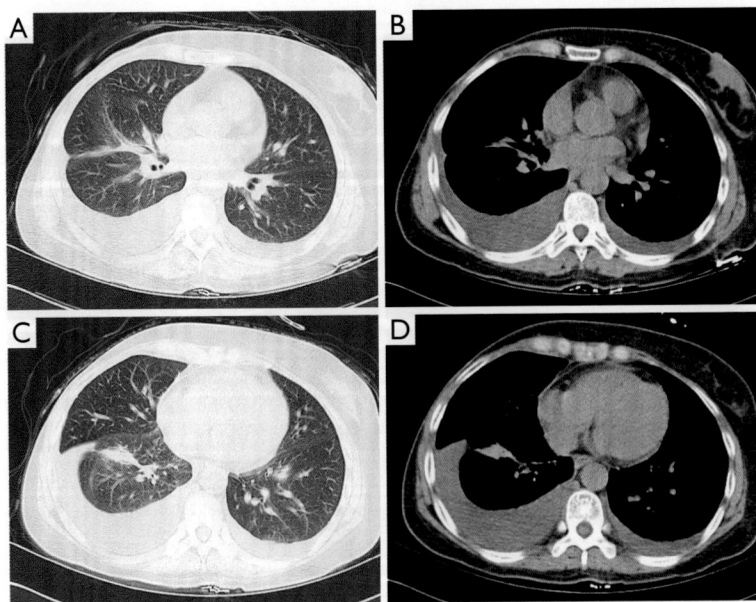

图7-397　术后51个月（2016年5月19日）

A，右下肺肿瘤1肺窗；B，右下肺肿瘤1纵隔窗；C，右下肺肿瘤2肺窗；D，右下肺肿瘤2纵隔窗

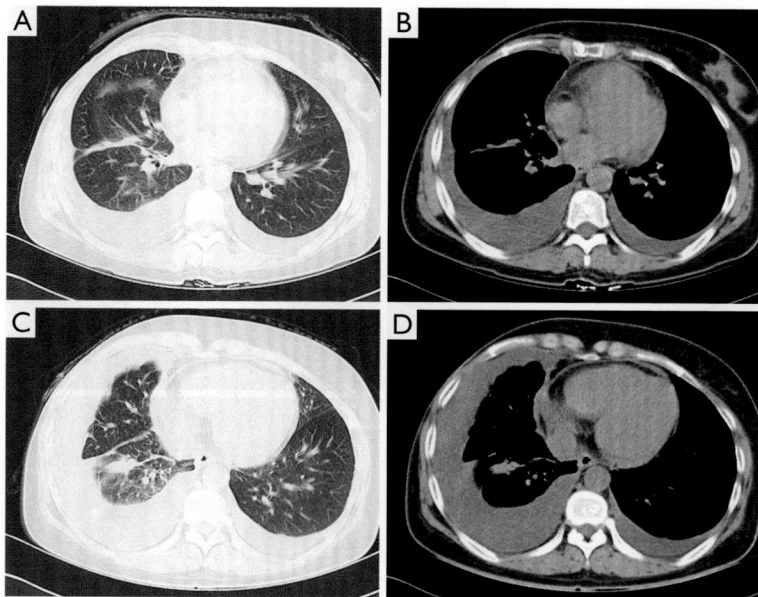

图7-398　术后52.5个月（2016年7月14日）

A，右下肺肿瘤1肺窗；B，右下肺肿瘤1纵隔窗；C，右下肺肿瘤2肺窗；D，右下肺肿瘤2纵隔窗

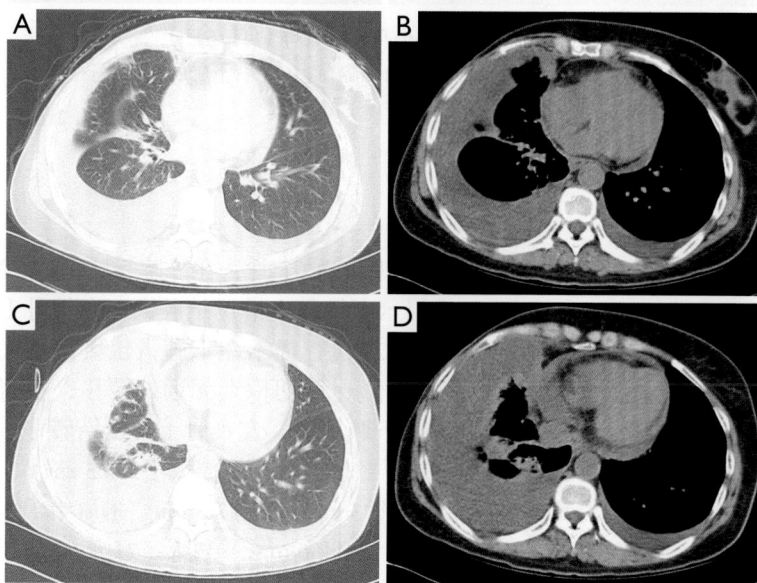

图7-399　术后54.5个月（2016年9月14日）

A，右下肺肿瘤1肺窗；B，右下肺肿瘤1纵隔窗；C，右下肺肿瘤2肺窗；D，右下肺肿瘤2纵隔窗

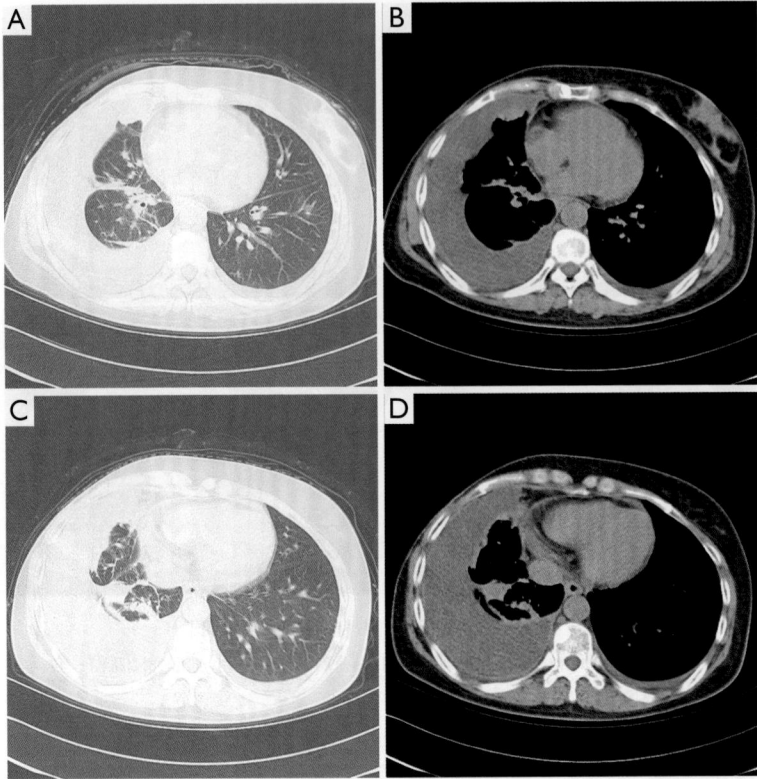

图7-400　术后56.5个月（2016年11月15日）

A，右下肺肿瘤1肺窗；B，右下肺肿瘤1纵隔窗；C，右下肺肿瘤2肺窗；D，右下肺肿瘤2纵隔窗

病例7

患者李××，男，60岁。咳嗽、痰中带血2个月，在外院行胸部CT检查提示左下肺占位，左肺内转移。B超提示左锁骨上淋巴结肿大。左锁骨上淋巴结活检病理诊断为腺癌。入院后SPECT检查提示左下肺占位可见高代谢，T/NT=2.24，左锁骨上区可见高代谢影；分期检查无远处转移；肿瘤标志物：NSE为17 ng/mL。术前诊断为左下肺腺癌，左锁骨上淋巴结转移，分期为T3N3Mx。2012年5月2日行CT引导下射频消融，肿瘤大小约3.5 cm×3 cm，使用StarBurst®XL型射频电极消融，开针3 cm，消融25 min。术后给予紫杉醇加卡铂化疗：紫杉醇120 mg，第1天，卡铂450 mg，第2天，21天方案，计5个周期。2012年10月开始单药培美曲塞维持治疗：1.0 g，21天方案，计8个周期。定期复查，分期检查无远处转移；复查肿瘤标志物：CEA为6.31 ng/mL，CYFRA21-1为4.37 ng/mL（图7-401~图7-408）。

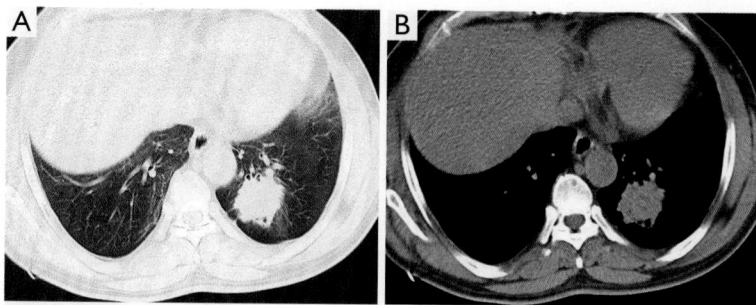

图7-401 术前（2012年5月2日）
A，窗；B，纵隔窗

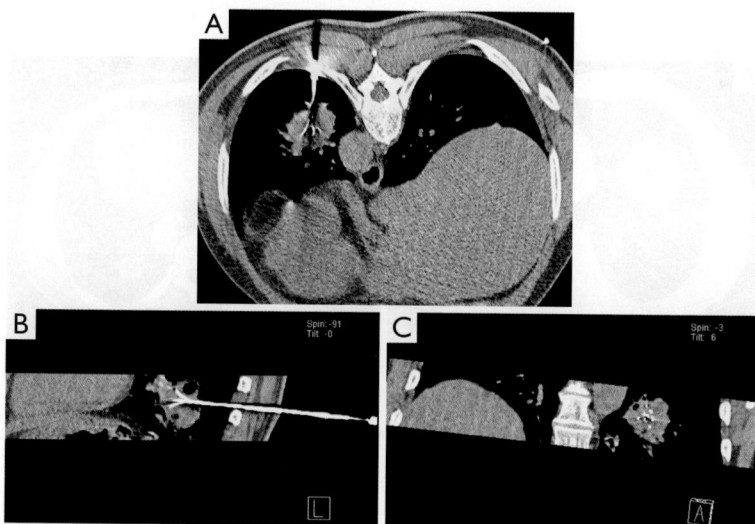

图7-402 术中（2012年5月2日）
A，横断面；B，矢状面；C，冠状面

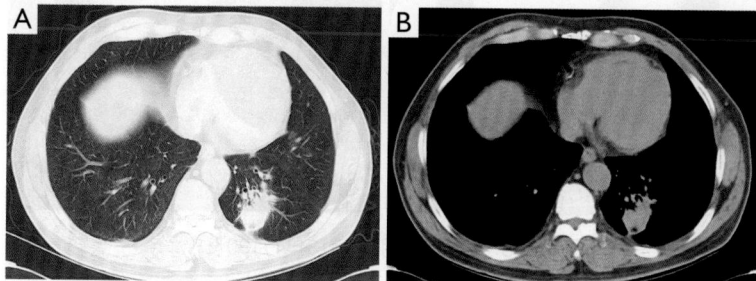

图7-403 术后2个月（2012年6月27日）
A，肺窗；B，纵隔窗

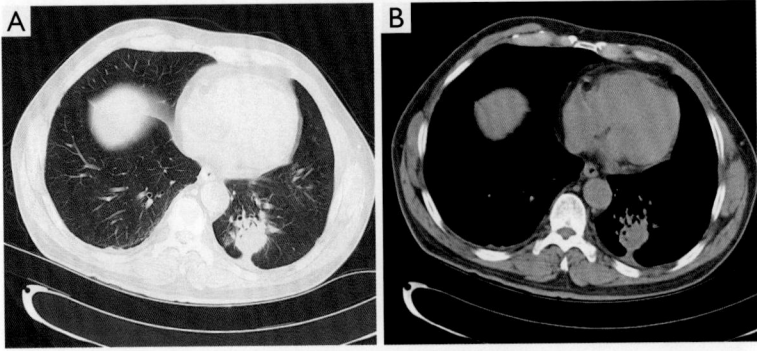

图7-404　术后3.5个月（2012年8月15日）

A，肺窗；B，纵隔窗

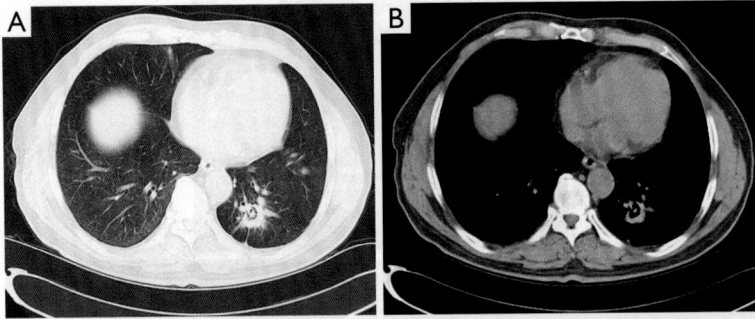

图7-405　术后7个月（2012年12月11日）

A，肺窗；B，纵隔窗

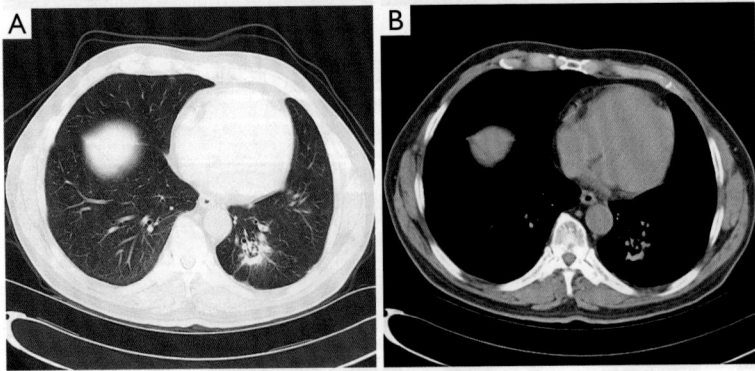

图7-406　术后9个月（2013年1月30日）

A，肺窗；B，纵隔窗

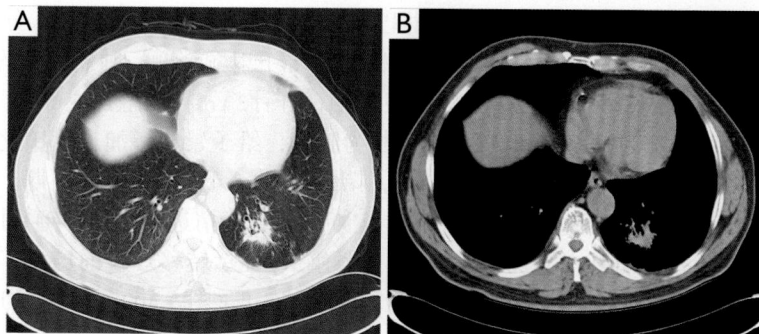

图7-407　术后12.5个月（2013年5月24日）

A，肺窗；B，纵隔窗

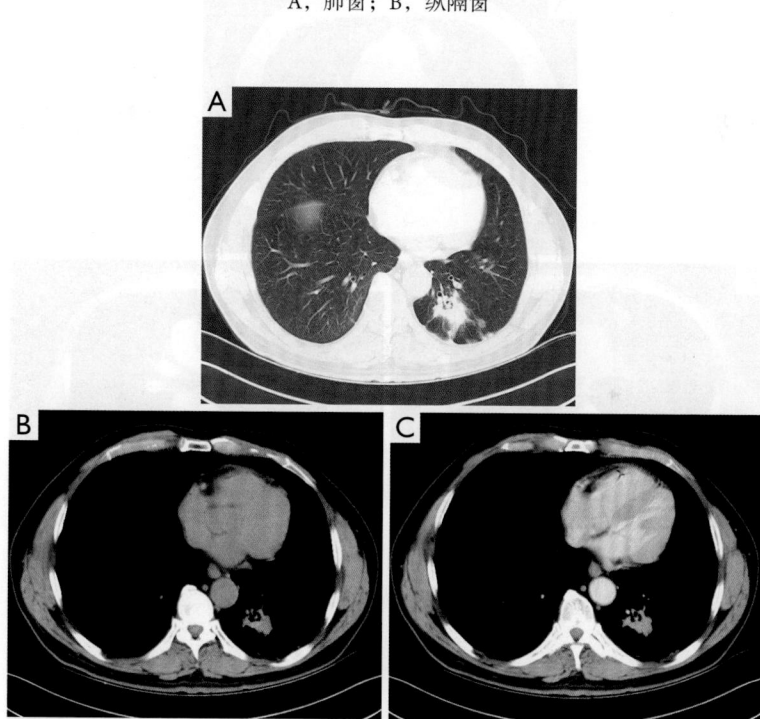

图7-408　术后14.5个月（2013年7月15日）

A，肺窗；B，纵隔窗；C，强化

病例8

　　患者孙××，男，42岁。脑转移瘤术后病理提示来源于呼吸系统，胸部CT检查发现右上肺占位；全身PET-CT检查提示右上肺高代谢影，纵隔肺门淋巴结高代谢影；肿瘤标志物：CEA为68.26 ng/mL，CYFRA21-1为4.60 ng/mL。

术前诊断为右上肺癌，肺门纵隔淋巴结转移，脑转移、骨转移，分期为T1N2M1。2012年5月9日行肺穿刺活检和CT引导下射频消融，肿瘤大小约2 cm×1.5 cm，使用StarBurst®XL型射频电极消融，开针2 cm，消融13.5 min，因疼痛，靶温度设定为70 ℃。术后病理诊断为腺癌，给予紫杉醇加奈达铂化疗：紫杉醇270 mg，第1天，奈达铂130 mg，第2天，21天方案，计4个周期。择泰抗骨转移治疗，脑转移瘤伽玛刀治疗。定期复查，病情进展，2013年3月口服厄洛替尼，并定期复查，2014年3月复查颅脑MR提示转移灶较前增大，再次伽玛刀治疗；复查肿瘤标志物：CEA为140.00 ng/mL（图7-409~图7-422）。

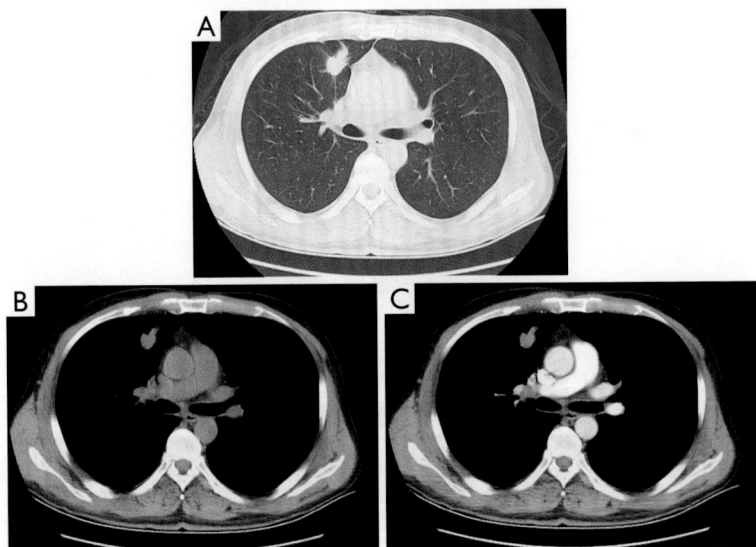

图7-409　术前1周（2012年5月3日）
A，肺窗；B，纵隔窗；C，强化

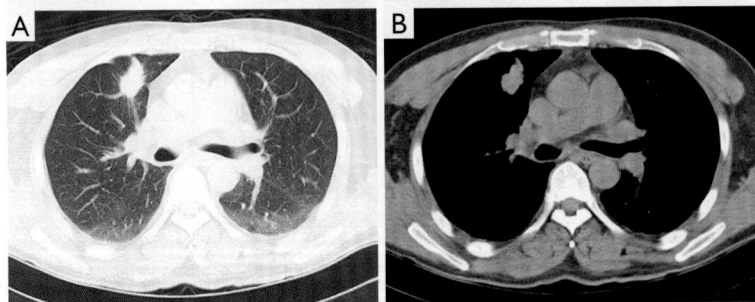

图7-410　术前（2012年5月9日）
A，肺窗；B，纵隔窗

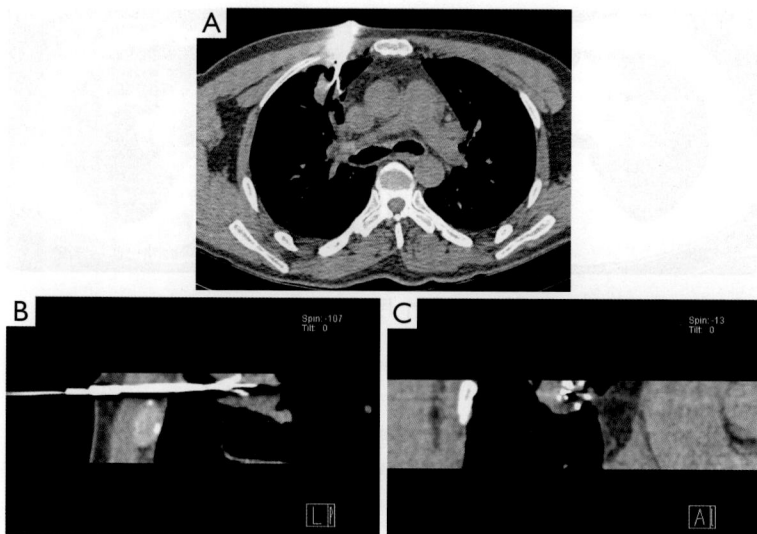

图7-411 术中（2012年5月9日）

A，横断面；B，矢状面；C，冠状面

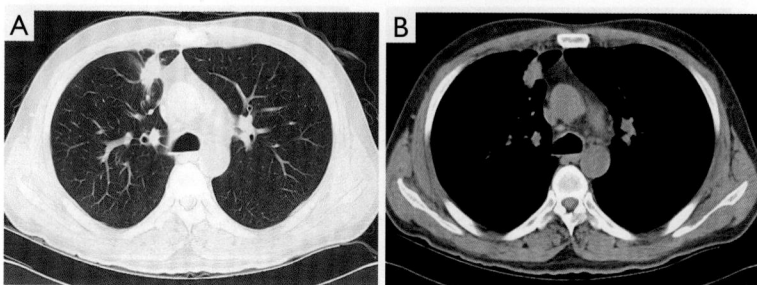

图7-412 术后2个月（2012年7月6日）

A，肺窗；B，纵隔窗

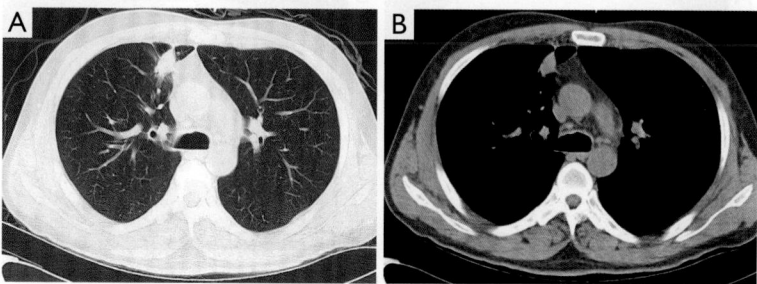

图7-413 术后3.5个月（2012年8月23日）

A，肺窗；B，纵隔窗

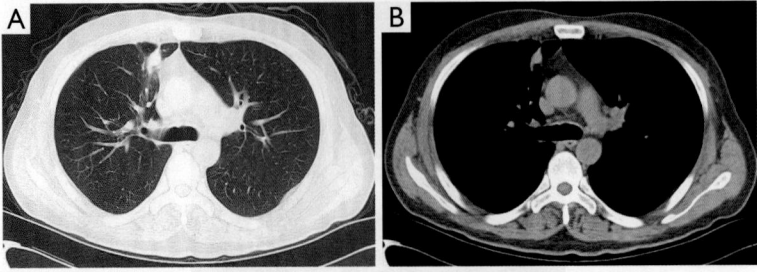

图7-414　术后6.5个月（2012年11月24日）
A，肺窗；B，纵隔窗

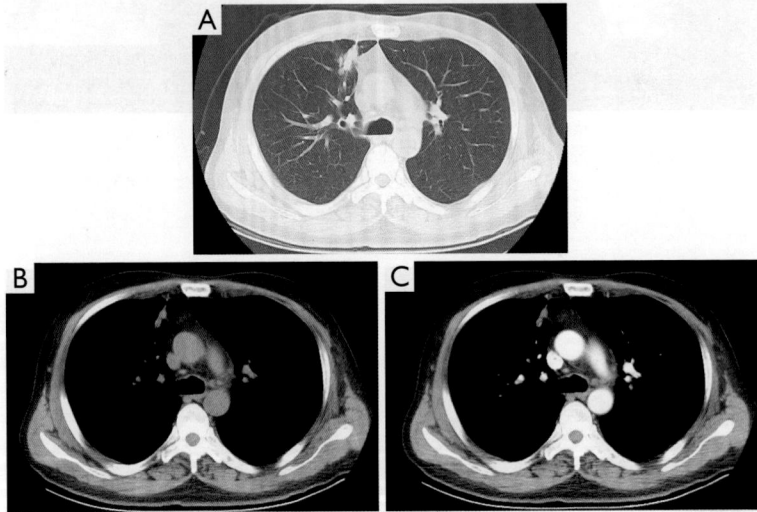

图7-415　术后10个月（2013年3月6日）
A，肺窗；B，纵隔窗；C，强化

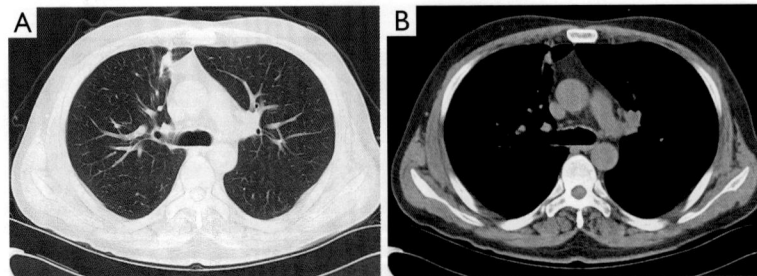

图7-416　术后11个月（2013年4月2日）
A，肺窗；B，纵隔窗

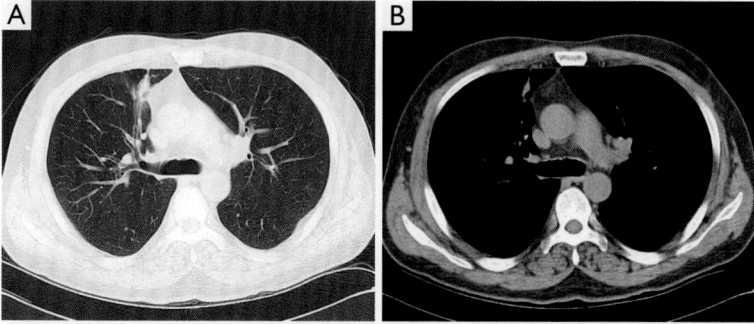

图7-417　术后13个月（2013年6月5日）

A，肺窗；B，纵隔窗

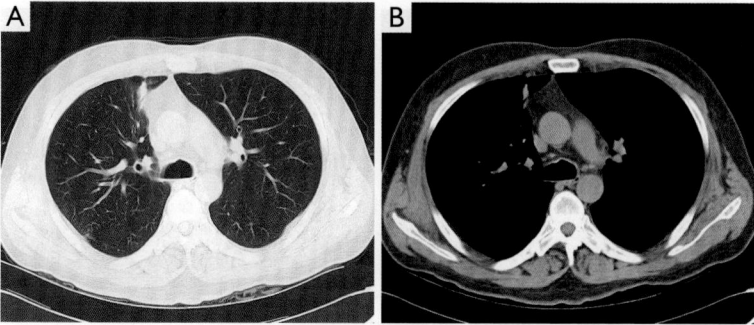

图7-418　术后16个月（2013年9月16日）

A，肺窗；B，纵隔窗

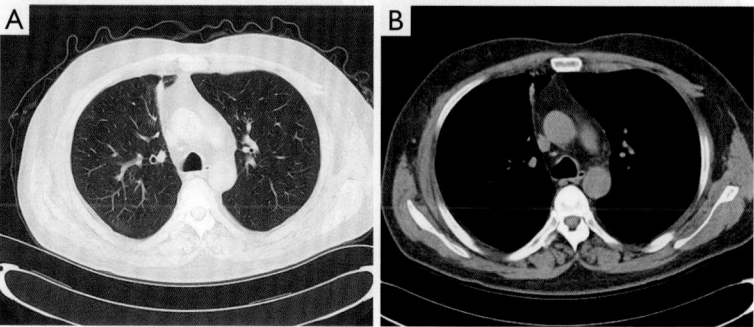

图7-419　术后18个月（2013年11月11日）

A，肺窗；B，纵隔窗

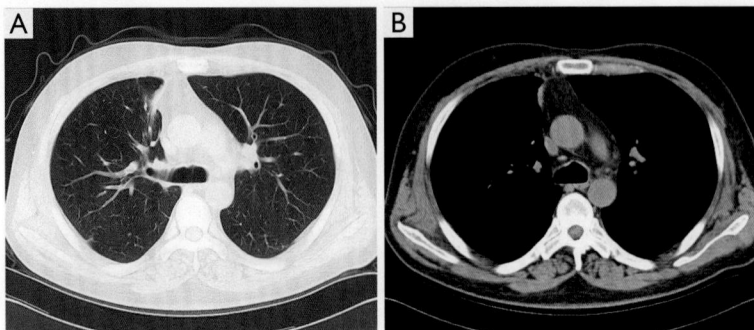

图7-420　术后20.5个月（2014年1月20日）
A，肺窗；B，纵隔窗

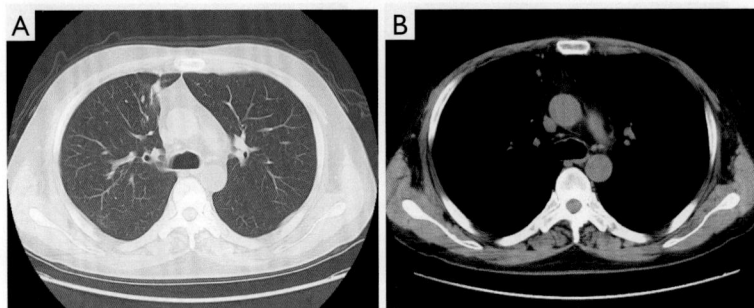

图7-421　术后22个月（2014年3月16日）
A，肺窗；B，纵隔窗

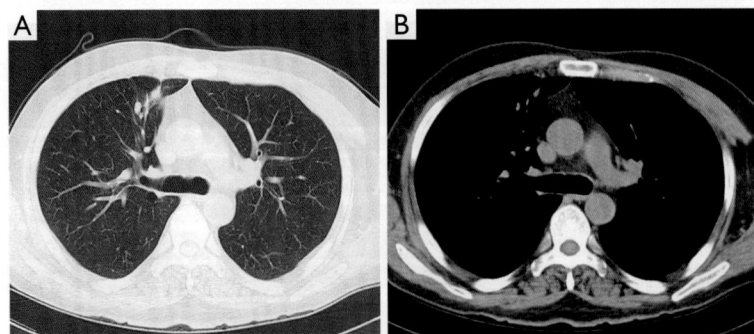

图7-422　术后24个月（2014年5月19日）
A，肺窗；B，纵隔窗

病例9

患者丁××，男，43岁。咳嗽2个月，加重伴间断发热1个月，在外院行胸部CT检查发现双肺占位，右下肺穿刺活检病理诊断为中分化腺癌；入院后分期检查无远处转移；肿瘤标志物：NSE为141.90 ng/mL，CYFRA21-1为9.45 ng/mL。术前诊断为右下肺癌，左肺转移，分期为T3NxM1。2012年9月12日行CT引导下两侧下叶肺癌射频消融，右下肺肿瘤大小约7 cm×7 cm，左下肺肿瘤大小约7 cm×6 cm，使用StarBurst®XLi型射频电极消融，分别开针7 cm和5 cm，消融63 min。术后给予紫杉醇加顺铂化疗：紫杉醇300 mg，第1天，顺铂60 mg，第2天、3天，21天方案，计6个周期。定期复查，2013年1月复查，胸部CT提示右下肺肿物较前增大，骨扫描不除外转移；肿瘤标志物：NSE为17.92 ng/mL，CYFRA21-1为6.62 ng/mL。口服吉非替尼并定期复查（图7-423~图7-443）。

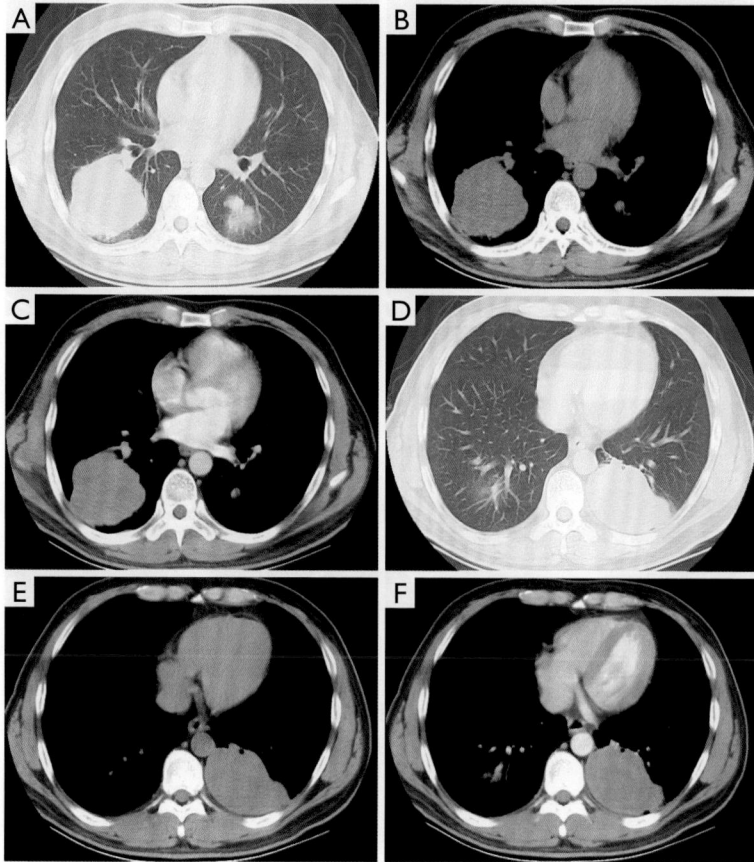

图7-423　术前1周（2012年9月7日）

A，右下肺肿瘤肺窗；B，右下肺肿瘤纵隔窗；C，右下肺肿瘤强化；D，左下肺肿瘤肺窗；E，左下肺肿瘤纵隔窗；F，左下肺肿瘤强化

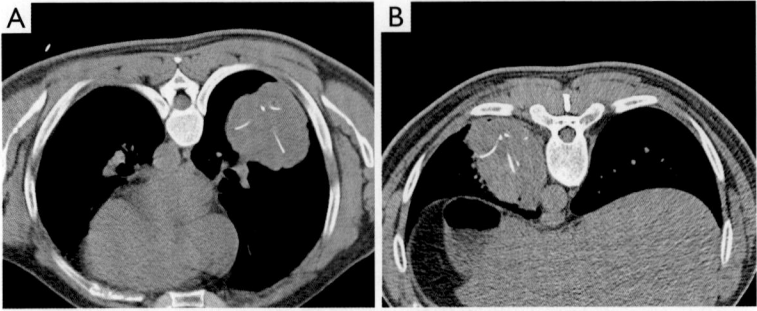

图7-424　术中（2012年9月12日）

A，右下肺肿瘤横断面；B，左下肺肿瘤横断面

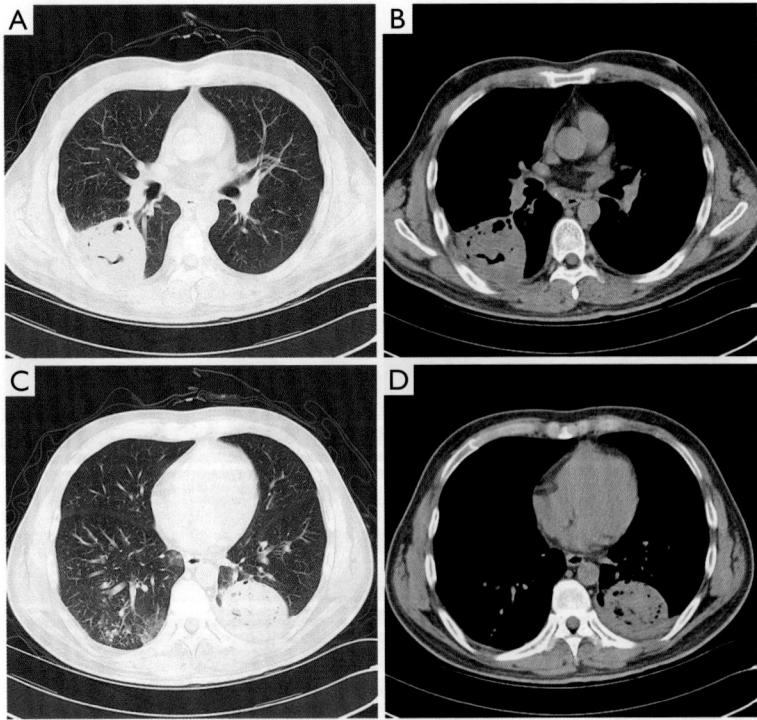

图7-425　术后2个月（2012年11月9日）

A，右下肺肿瘤肺窗；B，右下肺肿瘤纵隔窗；C，左下肺肿瘤肺窗；D，左下肺肿瘤纵隔窗

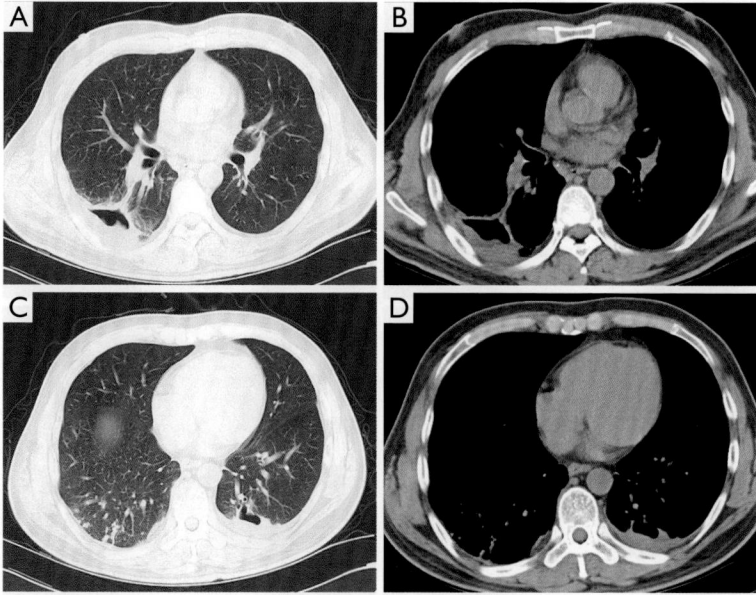

图7-426 术后3个月（2012年12月20日）

A，右下肺肿瘤肺窗；B，右下肺肿瘤纵隔窗；C，左下肺肿瘤肺窗；D，左下肺肿瘤纵隔窗

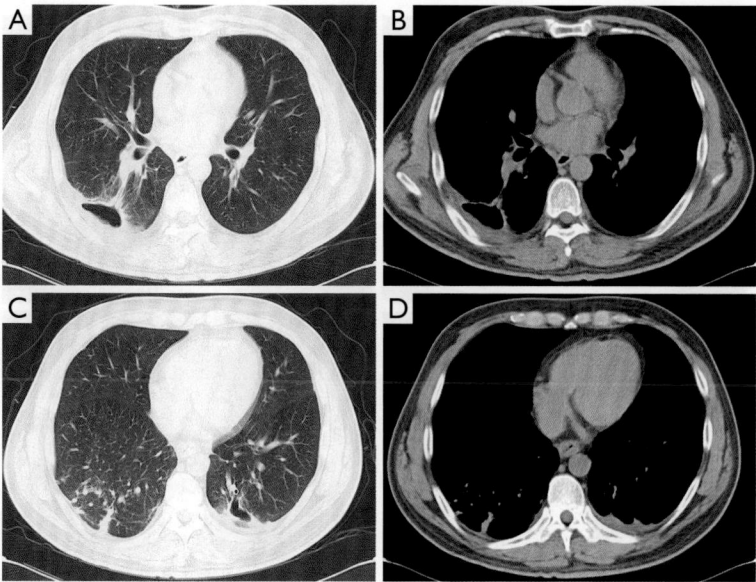

图7-427 术后4个月（2013年1月14日）

A，右下肺肿瘤肺窗；B，右下肺肿瘤纵隔窗；C，左下肺肿瘤肺窗；D，左下肺肿瘤纵隔窗

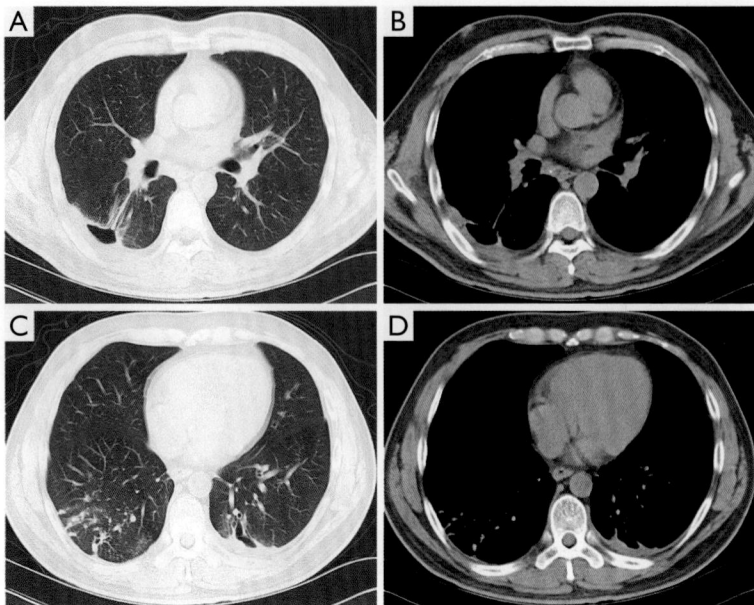

图7-428　术后5个月（2013年2月7日）

A，右下肺肿瘤肺窗；B，右下肺肿瘤纵隔窗；C，左下肺肿瘤肺窗；D，左下肺肿瘤纵隔窗

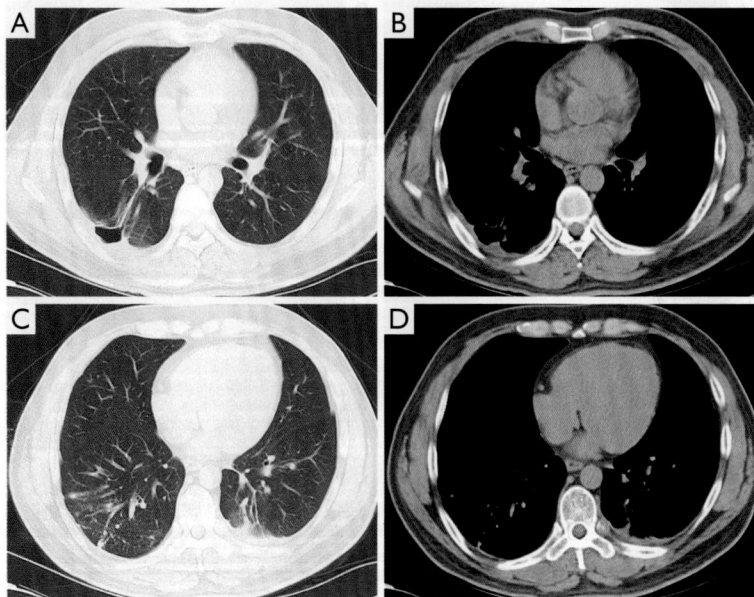

图7-429　术后7个月（2013年4月12日）

A，右下肺肿瘤肺窗；B，右下肺肿瘤纵隔窗；C，左下肺肿瘤肺窗；D，左下肺肿瘤纵隔窗

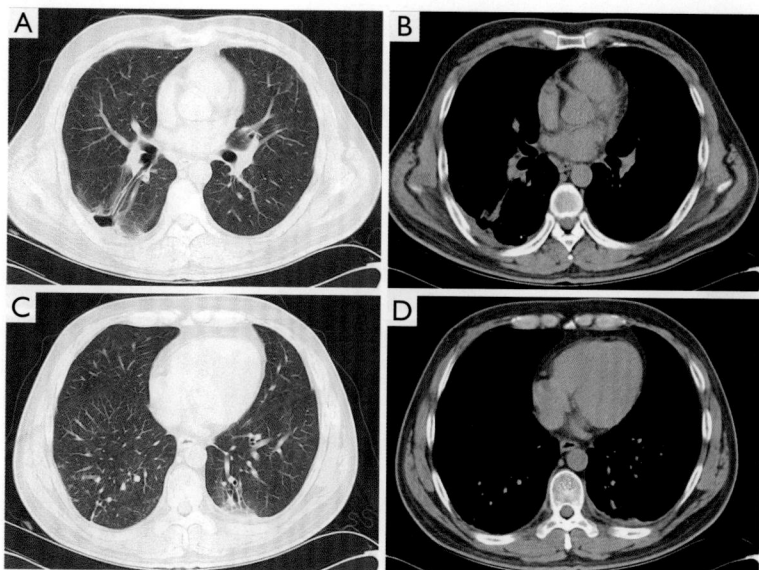

图7-430 术后9.5个月（2013年6月26日）

A，右下肺肿瘤肺窗；B，右下肺肿瘤纵隔窗；C，左下肺肿瘤肺窗；D，左下肺肿瘤纵隔窗

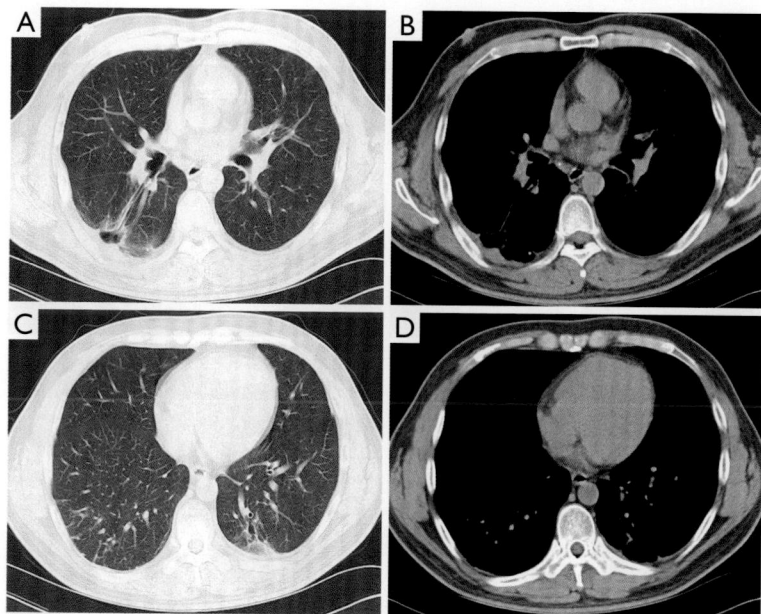

图7-431 术后11.5个月（2013年8月26日）

A，右下肺肿瘤肺窗；B，右下肺肿瘤纵隔窗；C，左下肺肿瘤肺窗；D，左下肺肿瘤纵隔窗

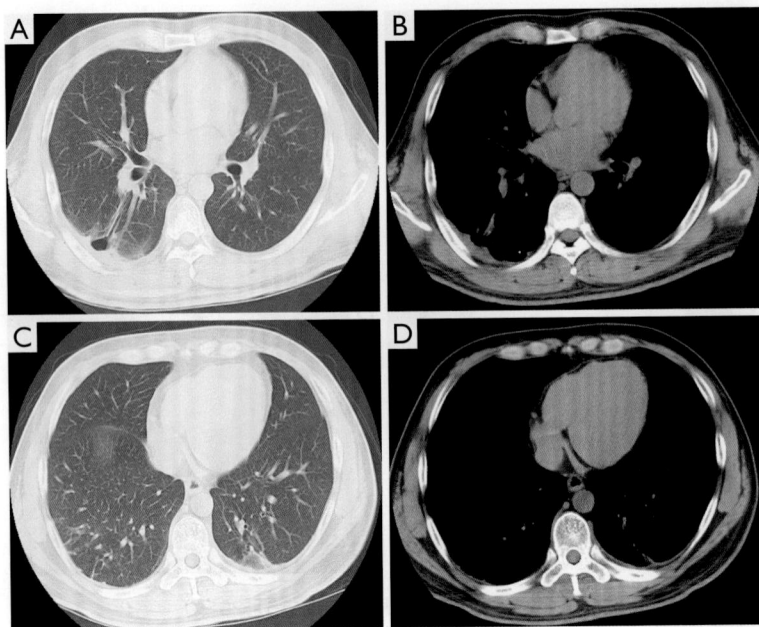

图7-432　术后12个月（2013年10月21日）

A，右下肺肿瘤肺窗；B，右下肺肿瘤纵隔窗；C，左下肺肿瘤肺窗；D，左下肺肿瘤纵隔窗

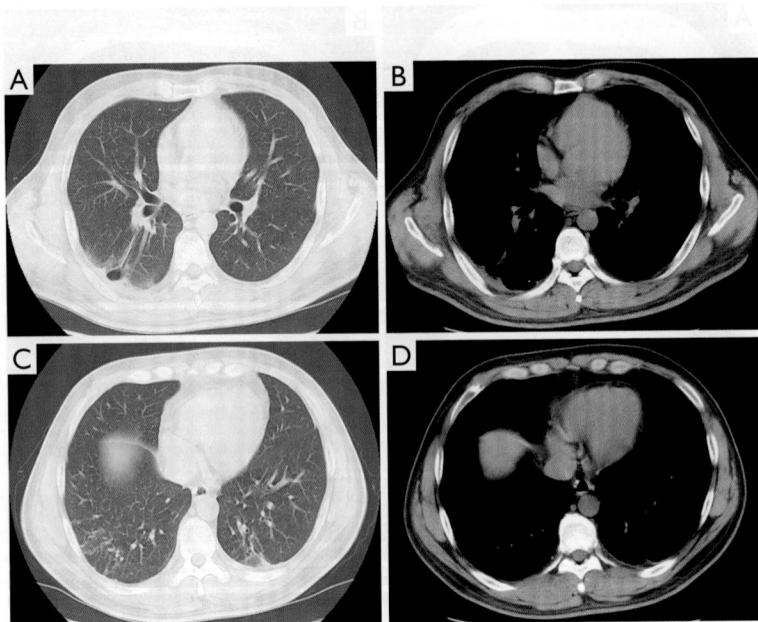

图7-433　术后14个月（2013年12月16日）

A，右下肺肿瘤肺窗；B，右下肺肿瘤纵隔窗；C，左下肺肿瘤肺窗；D，左下肺肿瘤纵隔窗

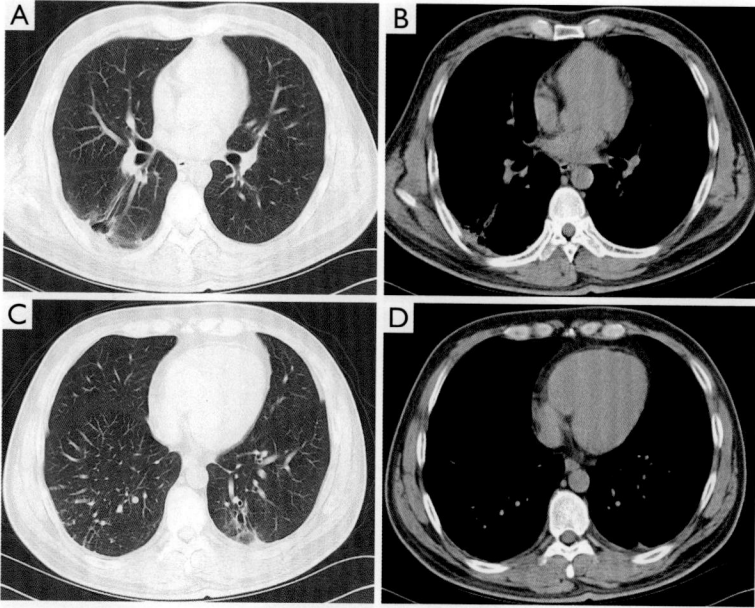

图7-434　术后17个月（2014年2月17日）

A，右下肺肿瘤肺窗；B，右下肺肿瘤纵隔窗；C，左下肺肿瘤肺窗；D，左下肺肿瘤纵隔窗

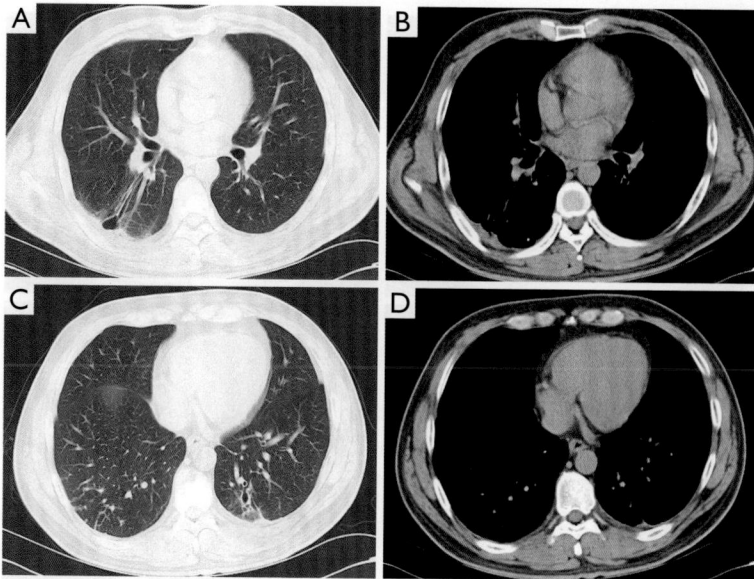

图7-345　术后19个月（2014年4月17日）

A，右下肺肿瘤肺窗；B，右下肺肿瘤纵隔窗；C，左下肺肿瘤肺窗；D，左下肺肿瘤纵隔窗

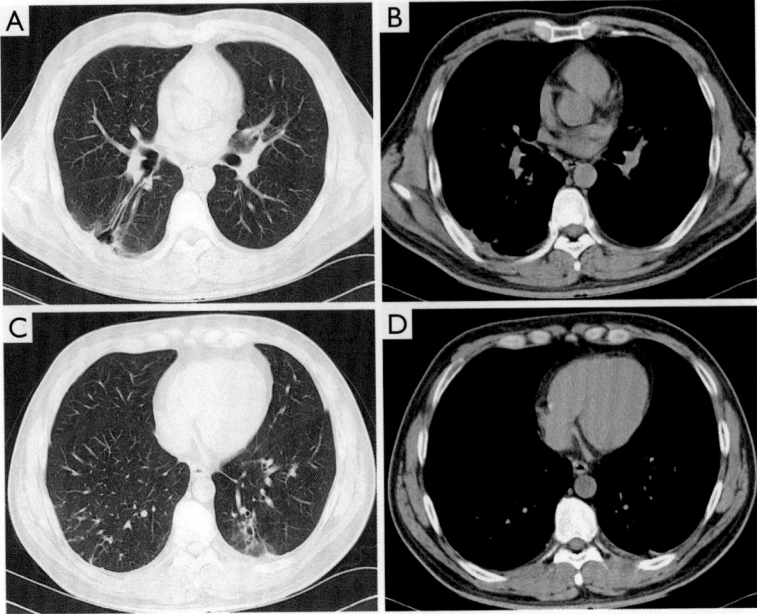

图7-436　术后21个月（2014年6月20日）

A，右下肺肿瘤肺窗；B，右下肺肿瘤纵隔窗；C，左下肺肿瘤肺窗；D，左下肺肿瘤纵隔窗

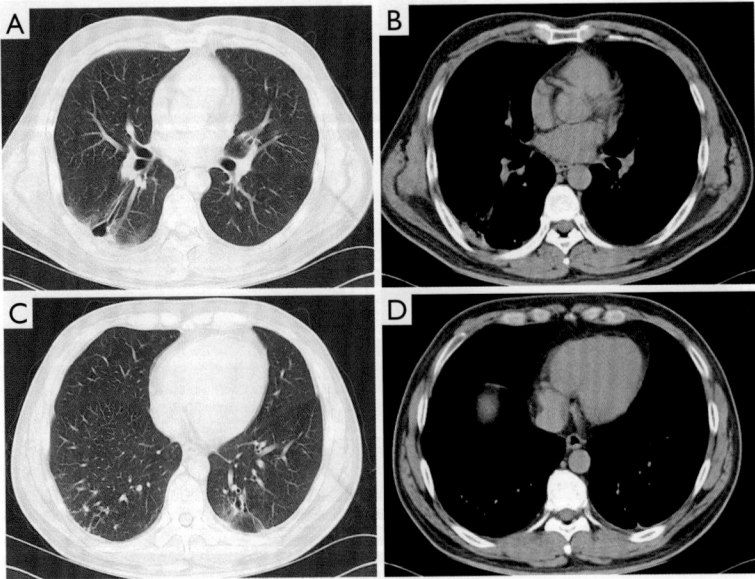

图7-437　术后23个月（2014年8月21日）

A，右下肺肿瘤肺窗；B，右下肺肿瘤纵隔窗；C，左下肺肿瘤肺窗；D，左下肺肿瘤纵隔窗

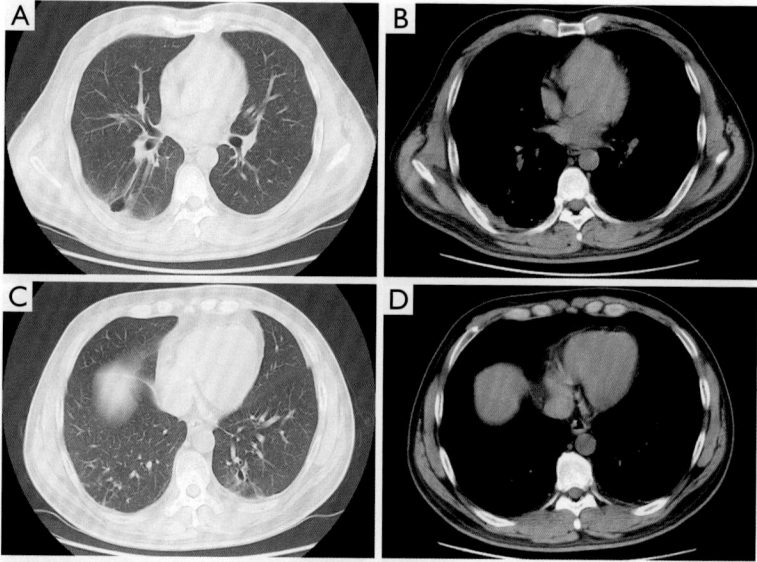

图7-438 术后25个月（2014年10月15日）

A，右下肺肿瘤肺窗；B，右下肺肿瘤纵隔窗；C，左下肺肿瘤肺窗；D，左下肺肿瘤纵隔窗

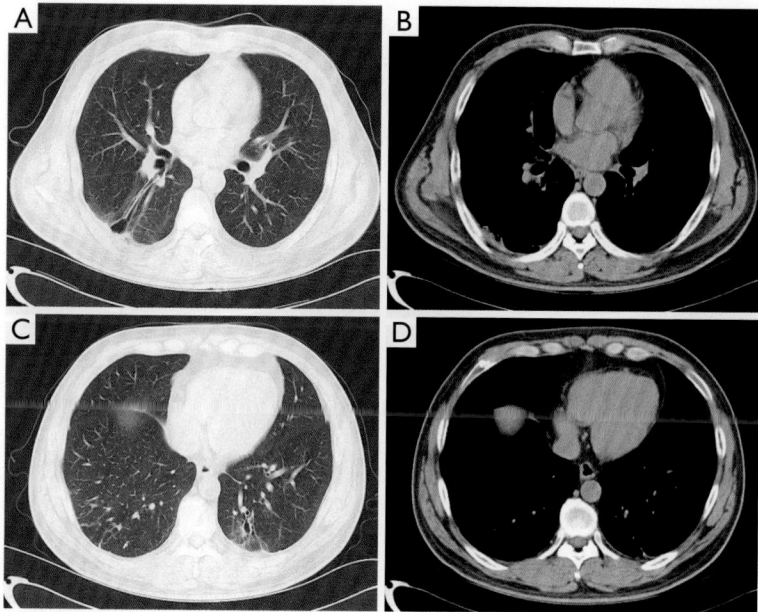

图7-439 术后27个月（2014年12月15日）

A，右下肺肿瘤肺窗；B，右下肺肿瘤纵隔窗；C，左下肺肿瘤肺窗；D，左下肺肿瘤纵隔窗

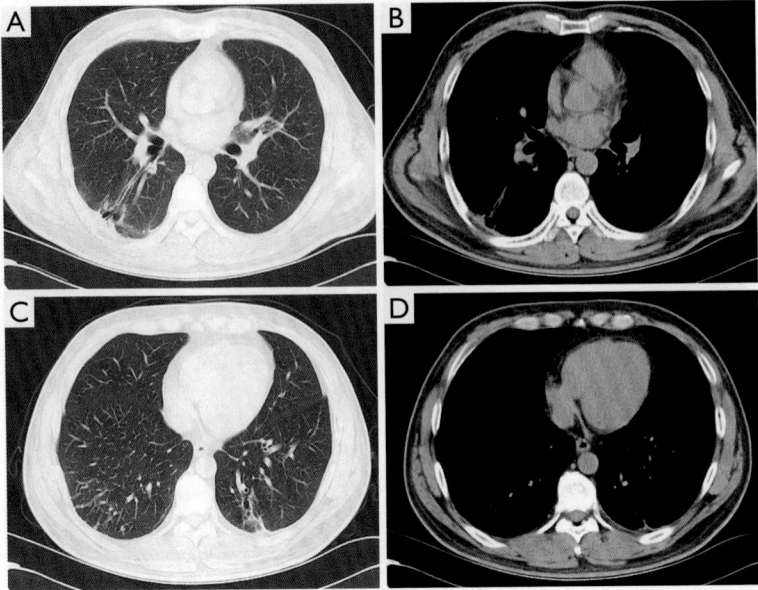

图7-440 术后31个月（2015年4月15日）

A，右下肺肿瘤肺窗；B，右下肺肿瘤纵隔窗；C，左下肺肿瘤肺窗；D，左下肺肿瘤纵隔窗

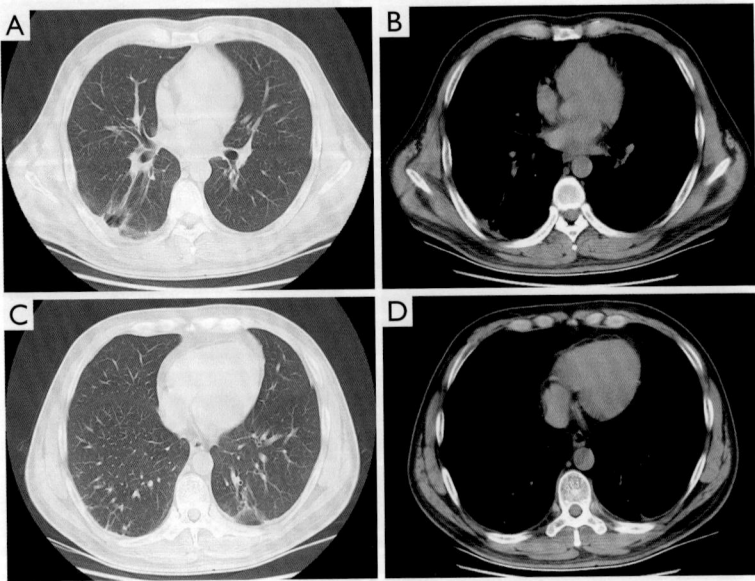

图7-441 术后34.5个月（2015年7月29日）

A，右下肺肿瘤肺窗；B，右下肺肿瘤纵隔窗；C，左下肺肿瘤肺窗；D，左下肺肿瘤纵隔窗

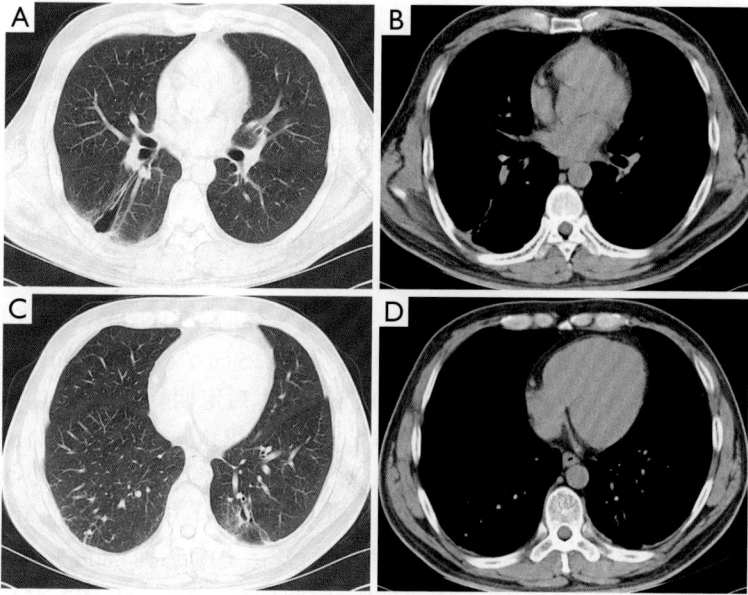

图7-442　术后43个月（2016年4月13日）

A，右下肺肿瘤肺窗；B，右下肺肿瘤纵隔窗；C，左下肺肿瘤肺窗；D，左下肺肿瘤纵隔窗

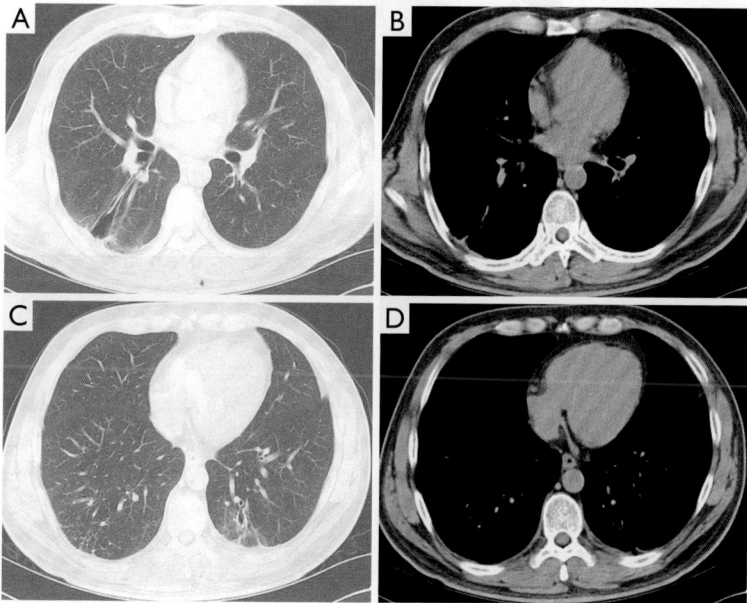

图7-443　术后53个月（2017年2月9日）

A，右下肺肿瘤肺窗；B，右下肺肿瘤纵隔窗；C，左下肺肿瘤肺窗；D，左下肺肿瘤纵隔窗

病例10

　　患者蔡××，男，59岁。1年前因咳血在外院行胸部CT检查发现左上肺占位；纤维支气管镜检查活检病理诊断为腺癌；分期检查可疑骨转移。给予吉西他滨加顺铂化疗5个周期，7个月前因不能耐受化疗不良反应而停止，5个月前口服厄洛替尼，1个月后因皮疹停药。入院后检查胸部CT发现左上肺占位；SPECT检查提示左上肺高代谢影，T/NTmax=3.89；分期检查发现多发骨转移；肿瘤标志物：CEA为604.30 ng/mL，NSE为7.57 ng/mL，CYFRA21-1为4.62 ng/mL。术前诊断为左上肺腺癌，骨转移，分期为T1NxM1。2013年10月21日行CT引导下射频消融术，肿瘤大小约3 cm×2.5 cm，使用StarBurst®Talon型射频电极消融，开针4 cm，消融时间21.5 min。术后定期复查，2014年10月开始给予吉西他滨加卡铂化疗：吉西他滨2 000 mg，第1、8天，卡铂400 mg，第1天，21天方案，计4个周期。2015年复查发现肝转移，伽马刀治疗，2015年6月开始培美曲塞加奈达铂化疗：培美曲塞1 g，第1天，奈达铂140 mg，第2天，21天方案，计3个周期，复查肿瘤标志物：CEA为184.80 ng/mL，NSE为23.43 ng/mL，CYFRA21-1为3.82 ng/mL。定期复查（图7-444~图7-454）。

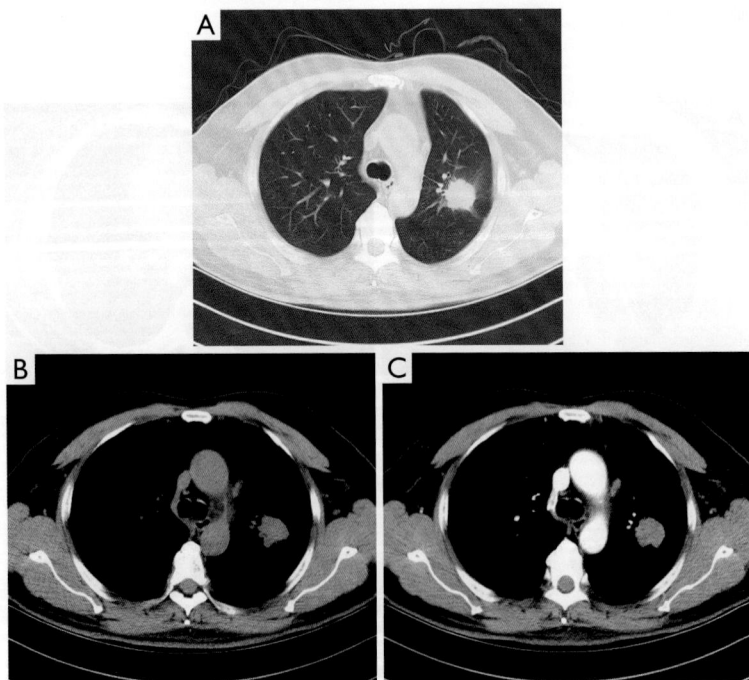

图7-444　术前1周（2013年10月16日）
A，肺窗；B，纵隔窗；C，强化

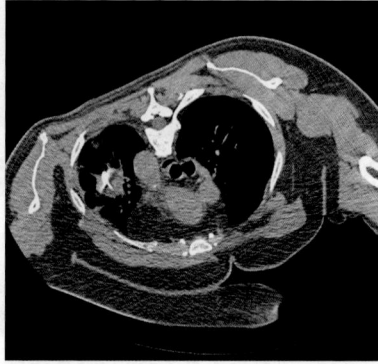

图7-445　术中（2013年10月21日）

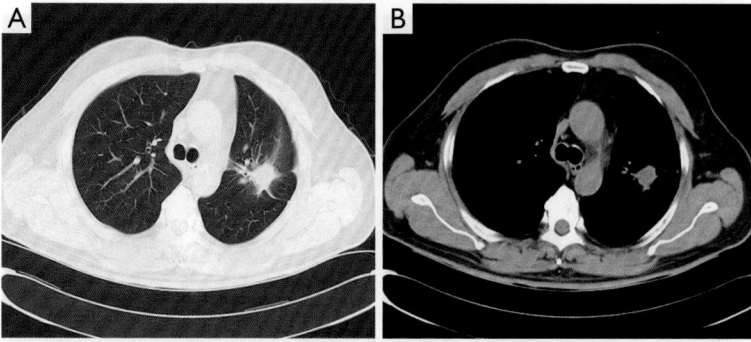

图7-446　术后3个月（2014年1月23）
A，肺窗；B，纵隔窗

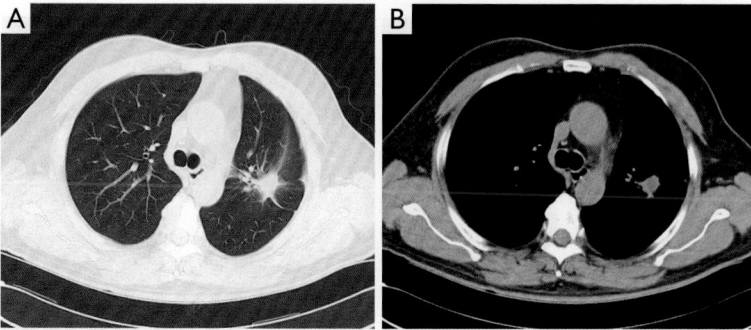

图7-447　术后6.5个月（2014年5月9日）
A，肺窗；B，纵隔窗

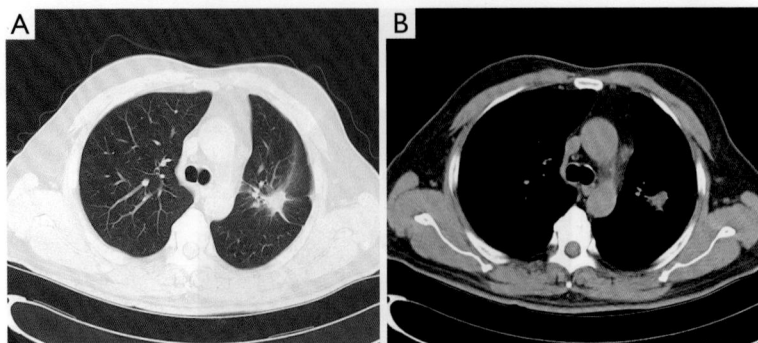

图7-448　术后10个月（2014年8月15日）
A，肺窗；B，纵隔窗

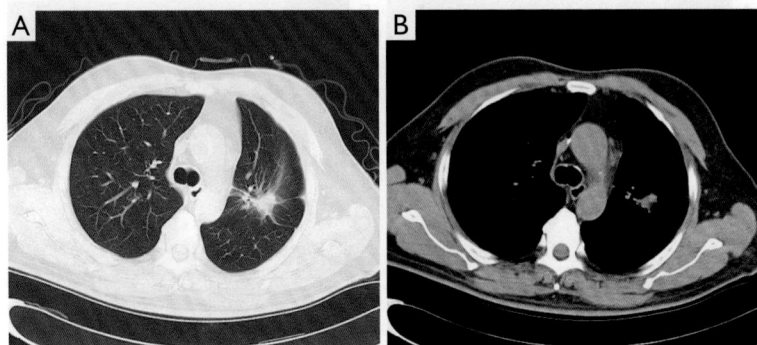

图7-449　术后13个月（2014年11月20日）
A，肺窗；B，纵隔窗

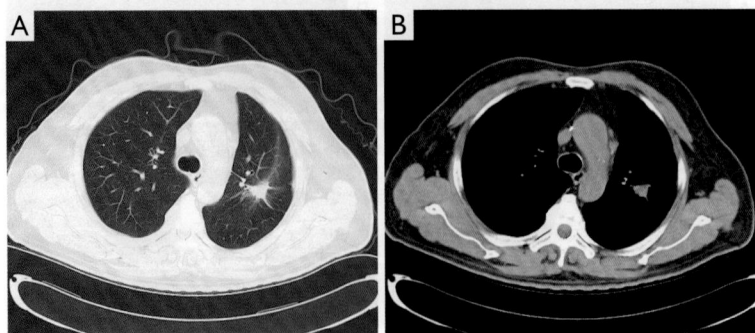

图7-450　术后14.5个月（2015年1月5日）
A，肺窗；B，纵隔窗

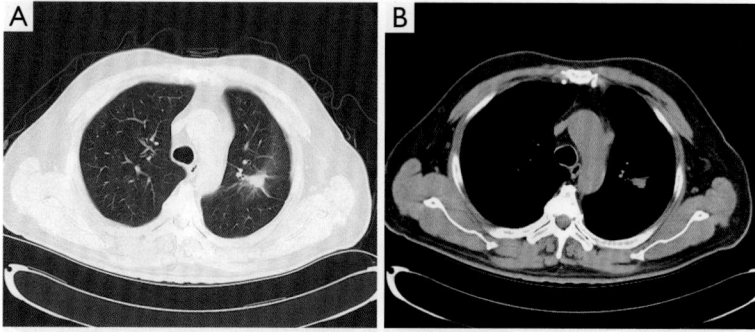

图7-451　术后16个月（2015年2月27日）
A，肺窗；B，纵隔窗

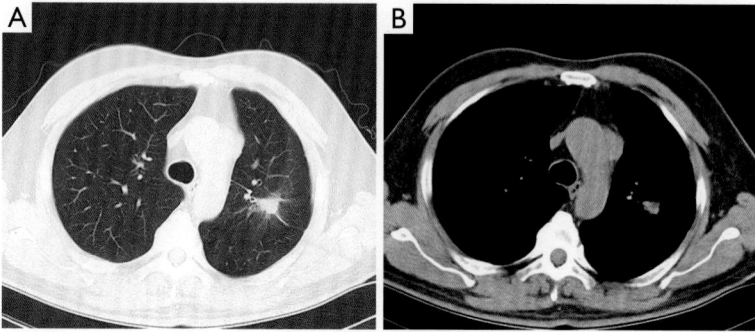

图7-452　术后19个月（2015年5月25日）
A，肺窗；B，纵隔窗

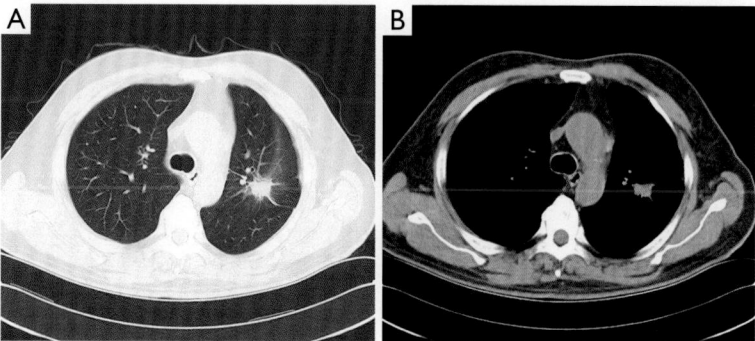

图7-453　术后23个月（2015年9月21日）
A，肺窗；B，纵隔窗

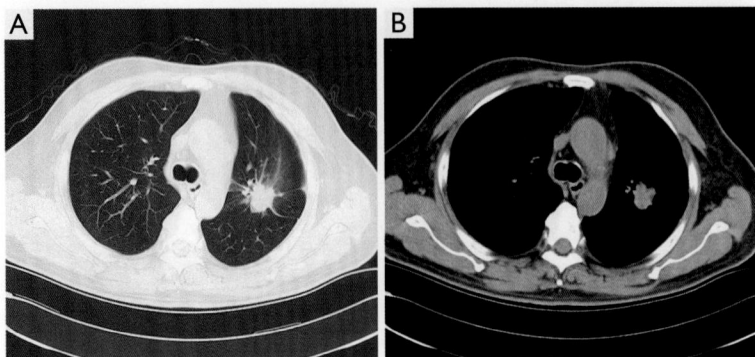

图7-454 术后25.5个月（2015年12月8日）
A，肺窗；B，纵隔窗

第九节 热消融后全身治疗：分子靶向药物治疗

针对存在基因突变且有可选择的分子靶向药物，在射频消融治疗后，选择分子靶向药物治疗。

病例1

患者王××，男，65岁。体检发现右上肺肿物1个月，咳嗽、咳痰、痰中带血10天。胸部CT发现右上肺占位，纵隔淋巴结转移，肝转移，左肾上腺转移；PET检查提示右上肺高代谢影，SUVmax=5.27；纵隔肺门淋巴结高代谢，SUVmax=4.99；分期检查可疑肝转移、左肾上腺转移、骨转移；肿瘤标志物：CEA为816.40 ng/mL，NSE为31.96 ng/mL，CYFRA21-1为20.01 ng/mL。术前诊断为右上肺腺癌，纵隔淋巴结转移，肝转移、左肾上腺转移、骨转移，分期为T2N2M1。2011年5月9日行肺穿刺活检和CT引导下射频消融术，肿瘤大小约3 cm×2 cm，使用StarBurst®XL型射频电极消融，开针3 cm，消融时间20.5 min。术后病理诊断为腺癌，口服吉非替尼。失访（图7-455~图7-467）。

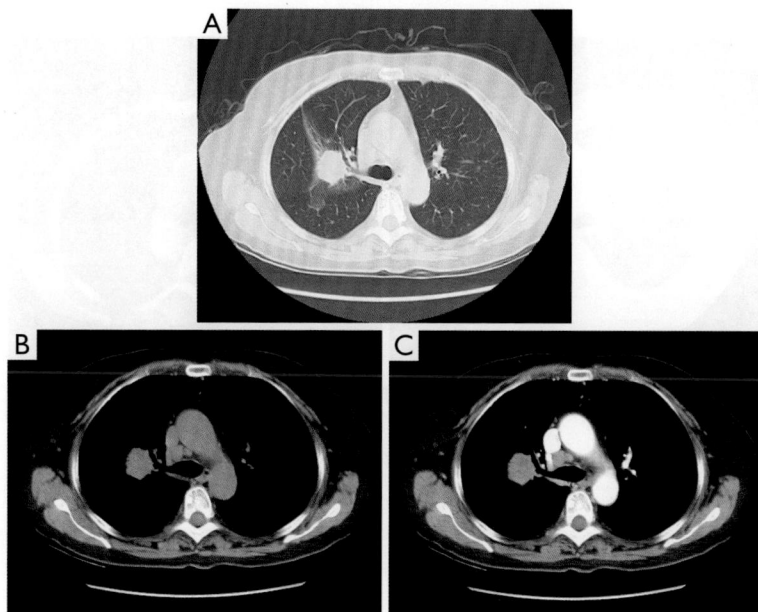

图7-455 术前（2011年5月7日）
A，肺窗；B，纵隔窗；C，强化

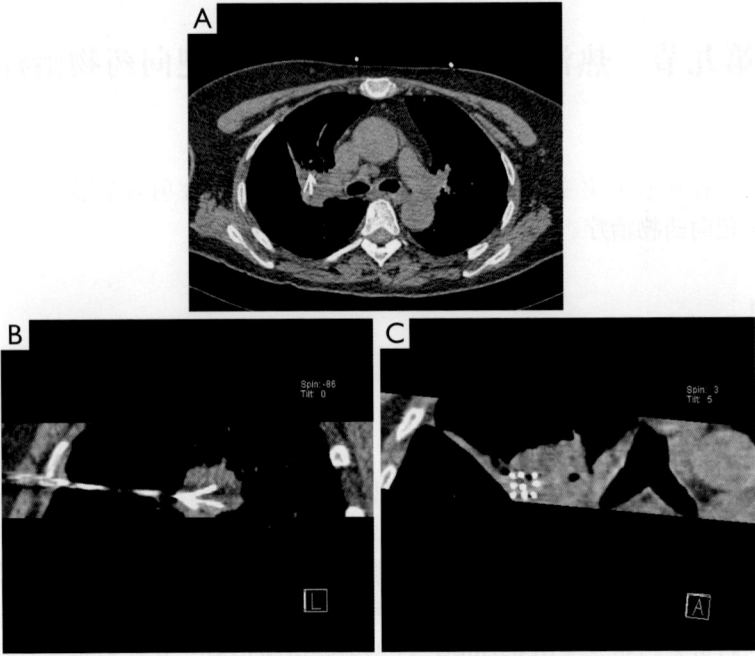

图7-456 术中（2011年5月9日）

A，横断面；B，矢状面；C，冠状面

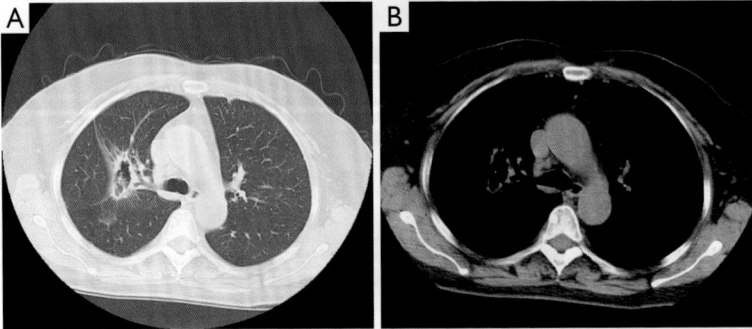

图7-457 术后1.5个月（2011年6月21日）

A，肺窗；B，纵隔窗

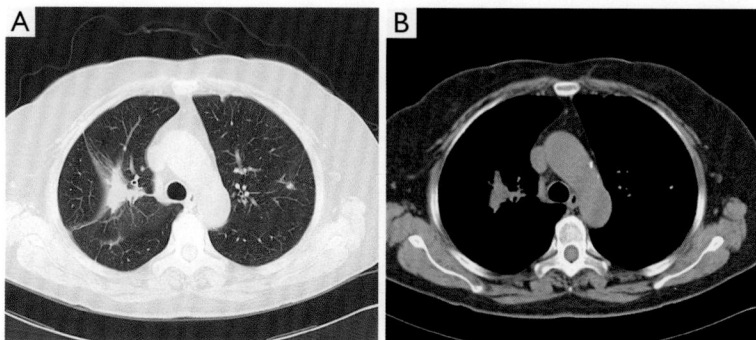

图7-458 术后4个月（2011年8月30日）

A，肺窗；B，纵隔窗

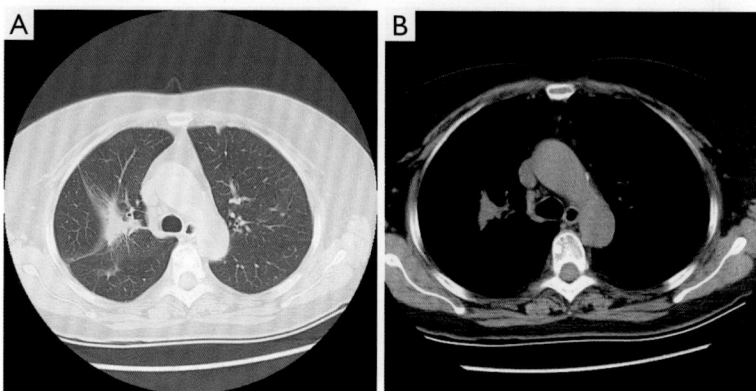

图7-459 术后5个月（2011年10月12日）

A，肺窗；B，纵隔窗

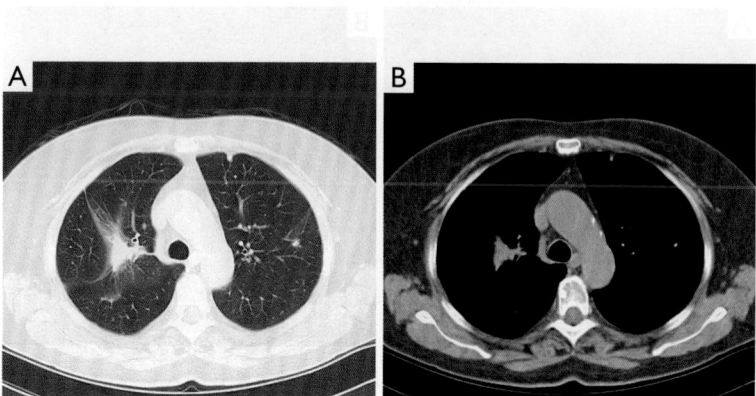

图7-460 术后6个月（2011年11月1日）

A，肺窗；B，纵隔窗

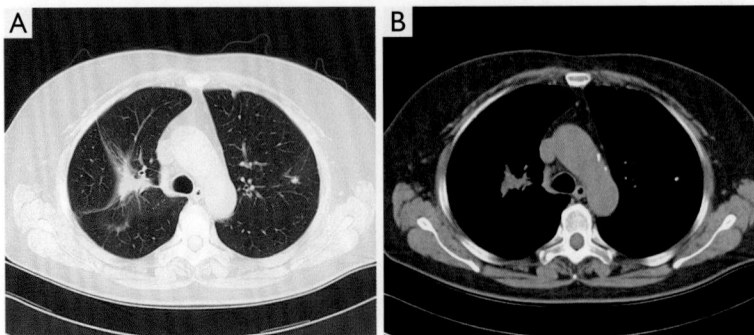

图7-461　术后9个月（2012年1月30日）

A，肺窗；B，纵隔窗

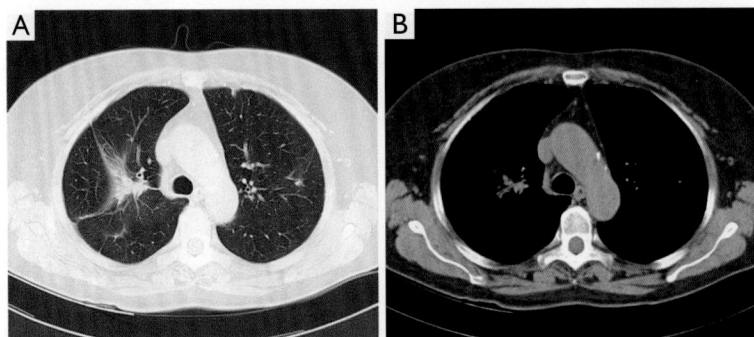

图7-462　术后9个月（2012年2月7日）

A，肺窗；B，纵隔窗

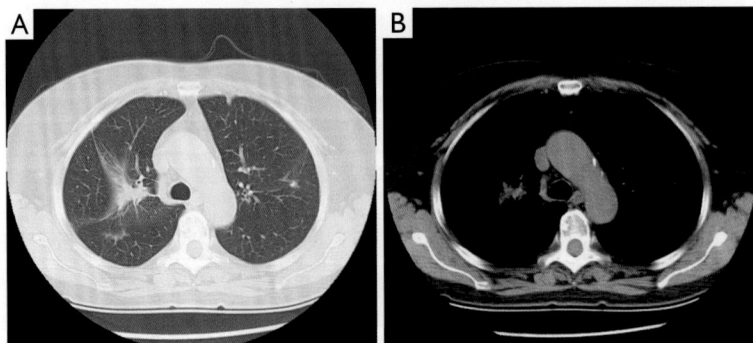

图7-463　术后11个月（2012年4月5日）

A，肺窗；B，纵隔窗

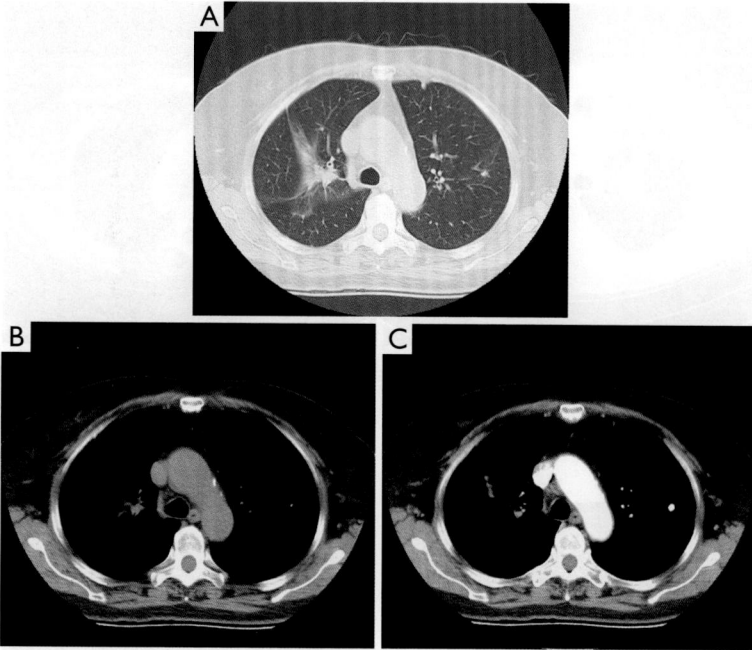

图7-464 术后13个月（2012年6月4日）
A，肺窗；B，纵隔窗；C，强化

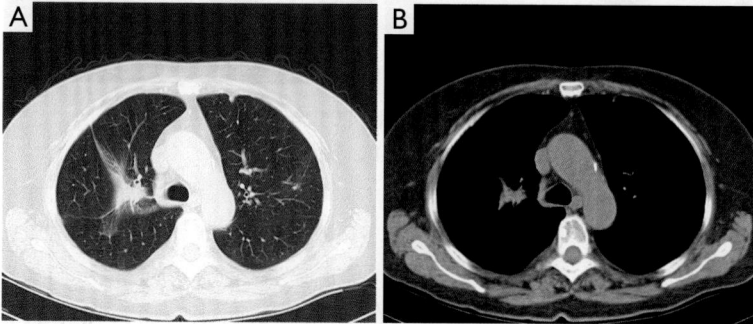

图7-465 术后15个月（2012年8月3日）
A，肺窗；B，纵隔窗

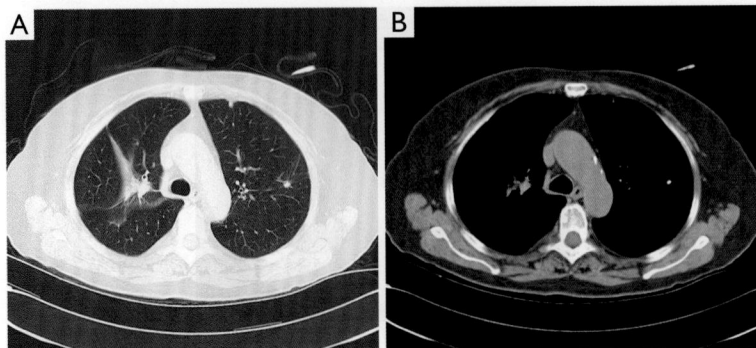

图7-466　术后17个月（2012年10月3日）
A，肺窗；B，纵隔窗

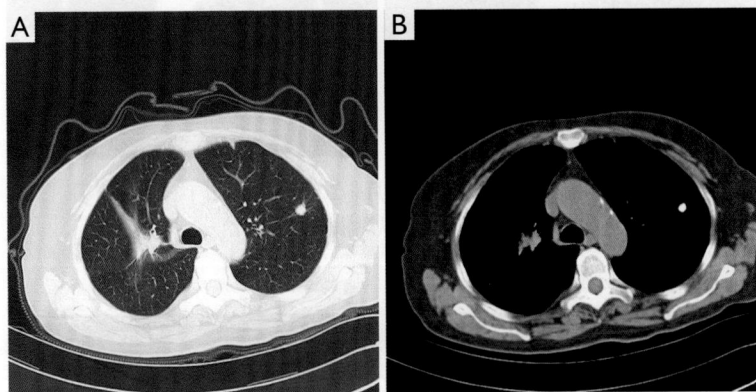

图7-467　术后19个月（2012年11月28日）
A，肺窗；B，纵隔窗

病例2

　　患者刘××，女，81岁。临床诊断右肺癌6年，近来胸痛，胸部CT检查发现右下肺占位较前进展，左肺转移；分期检查无远处转移；肿瘤标志物：CEA为14 ng/mL。术前诊断为右下肺癌，左肺转移，分期为T1NxM1。2012年5月12日行肺穿刺活检和CT引导下射频消融，肿瘤大小约2 cm × 2 cm，使用StarBurst®XL型射频电极消融，开针3 cm，消融时间21 min。术后病理诊断为腺癌，做EGFR基因检测无突变。术后定期复查，5个月后，患者出现气短，复查胸部CT提示右下肺结节无明显变化，但左侧出现胸腔积液；肿瘤标志物：CEA为5.99 ng/mL；胸腔闭式引流后症状好转。2013年1月口服吉非替尼，并定期复查。2016年8月去世（图7-468~图7-490）。

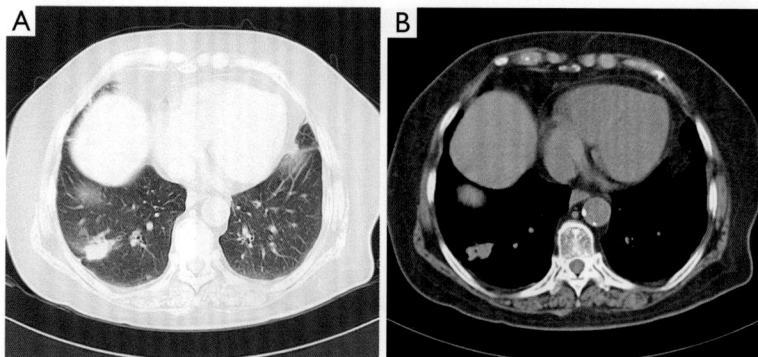

图7-468 术前14个月（2011年3月15日）
A，肺窗；B，纵隔窗

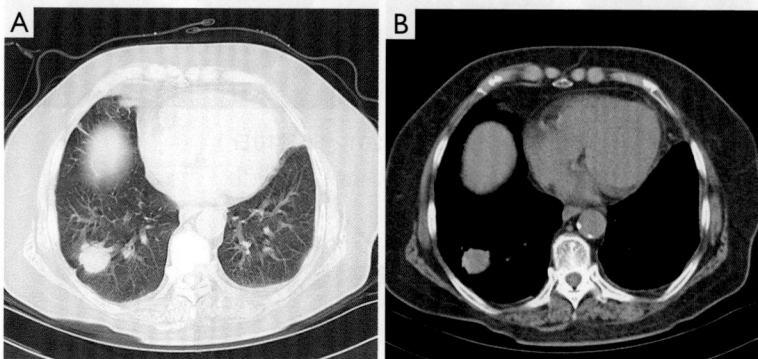

图7-469 术前3周（2012年4月27日）
A，肺窗；B，纵隔窗

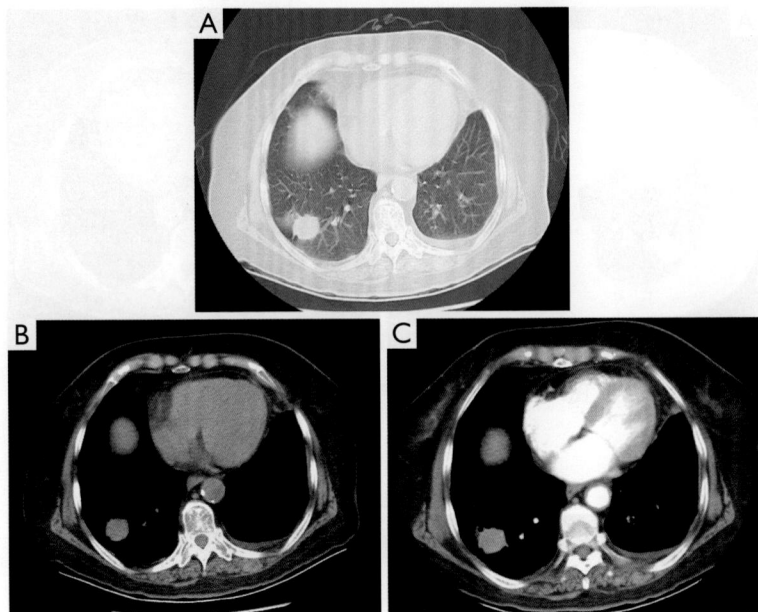

图7-470　术前（2012年5月10日）

A，肺窗；B，纵隔窗；C，强化

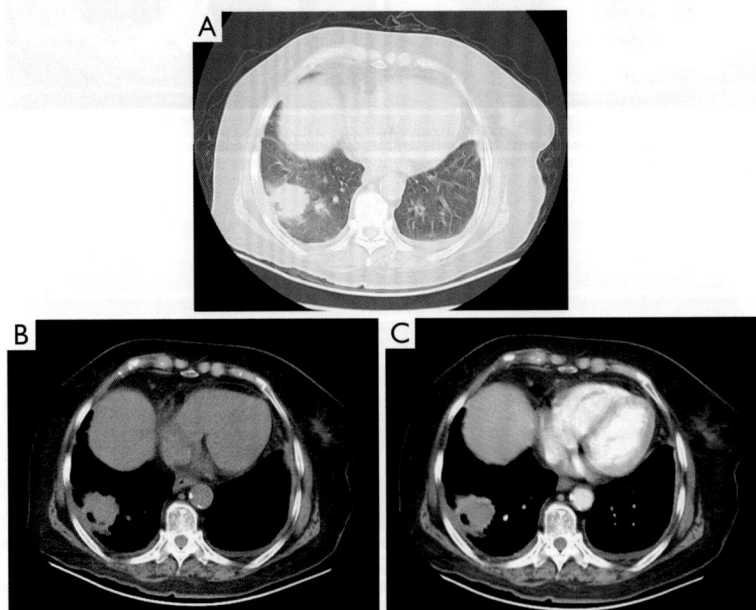

图7-471　术后24 h（2012年5月14日）

A，肺窗；B，纵隔窗；C，强化

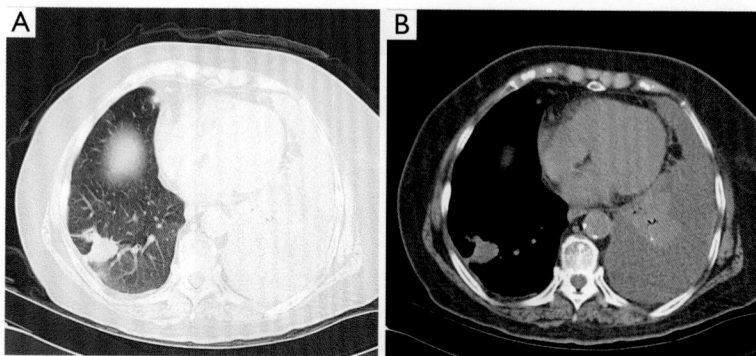

图7-472　术后4个月（2012年10月9日）
A，肺窗；B，纵隔窗

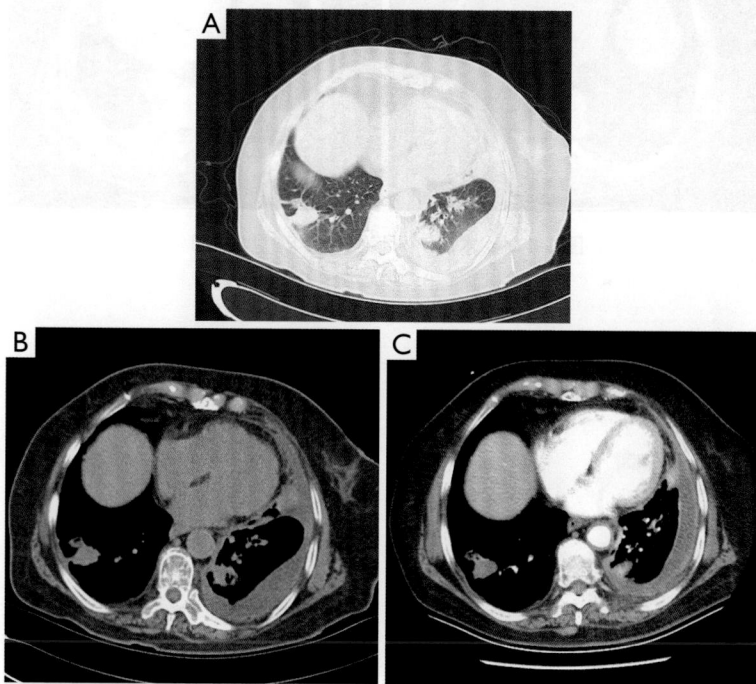

图7-473　术后4个月（2012年10月19日）
A，肺窗；B，纵隔窗；C，强化

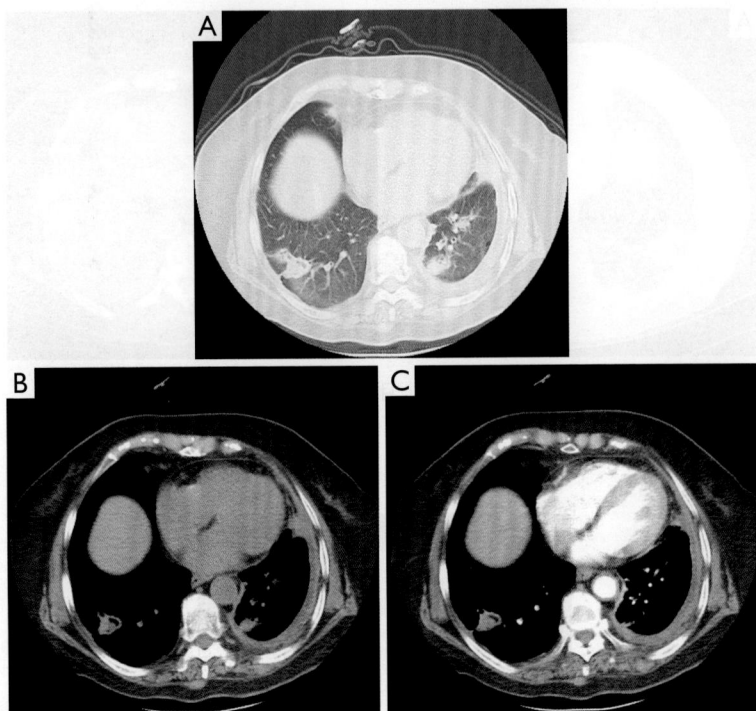

图7-474　术后8个月（2013年1月17日）

A，肺窗；B，纵隔窗；C，强化

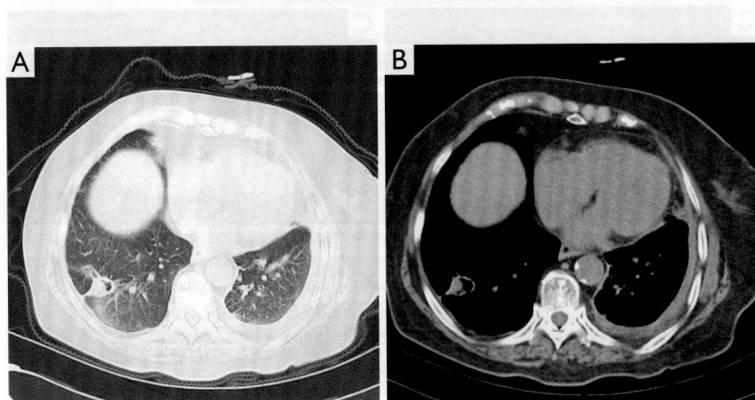

图7-475　术后9个月（2013年2月18日）

A，肺窗；B，纵隔窗

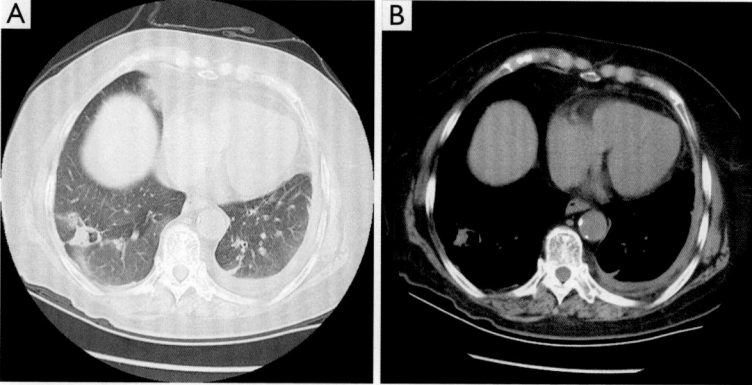

图7-476 术后10个月（2013年3月19日）

A，肺窗；B，纵隔窗

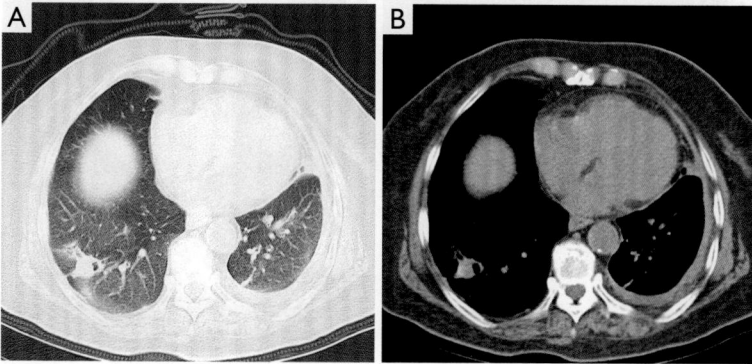

图7-477 术后11个月（2013年4月19日）

A，肺窗；B，纵隔窗

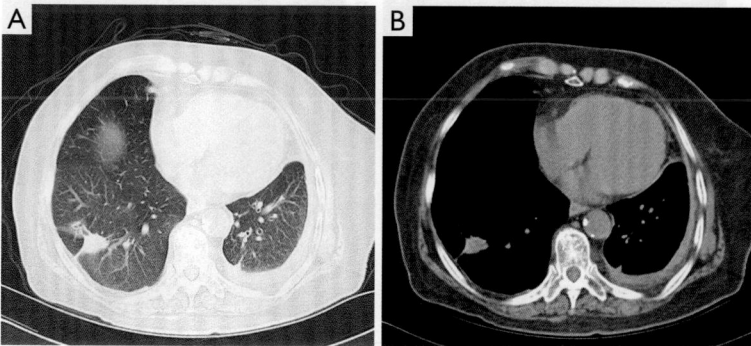

图7-478 术后12个月（2013年5月20日）

A，肺窗；B，纵隔窗

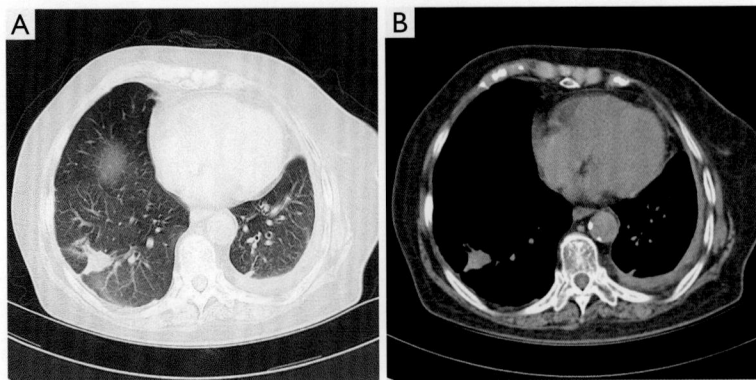

图7-479　术后15个月（2013年8月9日）

A，肺窗；B，纵隔窗

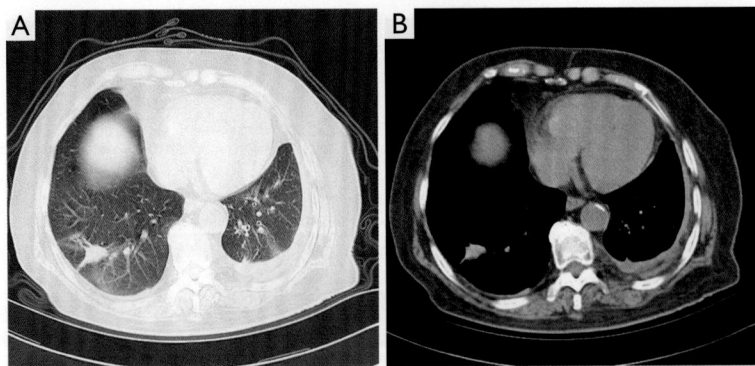

图7-480　术后17个月（2013年10月11日）

A，肺窗；B，纵隔窗

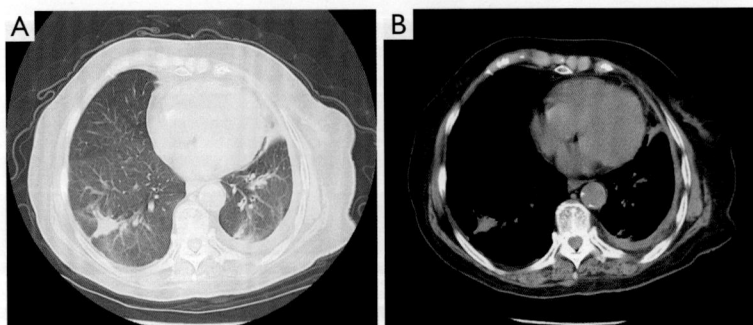

图7-481　术后19个月（2013年12月4日）

A，肺窗；B，纵隔窗

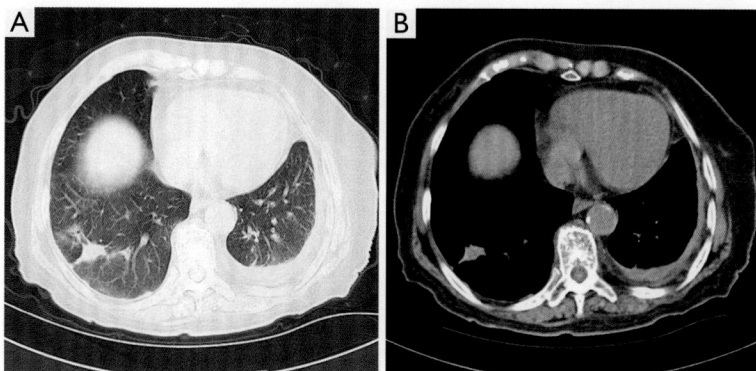

图7-482　术后21个月（2014年2月7日）

A，肺窗；B，纵隔窗

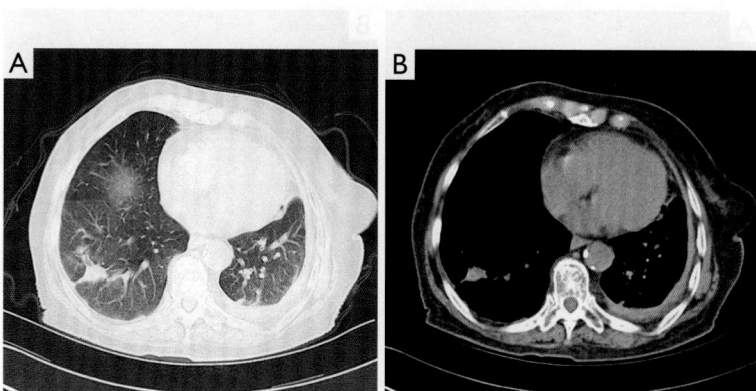

图7-483　术后23个月（2014年4月9日）

A，肺窗；B，纵隔窗

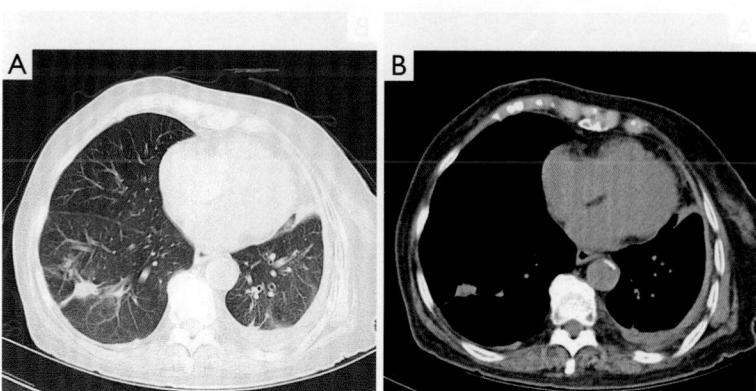

图7-484　术后25个月（2014年6月6日）

A，肺窗；B，纵隔窗

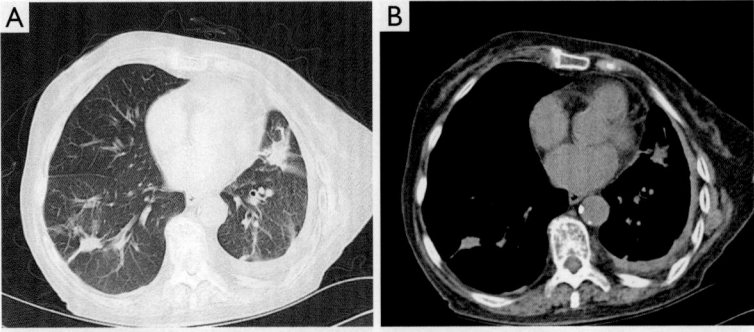

图7-485　术后27个月（2014年8月6日）
A，肺窗；B，纵隔窗

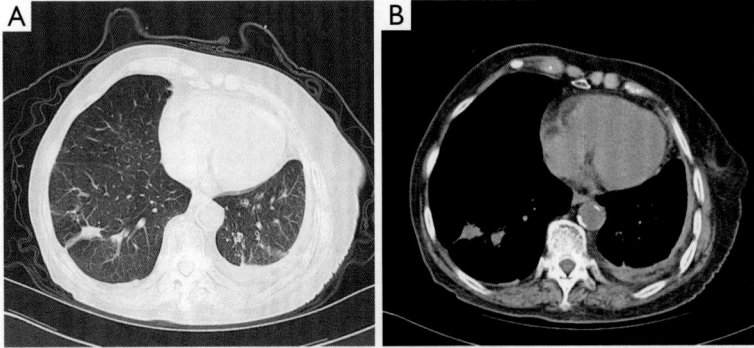

图7-486　术后29个月（2014年10月8日）
A，肺窗；B，纵隔窗

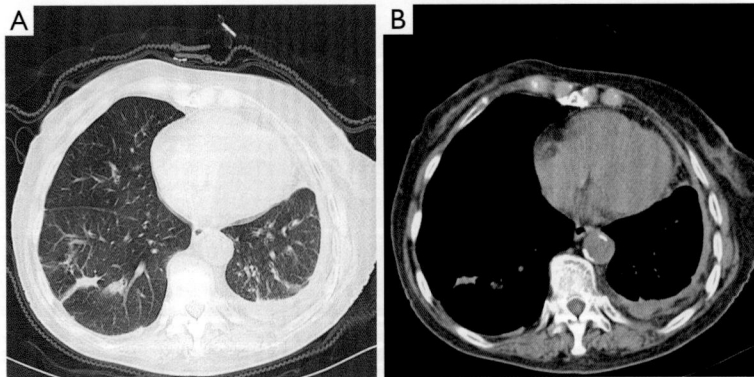

图7-487　术后31个月（2014年12月3日）
A，肺窗；B，纵隔窗

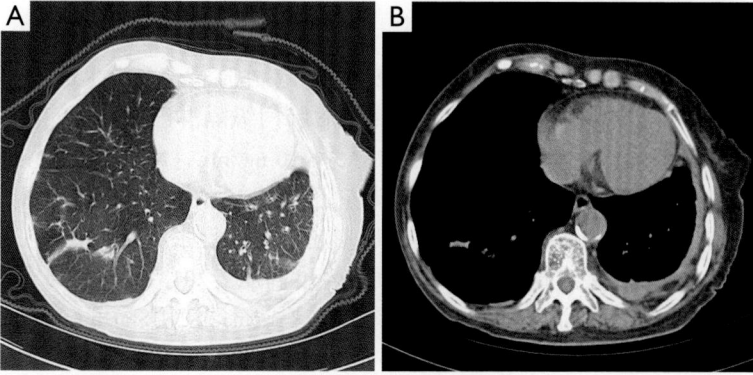

图7-488　术后33个月（2015年2月2日）

A，肺窗；B，纵隔窗

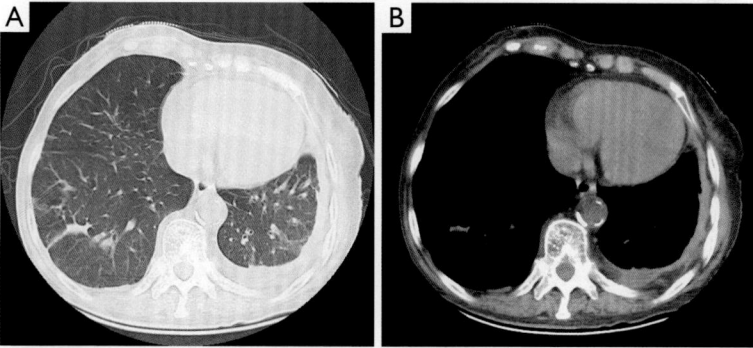

图7-489　术后36.5个月（2015年5月26日）

A，肺窗；B，纵隔窗

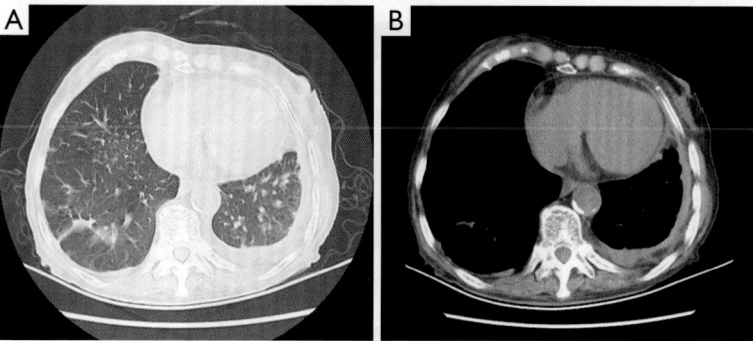

图7-490　术后38个月（2015年7月22日）

A，肺窗；B，纵隔窗

病例3

患者刘××，女，74岁。咳嗽喘憋2个月，在外院行全身PET-CT检查提示左上肺高代谢影，双肺内多发高代谢影，右肺门纵隔淋巴结高代谢影；入院分期检查无远处转移；肿瘤标志物：CEA为6.10 ng/mL，NSE为45.47 ng/mL，CYFRA21-1为17.30 ng/mL。术前诊断为左上肺癌，肺门纵隔锁骨上淋巴结转移，双肺内转移，分期为T4NxM1。心脏彩超：双室舒张功能减低，左室射血分数正常，二、三尖瓣轻度反流，肺动脉轻度高压。2013年3月27日行肺穿刺活检和CT引导下射频消融，肿瘤大小约3 cm × 3 cm，使用StarBurst®Talon型射频电极消融，开针3 cm，消融时间16.4 min。术后病理诊断为腺癌，给予口服吉非替尼。2014年3月复查胸部CT提示左肺癌较前增大，给予培美曲塞加卡铂化疗：培美曲塞800 mg，第1天，卡铂300 mg，第2天，21天方案，计6个周期。口服AZD9291，定期复查。2016年3月发现骨转移（图7-491~图7-510）。

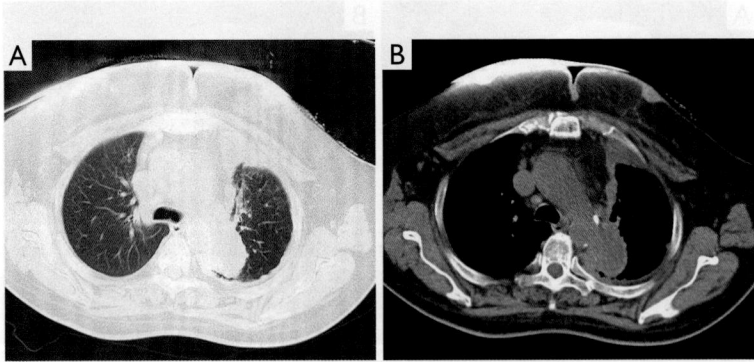

图7-491　术前（2013年3月27日）

A，肺窗；B，纵隔窗

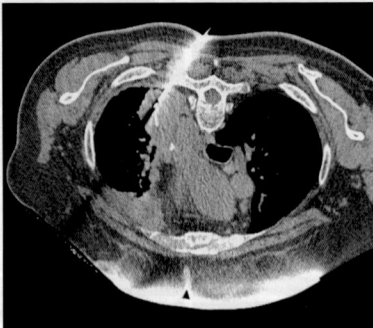

图7-492　术中（2013年3月27日）

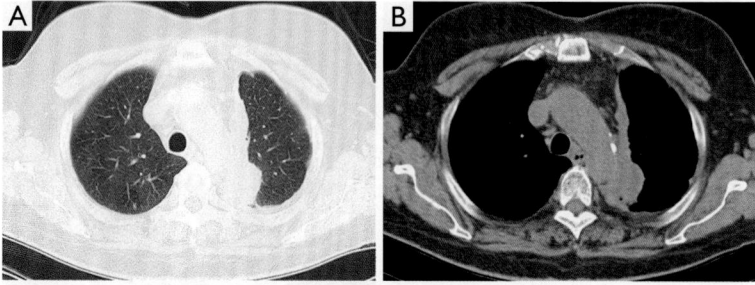

图7-493　术后1.5个月（2013年5月10日）
A，肺窗；B，纵隔窗

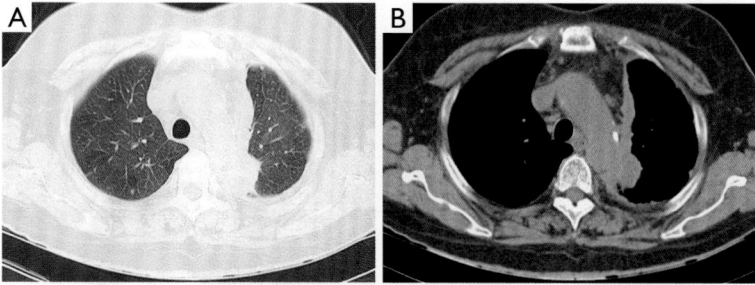

图7-494　术后3.5个月（2013年7月10日）
A，肺窗；B，纵隔窗

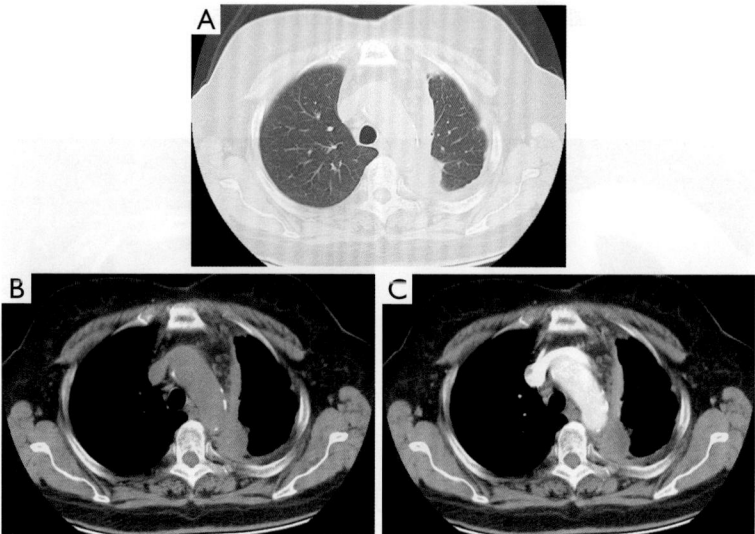

图7-495　术后5个月（2013年8月27日）
A，肺窗；B，纵隔窗；C，强化

389

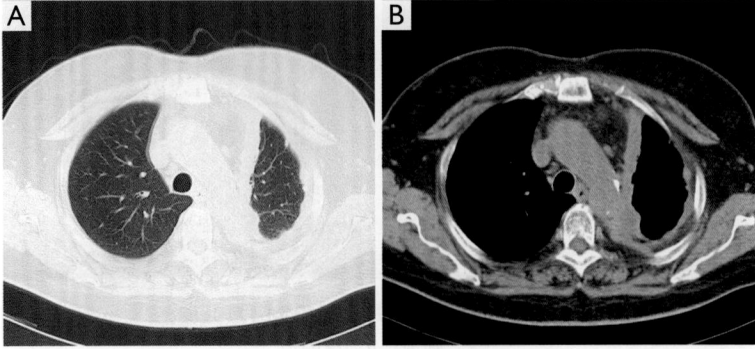

图7-496　术后9个月（2013年12月31日）
A，肺窗；B，纵隔窗

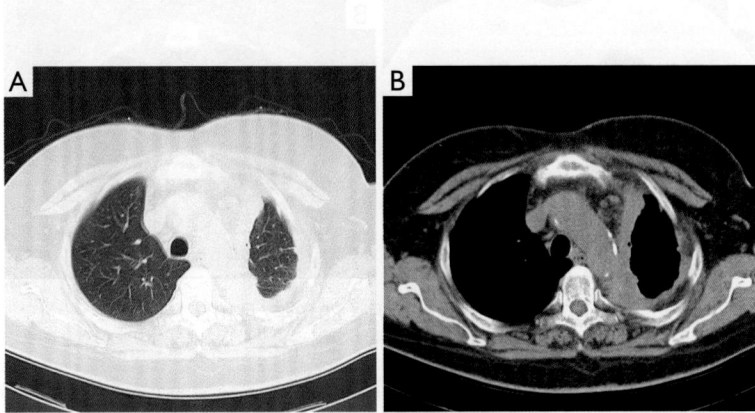

图7-497　术后11.5个月（2014年3月5日）
A，肺窗；B，纵隔窗

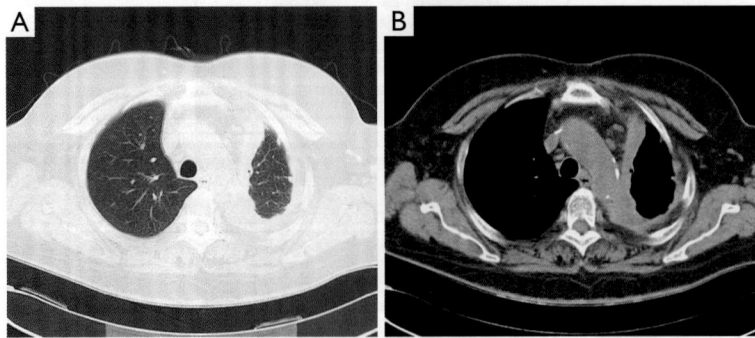

图7-498　术后13个月（2014年5月7日）
A，肺窗；B，纵隔窗

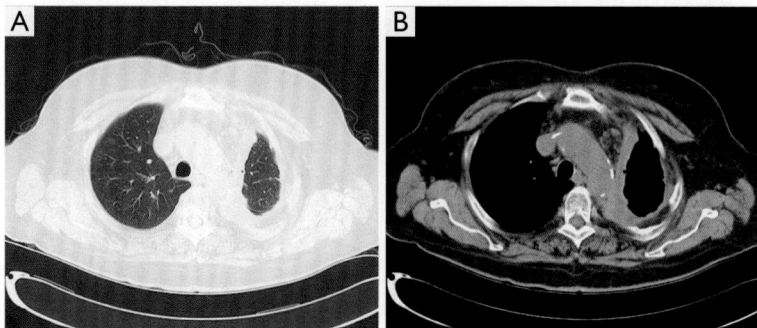

图7-499 术后15个月（2014年7月9日）
A，肺窗；B，纵隔窗

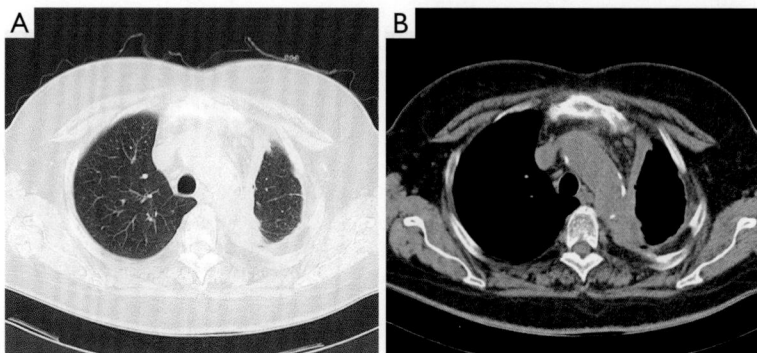

图7-500 术后17.5个月（2014年9月15日）
A，肺窗；B，纵隔窗

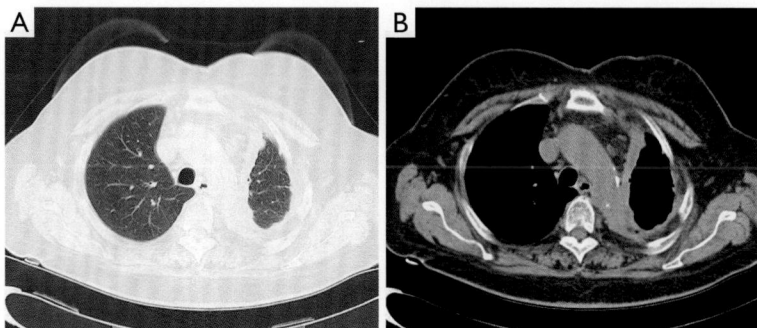

图7-501 术后19个月（2014年11月2日）
A，肺窗；B，纵隔窗

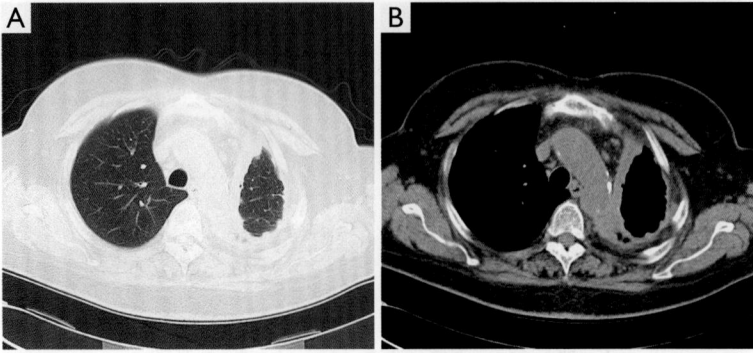

图7-502　术后21个月（2015年1月7日）

A，肺窗；B，纵隔窗

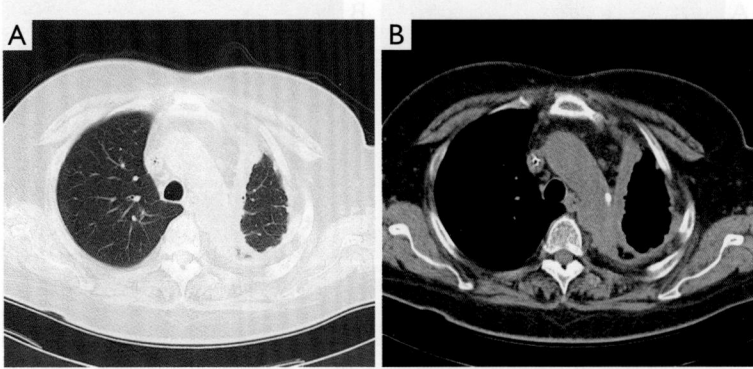

图7-503　术后23个月（2015年3月2日）

A，肺窗；B，纵隔窗

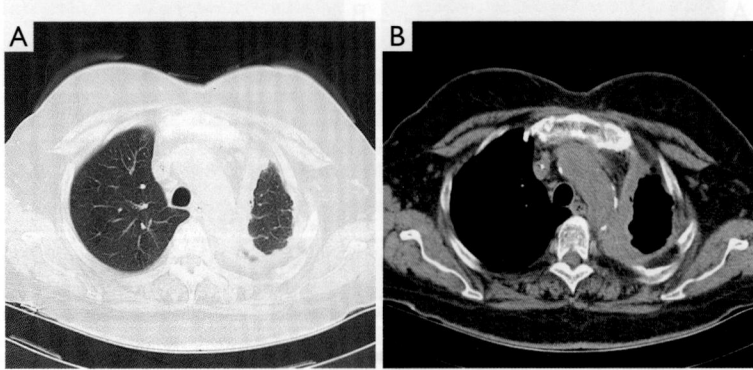

图7-504　术后25个月（2015年4月30日）

A，肺窗；B，纵隔窗

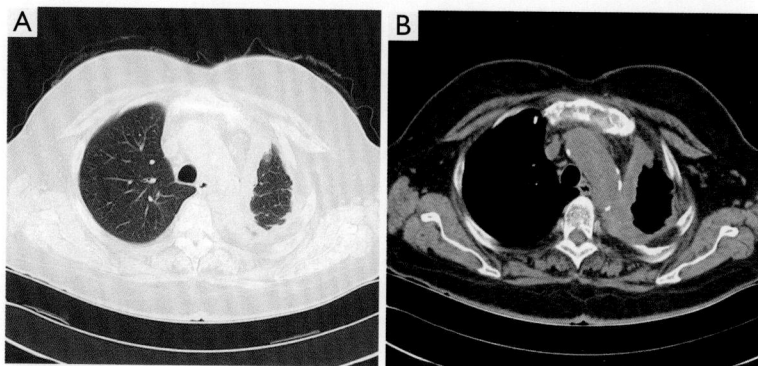

图7-505　术后27个月（2015年7月1日）
A，肺窗；B，纵隔窗

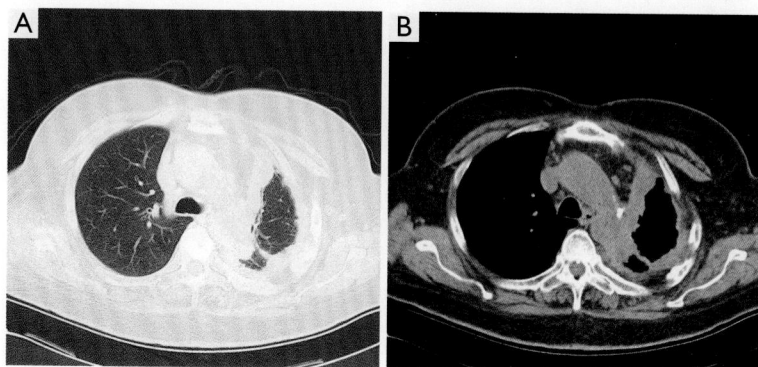

图7-506　术后31个月（2015年11月3日）
A，肺窗；B，纵隔窗

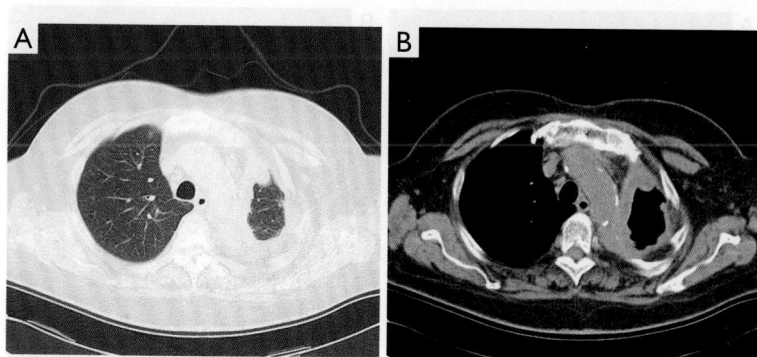

图7-507　术后32.5个月（2015年12月15日）
A，肺窗；B，纵隔窗

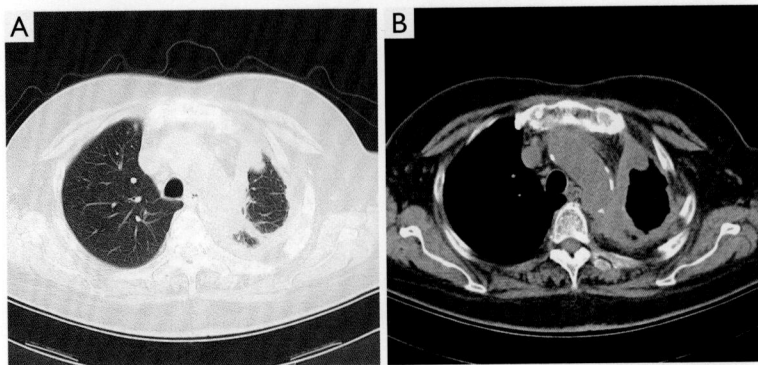

图7-508　术后33.5个月（2016年1月14日）

A，肺窗；B，纵隔窗

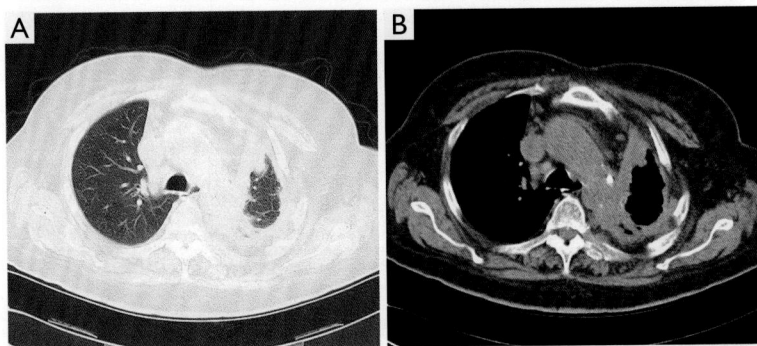

图7-509　术后35.5个月（2016年3月14日）

A，肺窗；B，纵隔窗

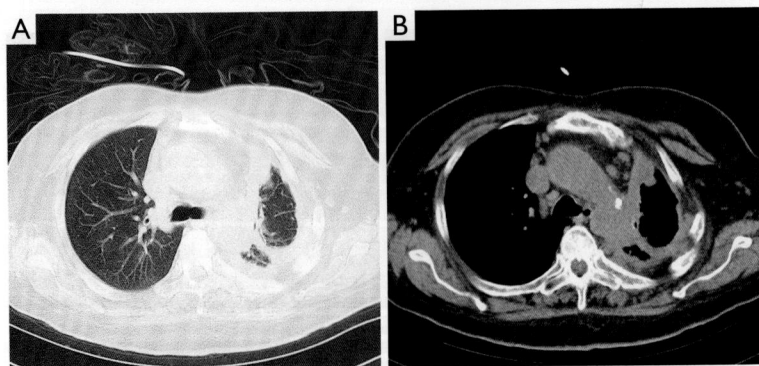

图7-510　术后36个月（2016年3月22日）

A，肺窗；B，纵隔窗

病例4

患者卢××，男，43岁。消瘦乏力半年，在外院行胸部CT检查发现右下肺部多发结节1周；入院后行SPECT检查提示右下肺占位可见高代谢影，T/NTmax=1.57；分期检查发现多发骨转移；肿瘤标志物：CEA为69.95 ng/mL，NSE为38.72 ng/mL，CYFRA21-2为8.03 ng/mL。术前诊断为右下肺癌，骨转移，分期为T1N1M1。2013年7月2日行肺穿刺活检和CT引导下射频消融术，肿瘤大小约2.5 cm × 2.5 cm，使用StarBurst®Talon型射频电极消融，开针2 cm，消融时间16.5 min，术后气胸，放置胸腔闭式引流，12天拔管。术后病理诊断为腺癌，开始口服埃克替尼。2013年10月复查提示病情进展，给予吉西他滨加卡铂化疗：吉西他滨1600 mg，第1、8天，卡铂300 mg，第2天，21天方案，计6个周期（图7-511~图7-518）。

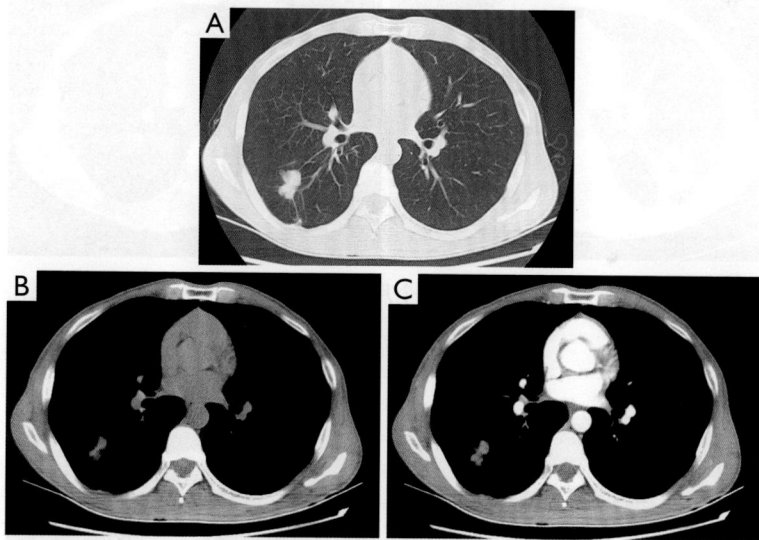

图7-511 术前（2013年6月30日）
A，肺窗；B，纵隔窗；C，强化

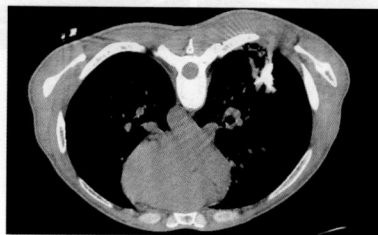

图7-512 术中（2013年7月2日）

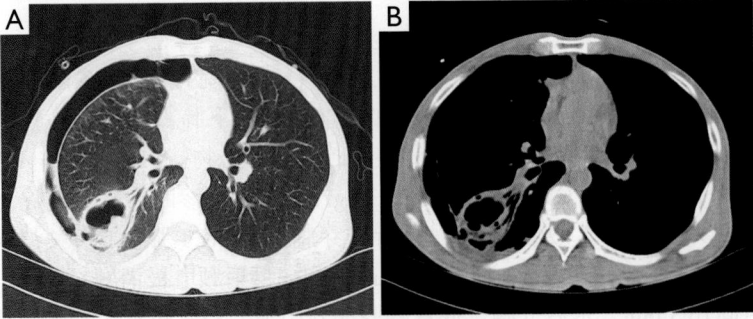

图7-513　术后1周（2013年7月10日）
A，肺窗；B，纵隔窗

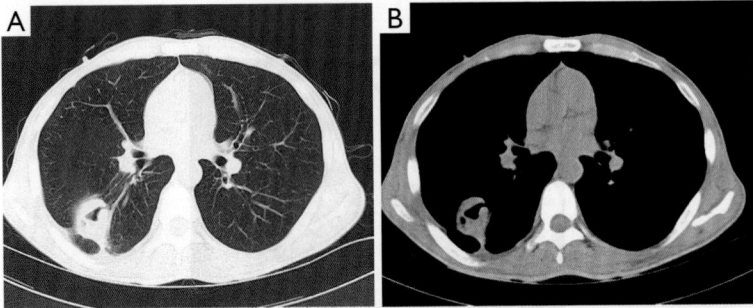

图7-514　术后1个月（2013年8月9日）
A，肺窗；B，纵隔窗

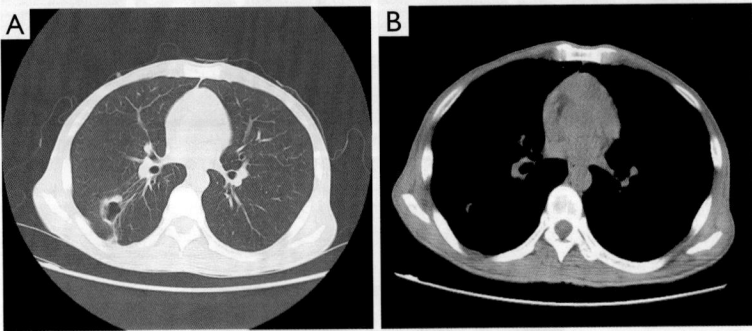

图7-515　术后3个月（2013年10月11日）
A，肺窗；B，纵隔窗

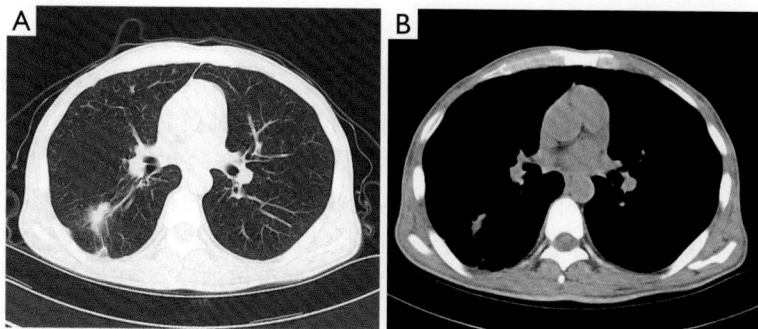

图7-516　术后6个月（2014年1月14日）

A，肺窗；B，纵隔窗

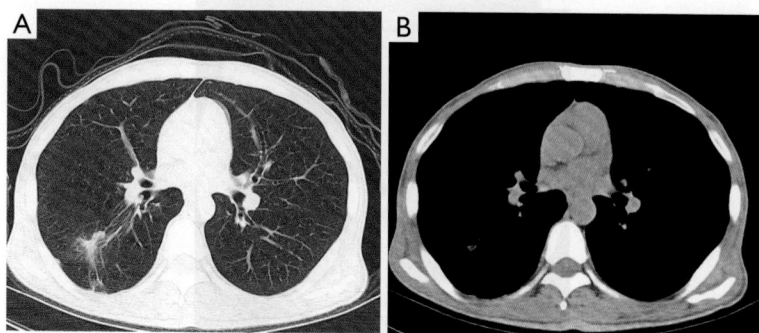

图7-517　术后8个月（2014年3月6日）

A，肺窗；B，纵隔窗

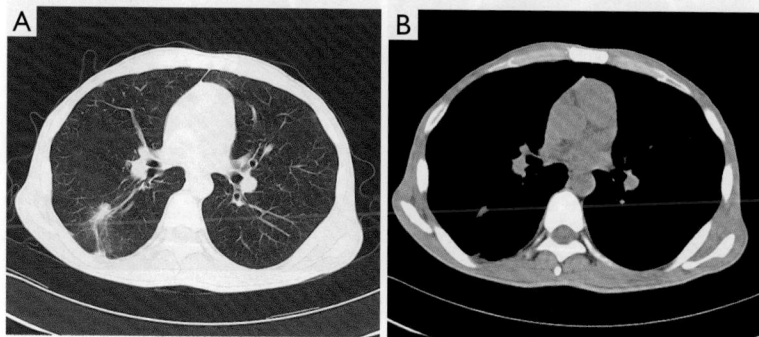

图7-518　术后11个月（2014年6月5日）

A，肺窗；B，纵隔窗

病例5

　　患者艾××，女，69岁。因间断气短1个月，在外院检查胸部CT发现左上肺结节。入院后检查胸部CT发现左上肺占位，左下肺及右上肺可见小结节；SPECT检查提示左上肺占位可见高代谢影，T/NTmax=2.07；分期检查脑转移不除外；肿瘤标志物阴性。术前诊断左上肺癌，肺内转移和脑转移不除外，分期为T4NxM1。2014年9月16日行肺穿刺活检和CT引导下射频消融术，肿瘤大小约3 cm × 1.5 cm，使用StarBurst®Talon型射频电极消融，开针3 cm，消融时间16.5 min。术后病理诊断为腺癌，做EGFR基因检测有突变，给予口服分子靶向药物并定期复查。2016年12月因心房纤颤行消融术（图7-519~图7-531）。

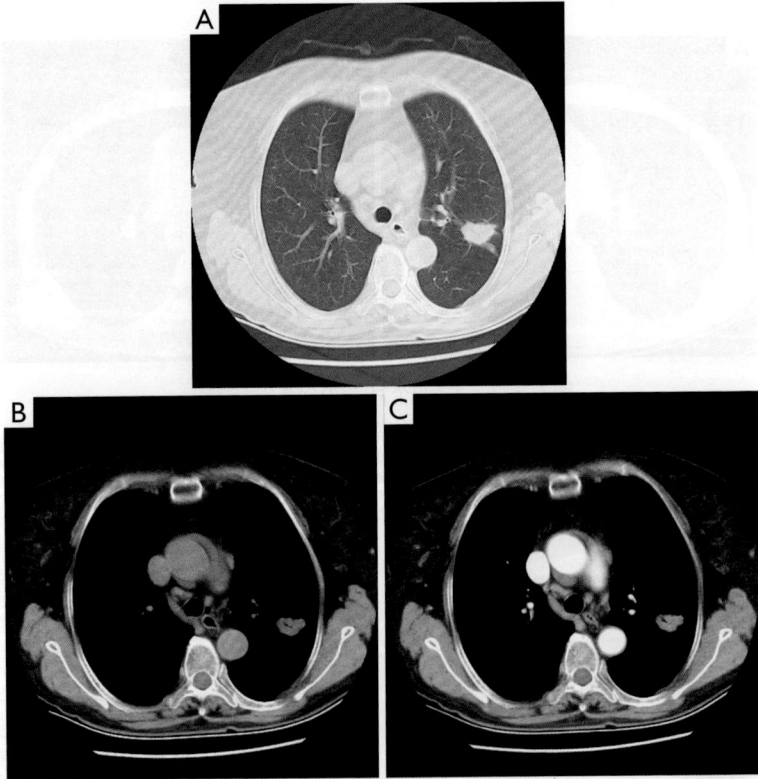

图7-519　术前（2014年9月11日）

A，肺窗；B，纵隔窗；C，强化

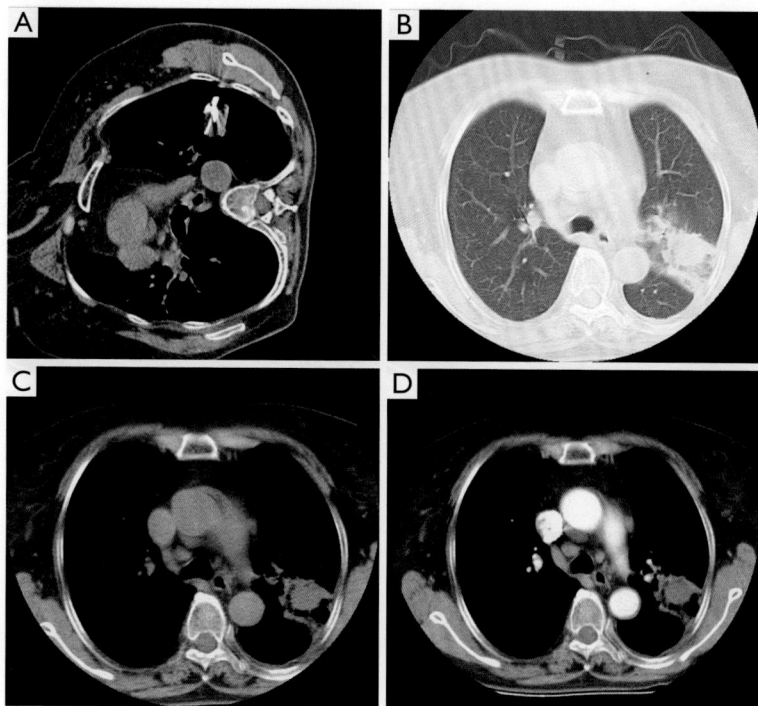

图7-520　术中（2014年9月16日）

A，消融横断面；B，肺窗；C，纵隔窗；D，强化

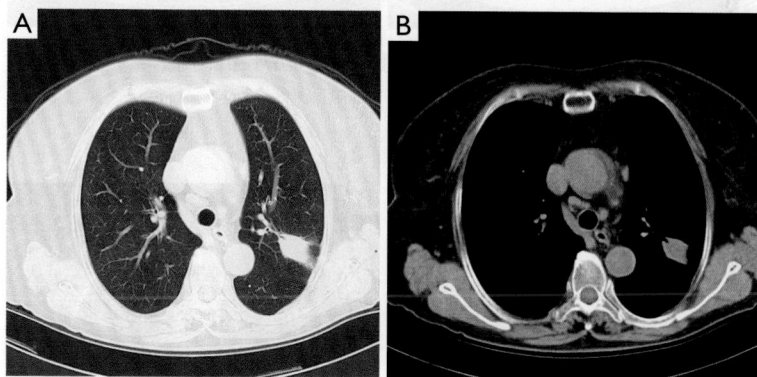

图7-521　术后2个月（2014年11月14日）

A，肺窗；B，纵隔窗

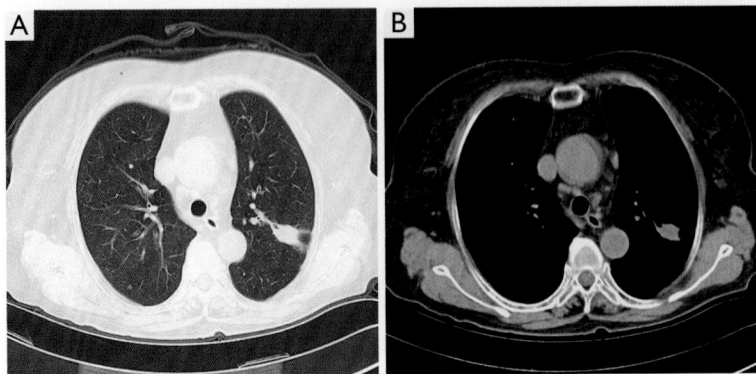

图7-522　术后5个月（2015年2月9日）

A，肺窗；B，纵隔窗

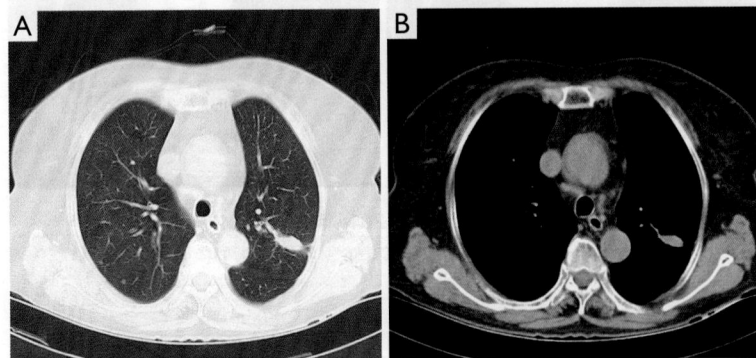

图7-523　术后9个月（2015年6月26日）

A，肺窗；B，纵隔窗

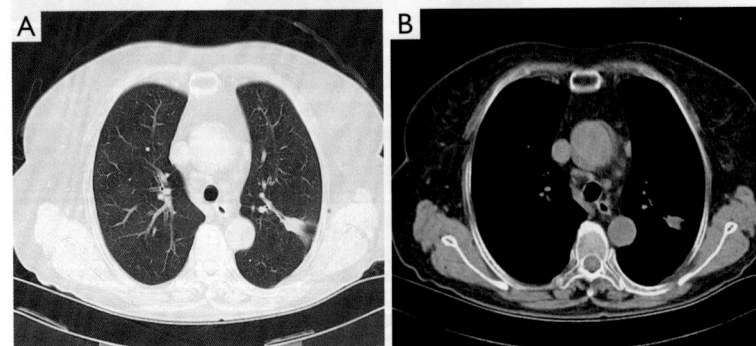

图7-524　术后12个月（2015年9月21日）

A，肺窗；B，纵隔窗

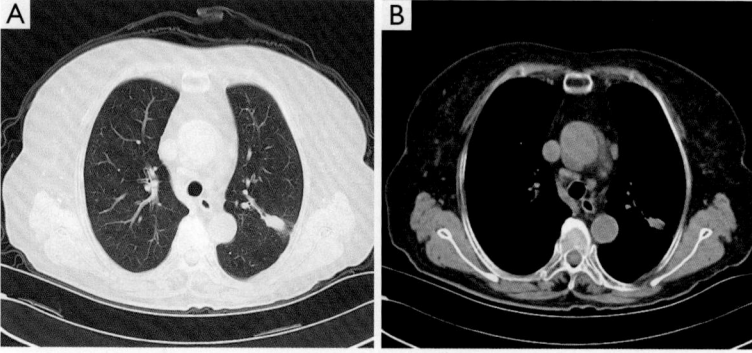

图7-525　术后14个月（2015年11月23日）

A，肺窗；B，纵隔窗

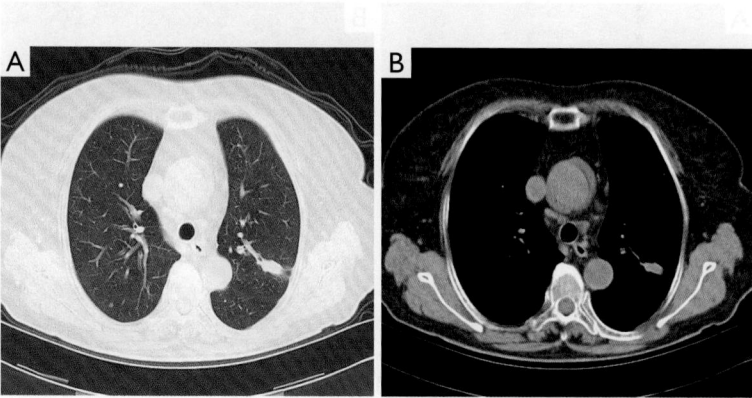

图7-526　术后17个月（2016年2月15日）

A，肺窗；B，纵隔窗

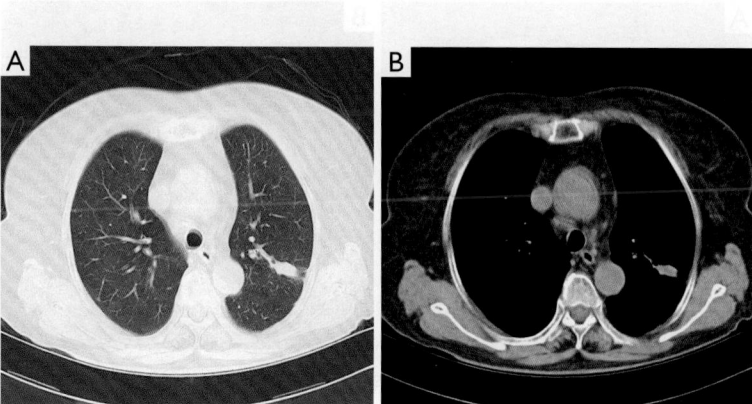

图7-527　术后20个月（2016年5月9日）

A，肺窗；B，纵隔窗

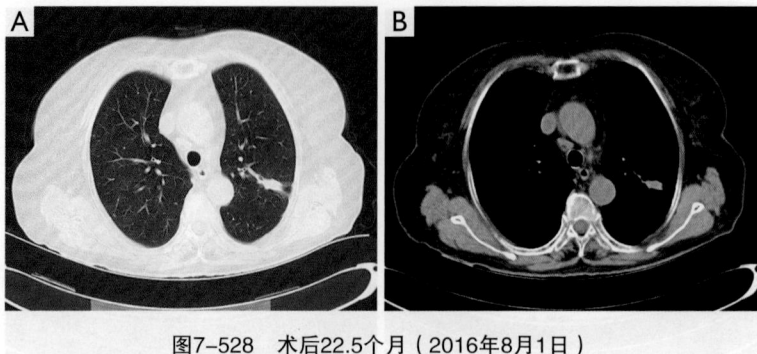

图7-528　术后22.5个月（2016年8月1日）
A，肺窗；B，纵隔窗

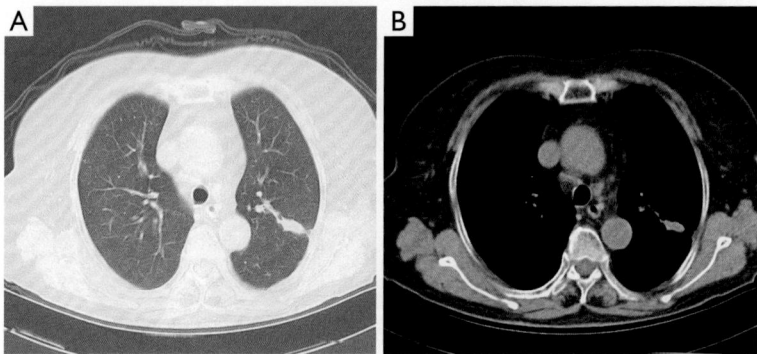

图7-529　术后25个月（2016年10月24日）
A，肺窗；B，纵隔窗

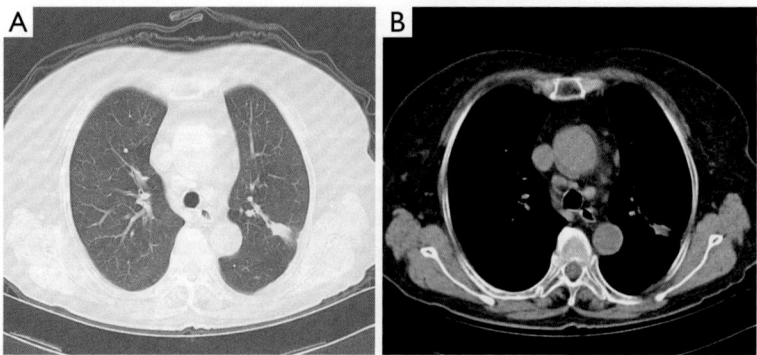

图7-530　术后28个月（2017年1月15日）
A，肺窗；B，纵隔窗

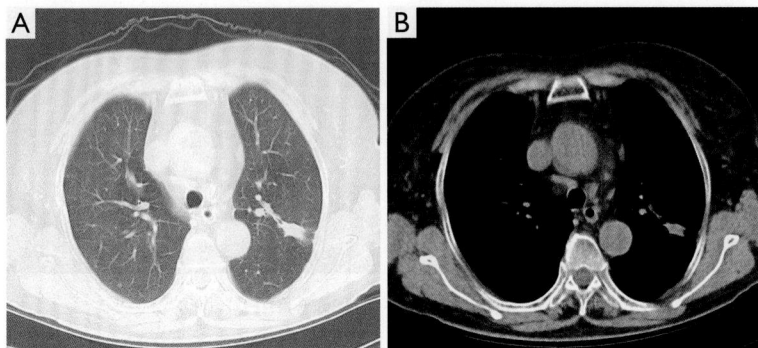

图7-531 术后31个月（2017年4月7日）
A，肺窗；B，纵隔窗

病例6

患者周××，男，81岁。体检发现左肺占位1年余，未予治疗。半月前于外院复查胸部CT提示左肺上叶前段占位，病变范围较前增大，考虑肺癌可能性大，予口服吉非替尼治疗。2018年8月2日于我科门诊就诊，全身PET/CT提示：左肺上叶前段肿块（3.5 cm × 2.4 cm × 2.5 cm）代谢活性增高，SUVmax 20.0，纵隔及双肺门、肺内多发淋巴结，代谢活性增高，双肺肺气肿、肺大疱伴多发索条影，未见远处转移。肿瘤标志物：CEA为2.9 ng/mL。既往慢性支气管炎病史30余年。术前诊断：左上肺癌，分期为T2N3M0，合并COPD，肺气肿。2018年8月9日行肺穿刺活检和微波消融术：采用16G全自动活检枪取得3条组织标本并送病理学检查，将水冷微波天线（VisonMedical 150 mm）沿设计路线穿刺至病变内，单针进行消融，共完成2个位点消融，工作参数：功率40 W，总时间9 min。术后病理诊断为鳞癌，中分化。目前继续口服靶向药物，门诊随诊中（图7-532~图7-534）。

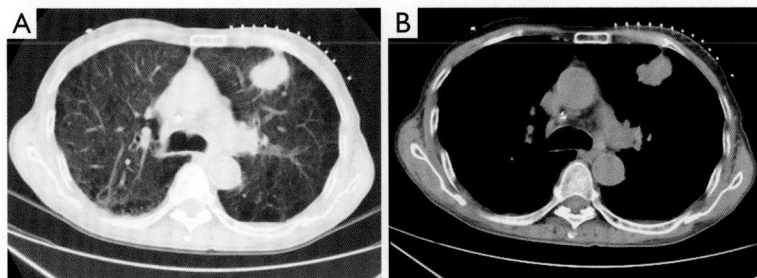

图7-532 术前（2018年8月9日）
A，肺窗；B，纵隔窗

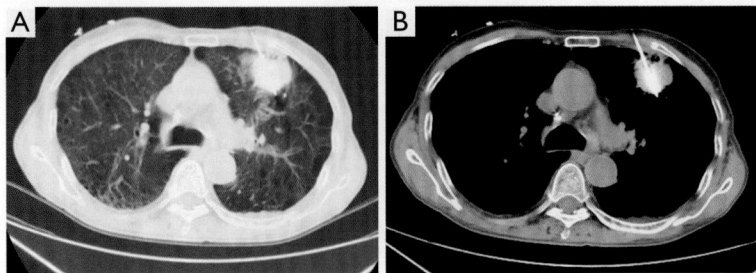

图7-533　术中（2018年8月9日）

A，肺窗；B，纵隔窗

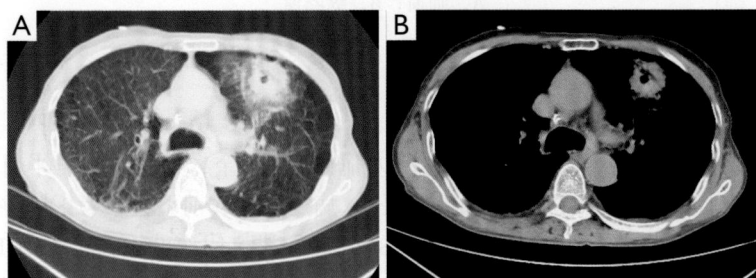

图7-534　术后即刻（2018年8月9日）

A，肺窗；B，纵隔窗

第十节 减状治疗

一、侵犯胸壁

肺癌病灶侵犯胸壁，且疼痛明显，可以选择热消融治疗。

病例1

患者贾××，男，84岁。间断胸痛10个月，口服吗啡缓释片效果不好；5个月前咳痰带血；3个月前PET-CT检查提示右上肺肿物，SUVmax=14，累及胸膜、胸壁及第3肋骨，右肾上腺转移、多发骨转移；肿瘤标志物：CEA为1 000.00 ng/mL，CYFRA21-1为11.28 ng/mL。肺功能检查：FEV1=0.77 L，FEV1/FVC=43%。术前诊断：右上肺癌，多发骨转移，右肾上腺转移，分期T3N2M1。由于患者胸痛明显，与骨转移部位一致，2014年11月2日行CT引导下射频消融术，肿瘤大小约5 cm×5 cm，使用StarBurst®XLi型射频电极消融，开针5 cm，消融时间32 min。术后明显疼痛缓解，病理诊断为非小细胞肺癌（图7-535）。

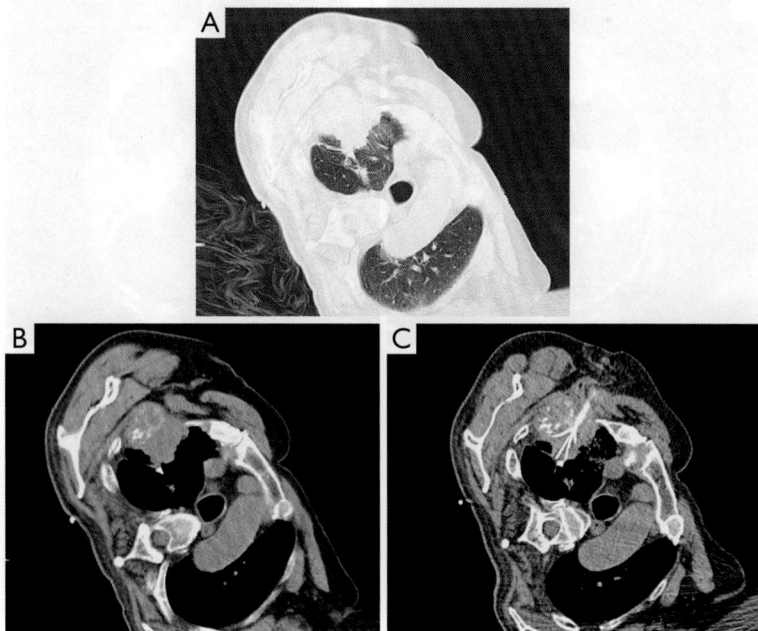

图7-535 术中（2014年11月2日）
A，肺窗；B，纵隔窗；C，消融横断面

病例2

患者邹××，女，75岁。左胸痛4个月余，阵发性加重。在外院行胸部CT检查，提示左上叶前段肿物。近1个月前胸痛加重，口服药物效果不好。骨扫描提示左侧第3前肋骨代谢异常活跃，其他部位无转移；肿瘤标志物：CEA为12.36 ng/mL。心肺功能正常。术前诊断：左上肺癌，侵犯左侧第3前肋骨，分期T3NxM1。疼痛与转移部位一致，2015年3月3日行肺穿刺活检及CT引导下射频消融术，肿瘤大小约3.6 cm×3.5 cm，使用StarBurst®Talon型射频电极消融，开针4 cm，消融时间21.4 min。术后疼痛缓解，病理诊断为腺癌（图7–536）。

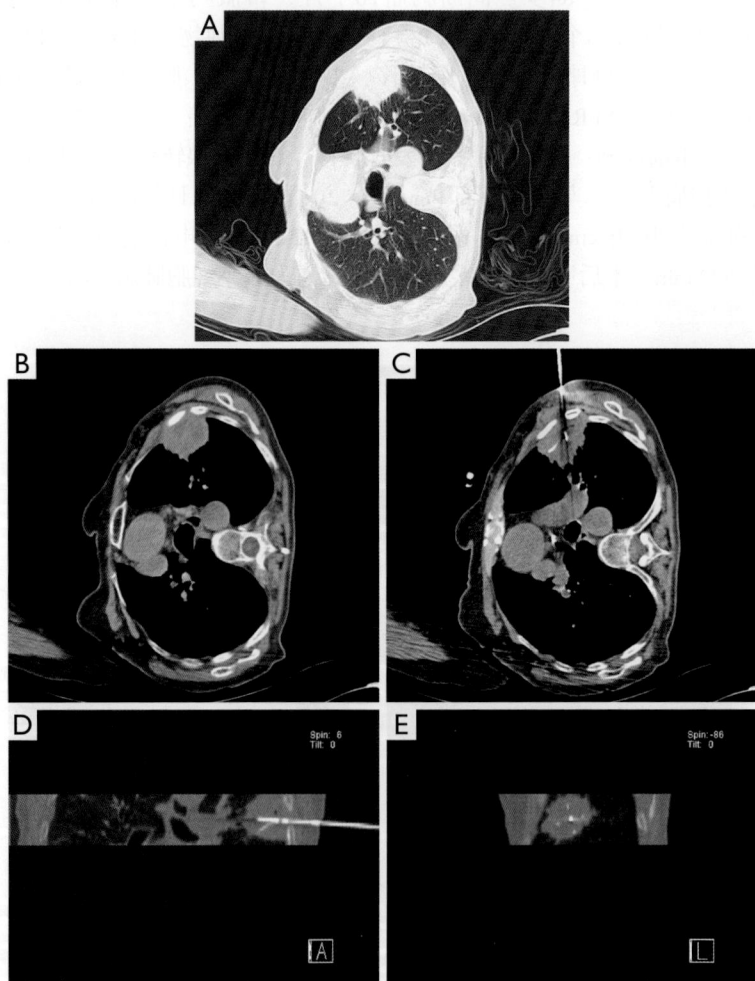

图7–536　术中（2015年3月3日）

A，肺窗；B，纵隔窗；C，消融横断面；D，矢状面；E，冠状面

二、胸壁转移

肺癌患者存在局限于胸壁的转移，且疼痛明显，可以热射频消融治疗。

病例1

患者林××，男，53岁。左中心型肺癌左全肺切除加纵隔淋巴结清扫26个月，术后病理诊断为低分化鳞癌，术后给予3个周期的吉西他滨联合顺铂（GC）方案化疗。近来左胸痛，口服曲马多等药物效果不佳。分期检查：骨扫描提示左侧第10、11肋骨转移，其他部位无转移。肿瘤标志物：NSE为35.97 ng/mL、CYFRA21-1为37.54 ng/mL。术前诊断：左肺鳞癌左全肺切除术后，左胸壁转移，分期T3N2M1。疼痛与转移部位一致，2015年1月16日行CT引导下射频消融，使用StarBurst®XL型射频电极消融，开针2 cm，消融时间12.5 min。术后疼痛明显缓解，并给予吉西他滨加奈达铂方案化疗，吉西他滨1.8 g，第1、8天，奈达铂130 mg，第2天，21天方案，4个周期。2015年4月复查SPECT：左胸壁异常放射性增高影消失，肿瘤标志物阴性（图7-537~图7-549）。

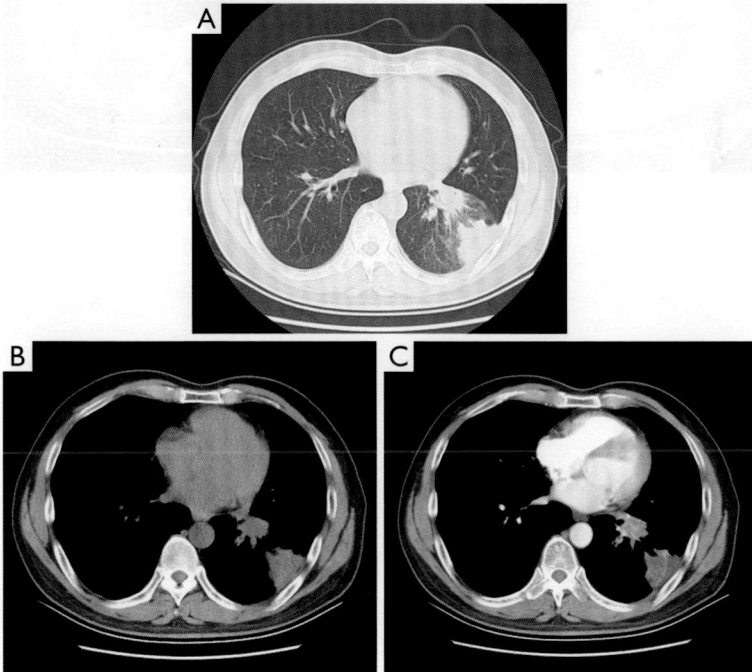

图7-537　术前27个月（2012年10月19日）
A，肺窗；B，纵隔窗；C，强化

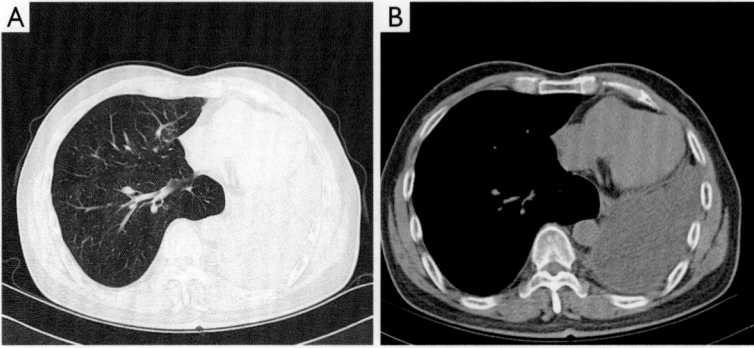

图7-538　术前24个月（2013年1月15日）

A，肺窗；B，纵隔窗

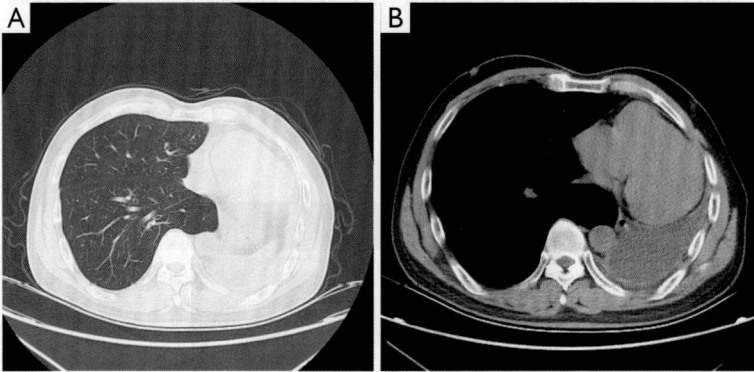

图7-539　术前20个月（2013年5月7日）

A，肺窗；B，纵隔窗

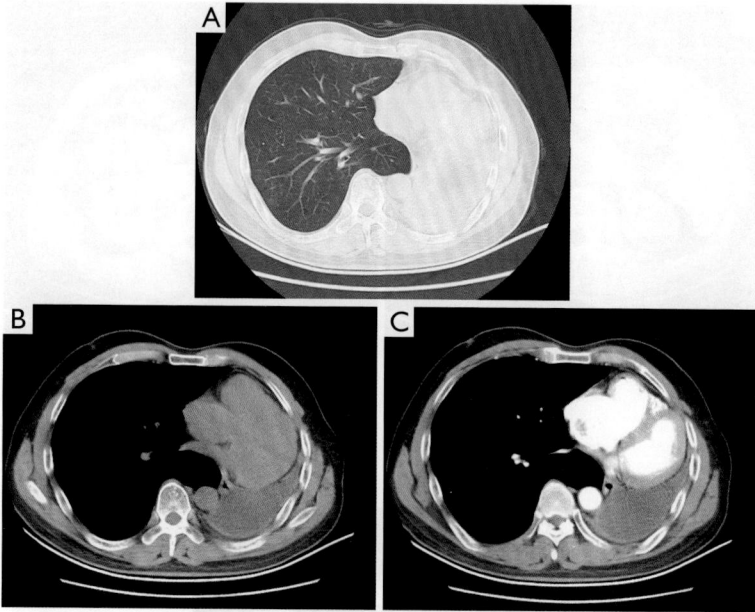

图7-540 术前15个月（2013年10月14日）

A，肺窗；B，纵隔窗；C，强化

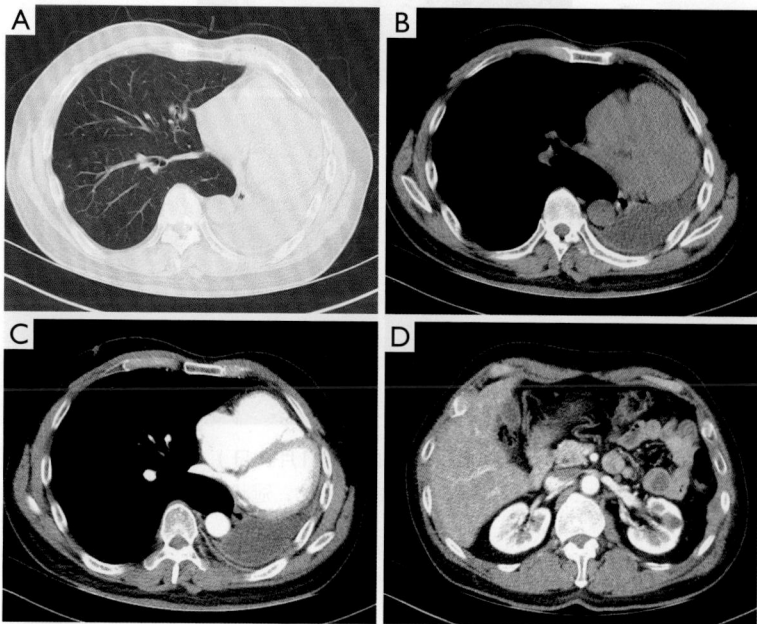

图7-541 术前6.5个月（2014年7月31日）

A，肺窗；B，纵隔窗；C，强化；D，左侧下胸壁复发

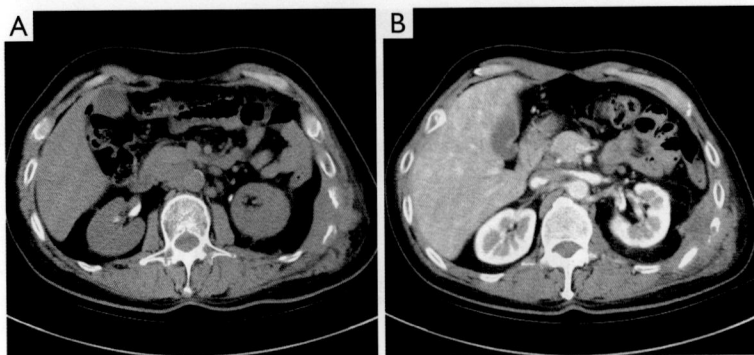

图7-542　术前1周（2015年1月9日）
A，纵隔窗；B，强化

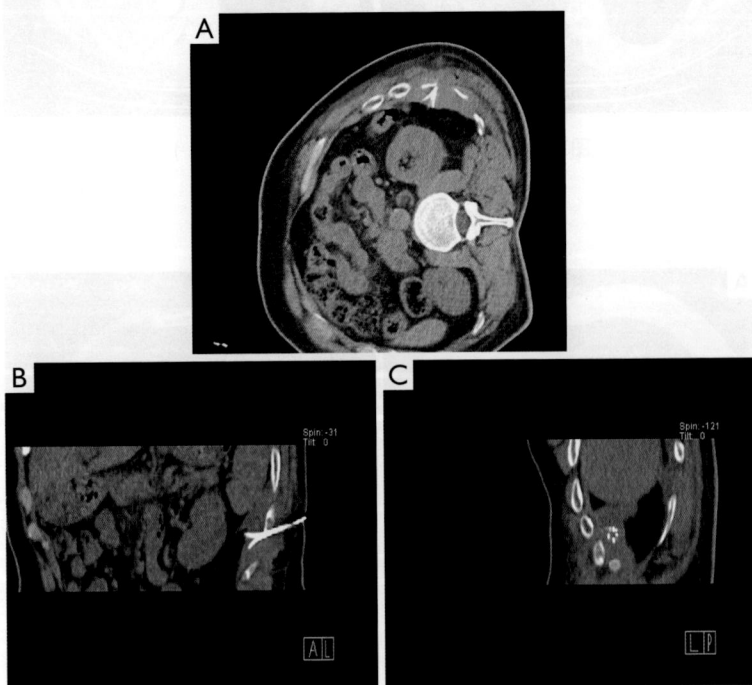

图7-543　术中（2015年1月16日）
A，横断面；B，矢状面；C，冠状面

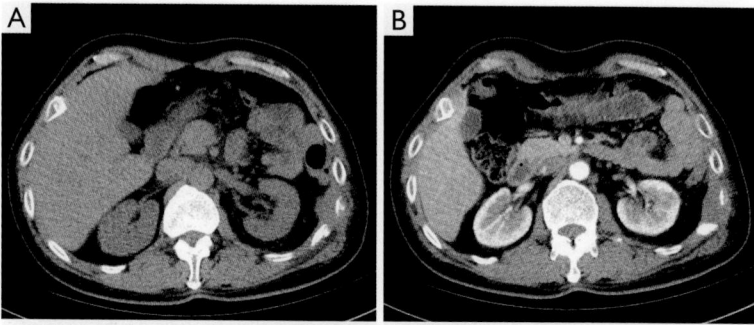

图7-544 术后1.5个月（2015年3月2日）

A，纵隔窗；B，强化

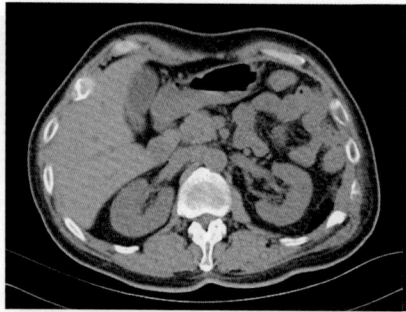

图7-545 术后3个月（2015年4月15日）

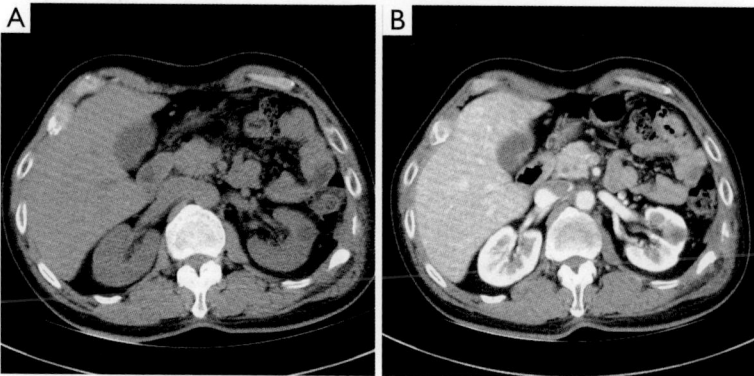

图7-546 术后7个月（2015年8月11日）

A，纵隔窗；B，强化

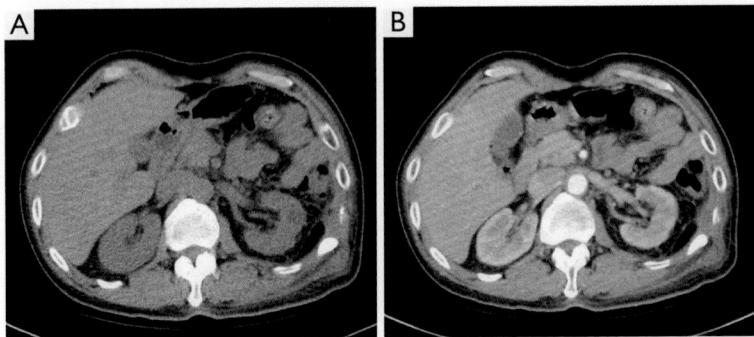

图7-547　术后12个月（2016年1月26日）
A，纵隔窗；B，强化

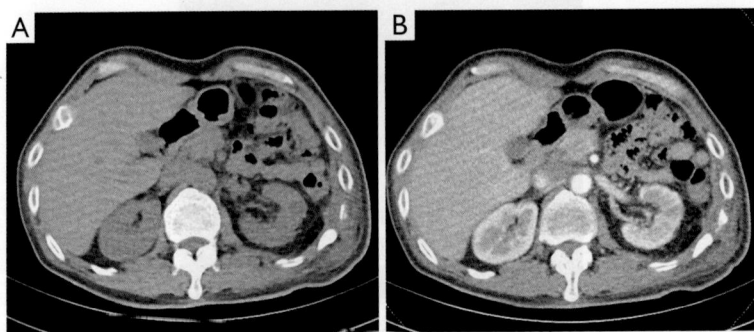

图7-548　术后14个月（2016年3月8日）
A，纵隔窗；B，强化

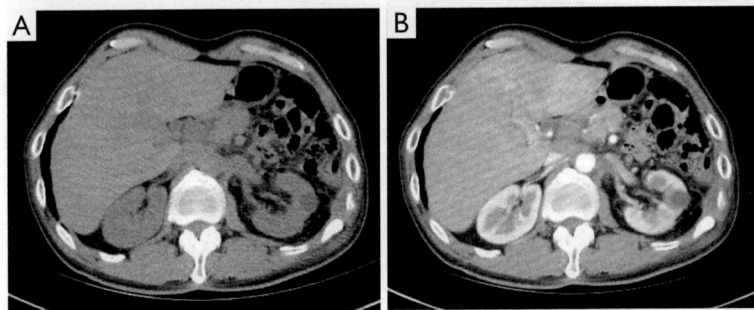

图7-549　术后18个月（2016年7月14日）
A，纵隔窗；B，强化

病例2

患者杨××，男，69岁。左上肺癌左上肺切除加纵隔淋巴结清扫3年，术后病理诊断为低分化鳞癌，伴纵隔淋巴结转移，术后给予单药吉西他滨方案化疗：吉西他滨1.8 g，第1、8天，21天方案，4个周期。近4个月来左胸痛，口服曲马多等药物效果不佳。外院CT提示左肺癌术后，左胸壁转移。骨扫描提示左侧第6~9肋骨局部骨代谢异常活跃，其他部位无转移。肿瘤标志物：CEA为5.23 ng/mL，NSE为48.15 ng/mL、CYFRA21-1为20.98 ng/mL。术前诊断：左肺鳞癌术后，左胸壁转移，分期T1N2M0。疼痛与转移部位一致，2015年3月17日行胸壁穿刺活检，病理诊断为鳞癌。2015年3月20日行CT引导下射频消融术，使用StarBurst®XLi型射频电极消融，开针4 cm，消融时间26 min。术后疼痛明显缓解（图7-550~图7-551）。

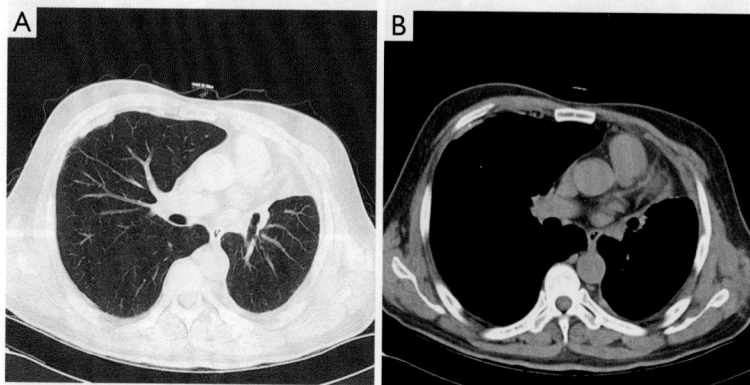

图7-550　术前32个月（2012年7月16日）

A，肺窗；B，纵隔窗

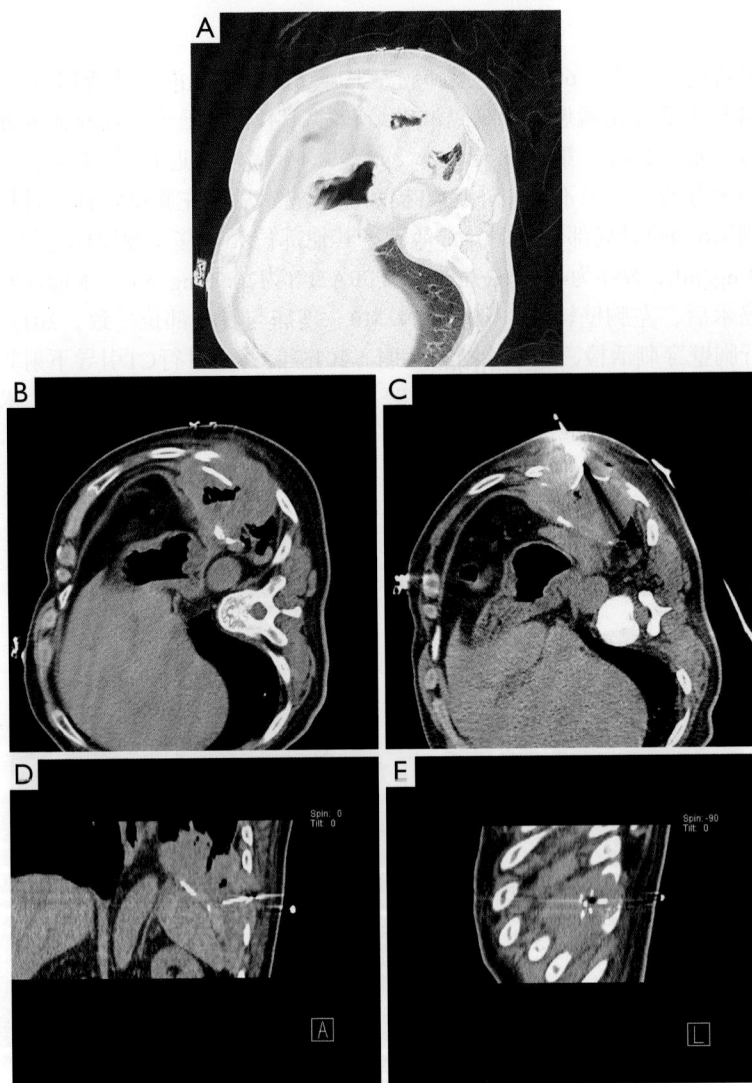

图7-551 术中（2015年3月20日）

A, 肺窗; B, 纵隔窗; C, 消融横断面; D, 矢状面; E, 冠状面

（刘宝东、李晓光、胡牧、刘磊、钱坤、李元博、王若天、李岩、赵欣、贾蓉荣、
张秋航、孙铮、李京凯、张伟、沈翀、刘雅宁、别志欣、李元明、郭润碛）

第八章　小细胞肺癌的热消融治疗

第一节　初治

部分患者在肺穿刺活检和热消融治疗前没有明确诊断或疑似为小细胞肺癌，而是在术后病理诊断为小细胞肺癌，需要按照小细胞肺癌化、放疗。

病例

患者王××，女，80岁。咳嗽咳痰6个月，在外院检查胸部CT，发现左下肺占位性病变，肺气肿；分期检查无远处转移。患者拒绝气管镜检查和肺穿刺活检，接受培美曲塞单药化疗（800 mg，第1天）两个周期，复查胸部CT评价为SD。既往有高血压、双下肢动脉硬化、脑梗死病史。肿瘤标志物：NSE为20.09 ng/mL、CYFRA21-1为5.41 ng/mL。心脏彩超：左房大。术前诊断：左下肺癌，分期T2N2M0。2013年11月6日行肺穿刺活检和CT引导下射频消融术，肿瘤大小约4.5 cm × 4 cm，使用StarBurst®Talon型射频电极消融，开针4 cm，消融时间22 min。术后病理诊断为小细胞肺癌（图8-1~图8-6）。

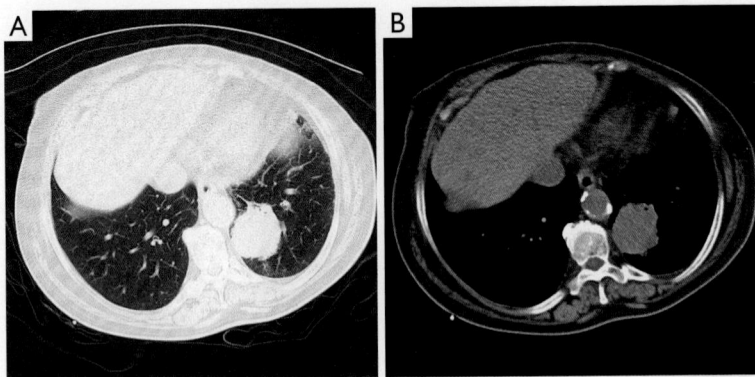

图8-1　术前（2013年11月6日）

A，肺窗；B，纵隔窗

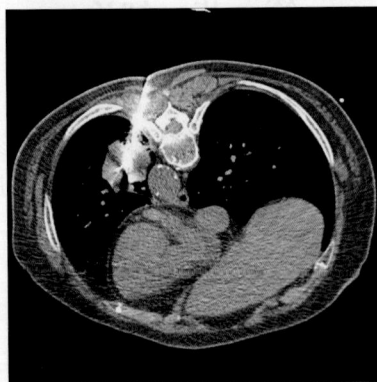

图8-2　术中（2013年11月6日）

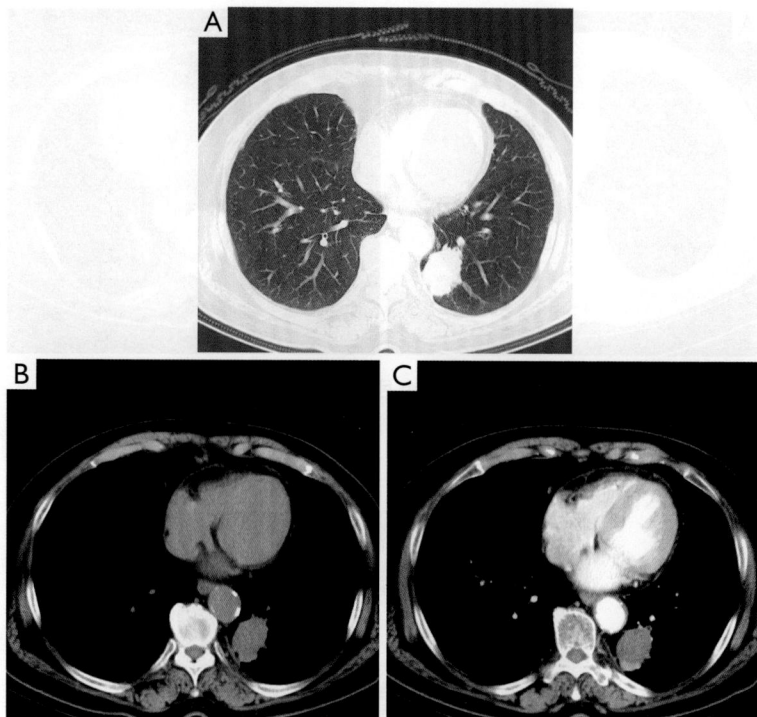

图8-3　术后3个月（2014年2月10日）

A，肺窗；B，纵隔窗；C，强化

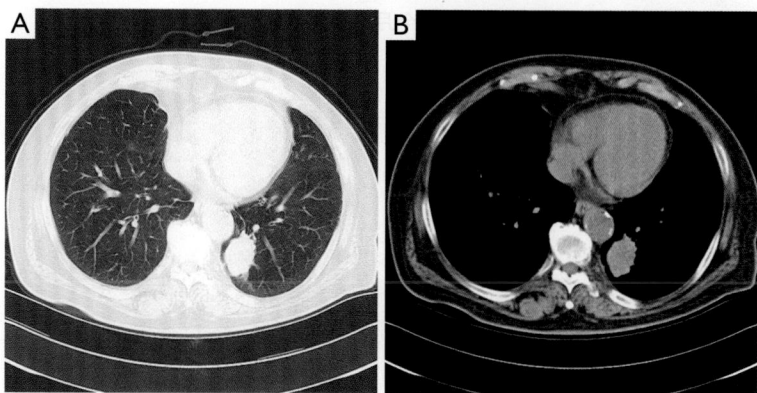

图8-4　术后5个月（2014年4月14日）

A，肺窗；B，纵隔窗

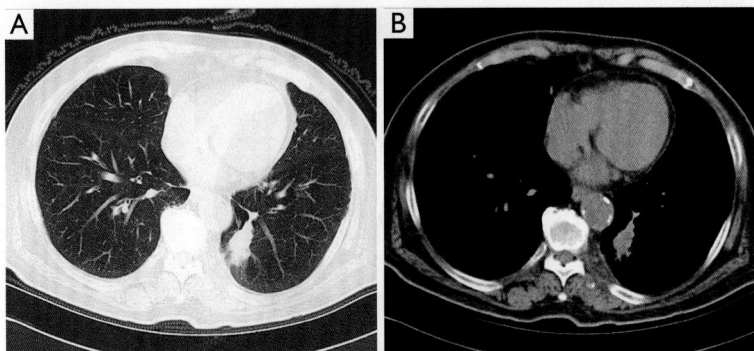

图8-5　术后14.5个月（2015年1月28日）

A，肺窗；B，纵隔窗

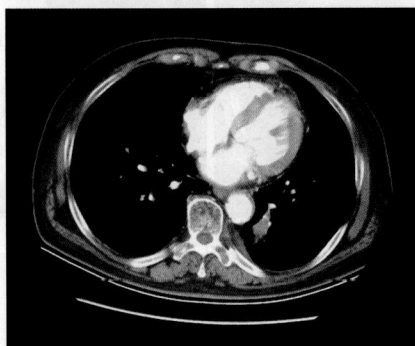

图8-6　术后18.5个月（2015年5月18日）

第二节 复治

部分小细胞肺癌患者在经过化疗以后，病灶没有明显缩小，由于高龄、肺功能差等不能耐受放疗，建议选择热消融。

病例

患者武××，女，77岁。7个月前因左侧小脑半球占位行小脑肿瘤切除术，术后病理证实为来源于肺的小细胞癌。胸部CT提示左上肺占位性病变。诊断为左上肺小细胞肺癌，脑转移瘤切除术后，给予依托泊苷加卡铂化疗：依托泊苷100 mg，第1~3天，卡铂300 mg，第1天，21天方案，4个周期。复查胸部CT提示肿瘤较前增大；SPECT检查提示左上肺厚壁空洞葡萄糖代谢异常增高，T/Nmax=5.56，纵隔内可见放射性摄取增高，T/Nmax=1.36；分期检查无远处转移；肿瘤标志物：NSE为99.06ng/mL、CYFRA21-1为7.88 ng/mL。2015年3月31日行CT引导下射频消融术，肿瘤大小约4.5 cm×3 cm，使用StarBurst®Talon型射频电极消融，开针4 cm，消融时间21 min。术后继续化疗。2016年2月去世（图8-7~图8-10）。

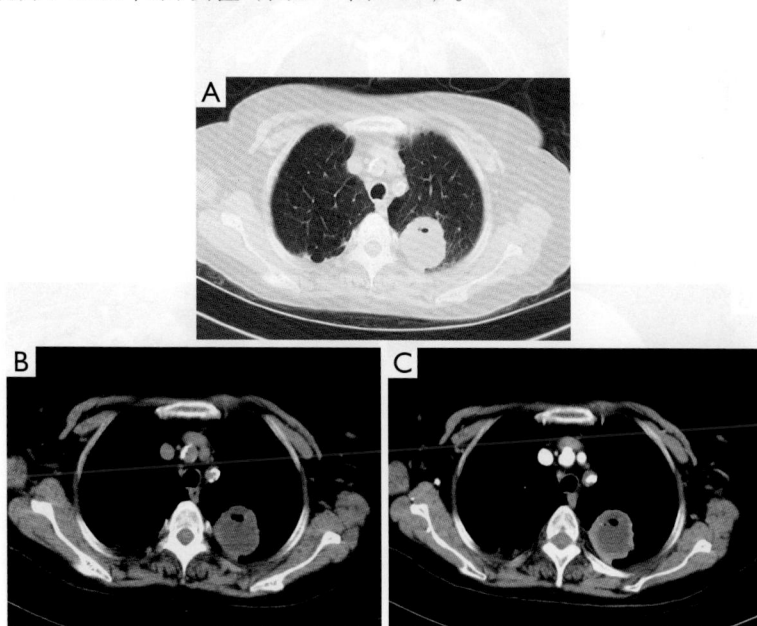

图8-7 术前6.5个月（2014年9月17日）

A，肺窗；B，纵隔窗；C，强化

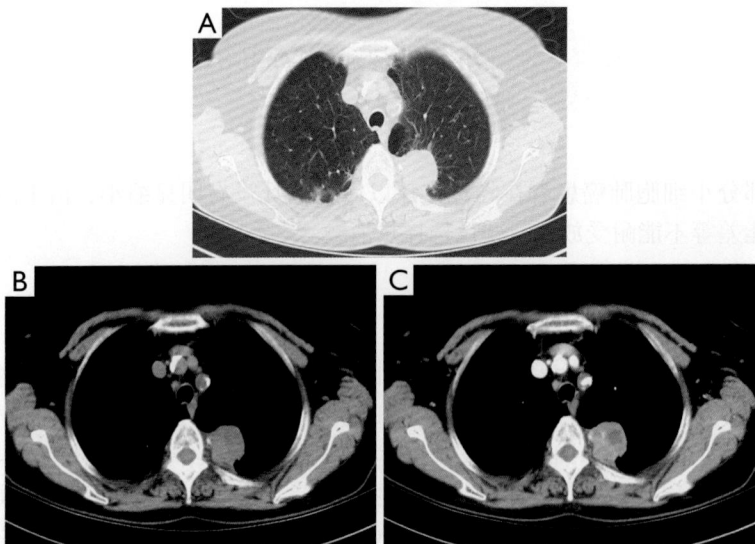

图8-8　术前2个月（2015年2月6日）

A，肺窗；B，纵隔窗；C，强化

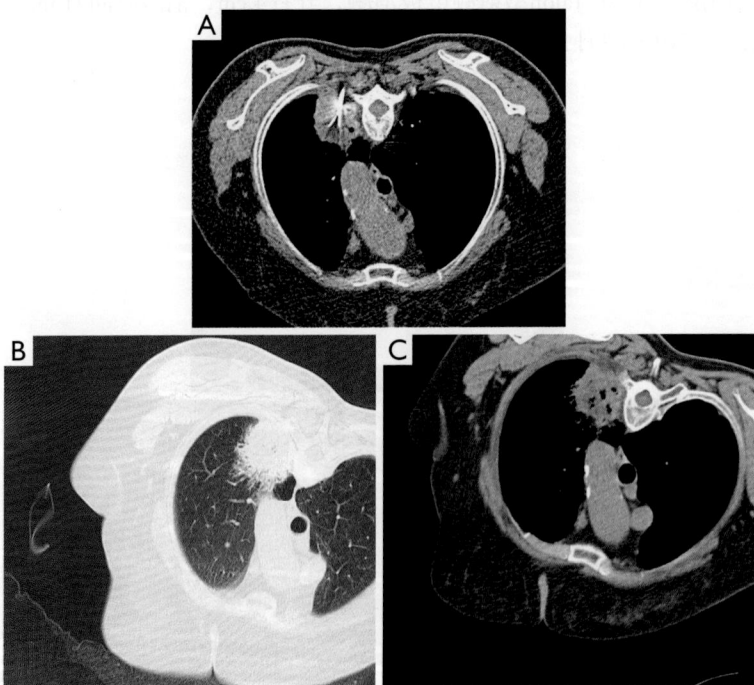

图8-9　术中（2015年3月31日）

A，消融横断面；B，消融后肺窗；C，消融后纵隔窗

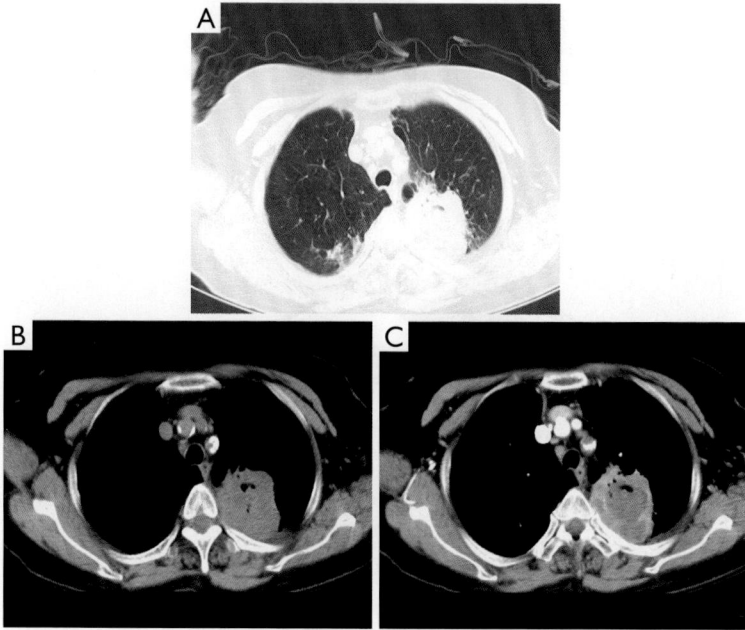

图8-10　术后2个月（2015年5月26日）
A，肺窗；B，纵隔窗；C，强化

（刘宝东、胡牧、刘磊、钱坤、李元博、王若天、李岩、赵欣、贾蓉荣、张秋航、
孙铮、李京凯、张伟、沈珘、刘雅宁）

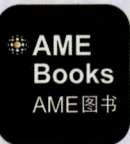

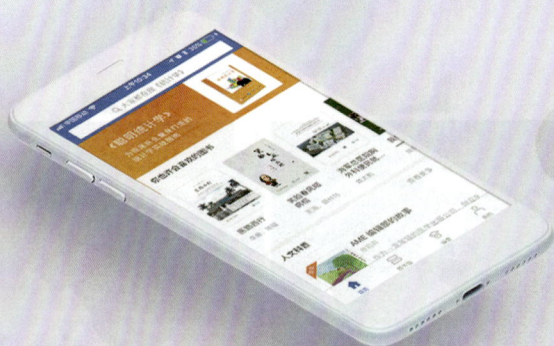